临床肿瘤康复
多学科协作临证实录

主　编｜杨宇飞　贾小强

主　审｜孙　燕　励建安　林洪生　李萍萍

副主编（以姓氏笔画为序）

王　军　王树生　孙凌云　李秋艳　肖　京　张　晋　陈俊强
赵　宁　姚俊涛　徐学功　曹　旸

编　委（以姓氏笔画为序）

王　伟　王　晗　王　维　王建彬　王宪贝　王朝嘉　仓顺东
左　云　付　强　白　冰　包大鹏　冯永笑　宁春晖　朱　坚
庄　威　刘　沁　刘　瑜　刘文江　刘绍永　刘稼玺　齐　榕
许　云　许元基　许志扬　孙志刚　李佳兴　李培红　杨　磊
杨　珺　杨怀中　吴　娜　吴　骏　吴小进　吴永忠　吴昌平
吴冠莹　何继龙　迟　婷　张　凡　张　路　张　蕊　张兰凤
张关敏　张怡萍　张学良　陈传本　邵　帅　林　宇　岳佳书
金　锐　周立英　周竹琇　庞　英　赵福兰　胡文蔚　贺广珍
袁　野　徐　淞　高善荣　郭　磊　唐　末　曹晷焱　彭　奎
彭蓉晏　董延芬　覃霄燕　焦勤书　舒　鹏　曾宝珠　游梦星
赖　慧　雷旭东　蒋　喆　赫兰晔　蔡　芳　蔡丽珍　滕钰浩
燕　丹

编写秘书｜张　蕊　赫兰晔

人民卫生出版社
·北京·

图书在版编目（CIP）数据

临床肿瘤康复：多学科协作临证实录 / 杨宇飞,贾
小强主编 . —北京：人民卫生出版社,2023.3
ISBN 978-7-117-34607-8

Ⅰ. ①临… Ⅱ. ①杨… ②贾… Ⅲ. ①肿瘤 - 康复医
学 Ⅳ. ①R730.9

中国国家版本馆 CIP 数据核字（2023）第 042148 号

人卫智网	www.ipmph.com	医学教育、学术、考试、健康，
		购书智慧智能综合服务平台
人卫官网	www.pmph.com	人卫官方资讯发布平台

临床肿瘤康复——多学科协作临证实录

Linchuang Zhongliu Kangfu —— Duoxueke Xiezuo Linzheng Shilu

主　　编：杨宇飞　　贾小强
出版发行：人民卫生出版社（中继线 010-59780011）
地　　址：北京市朝阳区潘家园南里 19 号
邮　　编：100021
E - mail：pmph @ pmph.com
购书热线：010-59787592　010-59787584　010-65264830
印　　刷：三河市宏达印刷有限公司（胜利）
经　　销：新华书店
开　　本：787 × 1092　1/16　印张：24
字　　数：554 千字
版　　次：2023 年 3 月第 1 版
印　　次：2023 年 3 月第 1 次印刷
标准书号：ISBN 978-7-117-34607-8
定　　价：109.00 元

打击盗版举报电话：010-59787491　E-mail：WQ @ pmph.com
质量问题联系电话：010-59787234　E-mail：zhiliang @ pmph.com
数字融合服务电话：4001118166　E-mail：zengzhi @ pmph.com

肿瘤是一类古老的疾病,我国殷代和古埃及在 3 000 多年前就有记载,当时称为"肿疡",至今日本、韩国仍将肿瘤学称为"肿疡学"。由于没有显微镜,我们古代的同行只好宏观地把肿瘤和溃疡放在一起。在历史长河中肿瘤一直是罕见病。自从 20 世纪初期,先是发达国家,之后在发展中国家发病率和死亡率迅速增高,成为严重威胁人民生命健康的常见病。

据世界卫生组织(World Health Organization,WHO)统计,2018 年全球估计有 1 810 万新增恶性肿瘤病例和 960 万死亡病例。2019 年,国家癌症中心发布了我国最新的癌症数据,我国 2015 年新发恶性肿瘤约 392.9 万例,全国恶性肿瘤发病率为 285.83/10 万(男性 305.47/10 万,女性 265.21/10 万),死亡率为 170.05/10 万。中国癌症负担总体仍呈持续上升趋势,呈现发达国家癌谱与发展中国家癌谱共存的局面,癌症防控形势依然严峻。

多学科综合治疗(简称为综合治疗或 MDT)是六十多年前我们在临床肿瘤学几位老专家的带领下,经过论证制订的我国临床肿瘤学的基础构想。MDT 的目标就是以人为本,改善患者治愈率和生活质量,而且从那时起就非常重视中西医结合。多年的临床实践表明这是一条正确的道路。

WHO 在 2006 年把肿瘤定义为慢性可控制的疾病,那么,怎样调控就是个现实问题。让我惊喜的是,从分子生物学发展而来的精准治疗与传统医学的辨证论治不谋而合。不过除了辨寒热虚实以外,现在我们还要辨基因突变、受体、转导、耐药和免疫功能,等等。临床上发展迅速的分子靶向治疗,实现了中医学同病异治、异病同治的思路,而且正在改变临床肿瘤学的现状,提高了晚期患者的长期存活率。从中药发展而来的三氧化二砷、康莱特、苦参制剂、槐耳颗粒、生白口服液、贞芪扶正胶囊、参芪注射液,以及最近发布的从海藻提取的普那布林(plinabulin)等具有抗肿瘤功能的药物已经在临床上广泛应用。

现代免疫学发现肿瘤细胞通过释放细胞因子 PD-L1 麻痹 T 淋巴细胞,故 PD-L1 被称为"T 淋巴细胞的 locker",肿瘤也因此冲破免疫细胞的调控而得到迅速发展。免疫检查点抑制剂(ICI)的研制已经在临床上取得重大成功,与化疗或靶向治疗联合应用取得了明显效果。我们通过实验研究发现扶正中药对 PD-L1 有抑制作用。最近,从淫羊藿中提取的阿可拉定(icaritin)在治疗乙肝病毒导致的肝癌方面已经取得一定的临床疗效。

杨宇飞教授长期致力于中西医结合多学科肿瘤康复的临床与研究工作,并且取得了丰硕成果。几年前,我曾为杨宇飞教授主编的《临床肿瘤康复》一书作序。今天我欣喜地看到杨宇飞教授又一部力作——《临床肿瘤康复——多学科协作临证实录》即将出版,这本书可以说是《临床肿瘤康复》的姊妹篇。本书从临床实践出发,总结了中国中医科学院西苑医院和全国其他地区肿瘤康复基地近几年来在多学科肿瘤康复方面进行的探索、获得的经验和取得的成果。此书的问世,是我国肿瘤康复研究领域的又一突破,将为建立具有中国特色的临床肿瘤康复学科奠定坚实基础。

　　"十四五"和"十五五"将是构筑健康中国的关键时期。国家卫生健康委员会规划,到2025年肿瘤治愈率应当超过50%,到2030年肿瘤治愈率提高应不低于16.6%,到2030年大家将有可能看到我国肿瘤发病率下降。让我们共同努力,为健康中国建设贡献自己的力量。

中国工程院院士

2020 年 12 月 12 日

肿瘤康复——肿瘤患者的新生之路

肿瘤的本质是我们自身细胞的基因突变,不受生命密码控制而无限地增长。突变的基因无法用手术切除,也难以用化疗和放疗消除,因而难以治愈。现代医学技术在手术、放疗、化疗、基因治疗、靶向治疗等方面出现了巨大进步。但是很多肿瘤的发病率和患病率依然在增长,肿瘤的治愈率依然是巨大的挑战。在临床治疗完成之后和生命终结之前的漫长阶段,肿瘤患者往往陷入"缺医少药"的阶段。这是一个巨大、潜在和刚性需求市场,是医疗服务拓展的巨大蓝海。

肿瘤康复一方面是针对肿瘤本身以及临床治疗所导致的功能障碍,采用改善、代偿、替代和环境改造的方式,减轻患者痛苦和功能障碍,改善患者的生存质量。另一方面是针对肿瘤发病的原因,力争去除诱因,让患者活得更久。可以去除的肿瘤发病诱因包括:污染(空气、食物、水)、心理障碍、不良生活习惯(抽烟、酗酒、不规律的生活、不运动)和营养不良。积极的肿瘤康复可以提高临床治疗的效果,改善患者生活质量,降低复发和新发的风险,为肿瘤患者带来新生。

杨宇飞教授是中国肿瘤康复学的开拓者之一。她和贾小强教授主编的《临床肿瘤康复——多学科协作临证实录》归纳总结了肿瘤康复的理论与思路,报告了在肿瘤康复领域通过多学科团队合作取得积极成效的典型案例。是肿瘤关联的所有学科专家必读的参考书。

肿瘤康复目前还在发展的初期,存在许多问题和挑战。但是方向已经确定,道路已经开拓,我们唯有攻坚克难,砥砺前行,才能不负时代使命,为中国肿瘤康复事业的崛起贡献力量。

美国医学科学院国际院士
南京医科大学第一附属医院教授、主任医师
2021 年 5 月 6 日

随着肿瘤医学的发展和进步,肿瘤患者的生存时间正在逐渐延长。如何让患者获得更好的生存质量,尽早回归家庭、回归岗位、回归社会,已成为全社会向肿瘤医务工作者提出的新要求。近30年来,人们对肿瘤治疗的期望和需求发生了变化,已由早前的保住命,逐渐提升到活得久、活得好的新高度。2006年WHO正式把肿瘤定义为慢性可控制的疾病,将肿瘤纳入到了慢病的管理体系,提高肿瘤幸存者的生活质量成为衡量肿瘤治疗效果愈来愈重要的指标。

多年来,我们一直致力于多学科协作的肿瘤康复理论研究与临床实践,我们深切感受到肿瘤患者对康复的迫切愿望,认识到以往的肿瘤治疗模式远远不能满足患者的需求。我们在临床实践和理论研究的基础上,广泛考察,深入调研,并派出博士研究生到美国纪念斯隆-凯特琳癌症中心(MSKCC)、M.D.安德森癌症中心、梅奥医学中心进行考察,学习有关肿瘤康复的先进理念和方法。通过研究我们认识到,肿瘤康复应走中西医并重之路,既要重视现代医学肿瘤康复的理念和技术,又要重视中医肿瘤康复的实践与经验,将中西医在肿瘤康复中的优势有机结合起来,才能够走出一条特色显著、优势突出的中国肿瘤康复之路,为广大肿瘤幸存者提供更加高效、贴心的康复模式,这是一件惠国惠民的大好事。

早在2014年我们就提出了肿瘤康复的概念和模式,经过国内医、护、患问卷调查和国内外文献查阅,我们确立了肿瘤多学科康复模式的构架,在院领导的支持下,在中国中医科学院西苑医院成立肿瘤诊疗部,整合院内各科专家进行研究。

2015年,我牵头成立了中国老年学和老年医学学会肿瘤康复分会(CSGOR),旨在团结国内外致力于肿瘤全程康复研究的专家们一起来构建中国肿瘤康复学科。2015年11月至2021年12月间,CSGOR先后建立了中国中医科学院西苑医院(简称西苑医院)基地、郑州基地(包括郑州市第三人民医院和郑州市中医院两个基地)、江苏省中医院基地、河南省人民医院基地、陕西省肿瘤医院基地、重庆大学附属肿瘤医院基地、甘肃省肿瘤医院基地等多家研究型基地,福建省肿瘤医院食管癌单病种基地,以及江苏省张家港市第一人民医院基地、徐州市第一人民医院基地和常州市第一人民医院基地三家实践型基地。目前还有山东省烟台市中医医院和滨州市中医医院两家实践型基地均已完成考察,等待评审挂牌。

多年来,全国的肿瘤康复基地积极开展肿瘤康复相关临床与研究,积累了大量临床案例,形成了许多珍贵的研究成果,大大推进了多学科肿瘤康复的研究和推广进程。我所在的西苑医院既是肿瘤康复分会的挂靠单位,也是第一家肿瘤康复研究型基地。在医院领导及北京市中医管理局的大力支持下,北京市中医肿瘤防治办公室和中医药大数据创新实验室设立在西苑医院肿瘤康复基地中,并成立肿瘤诊疗部,组建西苑医院多学科肿瘤康复团队,该团队是由肿瘤内科(放疗)、外科、康复、营养、药剂、共病(肝病、消化、内分泌、肾病、呼吸、心血管、血液)等相关科室人员组成的,每次根据患者康复需求由3～5个科室参与共同制订出远期和近期康复方案,并有明确的疗效评价指标,深受患者欢迎。建立这样的具有我国特色的多学科肿瘤康复新模式,强调以患者需求为中心,为肿瘤患者提供全方位、全过程、个体化、综合的治疗康复服务。这种新模式结合了现代肿瘤康复医学与中医肿瘤康复、养生学的理论,以整体观念和辨证论治为基础,以预防性康复思想为指导,以全面功能康复为目标,形成了较为成熟的康复理念和方案,在临床肿瘤康复治疗中显示出独特优势。

回顾我们团队走过的路和取得的成就,心中充满了喜悦和感激。今天所取得的每一点进步和成绩,都离不开肿瘤界泰斗们的鼓励和支持。回想起孙燕院士对我们的提携和指引,令人铭心难忘。我们团队出版的第一部肿瘤康复专著——《临床肿瘤康复》就是他老人家亲自写的序,现在老人家又再次为我们这本著作写了序。孙燕院士鼓励我要将肿瘤康复作为终身事业去追求,每每想起,都会感到热血沸腾;忘不了赵平院长对我们创办肿瘤康复分会的大力支持,忘不了朴炳奎老师、林洪生主任、李萍萍书记所给予我的大力支持和鼓励,忘不了励建安老师的悉心指导,忘不了各肿瘤康复基地领导和专家们的通力合作。我们有着共同的目标,就是全面提升我国的肿瘤康复水平,做大做强肿瘤康复事业,早日建立崭新的二级学科——肿瘤康复学科。

2020年,在业内各位专家的大力倡议下,我们决定组织编撰《临床肿瘤康复——多学科协作临证实录》一书。两年多来,在人民卫生出版社的大力支持下,在全体编者的奋力拼搏下,这部反映肿瘤康复理论和临床实践新成果的著作终于完成了。

本书作者均是来自各肿瘤康复基地的专家,他们长期工作在肿瘤康复临床和科研一线,不仅有着丰富的临床经验,而且具有较高的理论水平。本书以西苑医院等肿瘤康复基地近几年来的真实、典型病例为素材,对多学科肿瘤康复模式的理论和实践进行了全面、深入的论述和总结。

编写此书的目的在于将我们长期以来在多学科肿瘤康复领域的探索、实践、思考和成果呈现给大家,相信一定会使您从中获得启发,从而共同为广大肿瘤患者的康复提供更大帮助。

本书分为上下两篇。上篇主要介绍多学科肿瘤康复的概念、源流与发展,详细介绍了多学科肿瘤康复的基本特点、原则和方法,详细论述了多学科肿瘤康复服务模式构建、应用策略、定位与未来,各学科的地位作用与方法,有关研究的困惑、思考与思路等。下篇主要介绍各肿瘤康复基地在开展多学科肿瘤康复临床实践中的典型案例,这些案例均为临床的真实案例,虽不尽完美,但内容丰富多彩,生动地展现了在多学科肿瘤康复理论与实践中的探索,从中我们可以了解到相关专家的思路、经验,了解到不同专业学科之间的协作与作用发挥。我们希望,通过理论的阐释、真实案例的介绍,使您从中受到启发,更好地理解多学科肿瘤康复的理念与方法。我们相信，本书的出版必将为促进和完善肿瘤康复学科建设与发展做出应有的贡献。

　　由于参编人员水平所限，加之时间仓促，书中难免有一些不尽如人意的地方，祈请读者不吝施教，提出宝贵意见和建议，以便再版时能得到修正和完善。

杨宇飞

2022 年 1 月 22 日

目 录

上篇│理 论 篇

下篇｜临证实录篇

上篇

理 论 篇

第一章

概　论

第一节　多学科肿瘤康复的概念与源流

一、概念

多学科肿瘤康复是由肿瘤内科、放疗、外科、康复、心理、营养、药剂、共病等多个专业专家组成的多学科团队,针对肿瘤或治疗造成的功能障碍和康复需求,共同参与制订的个性化、一体化、全程化的综合康复方案,以期改善预后,促进功能康复,提高生活质量的一种新型多学科诊疗服务模式。多学科肿瘤康复的目的在于帮助患者实现回归家庭、回归岗位、回归社会的目标,与针对"病"的肿瘤多学科综合治疗(multi-disciplinary treatment,MDT)模式相比,更强调针对"人"的康复需求。

二、源流

（一）康复医学的源流与发展

康复医学和预防医学、保健医学、临床医学并称为"四大医学"。康复医学是以研究各年龄组病、伤、残者功能障碍的预防、评定和治疗为主要任务,以改善功能、降低障碍,预防和处理并发症、提高生活自理能力、改善生活质量,并促使其重返社会为目的的医学专科。现代康复医学的形成经历了漫长的岁月。

早在两千多年前,功能康复的概念就在中医经典书籍中开始出现。《黄帝内经》在论述瘫痪、麻木、肌肉挛缩等病症的治疗时,重视应用针灸、导引、按摩等进行功能康复。《素问·异法方宜论》中已有"其病多痿厥寒热,其治宜导引按跷";《素问·血气形志》中亦有"病生于筋,治之以熨引"的记载。

汉代已开始运用医疗体操或运动疗法来进行保健,马王堆汉墓出土的《导引图》描绘了多种医疗体操,并标明各种体操的名称及其主治疾病;名医华佗的《五禽戏》同样是最早的医疗体操形式之一。

隋、唐时期对一些老年病、慢性病的康复治疗颇为重视。《诸病源候论》记述了80多种导引法治疗偏枯、麻木、风湿痹痛、眩晕、消渴等病。

文献还记载了我国古代名医应用康复疗法对患者进行身心康复和保健的理论和实例。如张仲景用吐纳(呼吸)、华佗用五禽戏(运动)、张子和用看戏曲表演(文娱疗法)等方法治疗身心功能障碍；我国古代对老年病的康复尤为重视，《外台秘要》《备急千金要方》和《寿亲养老新书》等详述了多种老年康复疗法。康复医学中的松弛疗法，其起源和发展也深受我国气功"坐禅"的影响。

1910 年开始，康复一词才正式应用在残疾人身上。1917 年美国陆军成立了身体功能重建部和康复部，这是最早的康复机构。1942 年，在美国纽约召开的全美康复讨论会上，给康复下了定义："康复就是使残疾者最大限度地恢复其身体的、精神的、社会的、职业的和经济的能力。"英国于 1943 年发表公告，公开认同了这一康复概念。

第一次世界大战期间，美国于 1917 年在纽约成立了"国际残疾人中心"，对受伤的军人进行康复治疗。在英国，著名的骨科专家 Robert Jones 在 Shepherd Bush 开展康复，对伤员进行职业训练，以便战后能回到工厂工作。1919 年，加拿大在安大略省的汉密尔顿山顶疗养院用作业疗法治疗伤兵。战后的战伤、截肢、脊髓和周围神经损伤，加上 20 世纪 20 至 30 年代脊髓灰质炎的流行，使得在康复评定方面，出现了手法肌力检查等方法，在治疗方面，出现了增强肌力的运动疗法，取代和纠正肢体功能的假肢与矫形器等，电诊断、超声治疗、言语障碍的评定和治疗、文娱治疗等方法亦增添到康复治疗中。

第二次世界大战导致的大量伤残进一步促进了社会对康复医学重要性的认识，也推动了康复医学的发展。这一阶段主要面对的病种包括截肢、脊髓损伤、脊髓灰质炎后遗症、周围神经损伤、脑卒中后偏瘫、小儿脑瘫等，形成了物理医学专业。1922 年《作业治疗与康复》杂志在美国创刊，这是《物理医学与康复杂志》的前身；1944 年《物理医学文献》杂志创刊，这是《物理医学与康复学文献》杂志的前身。

第二次世界大战后，客观的需求显著地促进了康复医学的发展。1947 年美国物理医学会更名为美国物理医学与康复学会，同年制订了康复医学专业医师培训制度。1948 年成立了世界物理治疗联合会，1950 年成立了国际物理医学与康复联合会。1955 年 Rusk 教授在美国成立了世界康复基金会。WHO 于 1958 年和 1969 年发表了两次康复医学专家报告。1969 年，国际伤残者协会更名为康复国际；同年，Licht 成立了国际康复医学会，这些都标志着康复医学的发展和成熟。

1970 年以后，康复医学在医疗、教育、科研等方面都有较快发展。一些国家的康复病床、康复医生和主要康复治疗专业人员的数量已具有一定规模。不少康复中心和康复科已因成绩显著而闻名于世。1983 年美国两大康复医学学术团体——美国康复医学会和美国物理医学与康复学会制订了统一的康复医学资料系统，促进了康复医学的规范化发展。

我国 1988 年建成集临床康复医学、基础医学、康复工程研究和康复专业人才培养任务于一体的中国康复研究中心。1990 年出版了大型综合性康复医学高级参考书《中国康复医学》。相继成立了中华医学会物理医学与康复学分会、中国康复医学会、中国民政系统的康复医学研究会和中国残疾人康复协会四大康复学术团体，创办了《中华物理医学与康复杂志》《中国康复医学杂志》《中国康复理论与实践》《中华理疗杂志》等专业杂志。2013 年在北京召开了第七届国际物理医学与康复医学学会大会。2014 年我国著名康复专家励建安教授接过了国际物理医学与康复医学学会大会主席绶带，成为该国际组织自成立以来的首位华人主席。2014 年在苏州召开了首届国际物理医学与康复医学学会发展中国家高峰论坛,以重点推进发展中国家康复医疗事业建设。

(二)肿瘤康复医学的源流与发展

美国康复医学发源于20世纪对伤残士兵的体能和职能训练,直到20世纪40年代,康复医学的理论和实践较为成熟,并逐渐诞生了肿瘤康复的理念。1944年Bierman等主编的《物理医学通用实践》,首次提出了采用电凝疗法治疗恶性肿瘤。1946年,美国康复医学专家Howard Rusk等的专著《残障人士的新希望》首次提出肿瘤是一种"特殊的、需要康复治疗的综合功能问题"。

1958年Rusk在《康复医学》中用了一整章来讨论肿瘤康复的内容。1965年美国国家癌症研究所(NCI)正式建立了肿瘤康复中心,标志着肿瘤康复医学已引起临床工作者的重视,并逐渐上升到了国家层面。NCI肿瘤康复中心的建立是现代肿瘤康复医学发展史上的重要里程碑。

1972年Rusk在《需要关注的世界》中,不仅详细回顾了肿瘤患者所面对的特殊医疗问题,而且论述了政府为解决这些问题需要的特别法案。20世纪70年代,是现代肿瘤学快速发展的时期。该段时期美国国家癌症研究所资助了大量的基础研究,试图寻找能彻底攻克肿瘤的方法,国际社会也对治愈肿瘤的研究倾注了极大热情。早期预防和早期发现其实是最切实的目标,并且发现肿瘤康复治疗能够提高肿瘤幸存者的生活质量。

20世纪80年代,美国肿瘤护理学会和美国癌症协会分别申明了肿瘤康复的重要性。美国癌症协会明确了癌症康复目标:诊断时的心理支持;治疗后的最佳身体功能;需要时的职业咨询;癌症治疗和控制的最终目标和理想的社会功能。Gilchrist制订了肿瘤康复的评定框架,指出主要从躯体功能、身体功能和心理状态3个方面,还应结合环境和个人自身特点进行康复评定,并且提出了适合各系统肿瘤应用的评定量表,将肿瘤康复的理论和实践向前推进了一大步。

我国肿瘤康复医学尚处于起步阶段,20世纪80年代一些癌症患者自发组织起来,开展了以身心锻炼为主的群众性的康复活动,收到了较好效果,得到了癌症患者和家属的好评,同时也受到了医学和社会各界人士的关注。1990年我国成立了中国抗癌协会康复分会。近几年每年都召开一次全国肿瘤康复经验交流会,对群众性的康复活动走向科学化、正规化等方面起到了积极的推动作用。1993年中国抗癌协会又成立了癌症康复与姑息治疗专业委员会,在癌痛控制的宣传和普及工作方面起到了重要作用,在全国范围内收到了良好效果。2009年中国首个肿瘤康复管理机构在上海成立,为有康复需求的肿瘤患者提供就医咨询和康复指导,为长期闲散社会或封闭家庭的中晚期肿瘤患者提供心理治疗、料理、自理咨询和康复指导。

励建安教授在中华医学会第十八次全国物理医学与康复学学术会议中指出,肿瘤患者的结局不仅只有治愈和死亡两种,还有很多肿瘤患者需要功能的康复,包括患者衰弱状态的改善、心理的康复、运动功能的恢复、营养的恢复。因此,需要大力倡导不良生活方式的改变和全民健身。去掉多种环境污染、心理障碍、营养障碍、功能障碍等各种诱因,帮助肿瘤患者完成肿瘤康复治疗。

(三)多学科肿瘤诊疗模式的源流与发展

多学科肿瘤诊疗模式最早于20世纪60年代由美国梅奥诊所提出来,当时是为了讨论肿瘤案例,组建了肿瘤委员会,起初的目的只是让医师们能够及时了解和分享与肿瘤治疗有关的新进展,同时作为一个智囊团为委员会成员提供临床决策意见。随着整合医疗理念的兴起,20世纪90年代经过M.D.安德森癌症中心等大型医疗中心的正规化后迅速发展。许多发达国家(如加拿大、澳大利亚等)医疗机构逐渐引入MDT模式。MDT模式首先是集中在肿瘤诊疗领域,现在随着美国国立综合癌症网络(NCCN)新的MDT相关指南的发布,MDT模式仍在不断地发展与完善中,目前已成为美国癌症领域的标准推荐治疗方案。以结直肠癌MDT组为例,结直肠癌MDT组每个科室需要有2～3位副主任医师以上级别的专家,以确保治疗方案的全面性和综合性,而传统治疗问诊一个科室只会由一位专家对病患进行问诊。从治疗时长看,MDT指南中指出,一次MDT问诊需要进行30分钟以确保讨论质量,而传统问诊时长平均在15分钟。根据相关报告所提供的医生工作时长与薪酬水平的计算,与传统治疗模式相比,医院在每位患者的结直肠癌MDT问诊中需要额外花费2 704元的人力成本。

我国早在20世纪70年代就已经有医疗机构成立肿瘤多学科协作组,1970年北京协和医院在曾宪九教授的倡导下成立了由基本外科、消化科、放疗科和病理科组成的胰腺疾病协作组;同一时期,孙燕院士团队在中国医学科学院肿瘤医院开展了局限期肺癌的多学科综合治疗研究,上海市胸科医院廖美琳教授团队对小细胞肺癌化疗结合手术的多学科治疗进行了分析。20世纪90年代以后肿瘤MDT的理念逐渐扩展到卵巢癌、食管癌、神经鞘瘤和肝癌等肿瘤的诊疗中。2000年吴一龙教授主编的《肺癌多学科综合治疗的理论与实践》一书,系统介绍和阐述了国内外对肺癌进行多学科综合治疗临床研究的成果、发展以及存在的问题。中国中医科学院广安门医院林洪生教授提出"五养"康复,旨在中医理论指导下、多学科联合的基础上,除治疗外,通过运用中医等各种手段进行康复干预,以缓解患者不适症状、改善患者功能障碍,进而提升患者治疗效果、提高患者生命质量。具体而言,"五养"指心理调养、饮食调养、功能调养、运动调养和膏方调养五类方法。其研究发现中医肿瘤康复治疗可以改善患者的生存质量,也作为多学科肿瘤康复的雏形。北京大学肿瘤医院李萍萍教授指出肿瘤科与心理科、营养科、老年医学科等进行多学科协作,共同探索肿瘤康复医疗模式,提高肿瘤患者生活质量,满足肿瘤患者实际需求。上述多学科的肿瘤诊疗模式主要借鉴西医多学科协作诊疗模式,同时也为多学科肿瘤康复奠定理论和实践基础。

三、多学科肿瘤康复的发展

2014年杨宇飞教授在中国老年学和老年医学学会肿瘤分会担任副主任委员兼秘书长,响应国务院发布的《中国老龄事业的发展》白皮书,开始关注老年肿瘤患者在经过医院治疗后续的康复治疗缺位问题,根据肿瘤患者生理特点、疾病特点,合理制订肿瘤康复治疗方案,达到延长老年肿瘤患者生存期、改善生活质量的目的。在国内肿瘤领域巨擘孙燕院士和赵平教授的帮助下,成立了中国老年学和老年医学学会肿瘤康复分会。

2015年杨宇飞主任医师在美国整合肿瘤学会国际会议上与整合医学部主任毛钧教授共同探讨肿瘤整合医学,同时,多次在美国各地著名肿瘤医院进行实地调查,同年杨宇飞主任医师团队派遣博士研究生孙凌云前往美国纪念斯隆 - 凯特琳癌症中心（MSKCC），学习美国整合医学的肿瘤康复先进理念，孙博士从国外带来先进的多学科肿瘤康复理念和经验。杨宇飞教授在现代康复理念与传统中医药疗法相结合的基础上，探索总结出一系列适合我国国情的特色疗法，对肿瘤各个阶段出现的一些躯体和心理症状进行康复治疗和干预，帮助肿瘤患者延长寿命、提高生活质量。

2016 年 8 月 30 日，"中国老年学和老年医学学会肿瘤康复西苑医院基地"在中国中医科学院西苑医院揭牌。中国老年学和老年医学学会聘请中国中医科学院西苑医院院长唐旭东教授为基地主任，中国中医科学院西苑医院肿瘤诊疗部主任、CSGOR 主任委员杨宇飞教授为基地执行主任。

2017 年在中国中医科学院西苑医院创立并实践多学科肿瘤康复门诊模式，以中医辨证论治为核心、以肿瘤康复评估为基础，将中西医结合肿瘤治疗方案、功能康复、共病诊疗、饮食调摄、气功导引、心身关怀等相互融合。为提高疾病的根治率、延长生存期、提高生活质量，达到治病模式向治人模式的转化以及满足患者三个回归的需求。杨宇飞教授团队专注于肿瘤康复研究，基于 30 余年理论探索和临床经验积累，初步形成了多学科中西医并重肿瘤康复模式，填补了肿瘤领域康复学科的空白。其首创多学科中西医并重肿瘤康复模式：整合内科、外科、康复、营养、药剂等科室，制订肿瘤康复服务包，强调以"患者"为中心，发挥中医在肿瘤全程康复中的核心作用，完全不同于传统肿瘤多学科团队以"疾病"为中心的治疗模式，打破传统只注重肿瘤治疗中的"术"，而积极倡导肿瘤治疗中的"道"。其意义在于将过去传统治疗中对"病"的治疗，转变为对"人"的治疗，开启了"生物 - 心理 - 社会"的新模式。

2018 年至今，团队先后出版《临床肿瘤康复》《食管癌临床康复》和《肺癌临床康复治疗》等专著。成立中国老年学和老年医学学会肿瘤康复分会青年工作委员会。与美国整合肿瘤学会建立合作关系，签订战略合作协议书，致力于推动两个学会的互认工作。多次召开肿瘤全程康复培训班，来自全国各地的三百余人参加会议，为肿瘤康复培养了大量人才。

2015 至 2021 年间，团队先后在国内建立了 10 余家多学科肿瘤康复基地，包括西医专科医院（福建省肿瘤医院、甘肃省肿瘤医院、陕西省肿瘤医院及重庆大学附属肿瘤医院）、中医医院（江苏省中医院、中国中医科学院西苑医院及郑州市中医医院，待成立的滨州市中医医院、烟台市中医医院）、西医三甲综合医院（河南省人民医院、郑州市第三人民医院、徐州市第一人民医院、张家港市第一人民医院、常州市第一人民医院，待评审的三门峡市中心医院），由医院相关主管领导牵头建立肿瘤康复基地，体现院领导对肿瘤康复的重视，从而更好地向全国推广多学科肿瘤康复模式。截至目前，仅中国中医科学院西苑医院一家就已先后为 200 余位患者提供多学科协作的肿瘤康复诊疗服务。多学科肿瘤康复为我国培养更多的肿瘤康复复合型人才开辟了新道路，为建立肿瘤康复二级学科奠定了坚实基础。

（杨宇飞　张　蕊）

参 考 文 献

[1] 励建安，黄晓琳. 康复医学 [M]. 北京：人民卫生出版社，2016.

[2] 缪鸿石. 康复医学理论与实践 [M]. 上海：上海科学技术出版社，2000.

[3] BIERMAN W，LICHT S. Physical Medicine in General Practice[M]. New York，NY：Paul B. Hoeber，Inc，1944.

[4] RUSK HA. Rehabilitation Medicine[M]. St. Louis，MO：CV Mosley，1958.

[5] RUSK HA. A World to Care For[M]. New York：Random House，1972.

[6] 邹飞，孔维敏，徐敬文. 美国肿瘤康复发展的历史 [J]. 中国康复医学杂志，2018，33（1）：4.

[7] 蒋国梁. 肺癌临床治疗的指南——《肺癌多学科综合治疗的理论与实践》[J]. 中国肿瘤，2001，10（8）：3.

[8] 程倩雯，周慧灵，毛启远，等. 林洪生"固本清源"理论指导下的恶性肿瘤"五养"康复理念 [J]. 中华中医药杂志，2020，35（12）：6143-6146.

[9] 薛冬，蒋姗彤，张培彤，等. 老年肿瘤患者治疗与康复需求国内多中心调查结果 [J]. 中国康复医学杂志，2017，32（3）：5.

[10] 孙凌云，杨宇飞. 中国老年肿瘤康复的任务和展望 [J]. 世界科学技术 - 中医药现代化，2015，17（12）：2466-2469.

[11] 杨宇飞. 建立有中国特色的肿瘤康复学科 [J]. 中医肿瘤学杂志，2021，3（2）：1-3.

第二节　多学科肿瘤康复的特点

多学科肿瘤康复是在肿瘤康复临床实践中逐渐形成的一种新模式，这一模式的特点可以概括为跨科融合、全程管理、动态变化、有机联动。

一、跨科融合

跨科融合是多学科肿瘤康复模式的主要特点。跨科，是指在肿瘤康复诊疗过程中不是单一专业而是多个不同专业全程共同参与其中；融合，是指不同专业之间不是相互分离，或是相互叠加，而是在主导医师的组织下，充分讨论，相互协调，统一合作。这一特点强调的是多个专业围绕肿瘤康复这一目标，相互合作，共同参与，形成合力。这一特点完全符合肿瘤康复阶段的基本规律。肿瘤康复阶段，患者所出现的问题常常是错综复杂、相互关联的，涉及多个系统和器官组织。跨科融合有利于肿瘤患者更好、更高效地实现康复，但具体做起来有着较大难度，一是需要一个具有凝聚力的带头人，能够组织起不同专业学科的科室，不同专业的专家共同探讨，为患者量身打造个性化康复方案；二是需要参加协作的非肿瘤专业专家，能够熟知肿瘤康复的基本原则和方法，有较强的合作精神；三是要建立起合理完善的运行机制和制度。

二、全程管理

肿瘤康复全程管理是杨宇飞教授提出的肿瘤康复重要理念,是多学科肿瘤康复的重要出发点。她认为,肿瘤康复全程管理是从肿瘤患者的早期诊断、综合治疗、康复随访到临终关怀等一系列疾病发展过程的介入、干预和指导管理模式。肿瘤康复全程管理的根本目的是为肿瘤患者制订一整套基于循证医学的个体化诊疗方案,以期使患者从疾病诊断到疾病终结获得综合有效的治疗和监管。无论在肿瘤治疗的哪个阶段,采用哪种治疗手段,都存在着如何使患者尽早、更好地康复问题。如肿瘤围手术期快速康复外科理念已经得到广泛的认同和应用;放化疗阶段的增效减毒综合方案成为治疗中促进肿瘤患者康复的基本规范;稳定期机体器官的功能康复和体能康复是患者回归家庭、回归岗位、回归社会的关键;终末期的临终关怀为患者和家属带来精神的慰藉。每一个治疗阶段都存在着康复问题,都有康复治疗的需求,肿瘤康复全程管理已成为贯穿全程的治疗理念。

三、动态变化

肿瘤康复在肿瘤的不同阶段有着不同的侧重点,肿瘤康复的技术和方法不是一成不变的,而是随着病情的变化而动态变化的。因此,多学科肿瘤康复具有动态变化的特点。这一特点体现在肿瘤康复的全过程。

（一）诊断期的康复重点及动态变化

在肿瘤的诊断期,肿瘤康复应以心理康复为主。针对患者出现的心理问题进行分析、疏导,使患者能够正确认识疾病,积极配合治疗。心理疏导工作不仅针对患者,还要针对患者家属,纠正患者家属的不良情绪,让患者家属发挥协助作用,帮助患者尽快从悲观、绝望、焦虑的心理障碍中走出来,更好地配合诊疗,为有效治疗疾病创造更多机会。

（二）围手术期的康复重点及动态变化

围手术期肿瘤康复的重点包括心理康复、胃肠功能康复、营养支持康复、手术创伤康复、躯体功能康复、术后疼痛缓解等方面。围手术期在麻醉、护理、外科、医院管理等专业的协同合作下,通过应用快速康复外科方案,控制手术应激反应,减少术后患者器官功能的障碍,降低围手术期并发症发生率,缩短患者的术后恢复时间,达到促进患者平安、快速度过围手术期的目的。

（三）围放化疗期的康复重点及动态变化

围放化疗期肿瘤康复的重点是增效减毒,通过辅助康复措施,最大限度地减轻放化疗带来的毒副作用。康复措施包括中医药应用、心理调适、针刺、五行音乐疗法、药膳食疗、运动疗法、功能训练等。

（四）随访期的康复重点及动态变化

随访期是指肿瘤的主要治疗完成,病情相对稳定的恢复阶段。这一阶段比较漫长,康复重点在于监控病情变化、体能锻炼康复、功能障碍治疗等,目标是促进肿瘤患者更快、更好地回归家庭、回归岗位、回归社会。

（五）复发期的康复重点及动态变化

复发期康复重点是加强心理疏导，针对新的病情变化，围绕新的诊疗计划，调整康复方案，建立起维护心理、机体功能稳定和改善的新康复方案。

（六）终末期的康复重点及动态变化

患者在经历诊断、治疗、复发、再治疗、带瘤生存、功能衰退过程之后，便会进入肿瘤终末期，有的患者一经发现就已属于终末期。终末期的康复重点在于癌痛控制、营养支持、心理疏导。

四、有机联动

多学科肿瘤康复的学科构成形式，在不同医院可以根据学科构成不同而有所不同。中国中医科学院西苑医院多学科肿瘤康复模式是由肿瘤科、康复科、针灸科、普外科、肛肠外科、泌尿外科、营养科、临床药学、放射科、病理科等学科专家共同组成的多学科协作团队。团队成员来自不同学科，行政隶属各不相同，但在共同完成肿瘤康复诊疗活动中，是一种有机联动的关系，有主有次，主次关系有时会发生变化。一般情况下，发起多学科肿瘤康复门诊的医师为主导医师，主导医师根据患者的病情状况及需求，制订多学科协作计划，召集相关专业进行多学科会诊，通过会诊制订综合康复方案，各专业按照康复方案内容具体实施。实施过程中，各专业之间既有分工，又有合作。这种有机联动是通过多学科肿瘤康复门诊平台来完成的。中国中医科学院西苑医院多学科肿瘤康复门诊每周有固定的多学科协作会诊时间，每周举行多学科协作工作例会。在临床工作中，主导医师通过多学科协作组的形式，与其他科室合作开展康复治疗及临床康复研究，制订康复诊疗计划和方案。作为一个联合全院相关科室和专业建立起来的肿瘤诊疗多学科协作平台，组织多学科联合康复查房、多学科肿瘤康复会诊、康复评估、康复记录书写、业务培训、教学查房、病例讨论等，在现代康复理念的基础上，充分融入中医传统康复理念，形成覆盖肿瘤全程的，以肿瘤专业为主体，多学科有机联动的中西医结合肿瘤康复系统。

（贾小强　赫兰晔）

参 考 文 献

[1] 杨宇飞, 陈俊强. 临床肿瘤康复[M]. 北京: 人民卫生出版社, 2018.

[2] PANG Q, DUAN L, JIANG Y, et al. Oncologic and long-term outcomes of enhanced recovery after surgery in cancer surgeries - a systematic review[J]. World Journal of Surgical Oncology, 2021, 19(1), 191.

[3] 苗斌, 王清贤, 张丽敏. 针刺配合中医五行音乐疗法治疗非小细胞肺癌化疗后轻、中度抑郁的疗效观察[J]. 上海针灸杂志, 2020, 39(7): 866-870.

第三节　多学科肿瘤康复的基本原则

多学科肿瘤康复需要遵循的基本原则包括主动合力原则、突出重点原则、问题导向原则、科学评估原则、科研循证原则、患者获益原则等。

一、主动合力原则

多学科肿瘤康复需求的发起者常常是协作组成员,一般发起者专业多为肿瘤内科、肿瘤外科、肿瘤放疗科、中医科、康复科等。发起者在临床接诊患者过程中,根据患者病情分析其当前问题、需求及转归,由此判断是否需要实施多学科肿瘤康复。多学科肿瘤康复启动后,不同专业之间在主诊医师的主导和协调下,通过多学科肿瘤康复门诊和讨论,形成一个可以具体实施的综合康复方案。主动合力是多学科肿瘤康复的重要原则。

所谓主动,指多学科肿瘤康复是由主诊医师根据患者病情主动发起,相关专业共同参与的诊疗活动,所有的干预方案和措施都是主动施加的。在肿瘤康复中开展多学科协作的目的就在于,针对肿瘤患者病情复杂、涉及不同专业的特点,为患者制订个体化、动态化、最优化的康复方案,在主诊医师的主动推动和参与专业协同合作下,促进肿瘤康复诊疗工作全面有效地进行。这种主动性体现在,根据肿瘤康复的特点,积极主动地安排相关专业学科共同为患者制订肿瘤康复方案,开展各项评估、诊疗、随访活动,及时发现和有效处理在肿瘤康复治疗过程中发现的问题。因此,只有积极主动才能发挥多学科协作的作用,实现肿瘤康复的目标。

所谓合力,即是指在肿瘤康复过程中所有参与的不同专业学科之间一定要形成有机结合、优势互补关系,通过合作产生合力,实现"1+1 > 2"的效果。合力的产生源自科学高效的运行模式、科学严谨的管理制度,源自管理者良好的组织协调能力和运筹帷幄的掌控能力。我们的经验是,设立主诊医师制度,主诊医师在患者进入多学科肿瘤康复门诊之前就安排助手对患者情况进行详细了解,并写出患者病史概要,确定好需要哪些相关专业学科参加,将病史概要和参与会诊的专业情况以电子版形式发送给相关被邀请专家。每个参加会诊的专家,都能够提前针对患者存在的问题做出适当思考和准备。会诊时,主诊医师组织参加会诊专家对患者进行检查、询问和讨论,将各位会诊专家提出的康复意见和方案形成综合报告,将报告提供给患者,并反馈给每位参与的专家。

主动和合力是密切相关的,只有主动才能产生合力,主动不仅是主诊医师应该有的,任何参与诊疗的相关专业人员都应具有充分的主动性,积极在诊疗中发挥应有的作用。任何消极被动都有可能演化成内耗,都会大幅度削减多学科协作的作用。因此,在选择多学科肿瘤康复医护团队成员时,要择优选择那些责任心强,热爱肿瘤康复事业,具有积极主动、大局观念、不计个人得失、团结协作精神的人员加入。在团队日常管理和建设中,要做好职业精神培养教育工作,建立考核机制和适度的精神与物质激励机制,充分调动团队成员的工作积极性,营造以患者为中心,无私奉献的团队精神和氛围。

二、突出重点原则

肿瘤康复涉及肿瘤疾病发展转归的全过程,不同阶段具有不同的康复需求和康复主题。肿瘤康复就是要根据肿瘤不同阶段的特点,围绕康复需求,明确康复主题,制订相应的康复目标、康复原则和康复方案。突出重点原则就是在肿瘤康复的临床实践中,通过全面地综合分析,在错综复杂的肿瘤康复问题中抓住主要矛盾,发挥多学科协同优势,着力解决患者的关键需求。

肿瘤疾病发生发展变化是多种因素长期互相影响的结果,在肿瘤患者诊治和转归的全过程中,可以划分出特点迥异的若干个阶段,相较于其他疾病而言,肿瘤疾病阶段性的特点尤为突出。根据恶性肿瘤侵袭和转移的程度不同,采用 TNM 分期标准,恶性肿瘤可分为Ⅰ期、Ⅱ期、Ⅲ期和Ⅳ期。不同分期的恶性肿瘤患者,在疾病诊治的不同阶段所需要面对的关键问题具有非常大的差异。多学科肿瘤康复就是要针对疾病的不同阶段特点,结合患者的个体差异及康复需求,围绕重点问题,发挥不同学科专业协同优势,为患者拟定最佳的综合康复方案。

总体而言,针对肿瘤患者的主要治疗方法有手术治疗、放疗、化疗、免疫治疗、中医药治疗等。不同的治疗阶段都会有一些比较棘手的突出问题,这些问题便是不同阶段的重点康复问题,如放疗和化疗阶段的毒副作用问题、围手术期的并发症问题、术后的功能障碍问题、晚期癌症患者的癌痛问题等,这些问题常涉及全身多个系统,往往不是某一个学科专业所能应对的。围绕重点康复需求问题制订不同阶段的康复计划和方案是多学科肿瘤康复的重要原则。多学科协作康复方案可以围绕疾病发展的不同阶段特点制订出个性化、突出重点的康复方案,避免单一学科主导的康复模式的局限性,充分落实以人为本,以阶段为重,综合治疗,模式化与个体化兼容的策略。

三、问题导向原则

目前,多数综合医院都设有肿瘤科,肿瘤科承担着肿瘤内科诊治的任务,肿瘤外科则分布在相关的各个外科科室之中,如普外科、肛肠外科、乳腺外科、泌尿外科、妇科等。肿瘤专科医院分科会更加细致,按照肿瘤所在的器官、系统不同进行分门别类。一般情况下,肿瘤疾病病情复杂,尤其是出现并发症时,在单一学科模式下难以满足诊疗的需求,需要多学科协作共同参与肿瘤的诊治与康复工作。这种多学科协作诊疗行为的发起一定是以问题为导向,基于要解决的康复需求问题而策动的。

虽然对于学科的发展来说,分科精细化是发展的必然,但对于肿瘤诊疗与康复来说,精细化的临床分科与错综复杂的病情,与患者不断增高的康复需求成为日渐突出的矛盾。当单一专科无法解决的肿瘤康复问题出现的时候,便是需要启动多学科肿瘤康复模式之时。多学科肿瘤康复是在跨专业临床问题的促使之下被推向前台,应运而生。

作为多学科协作的组织者或发起者,应认真梳理患者的临床康复需求,并以问题为导向,策划发起多学科肿瘤康复门诊,组织相关专业人员参与讨论,制订患者的肿瘤康复计划和方案。

四、科学评估原则

肿瘤康复不仅应通过多学科协作模式为患者制订适宜的康复方案,而且应在患者康复治疗前、治疗中和治疗后多个节点进行及时、合理、准确的评估,因此,多学科肿瘤康复应遵循科学评估原则。科学评估包括制订科学规范的评估计划和策略,应用规范的评估工具和方法,对患者病情及康复治疗方法的疗效做出有价值的评价,从而为疾病诊疗与康复提供依据。

肿瘤对患者的影响是全方位的,既包括生理功能、心理状态,还包括生活自理能力、社会关系等。不同患者、不同疾病所产生的影响差异很大,因人而异。康复治疗前必须对肿瘤患者进行基础评估,科学准确的基础评估可以为制订完善的诊疗和康复方案提供依据。基础评估是从患者入院开始,通过对患者及其家属等人的访视,了解其病史、生活习惯、家庭情况、患病及治疗过程、日常生活状态、生活自理能力、心理状况及营养状态等信息,根据上述信息,对患者进行系统的综合评估。康复评估是一个持续的过程。肿瘤康复过程中应给予及时、规范、科学合理的评估,及时对康复干预方法进行有效性和安全性评价,根据疾病的不同阶段评估结果,不断修改完善康复计划。多学科肿瘤康复诊疗过程中常用的评估方法,包括心理评估、营养评估、躯体功能评估、并发症评估、疼痛评估和生活质量评估等。

(一) 心理评估

一般认为,恶性肿瘤患者的心理反应通常要经过否认期、愤恨期、妥协期、抑郁期和接受期5个阶段。被确诊后,多数患者都要经历从否认、怀疑到接受的过程。当患者开始关心自己所患疾病是属于早期还是晚期?有无扩散、转移?手术能否根治?放疗、化疗是否真正有效?自己能否经受得起各种治疗措施?这就表明患者不但已接受现实,而且有了和疾病斗争的愿望。肿瘤的各阶段都需要医护人员、家属、亲朋好友真诚的关心、同情、安慰与鼓励,有时还需要精神心理专业人员给予必要的干预。及时有效的心理干预可以使患者鼓起战胜疾病的信心,使消极悲观的心理状态转变为积极与疾病作斗争的决心,心理达到平衡,精神由悲观转为乐观,实现心理康复,从而增强应激能力,提高免疫能力,促进疾病的全面改善和康复。

根据患者的心理反应进行评估,可将患者的心理状态分为3期。

Ⅰ期:多为被确诊后最初的反应。表现为怀疑和否认,比如认为是"误诊""检查出现的误差""病理切片被弄混淆了",等等;也可以表现为绝望,比如认为"我已经被判死刑了""治疗也没用,只能是人财两空"等。

Ⅱ期:多为被确诊后经历的一段心理回避。表现为烦躁不安,包括焦虑、厌食、失眠、易怒、注意力不集中、日常活动能力下降等。

Ⅲ期:多为被确诊后经历较长一段心理痛苦挣扎后,能够正视出现的健康问题,表现为适应,特征为重新恢复参加各项活动,找到乐观的理由。

根据患者对恶性肿瘤诊断的心理特点,可对心理反应是否正常作出评估。一般分为正常的适应性反应和异常的适应不良性反应。

正常的适应性反应:在确诊前表现为关心各种与诊断有关的信息,担心患癌症后可能出现的疼痛、损容、死亡,出现情感动荡,怀疑诊断的准确性。诊断期表现为部分否认;愤怒、敌意、受迫害感;焦虑、抑郁。治疗期表现为害怕疼痛与死亡,害怕麻醉,害怕放疗带来的不良反应;害怕被家人放弃或遗弃;出现体象改变的悲伤反应;出现不同程度的焦虑、抑郁;有与外界隔离倾向、远离他人的感觉。

异常的适应不良性反应:确诊前表现为过度警觉状态、焦虑,因自我暗示而出现类似癌症症状、恐癌症状;完全性否认、拒绝治疗;认为必死无疑,放弃治疗。诊断期表现为临床抑郁、热衷于寻找"江湖郎中"。治疗期表现为有意拖延手术,寻求非手术治疗,出现反应性抑郁,出现类精神病性症状,如幻觉、妄想。出现严重的"囚禁"精神病性反应,出现器质性大脑综合征、谵妄。

对恶性肿瘤患者心理评定的方法包括情绪测验和人格测验两类。情绪测验采用汉密尔顿抑郁量表、汉密尔顿焦虑量表;人格测验采用艾森克人格问卷。

（二）营养评估

肿瘤康复治疗前后,对患者进行营养状况的评定和对比,以明确患者的营养状况,可结合病史、体格检查和实验室检查等进行综合评估。常见的筛查及评定工具有营养风险筛查量表（NRS2002）等。

（三）躯体功能评估

肿瘤患者躯体功能评定的原则和方法与一般伤病的功能评定相似。通过对肿瘤患者的日常生活活动能力、工具性日常生活活动能力两方面,进行功能状态的评价。

根据肿瘤患者病情的原发性和继发性反应特点,评定多侧重于关节活动度评定、肌力评定、步行能力评定、肢体围度测量、中枢神经功能评定、周围神经功能评定、心肺功能评定等。评估躯体功能最简单的方法是用握力计、弹簧秤等,测试患者的肌力。0级为瘫痪,5级为正常。可以安排患者做一些动作,如步行、从床上起来等,观察其独立或依赖程度,需要帮助的手段等,如全部日常生活需人照顾为最差,能完全生活自理则为最佳。

（四）并发症评估

随着肿瘤疾病的进展可引起许多并发症,如梗阻、出血、疼痛,长期卧床可引起压疮等,有的是由于肿瘤本身引起,有的是治疗过程中产生,有的则是医护处置不当引起。一旦出现并发症,应及时对并发症的严重程度及康复治疗效果进行评估。

（五）疼痛评估

晚期癌症,尤其是发生继发性骨肿瘤的患者,可发生剧烈、难以忍受的疼痛。恶性肿瘤患者疼痛评估的原则和方法与一般疼痛评估相同,多采用视觉模拟评分法（visual analogue scale,VAS）、数字评定量表（number rating scale,NRS）、口述描绘评分法（verbal descriptor scale,VDS）、面部表情评定量表（faces pain scale,FPS）等。根据应用镇痛药物情况将疼痛分为0～4级。0级为不用镇痛药物;1级为需非麻醉性镇痛药物;2级为需口服麻醉剂;3级为需口服与/或肌内注射麻醉剂;4级为需用静脉注射麻醉剂。

(六) 生活质量评估

对肿瘤患者的康复疗效评估不仅要评价患者的生理功能情况,还要对患者的生活质量进行评估。生活质量反映了患者病情的变化。一般而言,通过肿瘤康复治疗,患者所存在的功能障碍得到改善,逐渐达到一种乐观或理想的生存状态,生活质量是不断得到提高的过程。反之,病情的加重和恶化,生活质量会相应下降。因此,生活质量评估也是多学科肿瘤康复中的重要疗效观察指标。生活质量通常包括食欲、精神状态、睡眠程度、疲乏程度和疼痛情况等,临床需要对患者的各方面情况进行综合评估。日常生活活动能力评定可采用健康调查量表 36(SF-36)、功能生活指数 - 癌症(functional living index-cancer,FLIC)、癌症治疗的功能评估(functional assessment of cancer therapy,FACT)、欧洲癌症研究治疗组织系统开发的癌症患者生活质量测定量表体系中的核心量表(quality of life questionnaire,QLQ-C30)、KPS(Kanofsky performance score)评分量表等。KPS 评分量表是多学科肿瘤康复诊疗中最为常用的评估指标,主要根据患者生活能否自理、是否需要他人照顾、能否进行正常生活和工作的情况进行评定。

五、科研循证原则

循证医学使临床医学研究和实践发生了由经验医学向循证医学的转变,是 21 世纪临床医学的一场深刻革命,也是临床医学发展的必然趋势。循证医学以翔实的临床科学研究资料为依据,利用现有最好证据来决定每个患者的治疗。在大规模临床试验结果的基础上,也注重结合医生个人专业知识和临床经验。按照循证原则进行医疗决策,就是要尽量遵循现有的最好证据,解决临床实际问题。

近几年来肿瘤康复医学迅速发展,使临床医生常常要面对许多新的理论及治疗方法的选择,而既往经验经常会受到新的挑战,以至于不同医生对同一患者的处理意见差异很大。肿瘤康复干预的病种涉及多个不同的专业科室,肿瘤康复诊疗过程中,如果通过阅读专业文献来掌握如此众多的专业和学科知识几乎是不可能的。因此,需要相关专业多个学科本着循证医学原则和方法共同参与肿瘤康复诊疗工作。多学科肿瘤康复诊疗需要较长的随访期,因此对肿瘤康复干预效果的主观和客观评价,容易产生较大差异,造成不同文献的结果无法进行比较,多学科肿瘤康复研究更迫切需要规范、准确的方法来验证结果。循证医学的发展给多学科肿瘤康复研究带来了重要的原则和方法。循证医学的目的是要把最新的研究成果与临床实践相结合,强调的是真实可靠的临床证据,故如何采用先进的方法获得临床证据是首要问题。

多学科肿瘤康复是一个从实践到理论再到实践的探索新领域,在临床实践中遵循科研循证原则具有重要意义。多学科协作模式对肿瘤康复学科发展具有理论启示和实践意义,现代多样化的肿瘤康复方法在实践中拓展了中西医结合治疗的深度和广度,补充了现阶段肿瘤治疗的盲区。在多学科肿瘤康复诊疗过程中,重视各种肿瘤引起的瘤外症状和伴瘤综合征,通过多学科的共同努力,依靠循证医学的思维为患者找到最适合的肿瘤康复方案,并以科研为助力,促进多学科肿瘤康复理论与实践得以健康快速发展。

六、患者获益原则

多学科肿瘤康复和其他诊疗行为一样,都应将患者获益作为首要原则。多学科协作是指各学科之间在不同的治疗时机选择最佳治疗方法的合作,是各种治疗方法的整合和优势互补,既注重整体治疗,又不忽视个体化治疗,目的就是使患者利益最大化。随着医学进步,肿瘤康复已不仅局限于对躯体功能的康复,而且更加注重促进患者心理与社会和谐状态的康复。多学科肿瘤康复效果评价的主要依据是患者能否从中获益。

多学科肿瘤康复就是要结合现代医学技术,把握患者及其家属真实客观的愿望,寻找中西医防治的关键节点,搭建中西医结合的桥梁,提供科学严谨的证据支持,最终让患者从中受益。可以预见,包括中医药在内的多学科肿瘤康复模式会给肿瘤患者带来更多福音。

（贾小强　赫兰晔）

参 考 文 献

[1] 杨宇飞,陈俊强. 临床肿瘤康复[M]. 北京:人民卫生出版社,2018.

[2] 朱珠,王爱华,张宜南,等. 基于量化评估策略护理对结肠癌手术患者术后康复的影响[J]. 中国病案,2021,22(1):106-109.

[3] 梁东升,吕君兰. 癌症患者的心理反应与心理治疗[J]. 实用医药杂志,2008,25(11):1379-1380.

[4] 郭锐敏,李宁. 心理干预对恶性肿瘤患者心理状况及生活质量影响的 Meta 分析[J]. 中国肿瘤临床与康复,2020,27(9):1064-1068.

[5] 肖琪,普彦淞,段宝军,等. 胃肠道恶性肿瘤手术患者不同营养筛查与评估工具的研究现状[J]. 中华普通外科学文献(电子版),2021,15(2):157-160.

[6] 张立瑶,袁越,季红. 老年肿瘤患者综合评估工具的应用现状[J]. 护理学报,2016,23(16):29-33.

[7] 崔爽,国仁秀,郑莹. 老年癌症患者疼痛评估工具的研究进展[J]. 中国医药导报,2018,15(32):42-45.

[8] 胡彩平,林毅,李秋萍. SF-36 量表与 QLQ-C30 量表在老年癌症病人生活质量评估中的应用及其相关性研究[J]. 护理研究,2015,29(8):2968-2972.

第二章

多学科肿瘤康复服务模式构建

第一节　多学科肿瘤康复服务模式的概念与内涵

一、多学科肿瘤康复服务模式的概念

（一）肿瘤康复服务模式的概念

肿瘤康复服务模式是指通过建立肿瘤康复服务的整体策略和具体流程,规范核心环节的服务提供者以及服务方式,形成以肿瘤幸存者为中心的服务体系,从而满足肿瘤幸存人群及其家庭、社会的需求,并且在此过程中尽可能优化和整合相关医疗及服务资源。相对完善的肿瘤康复服务模式需要以患者为中心,实现其个性化需求,并且有利于医疗资源的合理分配和利用。目前这一领域仍在不断地探索和发展中,并且对于不同的国家和社会背景,肿瘤患者的需求各不相同,因此需要将肿瘤康复服务模式进行融合与创新。

（二）多学科肿瘤康复服务模式的概念

针对现有肿瘤康复服务模式所存在的问题与不足,多学科肿瘤康复服务模式是基于我国肿瘤患者需求以及医疗体制特点所建立的。其概念是指建立以多学科肿瘤康复理念为核心的整体服务策略和具体实施流程(多学科肿瘤康复概念参考本书上篇第一章第一节),以多学科肿瘤康复团队为服务提供者,根据患者意愿及各学科治疗需求适时发起多学科联合诊疗,形成包括多学科康复综合评估、多学科康复方案制订、多学科康复干预治疗在内的完整医疗服务环节,从而最大限度地帮助肿瘤患者改善功能障碍、促进身心和谐、实现"三个回归"。

二、多学科肿瘤康复服务模式的创新性

（一）现有常见的肿瘤康复服务模式与存在的问题

1. 以护士主导的肿瘤康复模式　这一模式由美国肿瘤康复医学专家提出,美国多家肿瘤医院均采用这种服务模式。该模式是以护士以及护理治疗师(nurse practitioner)为主要服务提供团队,由他们为癌症幸存者提供长期的肿瘤康复计划,进行长期随访。并且针对肿瘤幸存者提出的需求进行相应的转诊(物理治疗、心理治疗、整合医学等)。

2. 肿瘤康复门诊模式　是指由执业医师为主要服务提供者的肿瘤康复服务模式。通过专业门诊提供肿瘤康复相关的咨询、诊断以及治疗服务,重点针对肿瘤复发转移风险、近

期及远期不良反应的监测,特别是基因筛查与长期随访等。

3. 共享服务模式　不同于以某一服务者为主导的模式,共享服务模式强调肿瘤康复过程中的多学科合作,其优点是患者可以得到更加全面的服务,但缺点在于服务的核心环节相对薄弱。

4. 肿瘤康复计划模式　肿瘤康复计划是指在肿瘤患者结束根治治疗后,根据其肿瘤类型、疾病分期、危险因素以及接受的治疗,所制订的详细的长期随访和监测计划。肿瘤康复计划是提供个性化肿瘤康复服务的核心环节。目前研究显示,为肿瘤幸存人群提供肿瘤康复计划有助于满足他们对相关知识和信息的需求。

5. 目前肿瘤康复服务模式构建过程中存在的问题　经过多年来在肿瘤康复服务模式领域的研究和探索,目前普遍认为适用于所有患者的肿瘤康复服务模式并不存在,需要根据所服务肿瘤患者的需求特征、不同国家地区的医疗服务体系特点,以及医疗服务团队的配置进行适应性设计。现有研究表明,上述肿瘤康复服务模式在临床中实际获益并不显著,主要原因有可及性欠佳、患者获得感及参与感不足、增加医疗成本支出、各专业学科之间配合支持有待提高等诸多问题。

（二）多学科肿瘤康复服务模式的创新性

基于对上述国内外现有肿瘤康复服务模式的研究和考察,本团队在国内率先提出"多学科肿瘤康复服务模式",并在临床中加以应用实践。不同于传统的多学科协作诊疗（MDT）模式。MDT 是由多学科专家围绕某一病例进行讨论,在综合各学科意见的基础上为患者制订出最佳治疗方案的诊疗过程,而多学科肿瘤康复服务模式是围绕恶性肿瘤的不同阶段,针对肿瘤及其治疗所导致的功能障碍,组织包括肿瘤内科、外科、中医、针灸、康复、营养、心理、药剂等专业参与的多学科团队共同制订并实施综合康复方案的一种创新性医疗服务模式。目前所建立的多学科康复模式多集中于恶性肿瘤术后快速康复、心脑血管病后康复,以及常见疾病的护理康复方面,多学科肿瘤康复服务模式的提出具有明确的创新性。

（孙凌云　杨宇飞）

参 考 文 献

[1] POWEL LL, SEIBERT SM. Cancer survivorship, models, and care plans: a status update[J]. Nurs Clin North Am, 2017, 52(1): 193-209.

[2] 孙凌云, 贾小强, 杨怀中, 等. 中西医结合肿瘤康复多学科门诊模式的初步构建与实践经验探讨 [J]. 中医肿瘤学杂志, 2021, 3(2): 4-8.

[3] NGU SF, WEI N, LI J, et al. Nurse-led follow-up in survivorship care of gynaecological malignancies-A randomised controlled trial[J]. Eur J Cancer Care (Engl), 2020, 29(6): e13325.

[4] JAMMU A, CHASEN M, HEEST RV, et al. Effects of a cancer survivorship clinic-preliminary results[J]. Support Care Cancer, 2020, 28(5): 2381-2388.

[5] HILL RE, WAKEFIELD CE, COHN RJ, et al. Survivorship care plans in cancer: a meta-analysis and systematic review of care plan outcomes[J]. Oncologist, 2020, 25(2): 351-372.

第二节　建立多学科肿瘤康复服务模式的方法与环节

成熟的肿瘤康复服务模式不仅能使癌症幸存人群更好地获益,还能合理有效地整合和分配医疗资源,实现多学科团队的协作管理。然而目前我国仍然缺乏相应的肿瘤康复服务模式。因此,探索和建立我国肿瘤康复服务模式是肿瘤康复医学领域中亟待解决的问题。杨宇飞团队通过多年国内调研,国外顶尖肿瘤中心实地学习与考察,提出在建立具有我国特色的肿瘤康复模式过程中需要重点关注和考虑的因素。现将建立多学科肿瘤康复服务模式的方法与环节介绍如下。

一、建立我国多学科肿瘤康复模式的方法

（一）创新多学科肿瘤康复理念

现有康复理念主要是针对由于疾病或治疗所带来的躯体或生理功能损伤,仍然围绕"治病"展开。然而,多学科肿瘤康复服务模式注重肿瘤患者作为具有家庭、社会功能的个体的康复,强调从"治病"到"治人"的转变。

（二）搭建多学科肿瘤康复团队

不同于常规肿瘤诊疗的多学科协作,肿瘤康复模式中多学科协作的学科范围更为广泛。在多学科肿瘤康复模式中,不仅需要肿瘤内科、外科、放疗科、综合内科、护理团队的合作,还需要营养科、康复科、心理科等其他科室的参与,除此之外,还需要社会工作者、志愿者、卫生经济学专业人士的加入,共同合作以尽量满足患者在肿瘤康复中的需求。

（三）明确多学科肿瘤康复目标

就康复目标而言,多学科肿瘤康复服务模式不仅要改善肿瘤患者的躯体功能,还要注重患者在家庭、社会中功能属性的提升,这对于康复技术、方案乃至团队都提出了更高要求。

二、建立多学科肿瘤康复服务模式的重要环节

（一）基于多学科肿瘤康复理念,组织搭建康复团队

多学科肿瘤康复团队成员包括肿瘤（内科、外科、放疗、介入等）、中医（内科、外科、针灸等）、康复、营养、心理、药剂、共病（中西医结合内科、外科）等专业医师、护士、技师。团队融合包含三个层次,首先是理念上的融合,即多学科团队内部均认可以患者为中心的全程肿瘤康复理念;其次是合作机制上的融合,应建立绿色通道以及完善的合作流程;最后就是知识体系上的融合,团队内部成员均应在本专业基础上对肿瘤康复知识有一定的了解和掌握。

（二）基于患者需求及功能评定,制订多学科康复近期目标

多学科肿瘤康复的目标分为近期目标和远期目标,其中近期目标主要是针对多学科康复理念中的"因肿瘤及相关治疗所致身体、心理、功能障碍"的恢复。制订多学科康复近期

目标,需要在完善肿瘤患者的需求和功能评定的基础上进行。肿瘤患者康复需求可以通过问卷、结构化问诊来明确,对于其中存在的功能障碍,如排便功能异常、吞咽功能异常、构音障碍、营养不良、心理负担等,均存在相应的量表或测评。根据对患者康复需求和功能障碍的综合评估,制订相应的近期康复目标。

（三）基于肿瘤疾病和治疗特点,制订多学科康复远期目标

多学科康复远期目标主要是针对多学科康复理念中的"协助抗转移复发、延长生存期、提高生活质量"。制订多学科康复远期目标,需要在完善和评估患者恶性肿瘤疾病特点、分期、治疗阶段上进行。对于门诊患者,需要收集完善既往治疗相关信息,明确患者分期,对于早中期患者,其主要远期康复目标是抗复发转移;对于晚期患者,其主要远期康复目标是延长生存时间;对于处在肿瘤放化疗期间的患者,其主要远期康复目标是提高生存质量、避免功能损伤和障碍。其终极目标则是三个回归:回归社会、回归家庭、回归岗位。这是针对"人"的全方位康复目标。

（四）基于近期及远期目标,组织多学科康复联合诊疗

在制订近期及远期康复目标后,将依托多学科肿瘤康复团队,组织实施多学科联合康复诊疗。诊疗共包含以下几个具体环节:①根据近期及远期康复目标,制订相应功能康复或肿瘤康复方案;②组织共同研讨,协商方案细节,对治疗理念上异同之处进行沟通;③实施诊疗过程,可以同时性或异时性展开,如能在多学科联合诊疗现场开展的操作,如宣教、针灸等可以同时性开展,如需要借助器具如运动康复、特定场所如心理治疗,则可以异时性开展。

（五）基于多学科诊疗方案实施,明确疗效评价与随访计划

在保证质量、时效性、可及性的原则下,协助患者实施完成多学科肿瘤康复诊疗方案,并对患者近期目标、远期目标进行科学规范的疗效评价,制订随访计划。针对近期目标的疗效评价可以基于相应功能量表或客观指标测量,针对远期目标的疗效评价可以基于实体瘤临床疗效评价标准(response evaluation criteria in solid tumor, RECIST)以及生活质量量表。同样,随访计划也需要基于上述目标开展,如对早中期肿瘤患者可进行 3 个月一次的随访,从而动态评估其康复需求和肿瘤复发转移情况;对晚期患者可进行 1～2 个月一次的随访,从而动态评估其生活质量和肿瘤进展情况。

（孙凌云　杨宇飞）

第三节　中西医并重在多学科肿瘤康复中的作用和地位

一、建立我国特色中西医结合肿瘤康复体系的必要性

肿瘤康复是目前肿瘤领域的新兴学科,其主要任务是帮助肿瘤患者在肿瘤治疗及康复过程中回归家庭、回归岗位、回归社会。中医药在我国肿瘤临床中发挥了重要作用,建立中西医结合肿瘤康复服务体系是我国肿瘤康复领域发展的必然方向,也是我国为全球肿瘤康复领域提供中国方案的有利条件。

随着恶性肿瘤发病率上升及肿瘤治疗手段的发展,我国肿瘤患者面临着日益增长的康复需求。中国中医科学院西苑医院杨宇飞团队前期针对486位医生、413位护士和540例患者的调查显示:营养康复、症状改善、心理康复需求分别为67.0%、64.7%和54.6%;39%的医生表示,在过去的1年里30%的患者曾提出过康复需求;16%的护士表示有50%的患者提出过康复需求;96.7%的医生和71.6%的护士认为我国肿瘤康复事业处于起步阶段。同时该团队前期研究显示,越来越多的肿瘤康复患者具有强烈的寻求中医药服务的意愿。鉴于我国独特的中西医并重医疗体系,肿瘤专科中医医师既掌握现代医学肿瘤治疗知识及技能,同时又具备中医诊疗的思路和能力,在肿瘤康复中的角色不可或缺。此外,中医药天人合一、整体观的思想与现代肿瘤康复理念不谋而合。《"健康中国2030"规划纲要》中明确指出,发挥中医药在治未病中的主导作用、重大疾病的协同作用和康复中的核心作用是国家的战略目标和定位。

近年来,随着医学的进展及人们对健康的不断追求,大家越来越重视生活质量的改善。肿瘤所引起的生活功能缺失、生活质量下降已成为我们关注的重要问题。由此,肿瘤康复开始逐渐被重视,也成为中西医结合治疗的新领域。肿瘤康复医学针对肿瘤患者由于疾病本身或各种治疗所造成的身体、心理、功能障碍进行治疗,以帮助患者完成"三个回归"为最终目的,贯穿肿瘤患者从诊断到康复的全过程。目前国际上先进的肿瘤诊断和治疗模式——多学科综合治疗模式,打破以治疗手段分科的旧机制,建立起以病种为单位的"一站式"多学科诊治中心,由多学科专家围绕某一特定病例进行讨论,汇聚集体智慧,发挥各个学科专长,在疾病治疗全程进行充分探讨并达成共识,制订出符合当前研究方向、共同认可的治疗和研究计划,为患者制订精准的个体化治疗。

二、我国中西医结合多学科肿瘤康复的现状及需求

在当今社会,虽然随着学科的细分,医学领域得到了进一步发展,对单一疾病的认识和治疗也更加完善,但仍有许多实际工作仅靠单一专业无法很好地解决。随着医疗水平的提高,诊疗方法也越来越多样化,对于患者来说,如何选择最佳的治疗方案也是一个亟待解决的问题。随着专业学科的划分,临床医生往往局限于自己治疗疾病的专业范畴,缺乏对复杂疾病的整体规划,对一些涉及其他专业的问题往往出现临床经验和技术水平不足。而在多学科协作模式下,各临床专科不再是"独自战斗",而是密切配合,一切都围绕患者进行,以患者的利益为中心。该模式还可以弥补专业医生的局限性,使医务人员可以从整体角度看待问题,整合各专业医生的意见,提出最适合患者的方案。更好地解决有限资源的最大化利用,以及如何满足不同患者需求的问题。该模式的建立,既有其形成的原则、基本结构框架,又有其特点。具有长期的临床经验和丰富的人事管理经验是每个负责人的基本要求。这有利于临床专业间的互动,使核心成员之间的凝聚力更强。核心成员指导下的临床专业组成员是主要工作人员,其配置应符合多学科专家组模式的临床诊疗思路。其成员与核心成员之间的沟通也是多学科协作模式操作的关键。整个会诊模式的目的是利用现有资源,更好地为复杂疾病患者提供针对性服务,以满足患者的不同需求,使整个诊疗过程更加专业化、

优势化,最终目的是提升诊疗有效性,降低成本,减轻患者负担。

临床诊疗是攻克癌症的主战场,其实施过程需要多学科团队的合作,而多学科协作正是现代国际医疗领域广为推崇的诊治模式,是通过多个学科共同参与制订规范化、个体化、综合性的治疗方案,并且以循证医学为理论依据的新型干预手段。以多学科为基础,将康复管理作为中心环节,将各项医疗资源进行整合、协调,通过及时且不断修订康复计划的具体实施措施,使治疗具有针对性而提高诊治质量,促进肿瘤患者快速康复。因此,应建立肿瘤多学科团队,增强单病种多学科规范化诊疗力量。通过制订疾病精准诊断、综合治疗康复策略和规律疾病监测等全流程的管理方案,全面提高肿瘤的治疗效果、减少治疗并发症、保障患者的心理健康,并提高患者的生活质量。进而提供以患者为中心的全疗程、个性化、多学科的全程管理方案。为实现肿瘤全程管理的总体目标,我们需要综合运用专业化的个案管理模式,更加重视多学科协作,充分利用数据库和互联网平台来进行全程管理。在提高患者依从性和就医便利性的同时,也可以明显提高治疗整体效果和患者满意度。

三、各学科协作模式在肿瘤康复的临床应用

现代医学技术发展日新月异,学科分类越来越细,出现了更多的专科和亚专科。临床上,肿瘤有效治疗手段不断增多,但肿瘤分科体系存在一定的局限性。主要是因为沿袭以治疗手段分科的特点,但不得不承认各种治疗手段都有其局限性,在这种模式下的治疗更是"各自为政",这必将影响肿瘤患者的整体治疗。多学科协作真正体现了以患者为中心,避免单一学科治疗的局限性,为患者提供一站式医疗服务。比如肿瘤内科、肛肠外科、营养科、药学部、康复科、外科和共病科等科室,针对患者肿瘤康复中的不同问题发挥各自作用。患者初诊时,就应当与经治医院的专科医生沟通,选择多学科模式,了解自己的诊断依据和疾病分期,检查是否充分。同时,集合多学科专家的经验,全面把握病情发展方向,制订最合理的治疗方案,包括所患基础疾病的医生参与。在疾病治疗过程中,采集病史、讨论病情、医患沟通,对新发现问题进行处理,或者对错误治疗方案进行纠正,保证医疗安全。治疗到一定阶段再次进行多学科协作,由医生与患者共同选择下一步的治疗和随访,可避免误诊误治、不停转诊、重复检查给患者及其家庭带来的负担。

四、中西医结合在多学科肿瘤康复中的作用和地位

很多肿瘤患者在接受放疗、化疗、靶向治疗、内分泌治疗或免疫治疗时,通常需要承受这些治疗所引起的毒副作用,如放射性黏膜炎、严重的腹泻、皮疹、疲乏等,这些毒副反应往往给肿瘤患者的身心带来巨大的痛苦,严重者可能会主动放弃治疗。临床中,部分肿瘤患者往往同时还伴有其他内科疾病,或治疗时产生一些合并症等,导致患者难以坚持继续治疗。此外,老年肿瘤是一个特别的群体,老年人往往难以承受积极的抗肿瘤治疗方法。这类患者会更愿意接受中西医结合治疗。而对于那些西医治疗已没有更好选择的患者,单纯的中医药治疗也成为他们的选择之一。肿瘤康复治疗需要多学科协作团队,包括西医师、

中医师、护士、物理师、营养师、康复师、心理治疗师、社会工作者等。其中,中医的各种适宜技术和方法极具中国特色,可以让患者受益。而每次肿瘤多学科协作讨论,对医生而言,也是跨专业拓展、规范诊疗行为的历练,可以收获更多经验,增强业务能力,最终造福更多患者。

（孙凌云　杨宇飞）

参 考 文 献

[1] 孙凌云,杨宇飞. 中国老年肿瘤康复的任务和展望 [J]. 世界科学技术 - 中医药现代化,2015,17(12):
　　2466-2469.

[2] 周海荣,孙凌云. 肿瘤精准康复服务顶层设计之探讨 [J]. 世界科学技术 - 中医药现代化,2015,17(12):
　　2458-2461.

多学科肿瘤康复服务模式的应用策略

第一节　多学科肿瘤康复门诊的构建与应用

一、构建过程及框架

肿瘤康复门诊模式是目前国际社会肿瘤康复模式中发展较为成熟的形式之一,因此可积极借鉴和参考国外实践经验。然而与西方国家医疗机构设置不同,我国在肿瘤康复学科建设初期尚不具备专业从事肿瘤康复门诊的职业技术、岗位设置。因此,需根据我国医疗机构设置,以及医疗保险、医疗服务范围要求对肿瘤康复门诊流程进行优化。

在多学科肿瘤康复门诊建立之初,杨宇飞教授组织多学科康复团队针对服务流程和细节进行反复研讨,并通过专家咨询与论证确立了初步方案(图上 -3-1)。首先,各学科专业人员结合专科业务技能范围共同起草拟定肿瘤康复门诊需求评估表格,并为患者提供宣传彩页,展示多学科团队中各专科的专业技术范围和技能。肿瘤患者在接受康复门诊治疗前,预先由医疗助手进行评估并按患者需求进行相应选择。在此基础上,选取最为相关的专科人员形成相应患者的多学科门诊小组,对个性化指导提前进行内容设计与准备。在具体服务设置方面,门诊咨询设定为每次 1 小时,组织与患者病情及需求密切相关的 4 ～ 5 个不同学科专家参与,每位专家针对性地进行 10 分钟左右沟通和指导。最后由医疗助手进行总结和归纳,并向患者充分解释和宣教,进行满意度评估。此外,多学科门诊还需配备专门护士进行复诊预约等沟通工作。

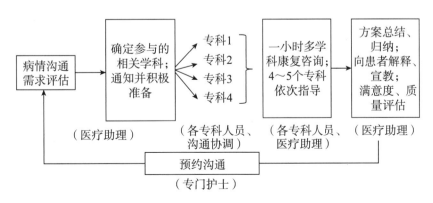

图上 -3-1　多学科肿瘤康复门诊工作流程图

二、具体应用及问题

中国中医科学院西苑医院肿瘤科已初步探索出以多学科肿瘤康复门诊为主的肿瘤康复模式。基于对上述环节的综合参考设计，以及多次专家研讨论证会议，自 2017 年 7 月起正式成立中西医结合多学科肿瘤康复门诊小组，由来自肿瘤科、药学部、康复科、营养科、内科、外科具有高级职称的医师、普通医师以及护士组成。目前已形成和完善了中西医结合多学科肿瘤康复门诊流程与具体服务细节，并实践用于门诊肿瘤康复患者，为他们提供多学科、全方位康复服务。

（一）初步实践表明肿瘤患者对于综合肿瘤康复理念具有较好的接受度

通过 5 年来肿瘤康复门诊的探索与实践发现，肿瘤患者及其家属对于多学科肿瘤康复门诊理念基本表示认可，对于综合康复以及个性化生活指导存在切实的需求。既往的肿瘤治疗模式弱化了对患者及其家属上述需求的重视，导致患者被动依赖于网络、媒体等非专业宣传，被其误导，甚至带来身心损害、经济损失。通过多学科康复门诊，使得患者和家属能够从专业渠道获取相关信息，符合他们的期待和诉求。此外，肿瘤患者往往伴有其他合并疾病，既往医疗模式中往往需要他们辗转数个科室或医院。多学科康复门诊模式能够将各专业医师、治疗师汇集起来，为其指导，患者及其家属均表示较为方便，提高了就诊效率、减少了就诊费用。

（二）充分评估患者需求，医患互信具有重要意义

肿瘤康复在我国仍属于较新的理念，很多患者对此并不熟悉。多学科肿瘤康复门诊作为一个新的肿瘤康复诊疗模式，对于大部分患者而言仍然陌生。因此，我们会通过与预约患者提前沟通，详细解释肿瘤康复的理念，介绍多学科肿瘤康复门诊的运行模式，供患者参考和选择。此外，在沟通过程中还会通过需求调查表格，采集患者既往的肿瘤治疗信息、目前症状以及康复需求，以便预先组织多学科专业人士进行个性化指导内容的设计和准备。肿瘤康复需要医患双方共同参与和配合，与患者及其家属建立信任关系，甚至由医疗助理担任其康复（个案）管理师，这些有助于提高患者依从性。

（三）良好的团队协作有助于多学科肿瘤康复门诊的高效运转

肿瘤康复团队中各相关专业或科室医务人员均在繁忙的工作之余进行多学科康复门诊的指导和咨询工作。首先，在多学科门诊建立之初应充分协商，沟通各学科所能提供的专业内容、技术和服务内容。其次，在每次多学科门诊组织前需进行及时有效的内部沟通、讨论，统一方案，避免医疗决策、用药方案、指导建议之间存在差异。此外，在今后的服务中应加强社会工作者的环节，注重患者的自我管理和相互管理，形成肿瘤康复群组，以提高多学科康复门诊效率。

（四）仍需进一步开展和完善的康复内容

国外肿瘤康复模式中较为重视运动康复以及物理康复。然而在本团队康复实践中，患者对运动康复以及物理康复接受程度仍有待提高，这可能与我国患者体能状态、思想认识差异有关，还需在今后的康复服务中进行适应性的设计。此外，心理康复的介入很有必要，但由于心理康复需要更多专业的评估方法，较难预先进行评估。并且心理干预需要与患者进

行充分的交流与沟通,较难在相对短的时间内完成,因此还需进一步探索心理支持在多学科康复门诊中的开展形式。从目前的实践经验来看,营养指导和用药指导方面受到患者更多的关注,且患者更易从中获益,这与我们团队前期的问卷调查结论相符。日后仍可以作为康复门诊的常规指导内容,进一步丰富和完善。

(五)积极开展临床疗效观察,进行循证医学评估

目前西方国家越来越多的循证医学证据提示多学科肿瘤康复门诊有助于满足癌症幸存人群的康复需求、提高其生活质量,并逐渐形成临床指南。然而目前我国还尚未有相关临床观察研究报道,希望在今后的临床实践过程中,能够在完善多学科肿瘤康复门诊模式的基础上,积极开展相关的科学研究以及国际合作交流。

(孙凌云　杨宇飞)

参 考 文 献

[1] 孙凌云,贾小强,杨怀中,等. 中西医结合肿瘤康复多学科门诊模式的初步构建与实践经验探讨[J]. 中医肿瘤学杂志,2021,3(2):4-8.

[2] 唐末,杨宇飞,贾小强,等. 多学科协作诊疗鼻咽癌案例报道[J]. 中医肿瘤学杂志,2021. 3(2):12-15.

[3] 王宪贝,张凡,庄威,等. 多学科协作诊疗舌癌案例分享[J]. 中医肿瘤学杂志,2021,3(2):16-19,24.

[4] 赫兰晔,贾小强,李嘉俊,等. 多学科协作诊疗直肠癌1例分析及体会[J]. 中医肿瘤学杂志,2021,3(2):9-11.

第二节　多学科肿瘤康复病房模式的构建与应用

一、构建过程及框架

不同于多学科肿瘤康复门诊,多学科肿瘤康复病房主要依托于住院患者的诊疗过程,因此具有其特定优势。首先,综合评估体系相对完善,由于住院病历、各项检验及检查信息较为全面,且与患者交流沟通时间较为充分,能够更加全面、综合地评估患者康复需求、制订近期及远期康复目标,同时能够保存更多的客观评价指标和信息,有助于后续疗效评价和长期随访。其次,联合诊疗实施干预时间充分,住院患者相比门诊患者具有更长的在院时间,对于需要特定器具、场所的异时性康复干预手段能够在住院期间给予相应实施。此外,在医疗费用支出方面,住院患者可以一定程度上减少时间和交通成本。

从治疗方法及时期来看,多学科肿瘤康复病房模式可以将肿瘤康复理念贯穿于疾病诊断、治疗、随访复查乃至姑息治疗全程。从康复对象来看,多学科肿瘤康复病房模式相比门诊更能够发挥团体干预优势,如进行康复宣教、音乐治疗、团体心理干预等。从康复手段来看,病房模式能够更好地发挥各种中西医结合治疗方法,如针灸、艾灸、功能康复等的实施。并且由于住院的相对封闭环境,能够更好地对患者饮食、作息、体力活动、心理调适等进行综合管理。

二、具体应用及问题

中国老年学和老年医学学会肿瘤康复分会自 2015 年起在全国建立了多家肿瘤康复基地,其中重庆大学附属肿瘤医院、常州市第一人民医院、徐州市第一人民医院、福建省肿瘤医院等地均建立了多学科肿瘤康复病房模式。针对恶性肿瘤患者的疾病情况及康复需求,制订完善的近期肿瘤治疗和功能康复方案,以及远期肿瘤随访目标,联合肿瘤多学科(内科、外科、介入、病理科等)及中医内科、营养科、康复科、心理科对住院患者实施联合诊疗及康复措施,获得了较为满意的疗效。

(孙凌云　杨宇飞)

第三节　各学科在多学科肿瘤康复模式中的应用概述

一、肿瘤内科

1. 评估肿瘤患者需求及疾病情况　需要在多学科肿瘤康复门诊前收集与整理肿瘤患者相关病史及资料,进行肿瘤专科评估及康复需求评估。

2. 组织召集多学科康复团队　在完善评估患者肿瘤康复需求后,选择患者所需要的肿瘤康复专科团队,联系沟通组织门诊。

3. 协助制订肿瘤内科治疗相关近期、远期目标　根据肿瘤患者病情及需求制订肿瘤康复的近期及远期目标,近期目标包括症状、功能的康复等,远期目标根据肿瘤分期而不同。

4. 提供中西医结合肿瘤内科治疗及康复方案　根据患者中医辨证及近期、远期目标,提供中西医结合治疗方案(辨证论治中药、非药物治疗)。为其他专科治疗提供中医肿瘤专业建议。以结直肠癌为例,中医肿瘤内科在以下环节中均起到重要作用:中医药围手术期康复;中医药协同辅助化疗;晚期肿瘤治疗的中西医并重方案;中西医结合心身康复方案;中西医结合随访与个案管理;在不同学科的康复中强调中医治疗的理论和技术方法的运用,如在运动康复中融入中医辨证与特色方法,在营养康复中加入中医膳食理论指导,在药剂指导中补充中西药使用和煎煮方法及注意事项,在治未病调护中加入中医体质辨识及养生理论等内容。

二、外科

外科在多学科肿瘤康复诊疗活动中具有重要的作用和地位。恶性肿瘤患者根据疾病阶段可以分为早中期和晚期患者两大类。早中期肿瘤患者完成外科根治术及辅助治疗后实现"无瘤"状态,但是术后并发症的防治、手术引发的功能障碍的康复仍是长期而艰巨的任务。比如,直肠癌行直肠前切除术后,患者可出现大便频数、里急后重等直肠刺激症状,也可出现大便困难、控便能力下降、小便不畅、尿潴留、性功能低下等盆腔器官功能障碍症状。这些症状与外科密切相关,需要外科的参与方能对病情做出准确评估,并制订有针对性的康复方案。晚期肿瘤患者已经出现远处转移,无论是否曾经接受过手术治疗,机体内都有恶性肿瘤病灶的存在。对于此类患者,肿瘤的进展有可能引发梗阻、穿孔、出血等外科情况。

在多学科肿瘤康复诊疗过程中,无论是早中期肿瘤患者还是晚期肿瘤患者,都必须有外科的参与。一方面,从外科角度协助分析患者所存在的症状发生原因,确定患者是否存在需要外科干预的情况,提出针对外科问题应采取的诊疗及康复方案;另一方面,根据患者的病情特点,分析预判随着病情进展有可能形成的外科并发症有哪些,并提出防范建议。对于腹壁造口术后的患者,更需要有造口管理经验的外科医师或外科造口师的参与。外科作为多学科肿瘤康复诊疗中不可或缺的重要成员,在多学科肿瘤康复模式中发挥着重要作用。

三、康复科

肿瘤康复是肿瘤学与康复医学的交叉学科,因此,康复科在多学科肿瘤康复团队中的作用和地位是十分重要的。针对恶性肿瘤患者在康复期所面临的诸多功能障碍问题,需要康复科在专业评估的基础上,给予功能康复建议及处方。此外,康复科还需要针对患者的个体情况给予基于 FITT 原则(frequency,intensity,time,type)的运动处方。中医康复科则在现代康复医学基础上,配合针灸、健身功法、导引等手段提供更为综合的康复方案。

四、营养科

我国肿瘤患者在康复过程中最为迫切的需求之一就是营养康复,这与文化特点有关。营养科在多学科肿瘤康复团队中不可或缺,对于满足患者营养康复需求起到至关重要的作用。可对不同类型、不同时期肿瘤患者的营养需求进行综合评估。在此基础上,给予患者个体化的膳食营养处方。针对具有特殊情况,如糖尿病、吞咽困难、减重患者,还需要适当调整方案并进行随访。此外,中西医结合多学科肿瘤康复团队中,中医营养师则需根据中医膳食营养理论及辨证论治,提供中医食疗建议及处方。

五、药剂科

随着临床药学专业的发展及业务开展,药剂科在临床诊疗过程中的参与价值日益明确。恶性肿瘤患者由于疾病特点往往伴有复杂的合并用药情况,在多学科肿瘤康复团队中,药剂科能够起到重要的指导作用。首先是能够对患者所应用的药物进行梳理与总结,形成用药记录及观察表,以便指导患者及其家属进行自我管理。其次对多学科团队中的其他成员,临床药师能够对各种用药的潜在风险、不良反应进行及时监测与指导。需要特别指出的是,在中西医结合多学科康复团队中,药师还能结合患者体质及辨证论治,对中药煎煮、服用注意事项及药食同源方面进行个体化指导。

六、心理科

健康是指身体、心理及社会适应能力的完美状态,因此肿瘤康复过程中离不开良好的心理建设与心理支持,故而心理康复团队是不可或缺的一部分。首先心理医师可以针对不同类型、不同临床分期的患者提供特定的心理支持服务,如结直肠癌根治术后的团体心理咨询、晚期患者及家庭的个体咨询,等等。其次在多学科团队中能够敏感察觉患者的心理康复需求,并且基于专业量表进行评估。同时,心理医师也是多学科肿瘤康复团队中的"润滑剂",能够帮助各专业医生之间以及医生与患者之间的沟通,加强患者依从性。

(孙凌云 杨宇飞)

第四章

多学科肿瘤康复的定位与未来

第一节　多学科肿瘤康复的定位

一、背景

在全球范围内,2012 年共有 1 410 万新发癌症患者,预计 2035 年将有 2 400 万人罹患癌症。中国约有 14 亿人口,我国的癌症负担问题也将成为国际社会关注的焦点。

随着癌症早期诊断、早期治疗的逐步实现,以及肿瘤医学的快速发展,许多癌症患者在接受肿瘤治疗后仍能有较长的生存期,肿瘤也因此成为一种"慢性疾病"。美国医学研究所(Institute of Medicine,IOM)在 2006 年的一份报告中这样定义癌症幸存者:"所有患者从确诊癌症的那一刻直到生命结束都属于癌症幸存者"。许多癌症幸存者认为在癌症治疗期间如手术、化疗期,他们得到了来自医院、医生的很多干预治疗和关怀,但是在癌症治疗之后缺乏对其随访和康复建议,因此感到失落和迷茫。正是伴随着癌症患者的这种呼声,针对癌症幸存者的肿瘤康复研究得以逐渐发展。

癌症本身会给患者带来一些不适症状,而很多针对癌症的有效治疗手段(如手术、化疗、放疗)也可能带来一定的近期或远期不良反应。有研究者在 2008 年利用美国疾控中心数据库对 3 万例癌症幸存者与非癌症患者的症状进行比较,研究结果发现,癌症幸存者较非癌症患者更容易出现疼痛、精神压力以及失眠等症状,且症状的发生与年龄、合并症等有一定关系。同时,饮食、运动、戒烟、减重等生活方式的改善具有重要作用。这些问题仅靠肿瘤专科医生不能解决,而是需要康复、营养、药剂等多学科团队共同协作。

二、定位

多学科肿瘤康复以患者为核心,采用多学科、一体化的肿瘤康复模式,采取治疗、营养、药物、非药物疗法等多种方法,针对患者的具体肿瘤康复需求,提供全方位的服务。

目前中国肿瘤康复领域正蓬勃发展,专家学者针对其评估体系、诊疗标准以及临床指南不断展开研究,肿瘤康复相关人员及专业机构组织逐渐增多,逐步建立起符合我国国情的肿瘤康复医学服务模式。现阶段的核心任务是实现肿瘤治疗从"治病"向"治人"的理念转变。这不仅依靠人员、场地及服务模式的建立与扩增,更重要的是以"治人"为核心理念的教育的普及,需要医生、护士、患者、家属乃至全社会的通力合作,需要多学科成员的交叉协作。

随着中国社会的老龄化趋势及精准治疗的不断发展，许多患者常合并多种疾病或具有多种治疗需求。因此，多学科协作康复也是目前很多重大疾病发展的趋势。以肿瘤为引领，研究多学科协作康复的学科及模式建立，将有利于实现国家医疗健康卫生事业的进一步发展及模式转变。

（彭蓉晏　杨宇飞）

参 考 文 献

[1] 毛钧，孙凌云.癌症幸存者问题在美国公共卫生领域的重要性[J].世界科学技术-中医药现代化，2015，17（12）：2480-2484.

[2] 孙凌云，杨宇飞.中国老年肿瘤康复的任务和展望[J].世界科学技术-中医药现代化，2015，17（12）：2466-2469.

[3] 杨宇飞.建立有中国特色的肿瘤康复学科[J].中医肿瘤学杂志，2021，3（2）：1-3.

[4] 孙凌云，贾小强，杨怀中，等.中西医结合肿瘤康复多学科门诊模式的初步构建与实践经验探讨[J].中医肿瘤学杂志，2021，3（2）：4-8.

[5] 杨宇飞."中西并重"模式在结直肠癌全程防治中的应用与实践[J].世界中医药，2021，16（09）：1343-1348，1356.

[6] 杨宇飞.中医药在结直肠癌治疗中的优势与展望[J].中国中西医结合杂志，2020，40（11）：1294-1297.

第二节　多学科肿瘤康复的未来

一、搭建多学科肿瘤康复诊疗模式

（一）以癌症幸存者为中心，打造服务品牌

搭建多学科肿瘤康复诊疗模式的基本理念是以"癌症幸存者"为中心，做好医疗-康复服务价值驱动的顶层设计。其目标是构建以改善癌症幸存者生活质量、降低社会成本、提高生存率。多学科肿瘤康复诊疗模式有利于提高医疗服务效率，减少百姓医疗费用负担，符合医疗改革的需求，能够发挥助力当代医疗体系建设，推动肿瘤治疗从治病向治人的转变。

（二）以单个医院为试点，探索出模式后进行推广完善

肿瘤康复基地是创建我国肿瘤康复学科的试验田，2016年起以中国中医科学院西苑医院肿瘤康复基地为试点探索肿瘤康复诊疗模式，按照基地建设三年复审的规定，2019年9月对该基地进行复审评议并重新进行中国中医科学院西苑医院基地授牌，为全国的肿瘤康复基地建设工作树立了榜样。其探索形成的多学科肿瘤康复门诊及病房模式，具有很好的前瞻性，值得在全国推广，并根据各地不同的特色及反馈，不断完善。

（三）在全国建立康复基地，以此为抓手，实现肿瘤治疗模式的转变

以单个医院为试点探索出的模式，应当在全国推广应用，以验证其实用性。目前中国老

年学和老年医学学会肿瘤康复分会已经在北京、西安等地建立了多家康复基地,在其所在医院开设多学科肿瘤康复门诊,进一步优化多学科肿瘤康复的服务细节,满足更多癌症幸存人群的需求。

目前肿瘤康复基地不断增多,多学科协作康复模式在全国实现了推广和初步应用,在不同的医疗背景及政策下探索我国肿瘤康复模式的实践效果并进一步完善。肿瘤理念、科研逐渐转化为让患者切实受益的临床实践方案,真正造福广大肿瘤患者,推动肿瘤治疗模式从治"病"模式向治"人"模式的转化,以及满足患者回归家庭、回归岗位、回归社会的需求。

二、建设肿瘤康复学科

2015年杨宇飞团队依托中国老年学和老年医学学会,创立中国老年学和老年医学学会肿瘤康复分会(CSGOR),旨在搭建一个国内外肿瘤康复学领域学术交流、科学研究、临床实践、学科建设的平台。学会吸纳了来自美国、澳大利亚、英国、挪威及韩国等多个国家和地区从事肿瘤整合医学、肿瘤康复医学的知名专家,并且还得到国内肿瘤医学专家和其他各学科专家的积极参与和支持,共同发展我国肿瘤康复学科体系。通过积极引进国外的先进技术、模式、理念,输出我国传统医学的有效方法,摸索符合我国肿瘤人群的"中西医并重肿瘤康复规范",制订肿瘤康复训练学科指南,初步建立了我国肿瘤康复生态系统。随着平台建设的不断完善,科研课题、专项学术研讨会的不断开展,临床研究基金、教育基金的逐渐设立,肿瘤康复学科建设呈现出一派欣欣向荣的景象。

肿瘤康复专家通过编辑出版专业期刊及书籍,总结临床经验,及时宣传肿瘤康复科研成果及理念。研究者在学习与分享中,不断提高认识与临床水平,充分发挥并有机结合当代肿瘤干预的各种手段,将西医各种物理康复手段与中医药调理、心理干预、运动辅导、饮食辅助、养生起居等方法有机结合,对肿瘤幸存者进行全程、全方位、全身心、全社会、全家庭的指导和管理,最终使之回归家庭、回归岗位、回归社会。与此同时,这些举措又进一步推动了学科发展,形成良性循环。

三、培养肿瘤康复多学科人才

多学科肿瘤康复事业的发展需要源源不断的专业人才。自2014年开始,杨宇飞团队通过学会开设肿瘤全程康复中级、高级培训班,并与美国整合肿瘤学会共同颁发培训合格证书,连续5年承担国家级继续教育项目,如"中西医结合老年肿瘤康复进展研修班""中西医结合肿瘤康复高级培训班""临床肿瘤全程康复培训班"等,累计培训1 000余人次,为从事肿瘤康复的临床医护人员提供专业培训,同时也为肿瘤康复志愿者提供培训。但相较于庞大的癌症幸存人群基数而言,肿瘤康复多学科人才仍大量欠缺。

未来需要建立健全肿瘤康复人才培训机制,通过肿瘤康复实践与研究基地不断培养人才,使中国肿瘤康复队伍发展壮大。同时,派遣优秀人才对国外肿瘤康复模式进行系统学习,促进国际交流。

四、打造肿瘤康复服务方案

由多位不同学科专家组成团队开展的个体化肿瘤康复耗费人力,且相对费用较高,无法完全适应中国的医疗需求。针对肿瘤康复中的常见问题,可凝练出临床从业人员更加易于掌握、实施的康复服务方案,以便于肿瘤康复在基层的推广应用,提高肿瘤幸存者生活质量,优化医疗资源配置,惠及大众。

通过网络等形式建立多学科肿瘤康复健康宣传平台,成立肿瘤康复网络学院,编辑出版专业期刊,举办文化活动,宣传肿瘤康复生态和谐理念,进一步促进肿瘤康复的推广。

五、发挥中医药在康复中的核心作用

（一）充分利用中国优势,发挥中医药在康复中的核心作用

中医药作为中国传统医学的重要组成部分,包含营养、心理、运动、康复等多种治疗手段,在改善肿瘤患者症状、提高生活质量方面具有独特作用,在肿瘤防治过程中扮演着重要角色,在世界上许多国家和地区的影响力不断增大。中国有一支独特的中西医结合医疗队伍,中西医结合肿瘤专科医生针对肿瘤的预防、治疗及康复,既可以参照最新临床指南应用西医方法治疗,同时也能够综合运用中医的治疗手段。因此,应该发挥中医药在多学科肿瘤康复中的核心作用,重视中西医结合在多学科中的重要引领作用。建立中西医结合肿瘤康复服务体系是我国肿瘤康复领域发展的必然方向,并且是我国为全球肿瘤康复领域提供中国方案的有利条件。

（二）以康复为切入点,助力中西医并重中国医学的建立

目前中西医结合的模式大多是中医、西医各自制订治疗方案,缺乏真正意义上的协作。多学科肿瘤康复模式的探索以满足肿瘤患者康复需求为目标,坚持中西医结合互补的研究方向和方法。其形成的中西医结合模式,可以为其他重大疾病提供借鉴,助力中西医并重中国医学的建立。

六、走出国门,开阔眼界,给出肿瘤康复中国配方

通过加强与国际相关学科专家、机构的交流和学习,将中国肿瘤康复的经验在国际上进行分享,融合中西医肿瘤康复的优势,为世界肿瘤康复模式提供思考与思路,既能促进肿瘤康复学科的繁荣和发展,也能提高中医药、中西医结合在国际上的地位。

（彭蓉晏　杨宇飞）

参 考 文 献

[1] 孙凌云, 杨宇飞. 中国老年肿瘤康复的任务和展望 [J]. 世界科学技术 - 中医药现代化, 2015, 17(12): 2466-2469.

[2] 杨宇飞. "中西并重" 模式在结直肠癌全程防治中的应用与实践 [J]. 世界中医药, 2021, 16(9): 1343-1348, 1356.

[3] 杨宇飞. 建立有中国特色的肿瘤康复学科 [J]. 中医肿瘤学杂志, 2021, 3(2): 1-3.

[4] 杨宇飞. 中医药在结直肠癌治疗中的优势与展望 [J]. 中国中西医结合杂志, 2020, 40(11): 1294-1297.

[5] 孙凌云, 贾小强, 杨怀中, 等. 中西医结合肿瘤康复多学科门诊模式的初步构建与实践经验探讨 [J]. 中医肿瘤学杂志, 2021, 3(2): 4-8.

第五章

各学科在多学科肿瘤康复中的地位和作用

第一节　快速康复外科

一、什么是快速康复外科

快速康复外科(enhanced recovery after surgery,ERAS)又称为术后促进康复,是由丹麦外科医生 Henrik Kehlet 在 20 世纪 90 年代首先提出的。ERAS 是一种以循证医学为依据,追求以人为本、快速康复为核心的康复理念,该理念逐渐成为一种新型外科模式。ERAS 通过多种模式、多学科参与,在围手术期采用一系列经循证医学证实的有效措施,以减轻患者治疗过程中生理和心理方面的应激反应为基本理念,尽力保障患者平稳度过围手术期,并促进其早期恢复正常功能,加快患者康复。ERAS 要求利用现有手段将围手术期各种常规治疗措施加以改良并进行优化、组合,其主要措施包括建立快速手术流程、快通道麻醉、微创手术技术、最佳镇痛技术及强有力的术后护理等。ERAS 管理包含整个围手术期的干预措施。ERAS 由多学科人员共同参与、协作,人员主要包括外科医生、麻醉师、ICU 医生、相关专业医生、护士,同时还需要患者及其家属加入其中,发挥作用。近年来,ERAS 在外科领域不断得到深入开展及运用,在促进患者高质量康复方面取得较好效果。实践证明,ERAS 具有减少围手术期并发症、缩短住院时间、降低再入院风险和死亡风险,以及节省医疗开支、改善患者预后等方面的优势。

二、快速康复外科在多学科肿瘤康复中的地位

ERAS 主要是围绕手术患者围手术期可能产生的问题采取相应的干预措施,在国内外临床医学中得到推广使用。ERAS 已经运用于多个外科领域并取得较好临床效果,此外科理念贯穿整个围手术期,即术前详尽宣教,让患者及其家属充分了解手术基本过程、术后恢复有关知识及相关技能;术中多模式镇痛及综合保温;术后提早进行康复及功能锻炼。多学科协作模式是根据疾病及治疗综合决定,由 2 个或 2 个以上专业团队,参与患者诊疗方案的制订,集中各学科专业理念、知识技能和临床经验的优势,最大限度提高临床诊疗效果。有报道称多学科协作快速康复外科在肿瘤围手术期应用具有良好效果。其要点在于以下几点:①术前沟通与心理干预;②科学的围手术期营养支持;③科学的导管管理;④术后早期下床活动等。有研究发现,ERAS 模式对肿瘤术后患者肠道功能恢复、生活质量改善具有积极影响。

ERAS 是以外科为中心,多学科共同参与相互协作的诊疗活动,是提高医疗水平和医疗质量,推动整合医学发展的重要形式和平台。肿瘤对患者的危害常常涉及诸多系统,肿瘤康复也一定是涉及多学科的复杂问题。肿瘤康复需要多学科协作完成已成为广泛共识,并成为医学发展的必然趋势。传统观念认为,消化道手术患者肛门排气、排便后方能进食,而 ERAS 理念则强调术后尽快饮食。研究表明,术后 24 小时内让患者经口饮水,之后逐渐过渡到肠内营养制剂、半流食、流食的过程中,有一部分出现了腹胀情况,但症状轻微,及时调整营养液量及浓度,嘱患者床上和下床活动后,症状均有所缓解。术后早期经口进食,可以刺激消化道蠕动,保护肠道黏膜,防止菌群移位而导致的感染。研究发现 ERAS 组在术后肠功能恢复方面快于传统组,可以降低患者创伤应激反应,减少术后并发症,显著缩短住院时间,有利于患者术后恢复,为肿瘤患者近期及远期的康复奠定了重要基础。

三、快速康复外科在多学科肿瘤康复中的应用

患者入院后即开始接受由外科、相关内科、麻醉科、营养科、康复科医生,及药学专家组成的 ERAS 多学科协作模式的管理。肿瘤术前的主要处理方法包括以下几方面:

1. 术前评估和方案制订　患者入院后即启动多学科协作机制,由相关专业医生参与完成术前评估。外科医生负责患者病情的诊断和手术方案的制订和实施;内科医生负责评估患者的心肺功能和肝肾功能,积极治疗并发症,并做好术前风险评估;麻醉科医生负责评估患者麻醉风险,选择麻醉方式,必要时实施超前镇痛;营养科医生负责评估患者营养状况,制订营养计划;康复科医生负责术前心肺功能和肌力训练指导,制订术后早期康复训练计划;护理团队做好患者的心理评估及护理,饮食护理,皮肤压力性损伤及下肢深静脉血栓预防干预等。

2. 手术室准备工作　从患者住院开始,外科病房即时启动手术室联动机制,按照手术计划保证手术间和手术室人员及麻醉师安排到位。

3. 重症监护病房准备工作　一旦根据肿瘤患者病情需要可即时启动重症监护病房协同机制,随时提供监护床位。

(赫兰晔　贾小强)

参 考 文 献

[1] KEHLET H, WILMORE DW. Multimodal strategies to improve surgical outcome[J]. American journal of surgery, 2002, 183(6): 630-641.

[2] 陈晓荣. 加速康复外科管理对膝关节置换老年患者手术效果的影响 [J]. 中国老年学杂志, 2019, 39(19): 4747-4750.

[3] 任秋平, 罗艳丽. 多学科合作快速康复外科模式在肝癌围术期的应用 [J]. 华西医学, 2017, 32(3): 400-403.

[4] 李蓉蓉, 罗鸿萍, 陈琳, 等. 加速康复外科理念下多学科管理模式构建及在腹腔镜肝切除病人中的应用 [J]. 腹部外科, 2018, 31(2): 96-99.

第二节 运 动 康 复

一、运动康复在多学科肿瘤康复中的地位

（一）运动康复的概念

康复有广义和狭义之分。广义上，根据 WHO 的定义，康复是指综合、协调地应用医学、教育、社会、职业的各种方法，使病、伤、残者（包括先天性残）已经丧失的功能尽快地、最大可能地恢复和重建，使他们在体格、精神、社会和经济上的能力尽可能恢复，使他们重新走向生活、走向工作、走向社会。

狭义上，康复主要以运动康复和物理治疗为主。不同于传统意义上的临床医学以"消灭疾病、挽救生命"为目的，运动康复主要面向慢性患者及伤残者，强调功能上的康复，使患者不但在身体上，而且在心理和精神上得到康复。

运动康复主要指康复医师/治疗师通过主动或被动运动，使患者恢复健康的过程。其采用各种运动方法，使伤病者或伤残者在身体功能和精神上获得恢复，重返社会，方式包括功能训练、肌力训练、运动模式训练、呼吸模式调整、平衡训练等。可以解决临床医疗难以解决的问题，包括长期的功能障碍或丧失。通过系统地对功能障碍做出预防、诊断、评估、治疗、训练和护理，设法改善和提高人的各方面功能，提高生活质量。

（二）运动康复在肿瘤康复中的发展

目前研究证实，运动康复在肿瘤的预防和治疗中发挥着重要作用。以运动康复防治癌症的研究起步较晚。以 1981 年 Herbert M. Howe 博士《不要温柔》一书的问世为起点，本书介绍了作者在治疗自身癌症的过程中坚持运动，最终抗癌成功。1983 年，Maryl Lynne Winningham 博士以有氧运动对乳腺癌的干预开展研究，并发表了关于运动抗癌的研究论文，之后的 1986 至 1988 年间，连续在相关杂志发表文章，质疑既往癌症患者应主要采用静养的观点。至此，医学界开始将运动纳入肿瘤的临床实践。近 10 年来，已有数千项关于运动治疗肿瘤的随机对照试验，相关研究证实，运动治疗可以减少与肿瘤治疗相关的有害作用，并改善肿瘤患者的健康和生活质量。

目前，包括美国癌症协会、美国运动医学会在内的多个国际组织已为肿瘤患者发布了运动康复建议。研究表明，有较强的证据支持运动康复能降低罹患结肠癌、乳腺癌、前列腺癌的风险；科学的运动训练能够改善肿瘤患者疲劳、生活质量、身体功能，以及焦虑和抑郁等相关症状。

二、运动康复在多学科肿瘤康复中的作用

随着医学的进步，各类肿瘤的根治率在不断上升。例如近 30 年来，肝门部胆管癌的手术切除率逐步提高，使患者的五年生存率上升了 15%。根治性顺行模块化胰脾切除术（radical antegrade modular pancreatosplenectomy，RAMPS）使患者的五年生存率提升到了 35%。食管

癌早期预后五年生存率可达 90%,中后期预后五年生存率则不足 15%,通过早期诊断可以大幅度提高患者的五年生存率。对于老年首诊Ⅳ期乳腺癌患者,原发灶手术治疗可以将中位生存时间从 17 个月增加到 32 个月。

在肿瘤根治率得到提升的同时,肿瘤患者生活质量也逐渐受到医生和患者的重视。其一是因为肿瘤患者寿命普遍得到延长,其生活质量下降和功能障碍的问题显得更为突出,康复的需求或缺口也显得越来越大。其二是因为患者在进行肿瘤根治的过程中,不可避免地会因疾病本身、放化疗损伤、手术导致肢体组织或功能的缺失,从而出现一系列不适或不便,如乳腺癌患者多存在上肢淋巴水肿的问题,直肠癌患者大多有大便次数增多或大便失禁的问题。其实,这些都是可以通过运动康复锻炼来恢复的。运动康复在肿瘤治疗的初期即要介入,并贯穿于肿瘤患者的诊断、治疗、治疗后的全过程。

但是,统计显示,目前我国肿瘤患者进行康复的比例并不高。85% 的肿瘤患者病亡在康复期,仅有 37% 的患者进行了康复期的治疗(但大多数不规范)。其中,10.1% 的患者选择了西药,26% 的患者选择了中药和中成药,且仅有 7% 的患者进行了饮食康复疗法。而剩余 63% 的患者临床缓解以后没有再进行任何治疗,忽视了康复期的综合治疗。其原因部分在于患者和医生对肿瘤康复的认识尚有不足。患者不明白运动康复对肿瘤根治率的提高、对生活质量的改善和对死亡率的降低有什么作用,也不清楚因肿瘤导致的乏力、大便次数增多、大便失禁、淋巴水肿等症状本可以通过运动康复改善。医生不清楚肿瘤康复作为一个多学科问题,应该找哪些科室的专家参与,由哪一方组织协调。

三、多学科肿瘤运动康复的方法

(一) 运动康复的团队和分工

多学科协作肿瘤康复模式,其意义在于在现代康复治疗技术与传统中医药疗法相结合的基础上,探索总结出一系列适合我国国情的特色疗法,对肿瘤各个阶段出现的一些躯体和心理症状进行康复治疗和干预,以此减轻患者的痛苦,提高患者的生活质量。

通过多学科的共同努力,促使患者在躯体、心理、社会及职业等方面得到最大限度的恢复。争取让患者延长寿命,回归社会。

肿瘤患者的康复应采用多学科联合的工作方式,通过由肿瘤科医生(内科、外科、放疗科等)、中西医康复医师和治疗技师、心理医师、临床营养师、药剂师共同组成的康复团队来进行康复工作。其中,康复医师应承担团队协调者的作用。这要求康复医师既能熟悉康复学科相关的物理治疗、作业治疗、运动治疗、中医特色治疗的方法和作用机制,以及上述疗法的可能获益、潜在风险和禁忌证,也熟悉直肠癌、鼻咽癌、卵巢癌、乳腺癌等具体病种的发病特点和治疗转归;在此基础上,在肿瘤专科医师的指导和建议下开具合适的运动处方,告知患者注意事项,督导治疗师正确执行医嘱,形成有效的康复治疗。

(二) 运动康复的时机

运动康复可以改善肿瘤患者的疲劳症状,提高身体功能和生活质量,这一点已得到广大医生的共识。此外,适度、适时的锻炼还可以降低肿瘤的复发率和肿瘤相关的死亡率,这一点可能与运动康复能改善免疫功能,调节肿瘤微环境,增加患者对放化疗等全身治疗的耐受力有关。但要达到上述效果,需要肿瘤科、康复科医师对肿瘤患者运动康复的时机和参数进行精确选择。

对于大多数实体肿瘤,主要的治疗方法是手术切除结合辅助放化疗。肿瘤患者体内的癌细胞数量约为 10^{12} 级,经根治性手术切除后,可以降至 10^9 级,多个疗程的放化疗可将癌细胞的数量进一步杀灭至 10^6 级。至此,人体的免疫功能就可以抑制癌细胞的增殖。由于手术、放化疗后,人体正常细胞的恢复速度快于癌细胞,及时有效的运动康复锻炼可以促进机体恢复,提升免疫力,有效抑制癌细胞。因此,肿瘤患者存在三个关键的运动康复节点:

1. 根治性手术切除后的快速康复期 快速康复外科概念由丹麦学者 Henrik Kehlet 于 1997 年首次提出,旨在促进术后患者快速康复。在我国则由黎介寿院士引入用于胃癌术后康复。其在引入之初即加入了中医方法,取得了令人满意的效果。

2. 放化疗期间 随着放化疗次数的增多,患者对放化疗的耐受力会逐渐变差,由于化疗对术后残余癌细胞是"对数杀灭",增强患者对放化疗的耐受力即成为肿瘤根治的关键。既往观念认为放化疗期间,患者身体反应较大,不适宜进行运动训练。但较新的观点认为,在治疗期间锻炼可能会增加机体对化疗等全身治疗的耐受能力。研究表明,低强度的运动可以有效改善患者整体健康水平、角色功能、情绪功能,并缓解疲劳、恶心呕吐、呼吸困难、气促、手脚发麻及胸痛等不适,对患者是有益的。

3. 抗转移复发期 根治术以及之后的放化疗一般在半年左右结束。而肿瘤患者则要挺过 5 年的生存期,肿瘤再复发的概率就会变得比较小。运动康复在这个半年至 5 年的空窗期里可以发挥较大作用。

但想要使患者更进一步地从运动康复中获益,则需要肿瘤科、康复科医师利用专业知识,根据患者体质和病情进行进一步的微调。例如:①在改善患者疲劳、乏力症状时,推荐连续 14 周,每日 60 分钟的中等至剧烈强度的有氧运动 / 抗阻运动 / 抗阻有氧运动;②在改善患者情感和心理方面,推荐瑜伽、太极拳和气功等低强度的运动,其中又以 3 个月以上的瑜伽效果更好;③运动康复能更好地改善乳腺癌患者的焦虑情绪,但对于身体机能和角色功能的改善则较弱。

此外,运动康复参数的选择也需要医生根据治疗需求进行取舍和平衡。例如,乳腺癌患者在进行腋窝淋巴清扫术后,可以在第 1 天就开始上肢运动康复,以更好地改善肩关节活动度,并获得明显的短期获益;相对地,在术后第 5 ~ 7 天开始上肢运动康复的患者,可以提前 1 天取出伤口引流管。即医生需要因病、因人制宜,在恢复肩关节活动度和减少伤口引流和血肿形成之间进行取舍。

(三)运动康复的评定

康复评定是康复医学的基石,没有评定就无法制订康复治疗计划、评价康复治疗的效果。评定不同于诊断。康复始于评定,需要全面了解患者功能障碍的原因、性质、部位、程度、范围、发生发展的过程等,以便推测预后与转归,制订康复治疗方案。康复终于评定,需要通过评定康复效果,修订康复方案,为之后患者恢复生活、回归社会提供建议。

由于肿瘤是全身性疾病,往往涉及多系统多脏器的症状及功能障碍,完整全面的肿瘤康复必然涉及多个学科的合作,如乳腺癌的功能障碍包括关节活动受限、神经受损引起的肌肉功能丧失和疼痛及感觉障碍,淋巴清扫术后常出现的淋巴水肿,以及体形变化导致的心理障碍,这就需要团队中包含肿瘤科医生、乳腺外科医生、康复医生、康复治疗师、心理医生、社会工作者等,只有通过多学科协作的形式才能最大限度地减少患者的功能障碍,恢复生活技能,重塑信心,最终回归社会。

肿瘤科涉及的功能康复评定主要有以下内容:

1. 躯体功能评定　主要涉及肌力评定、肌张力评定、平衡功能评定、步行 / 转移功能评定等基本的运动功能评定,也包括步态分析等复杂的运动功能评定。

(1) 肌力检查:可采用徒手检查的形式,以肢体完全不能活动且不见肌肉的收缩为 0 级;以可见肌肉收缩,但不能引起肢体的运动为 1 级;以肢体可以活动,但不能对抗重力为 2 级;以肢体可以对抗重力,但是不能对抗阻力为 3 级;以肢体可以对抗重力,并抵抗一定的阻力为 4 级;5 级为正常肌力。

对于肌力 3 级以上,且需要准确定量评估肌力的患者,可以采用等长肌力测试(采用等长收缩形式测定肌力的方法,包括握力、捏力、背拉力及四肢肌力等)、等张肌力测试(借助哑铃、沙袋、杠铃等简单的运动器械或无轨迹训练仪等进行肌力检测)、等速肌力测试 [借助等速肌力测试仪,对 4 级肌力以上的患者进行抗阻测试;对 3 级或 3 级以下肌力的患者进行持续被动训练(continuous passive motion,CPM)] 和表面肌电图检测等测试方法。

(2) 肌张力检查:一般采用徒手对关节被动运动时遇到的阻力来分级。常用的评定有改良 Ashworth 评定(表上 -5-1)。

表上 -5-1　改良 Ashworth 痉挛评定标准

分级	表现
0 级	无肌张力的增加
Ⅰ级	肌张力轻度增加,受累部分被动屈伸时,关节活动范围(range of motion,ROM)之末出现突然的卡住,然后释放,或出现最小的阻力
Ⅰ+级	肌张力轻度增加,被动屈伸时,在 ROM 后 50% 范围内突然出现卡住,当继续把 ROM 检查进行到底时,始终有小的阻力
Ⅱ级	肌张力较明显增加,通过 ROM 的大部分时,阻力均较明显地增加,但受累部分仍能较容易地移动
Ⅲ级	肌张力严重增高,进行关节被动活动检查有困难
Ⅳ级	僵直,受累部分不能屈伸

其他的肌张力评定方法有电生理测试仪、等速测力仪和表面肌电图等。

(3) 平衡功能检查:可采用跪位平衡反应、坐位平衡反应、站立平衡反应、跨步反应等专科查体,也可以采用 Berg 平衡量表半定量检测,还可以通过平衡检测仪进行客观检测。步态检测则可以通过简单的观察或三维步态检测仪进行客观检测。

2. 生活质量评定 旨在反映人们在家庭、社会中最基本的能力。这部分内容是肿瘤患者运动康复中的一个重要环节。日常生活活动能力主要包括基础性日常生活活动（basic activities of daily living，BADL）和工具性日常生活活动（instrumental activities of daily living，IADL）两大类。前者包括进食、洗澡、修饰、穿衣、如厕等个人自理能力，和床上活动、坐、站、转移、步行、上下楼、驱动轮椅等躯体活动能力。后者包括乘公共汽车、驾车、骑车、支付、旅游、社交等户外活动能力，和家庭卫生、洗衣做饭、服药、使用手机电话、上网、看电视、写信、读书看报、使用电脑、算账记账等室内活动能力。

日常生活活动能力和生活质量的评定主要有 Barthel 指数、Katz 指数、PULSES 评定、功能独立性评定量表（FIM）、SF-36 量表等。

3. 体适能评定 体适能（physical fitness）的定义，是指"身体有足够的活力和精神进行日常事务，而不会有过度疲倦，还有足够的精力享受娱乐活动和应付突发的紧张事件的能力"。其概念范畴基本涵盖了除日常体力活动和体育锻炼外，身体的大部分功能。良好的体适能有助于提高肿瘤患者的生活质量，降低病死率。因此，及时、有效地改善患者因代谢紊乱、肿瘤治疗、缺乏锻炼、营养不良导致的体适能下降对肿瘤治疗具有积极意义。

目前，美国运动医学会对体适能的评估得到了大多数学者的认可，即体适能包括"健康体适能"和"技能体适能（或称竞技体适能）"。健康体适能的四个主要维度是：心肺耐力、肌力与肌耐力、身体成分、柔韧性。围绕这四个维度，不同组织/机构给出了不同的测试方法，内容大同小异。适用于肿瘤患者的体适能指标主要有：①上肢力量；②下肢力量；③上肢柔韧性；④下肢柔韧性；⑤心肺耐力；⑥灵活性；⑦身体成分。相应的指标分别以前臂负重弯曲、30 秒椅子坐起坐下、后背触摸、椅子坐立触摸、6 分钟行走或 2 分钟原地高抬腿走、8 英尺（2.4m）起立行走坐下、身体质量指数检测。

体适能的运动康复：根据体适能检测结果，可以对力量、柔韧性、心肺耐力、灵活性采用针对性训练。如以抗阻运动改善力量，以中医传统功法易筋经或拉伸训练改善柔韧性；以有氧运动改善心肺耐力，以中医传统功法太极拳、提踵、重心转换训练、走"之"字等改善灵活性。

（四）运动康复技能与操作

1. 运动康复治疗 运动康复是新兴的体育、健康和医学交叉结合的前沿学科，2005 年经中华人民共和国教育部批准在全国医学高等院校首次开设，弥补了我国健身康复人才紧缺的局面。运动康复专业主要研究运动与健康的关系。在肿瘤康复中，并没有某一种特定的运动方式最有利于患者康复；患者需要结合自身体质、病情以及康复需求，选择某种具有足够运动量和运动强度的训练方法。

老年肿瘤患者更侧重于通过步行、快步走或慢跑等有氧运动改善心肺耐力。在强度上，以 40% ～ 60% 心率储备为中等强度运动，以 60% ～ 85% 心率储备为较大强度运动。在时间上，中等强度运动锻炼者，每次至少保证 10 分钟的锻炼，每日累计 30 ～ 60 分钟锻炼，每周至少 5 日；较大强度运动锻炼者，每日进行至少 15 ～ 30 分钟锻炼，每周 3 ～ 5 日。

中青年患者更侧重于通过蹲起、单腿弓步、髋关节伸展运动、后踢腿、墙式俯卧撑、肱二头肌弯曲、双臂侧平举等抗阻运动改善肌力和肌耐力。在强度上，以一次能举起的最大重量（one-repetition maximum，1RM）为标准，以 40% ～ 50% 的 1RM（中等强度训练）为起始强度，逐渐提高阻力至 70%～80% 的 1RM(较大强度训练);每周对每个大肌群训练 2～3 次。

2. 中医特色治疗　中医的运动康复技术以导引为主。导引是一种松弛训练方法,也是一种行之有效的康复锻炼法,通过调身、调息、调心三个过程,使思想集中,排除杂念,达到高度安静的境界,从而调控自己的意识、情感思维和精神状态,然后调控人体内部的生理功能,恢复气机的升降出入,使人体气血旺盛,畅行无阻以达到康复目的。目前常见的导引形式有易筋经、五禽戏、六字诀、八段锦、太极拳等。

中医以运动康复防治肿瘤的科学研究起步较晚,但在民间则有较早、较广泛的应用。在肿瘤康复过程中,导引这种中医运动康复模式与西方医学的有氧运动有一定的相似之处,但也有一些自身特点。

以五行掌中的起式为例:该节动作要求面东而立,脚跟并拢,手臂下垂,全身放松。在吸气时,两臂从体侧外展,掌心向前,带动两臂从身体两侧上举;当手臂与肩平齐时,转掌心向上。此后继续上举两臂,至两臂垂直地面,掌心相对。同时意念想象整个身体变轻,似要向上飘起。呼气时两掌心翻向下,两臂屈肘于体前下降,直至两臂伸直,两掌向外下方。同时意念想象整个身体变重,似要从空中回到地面上。此后两掌内旋,回到最初位置,其间不吸气也不呼气。

中医导引与有氧运动的相似之处在于都要求全身主要肌群参与,运动持续较长并且具有韵律,能够锻炼心、肺功能。独到之处在于中医导引多采用起落呼吸的模式:在做肢体自下而上的动作时吸气,在做自上而下的动作时呼气。起落呼吸的配合模式和逆腹式呼吸具有天然的契合性,极易诱导出有氧运动难以诱发的逆腹式呼吸,对膈肌具有很好的锻炼作用。中医导引通过吸气时压缩腹部,呼气时膨胀腹部的呼吸模式,对内脏进行按摩,调理脏腑功能。

八段锦在肿瘤康复中的作用:研究表明,每日 2 次,每次 30 分钟,8 周的八段锦练习可以显著改善宫颈癌、肺癌、消化道癌、乳腺癌患者癌因性疲乏和生活质量,控制负性情绪。在化疗期间每日练习 30 分钟的八段锦,可以显著改善肠癌术后患者食欲和睡眠质量,显著改善小细胞肺癌患者生活质量,缓解肺癌、胃癌化疗患者癌因性疲乏和药物反应。

五禽戏在肿瘤康复中的作用:一般来说,根据具体病情,可以将五节动作联合应用,也可以拆分开进行相应训练。以改善患者免疫力和生活质量为目的时,采用每日 30 分钟,4 个月的五禽戏训练。对肺癌患者,可多练习鸟戏一节。研究表明,12 周的鸟戏练习可显著改善肺癌患者中医症状评分和 6 分钟步行试验距离。另有以猿戏练习改善消化道肿瘤化疗患者负性情绪的报道:患者在进行化疗的前 1 天开始,至下一次化疗的前 1 天结束,进行每周 3 次,3～4 周的猿戏训练,结果显示能显著改善患者抑郁自评量表(self-rating depression scale,SDS)得分和中文版压力知觉量表(CPSS)得分,改善负性情绪。

太极拳在肿瘤康复中的作用:研究表明,乳腺癌术后患者在术后 10 日时开始练习太极拳,每次 20 分钟,每日 2 次,90 日,可显著改善患者肩关节活动度和日常生活能力评分,显著缓解上肢淋巴水肿;对乳腺癌患者的癌因性疲乏,太极拳也有很好的改善作用。

综上所述,中医导引在肿瘤治疗中发挥着重要的作用,其作用主要体现在改善患者功能障碍和调节情绪方面。需要注意的是,导引在化疗期间的安全应用也有较多的研究依据,主要用于改善化疗患者疲劳和负性情绪,减轻化疗药物反应。

（五）运动康复的应用举例

1. 直肠癌的运动康复

（1）概述：直肠癌具有发病率高、病死率高的特点。因此，很多直肠癌患者最终要经过一系列手术和放化疗的综合治疗。以手术为例，目前外科手术多采用全直肠系膜切除术以达到完全清扫直肠周围淋巴结的目的。根据实际的肿瘤扩散范围，切除范围也可能相应地扩大。由此带来的盆底结构和功能的缺失会导致大便次数增多、大便失禁、便秘等肠道功能异常，尿频、尿痛、尿失禁、尿潴留等排尿功能异常，以及阳痿、早泄、性冷漠等性功能异常。

因此，直肠癌的患者应注意饮食和营养的康复，心理疏导，以及运动功能的康复。其中，运动功能康复主要针对患者因手术、放疗、化疗导致的盆底肌结构、功能损伤所带来的一系列排尿、排便、性功能异常。在康复方式上，以核心肌群训练为主。通过对腹直肌、腹横肌、腹内斜肌、腹外斜肌等腹部核心肌群，多裂肌、最长肌、髂肋肌等腰背部核心肌群，以及膈肌、臀肌等肌群的训练，达到部分代偿盆底肌功能的目的。

（2）方案举例

1）脾虚型：以肛门松弛，便频，便溏不成形，甚至失禁，食欲不振、乏力为主症，可见肠鸣、腹胀、脉沉、脉无力，舌淡，苔白腻有齿痕等次症。

第一节：盆底肌训练——调息入境呼字诀。站立位，两脚自然开立，与肩同宽，以鼻吸气，以口呼气。吸气时瘪肚子，同时百会上顶，模拟提肛憋尿的感觉收缩肛门（和阴道），意念集中；呼气时鼓肚子，配合"呼字诀"：呼气时，发"hu"音，足大趾点地，全身放松。每日3组，共5～10分钟。

第二节：腰腹肌训练——四时定向运乾坤。仰卧位，想象骨盆12点、6点、9点、3点的钟表四时方向分别对应头、脚，右髂前上棘、左髂前上棘。吸气准备，骨盆位于起始中立位置，做数次自然呼吸准备后，开始训练：呼气骨盆向前（6点钟方向）倾斜，吸气时骨盆向后（12点钟方向）倾斜；呼气骨盆向左（3点钟方向）倾斜，吸气时骨盆向右（9点钟方向）倾斜。每日3组，共5～10分钟。

第三节：背臀肌训练——仰卧屈腿拱身桥。仰卧位，两脚分开与肩同宽，膝关节屈曲70°，在15～30秒内逐渐抬腹，直到膝至肩呈一条直线。进行一次呼吸后，在15～30秒内回复原位。每日3组，共5～10分钟。

第四节：呼吸肌训练——吐纳运气缩唇呼。仰卧位，以鼻吸气，缩唇呼气。要求吸气时鼓肚子，呼气时瘪肚子，配合"呼字诀"：呼气时，发"hu"音，胸廓几乎不起伏。每日3组，共5～10分钟。

2）肾虚型：以肛门紧缩，便频，或大便干结，便秘难排为主症；可见腰膝酸软，夜尿频，脉细、尺脉弱，舌红、舌少津等次症。

第一节：盆底肌训练——调息入境吹字诀。站立位，两脚自然开立，与肩同宽，以鼻吸气，以口呼气。吸气时瘪肚子，同时百会上顶，模拟提肛憋尿的感觉收缩肛门（和阴道），意念集中；呼气时鼓肚子，配合"吹字诀"：呼气时，发"chui"音，足大趾点地，全身放松。每日3组，共5～10分钟。

第二节：腰腹肌训练——仰卧朝天蹬步式。仰卧位，下背部紧贴地面。双手放在头的两侧,肘部向外。抬起肩膀至卷腹位置,弯曲双腿至大腿与地面垂直,小腿与地面平行;双腿做朝天蹬步动作,右腿向前伸,左腿膝盖向内收。同时侧身卷腹,使右手肘部贴近左膝,呼气;回到起始位置,同时吸气,两边交替重复动作,每日3组,共5～10分钟。

第三节:背臀肌训练——仰卧屈腿拱身桥。仰卧位,两脚分开与肩同宽,膝关节屈曲70°,在15～30秒内逐渐抬腹,直到膝至肩呈一条直线。进行一次呼吸后,在15～30秒内回复原位。每日3组,共5～10分钟。

第四节:呼吸肌训练——吐纳运气缩唇呼。仰卧位,以鼻吸气,缩唇呼气。要求吸气时鼓肚子,呼气时瘪肚子,配合"吹字诀":呼气时,发"chui"音,胸廓几乎不起伏。每日3组,共5～10分钟。

2. 鼻咽癌的运动康复 鼻咽癌发病率位居耳、鼻、咽、喉恶性肿瘤的第一位。鼻咽癌常用的放疗、化疗及手术治疗会不可避免地损伤局部正常的组织、器官,在使患者产生悲观、恐惧等情绪外,也会导致口腔干燥、吞咽困难、构音不清等功能障碍。运动康复主要改善患者构音不清和吞咽困难问题。

(1)构音不清的练习

1)压唇练习:身体坐直,双手轻轻平放在两侧大腿上,然后使双唇相互挤压,尽量用力,维持3秒,然后突然松开,张嘴,同时发"po"音。

2)松弛运动:身体坐直,闭上双眼,平静呼吸后,双手轻轻平放在两侧大腿上,双肩缓慢向上耸,同时做深吸气动作,屏住呼吸3秒,然后慢慢呼气,呼气的同时双肩缓慢往下沉,放松双肩。

3)呼吸训练:身体坐直,双手掌上下对掌,平放在大腿之间,双唇轻轻闭上,用鼻子缓慢深吸气,吸气的同时双手掌慢慢往上抬至胸前,吸气完紧闭双唇,停止呼吸3秒,缓慢从嘴呼气,呼气动作的同时双手掌慢慢放下。

4)弹舌练习:身体坐直,双手轻轻平放在两侧大腿上,轻松闭唇,然后微微张开嘴巴,使舌头卷曲,舌尖用力抵住上腭后缘,然后迅速弹至齿间,缩回,闭唇。

5)绕舌练习:身体坐直,双手轻轻平放在两侧大腿上,轻松闭唇,然后慢慢张开嘴巴,舌头向外伸出,尽量伸长,然后使舌头从左到右顺时针绕唇周一圈,缩回舌头,闭唇。

6)伸舌练习:身体坐直,双手轻轻平放在两侧大腿上,轻松闭唇,然后慢慢张开嘴巴,舌头向外伸出,尽量伸长,然后慢慢缩回,闭唇。

7)张口练习:身体坐直,双手轻轻平放在两侧大腿上,轻松闭唇,然后慢慢张开嘴巴,在张开嘴巴的同时向外缓慢呼气,发拉长的"啊"音,维持6秒。

8)鼓腮练习:身体坐直,双手轻轻平放在两侧大腿上,双唇紧闭,鼓起腮部,使口内充满气体,维持3秒,然后缓慢从嘴呼气。

以上一组动作可重复做5次,每次间隔10秒钟。

(2)吞咽困难的练习:吞咽困难的患者,除可采用含口唇紧闭练习、下颌运动训练、舌的运动训练、冷刺激、构音训练、声带内收训练、咳嗽训练在内的间接训练,或间接训练配合直接训练的方式外,还可根据表面肌电图对咬肌、舌骨上肌群、舌骨下肌群进行检测,根据检测结果,选择具体的康复方案。

表面肌电图对吞咽困难的观察点主要有 4 个:

1)静息状态下吞咽相关肌肉的肌张力过高:这类患者往往会出现不能随意进行张 / 闭口及吞咽动作。该异常在一定程度上延长了吞咽时间。同时,由于颏下肌群、舌骨下肌群等牵拉舌骨上下运动的肌群无法有效放松,患者舌骨在吞咽时无法自由活动,往往会导致呛咳。

2)肌肉发力次序异常:正常人在吞咽时,其吞咽相关肌肉按照口轮匝肌 - 咬肌 - 颏下肌群 - 舌骨下肌群的顺序依次激活,避免呛入气道的可能。吞咽相关肌肉激活次序的紊乱会导致吞咽时呛入气道的概率提高。

3)吞咽时间的延长:一次吞咽是否能在规定时间中完成对防止误吸至关重要。正常人吞咽时,呼吸道闭合的时间约 0.3 ～ 0.6 秒,其间发生舌骨上抬和喉上抬;如果这一动作超过预期时间,则易发生误吸。

4)吞咽相关肌肉肌力不足:由于单侧或双侧颏下肌群、舌骨下肌群肌力弱,吞咽时可能会出现吞咽启动延迟、腭咽闭锁不全、舌骨前移与喉上抬无力、声带闭合不能、舌驱动力减弱,导致环咽肌不能完全打开,食物留滞在梨状隐窝和会厌谷处,容易导致误吸。

通过表面肌电图检测,在干吞咽、咬牙、张大口伸舌、下颌前伸、单侧咀嚼、紧闭口唇、屏气吞咽等动作中筛选可以改善上述异常的动作进行康复训练。

3. 卵巢癌的功能康复　卵巢癌是仅次于子宫颈癌和子宫体癌的女性生殖器官常见恶性肿瘤。其致死率占妇科肿瘤首位。运动康复主要用于改善患者常见的乏力、消瘦、食欲下降、恶心、便秘、腹泻等症状,以及降低病死率。

目前有研究表明,有氧运动等锻炼方式可以改善健康相关生活质量(Health-related quality of life,HRQoL)评分,提高化疗完成率、身体功能平衡、上下肢力量、身体活动水平、心理功能和睡眠质量。在降低病死率方面,有研究表明体育锻炼的缺乏和浸润性卵巢癌女性的总体病死率有关;对绝经后妇女诊断前的体力活动分析表明,较高的中度至剧烈体力活动与 26% 的病死率降低相关。

因此,在制订卵巢癌患者的功能康复计划时,应通过科学合理的评估给出客观的运动强度建议。如可以根据最大心率(HRmax)计算运动时的目标心率:(220- 年龄 – 静态心率)× 心率储备(以 65% 为最低目标心率,以 85% 为最高目标心率)+ 静态心率。在条件允许的情况下,还可以借助无轨迹训练仪检测患者最大力量负荷(1RM),在训练时,根据实际数据灵活选用处方强度。

中医理论认为,卵巢癌的发病与肝、脾、肾三脏有关。肾主生殖,为先天之本。卵巢癌患者以肾虚为本,兼有脾虚和肝虚的表现。故卵巢癌的中医康复方案可以根据患者的证候分为脾肾两虚型和肝肾两虚型分别进行康复:

(1)脾肾两虚型:患者多面色苍白,倦怠乏力,忧郁善忘,少气懒言,小腹及会阴时有下坠感,畏寒肢冷,自汗,腰酸腿软;舌胖大而淡,苔薄白,脉沉细。

第一节玉龙盘珠式:仰卧位,两臂自然平放身体两侧。两膝弯曲,两膝中间夹 15cm 直径的皮球,在球不滑落的前提下,吸气时两腿弯曲向躯干靠拢,呼气时腿伸直。每日 2 ～ 3 组,每组 10 ～ 15 次。可以采用脚跟离开床的方式增加训练强度。

第二节燕子抄水式:仰卧位屈膝,缓慢缩唇呼气,在维持用力勾脚的前提下将一侧的腿沿床面下滑至伸直,下滑过程中脚跟稍离床。吸气时将腿收回呈屈膝位。每日 2 ～ 3 组,每组左右腿交替 10 ～ 15 次。可以采用脚跟离开床的方式增加训练强度。

第三节兔子蹬鹰式:仰卧位,下背部紧贴床面。双手抱头,肘部向外。弯曲双腿至大腿与床面垂直,小腿与床面平行;双腿做空中蹬自行车的动作。伴随蹬腿和收腿同时吸气、呼气。每日 3 组,每组 5 分钟。

第四节仰卧拱桥式:仰卧位,两脚分开与肩同宽,膝关节屈曲 70°,在 15 ～ 30 秒内逐渐抬腹,直到膝至肩呈一条直线。进行一次呼吸后,在 15 ～ 30 秒内回复原位。每日 3 组,每组 5 分钟。

(2) 肝肾两虚型:患者多见头昏目眩,下肢痿软无力,腰膝酸软,小腹凉,手足心热,眩晕耳鸣,心烦,失眠或多梦;舌红、少苔,脉弦细或沉细。

第一节紫燕展翅式:侧卧位,双下肢呈屈髋屈膝位,两膝间保持一定距离,呈蚌壳样。保持肩、髋、踝在一条直线上。吸气时将膝盖微微打开,呼气时将膝盖并拢,模拟蚌壳的开合。每日 3 组,每组 10 个。

第二节顺风摆柳式:仰卧位,下背部紧贴床面。双臂放在身体的两侧,掌心向下。腰、腹部用力,抬起两腿至大腿、小腿基本与地面垂直,膝关节微屈。做数次平静呼吸后,在上述姿势的基础上,将两腿左右摆动。每日 3 组,每组 3 ～ 5 分钟。注意:主要靠腰、腹部发力,在发力过程中脖子不要下意识地弯曲,以免扭伤。

第三节拨云见日式:仰卧位,两脚分开与肩同宽。卷腹,在膝关节基本伸直的情况下,将双下肢抬离床面 30° 左右。盆底部协同发力,带动髋关节做屈伸及小范围内收、外展活动,模拟剪刀动作。每日 3 组,每组 3 ～ 5 分钟。

第四节海底采珠式:仰卧位,两脚分开与肩同宽,膝关节屈曲约 70°。卷腹,微抬肩膀至肩胛骨大部分离开床面,身体屈曲并侧倾,用手摸同侧的脚后跟。根据个人习惯,用一侧手摸脚后跟时吸气,用另一侧手摸对侧脚后跟时呼气。可根据个人情况,调节膝关节屈曲的角度,降低训练难度。每日 3 组,每组 5 分钟。

4. 肺癌术后的运动康复　　肺癌是一种常见的具有较高发病率和病死率的恶性肿瘤。目前临床上主要采用手术和放化疗作为治疗手段。但手术具有一定的创伤性,治疗后会导致肺功能下降,出现呼吸困难、肺不张,甚至呼吸衰竭,严重影响患者的生活质量;放化疗则因其不良反应,使患者难以长期坚持。

运动康复可以更好地改善肺功能,减缓手术和放化疗带来的副作用和不良反应,更好地实现延长患者生存期的目的。

肺部的运动康复主要有呼吸训练和胸廓放松训练。

(1) 呼吸训练:可行缩唇呼吸和深慢呼吸。

缩唇呼吸:以鼻吸气,以口呼气。呼气时将口缩小成吹口哨状,并发出轻微声响,使吸气和呼气的时间比从 1∶2 逐渐延长为 1∶5。呼气的力度要求能吹灭 15cm 以外的蜡烛,并随着训练逐渐延长到能吹灭 90cm 以外的蜡烛。每次 4 分钟,每日 3 次。

深慢呼吸:经鼻深吸一口气,在吸气末,保持数秒不吸不呼,使肺部有足够的时间进行气体交换。之后配合缩唇呼气将气体缓慢呼出,使吸气和呼气的时间比约为 1∶2。注意在呼吸的过程中避免过度耸肩。每次 4 分钟,每日 3 次。

(2)胸廓放松训练:可行卧位足部训练、腰部训练、腕部训练、颈部训练。

足部训练:仰卧位,双侧踝关节交替跖屈、背伸训练。每次 3 分钟,每日 3 次。

腰部训练:仰卧位,将手垫在腰部生理曲度下,将腰部用力上抬、下压进行训练。每次 3 分钟,每日 3 次。

腕部训练:仰卧位,以呼吸配合手掌有节律地运动。吸气时用力握拳;呼气时,手掌心向下并用力向床面下压,同时手掌张开,腕关节用力背屈。每次 3 分钟,每日 3 次。

颈部训练:仰卧位,使头依次左倾、右倾、后仰、前屈。每次 3 分钟,每日 3 次。

(肖 京 曹暠焱)

参 考 文 献

[1] SCHMITZ K H, CAMPBELL A M, STUIVER M M, et al. Exercise is medicine in oncology: Engaging clinicians to help patients move through cancer[J]. CA: a cancer journal for clinicians, 2019, 69(6): 468-484.

[2] NAGINO M, EBATA T, YOKOYAMA Y, et al. Evolution of surgical treatment for perihilar cholangiocarcinoma: a single-center 34-year review of 574 consecutive resections[J]. Annals of surgery, 2013, 258(1): 129-140.

[3] 张卫, 张建伟, 车旭. 根治性顺行模块化胰脾切除术治疗胰体尾癌的现状与展望 [J]. 肝胆胰外科杂志, 2021, 33(4): 245-252.

[4] 胡举. 胸腔镜微创根治术对食管癌患者创伤应激反应及预后的影响 [J]. 黑龙江医学, 2021, 45(9): 949-951.

[5] 周子君, 赵晨宇, 许多, 等. 外科手术对老年首诊Ⅳ期乳腺癌患者预后的影响 [J]. 中国老年学杂志, 2021, 41(21): 4651-4653.

[6] KEHLET H. Multimodal approach to control post operative pathophysiology and rehabilitation[J]. British journal of anaesthesia, 1997, 78(5): 606-617.

[7] 康文哲, 李洋, 马福海, 等. 腹部肿瘤术后快速康复中的中医元素 [J]. 中国医药, 2021, 16(10): 1448-1450.

[8] BLAND K A, ZADRAVEC K, LANDRY T, et al. Impact of exercise on chemotherapy completion rate: a systematic review of the evidence and recommendations for future exercise oncology research[J]. Critical reviews in oncology/hematology, 2019, 136: 79-85.

[9] CORMIE P, ZOPF E M, ZHANG X, et al. The impact of exercise on cancer mortality, recurrence, and treatment-related adverse effects[J]. Epidemiologic reviews, 2017, 39(1): 71-92.

[10] MUSTIAN K M, ALFANO C M, HECKLER C, et al. Comparison of Pharmaceutical, Psychological, and Exercise Treatments for Cancer-Related Fatigue: A Meta-analysis[J]. Jama oncology, 2017, 3(7): 961-968.

[11] MENESES-ECHAVEZ J F, CORREA-BAUTISTA J E, GONZALEZ-JIMENEZ E, et al. The effect of exercise training on mediators of inflammation in breast cancer survivors: a systematic review with meta-analysis[J]. Cancer epidemiology biomarkers & prevention, 2016, 25(7): 1009-1017.

[12] 邱萍, 王宝宽, 陈丽. 八段锦联合情志护理对恶性肿瘤患者癌因性疲乏及负性情绪的影响 [J]. 中西医

结合护理(中英文),2019,5(1):82-85.

[13] 吴仲华,林静,江火玉. 八段锦对肠癌术后化疗过程中患者食欲及睡眠质量的影响 [J]. 世界睡眠医学杂志,2018,5(2):214-217.

[14] 刘珊珊,吁佳,杨菊莲,等. 八段锦养生操锻炼对肺癌化疗患者癌因性疲乏及生活质量的影响 [J]. 云南中医中药杂志,2021,42(8):99-101.

[15] 徐海军,李利珍,王久利. 五禽戏联合化疗对肺癌患者免疫功能及生存质量的影响 [J]. 中医药临床杂志,2018,30(9):1697-1699.

[16] 陈毓雯,管慧芸. 五禽戏之鸟戏对肺癌病人中医症状、运动耐量及生活质量的影响 [J]. 护理研究,2019,33(23):4029-4032.

[17] 侯庆梅,杨丽华,郑娟. 猿戏对消化道肿瘤化疗患者抑郁情绪及知觉压力的影响 [J]. 护理学报,2019,26(9):64-68.

[18] 孙翔云,彭媛媛,朱家勇,等. 太极拳锻炼对乳腺癌术后患肢功能恢复的影响及机制探讨 [J]. 中华物理医学与康复杂志,2020,42(12):1088-1090.

[19] 韩琼,杨柳,黄双燕,等. 八式太极拳对乳腺癌患者癌因性疲乏影响的研究 [J]. 广西中医药大学学报,2019,22(4):30-34.

[20] ZHOU Y, CARTMEL B, GOTTLIEB L, et al. Randomized trial of exercise on quality of life in women with ovarian cancer: women's activity and lifestyle study in connecticut(WALC)[J]. Journal of the national cancer institute, 2015, 109(12): djx072.

[21] MIZRAHI D, BRODERICK C, FRIEDLANDER M, et al. An exercise intervention during chemotherapy for women with recurrent ovarian cancer: a feasibility study[J]. International journal of gynecological cancer, 2015, 25(6): 985-992.

[22] NEWTON M J, HAYES S C, JANDA M, et al. Safety, feasibility and effects of an individualised walking intervention for women undergoing chemotherapy for ovarian cancer: a pilot study[J]. BMC cancer, 2011, 11: 389.

[23] CANNIOTO R, LAMONTE M J, RISCH H A, et al. Chronic recreational physical inactivity and epithelial ovarian cancer risk: evidence from the Ovarian Cancer Association Consortium[J]. Cancer epidemiology, biomarkers & prevention, 2016, 25(7): 1114-1124.

第三节　手法淋巴引流技术

手法淋巴引流技术是针对淋巴水肿治疗的一种新技术,广泛用于肿瘤引发的各种肢体淋巴水肿,在肿瘤康复中具有重要的地位和作用。

一、概述

淋巴水肿是因外部或自身因素引起的淋巴管输送功能障碍造成的渐进性发展疾病,早期以水肿为主,晚期以组织纤维化、脂肪沉积和炎症等增生性病变为特征。其常见的临床表现为肢体增粗肿胀、沉重、皮肤发紧,严重者伴疼痛、反复发作的淋巴管炎及皮下组织蜂窝织炎,后期皮肤增厚、粗糙,坚韧如象皮,亦称"象皮肿"。

淋巴系统功能不全是导致淋巴水肿的主要原因,即淋巴系统的运送能力低于正常淋巴负荷,使其不能从身体相关部位的组织中运送水和蛋白质回流入循环系统,导致水和蛋白质在皮下组织中淤滞。这种功能不全可能由淋巴系统发育异常(原发性淋巴水肿)或淋巴系统受损(继发性淋巴水肿)引起,如癌症术中淋巴结被清扫或经过放射治疗,或由淋巴系统感染引起。淋巴水肿可以发生在四肢、躯干、头颈部或外生殖器,在一些患者中蛋白质和水在组织中的滞留可能是渐进性的,但在有些患者中可能是突发的,不论哪种情况,其结果都是高蛋白水肿。淋巴水肿时的高蛋白含量会导致继发性并发症,特别是未经治疗或治疗失败的淋巴水肿,易出现组织渐进性硬化、感染和肿胀增加。

在临床中,绝大部分患者为继发性淋巴水肿,尤其以乳腺癌及妇科肿瘤术后淋巴水肿更为常见。在美国300万癌症幸存者中,40%的人都有患乳腺癌相关淋巴水肿(breast cancer related lymphedema,BCRL)的风险;据WHO统计,BCRL发生率一般是6%~63%,75%发生在术后1年内,80%发生在术后2年内。此外,宫颈癌、子宫内膜癌和外阴恶性肿瘤的治疗已被证实引发淋巴水肿的风险介于5%~49%;据报道,妇科肿瘤术后下肢淋巴水肿总发生率约25%,在某些群体中可高达70%。

淋巴水肿是一种严重疾病,可长期影响患者的生理和心理状况,如果不加处理,将会持续恶化。如果淋巴水肿合并其他病症(心脏和静脉功能不全、慢性关节炎等),额外的压力施加在已经受损的淋巴系统上,对患者病理、生理方面的影响将会进一步加剧。淋巴水肿所引起的外表畸形难以掩盖,而且其并发症经常发生(纤维化、蜂窝织炎、淋巴管炎、淋巴漏等)。之所以说淋巴水肿是一种严重疾病,还因为其诊断和治疗普遍缺乏医学专业知识支持,大部分临床医师倾向于癌症患者治疗淋巴水肿并不重要。

二、综合消肿治疗

目前,淋巴水肿尚无治愈方式,因此,治疗的主要目标是利用剩余正常的淋巴管和淋巴通路,使淋巴水肿恢复到潜伏状态,使肢体恢复正常或接近正常尺寸,并防止再产生淋巴积液,其他目标包括预防和消除感染、减少和去除纤维组织。这些目标可通过综合消肿治疗(complete decongestive therapy,CDT)来实现。CDT是一种非侵入式、多步骤的淋巴水肿及其相关病症的治疗方法,包括徒手淋巴引流(manual lymphatic drainage,MLD)、压力治疗、消肿锻炼和皮肤护理等部分,以下将分别讨论:

(一) 徒手淋巴引流

MLD是一种温和的人工治疗方法,由Vodder的4个基本手法组成:静止圆式、压送(泵送)式、铲式、旋转式。所有手法均分为着力期和放松回复期两部分:着力期,治疗师通过手部用力对患者皮下组织进行牵张刺激,促进毛细淋巴管锚丝和淋巴管壁平滑肌的运动,但手部力度不可过大,否则可能损伤锚丝或其他淋巴结构,也可能导致集合淋巴管痉挛。放松回复期,治疗师手部停止用力,依靠患者自身的皮肤弹性,被治疗师推动的皮肤从治疗师手部被动回弹到其原始位置,在此无压力阶段,初级淋巴管会从组织间隙吸收组织液。

徒手淋巴引流技术不应与按摩技术混淆。按摩手法传统上用于治疗肌肉组织、筋腱和韧带相关疾病,为了达到理想效果,按摩的力度通常较大;徒手淋巴引流是非常温和的,其目的是作用于皮肤和皮下浅表组织的各种液体和淋巴结构,因为几乎所有的淋巴水肿病症均发生在皮下组织。

徒手淋巴引流可促进淋巴液生成,增加淋巴管的运动性能,促使淋巴液反流,增加静脉回流,从而起到舒缓止痛之效。

（二）压力治疗

淋巴水肿会损害皮肤组织的弹性纤维,这一点从淋巴水肿患者(包括原发性和继发性)的外观清晰可见,同时并发其他病理问题的淋巴水肿患者情况也是一样。尽管通过适当的治疗可以使淋巴水肿部位恢复到正常或接近正常的体积,但淋巴管系统是无法恢复正常状态的,皮肤也不可能完全恢复弹性,病患部位总是存在淋巴液再次淤积的风险,因此,对患肢或病患部位提供外部支持是管理淋巴水肿的重要步骤。压力治疗的主要目标是维持 MLD 治疗期取得的消肿效果,也就是防止淋巴液再次在组织中淤积。如果不进行压力治疗,则无法成功治疗淋巴水肿。

根据治疗阶段的不同,压力治疗中可选择特殊材料绷带(短拉伸绷带),或选择弹力衣,也可两者联合应用进行综合治疗。

压力治疗可增强组织本身、组织中血管和淋巴管的压力,改善静脉和淋巴回流,减少有效滤过,提高肌肉和关节在进行活动时的泵送能力,防止淋巴液再次淤积,维持 MLD 的治疗结果,有助于溶解和软化结缔组织和瘢痕组织,为失去弹性的组织提供支撑。

（三）消肿锻炼

定期运动带来的益处不能忽视,尤其是对于淋巴水肿患者或者淋巴水肿高危人群。运动有以下益处:减轻和管理体重,改善精力、情绪和免疫功能,缓解慢性健康问题和疾病,进行社会交往和娱乐活动。运动应在使用弹力绷带或弹力衣的同时进行,通过帮助组织重塑,促进淋巴液回流进入循环系统,消除水肿。国际指南推荐患者可进行呼吸练习(如腹式呼吸练习)、抗阻练习(如低重量哑铃)、有氧运动(如步行、游泳、骑固定自行车、瑜伽),并且需要注意运动强度应适当,避免过度运动导致不适或疼痛。

（四）皮肤护理

淋巴水肿患者容易发生皮肤和指(趾)甲感染,细心地护理这些部位对于 CDT 成功至关重要。一般情况下,细菌和其他病原体无法穿透皮肤,但如果皮肤出现外伤、发热或其他原因引起的缺陷,可能使病原体或感染源容易进入。淋巴组织富含蛋白质,是病原体理想的滋生地。此外,由于弥散范围扩大,局部免疫能力较低,影响了水肿部位免疫细胞及时发挥作用。淋巴水肿部位皮肤可能出现增厚或鳞状现象,增加了皮肤裂口和龟裂的风险。

应指导患者进行清洁和保湿,保持皮肤健康和完整,包括检查皮肤伤口、观察是否有感染或炎症迹象等。在消肿治疗阶段,患者使用绷带前应先涂抹为敏感性皮肤、放射性皮炎和淋巴水肿专门设计的专用药膏或软膏,患者应穿着弹力衣,每日两次使用保湿软膏。淋巴水肿患者使用的软膏、肥皂及其他皮肤清洁用品应具有良好的保湿效果,不含香料,致敏性低,pH 值介于中性至酸性。此外,在蚊虫肆虐的地区,应该将防蚊药涂抹在水肿肢体(部分保湿品具有天然驱蚊效果),避免蚊虫叮咬及可能引起的感染。

三、基础徒手引流技术介绍

（一）静止圆式

治疗师手指或全手掌与患者皮肤接触,按椭圆形牵拉患者皮肤;可一只手或双手(交替或同时)进行。静止圆手法可应用于身体各部位,但主要用于淋巴结组、颈部和面部治疗。

1. 着力期　沿着淋巴引流方向,腕关节以桡偏或尺偏方式画半圆,力度先增加,后减小。在着力期的前半部分,垂直牵拉集合淋巴管;在后半部分,平行牵拉集合淋巴管。牵拉过程中注意利用皮肤弹性。

2. 放松回复期　施力手放松,保持与患者皮肤的接触,完全释放压力,依靠皮肤弹性将治疗师的手被动地带回起始位置。

拇指圆式是静止圆式的演变。治疗师用拇指指腹完成系列动作,主要应用于手、足、关节部位治疗和婴儿治疗。

（二）压送(泵送)式

该手法通过做尺桡偏运动,向患者施加环形压力。需使用整个手掌和近节指骨,主要应用于四肢治疗。泵送式是动态手法(即施力手从肢体远端逐渐移动到近端),可以用一只手或双手(交替)进行。

1. 着力期　治疗师手部以尺偏姿势放在患者皮肤上,手腕微屈,拇指与手指呈反方向,手指伸开。开始时,治疗师手部仅拇指、食指及虎口部位与患者皮肤接触。手腕做桡偏运动,伸展手腕,力度先增加,后减小,当全部手掌接触患者皮肤时,患者皮肤牵拉幅度达到最大。注意沿着引流方向施加压力。

2. 放松回复期　当患者皮肤伸展达最大弹性范围且治疗师手部处于桡偏姿势时,放松回复期开始,利用皮肤弹性将治疗师的手带回起始位置。治疗师手部向肢体近端滑动(不用力)约半个手掌宽度,即可开始第二个着力期治疗。

（三）铲式

铲式手法一般用于治疗四肢(特别是远端肢体),由螺旋状运动组成。从前臂旋前、手掌呈尺偏姿势起始,运动至前臂旋后、手掌呈桡偏姿势。此手法为动态手法,可以用一只手或双手(交替)进行。

1. 着力期　治疗师手掌呈尺偏姿势,手掌旋前,将手放在患者皮肤上(与集合淋巴管通路垂直)。食指和拇指之间的虎口部位与患者皮肤接触。着力期开始,施力手以螺旋状方式向肢体近端方向滑动。滑动过程中,逐渐增加力度,手掌和手指掌侧面与患者皮肤接触。治疗师手掌与患者皮肤表面完全接触时,力度达到最大值。手掌保持接触,手指呈扇形滑过皮肤,直至与肢体平行。在此阶段,力度逐渐降低。

2. 放松回复期　治疗师的手部、手指与患者肢体平行后,手不回到起始位置,而是重新呈手掌尺偏、手臂旋前姿势,向患者肢体近端移动一个手掌距离,并开始下一个着力期。

（四）旋转式

该手法是动态手法,用于治疗大面积皮肤表面,主要是躯干部位,也可用于四肢治疗,可以用一只手或双手（同时或交替）进行。

1. 着力期　治疗师手腕提高,手下垂放在患者皮肤表面,与集合淋巴管通路保持平行。手腕屈曲,除拇指外的各指节处于自然状态,拇指呈约 90° 外展。所有指尖与皮肤保持接触。着力期开始,手掌以椭圆形运动（向尺偏方向）作用于皮肤。同时,拇指向外滑动。在此阶段,皮下组织相对于筋膜受到拉伸,且与淋巴液流动呈垂直方向。当治疗师手指和手掌完全接触患者皮肤时,皮肤在压力逐渐增加的情况下会向引流区拉伸。治疗师的手保持伸展状态,拇指内收,直至与手呈一条直线。此时手部减少用力,利用皮肤弹性将手带回起始位置,手放松。

2. 放松回复期　手回到手腕屈曲状态,直至手腕再次提高。同时,手指沿着引流方向轻轻滑动（保持皮肤接触）,直至拇指呈约 90° 外展。在下一个着力期继续处于此位置。

在着力期和放松恢复期,注意手指都保持在中立位。

四、乳腺癌术后上肢淋巴水肿引流顺序

患者仰卧位;治疗师位于患肢同侧。

（一）腹深部淋巴结按摩

通过腹部 5 个不同的手部放置位置施行,并与患者的腹式呼吸相结合,共 9 组按摩（取决于患者的反应）。在做每组按摩时,治疗师的手随着患者的呼气移向腹部区域,并在接下来的吸气起始阶段给出适度（但柔和的）阻力。然后治疗师抬手释放阻力但仍保持皮肤接触,直到吸气结束。在吸气和下一次呼气的间歇,将手移动到腹部的下一个位置。为了避免引起患者不适,治疗师与患者皮肤接触的手保持柔软且不发力。另一只手在与患者皮肤接触手的上方施加压力。手的位置如下:

1. 腹部中心,超过脐部（如果接触患者的手摸到搏动的主动脉,则应换一个位置）。

2. 对侧胸廓下方并与之平行。

3. 对侧腹股沟韧带上方并与之平行。

4. 重复步骤（2）。

5. 重复步骤（1）。

6. 同侧胸廓下方并与之平行。

7. 同侧腹股沟韧带上方并与之平行。

8. 重复步骤（6）。

9. 重复步骤（1）。

（二）颈侧部淋巴结按摩

1. 从胸骨到肩峰,轻抚 2 ～ 3 次。

2. 颈下淋巴结按摩。在锁骨上窝画静止圆（水平面）。

3. 颈外侧深部淋巴结按摩。从耳垂到锁骨上窝画静止圆,必要时使用双手（矢状面）。

（三）腋窝淋巴结按摩

双手在腋窝淋巴结画静止圆；用靠近患者头部的手按摩，另一只手将患者的手臂保持在适当高度。

（四）轻抚

手法覆盖整个手臂区域轻抚 2～3 次。

（五）上臂中间部分的按摩

用靠近患者头部的手画静止圆，从肱骨内上髁开始。用几个手位覆盖上臂内侧，按摩方向朝向腋窝淋巴结。另一只手将患者的手臂置于舒适和抬高的位置。

（六）三角肌前部和后部组织的按摩

在三角肌的前部和后部双手交替画静止圆；按摩方向朝向腋窝淋巴结。注意：在治疗上肢淋巴水肿时，该顺序的按摩方向均朝向前腋窝间吻合和后腋窝间吻合区。

（七）上臂侧面的按摩

应用泵送技术，一只手靠近患者头部，从外上髁到肩峰，在上臂侧面使用各个手位按摩。另一只手将患者的手臂置于舒适并抬高的位置。

在上臂的侧面使用泵送技术和静止圆技术（双手交替），从外上髁开始，在几个手位进行，方向朝向尺骨鹰嘴。

（八）肘窝的按摩

拇指画圆（一只手或双手交替）覆盖从肘窝上下各 5cm 范围。通过多种途径作用于从远端至近端的肘窝。在这个区域也可以用指腹画静止圆。

（九）前臂的按摩

1. 一只手放在手腕和肘部之间，在前臂的前部和后部施行铲式技术。为了用同一只手按摩这两个部位，患者的前臂分别旋前和旋后。另一只手托起手腕，使患者的手臂抬高到舒适的位置。

2. 在手腕与肘部之间使用泵送技术和静止圆技术，覆盖患者前臂的前部和后部。患者的前臂分别旋前和旋后，以覆盖前臂的前后两面。

（十）手背和手腕的按摩

拇指（一手拇指或双手拇指交替）在手背和腕后区画圆，从掌指关节开始，到茎突结束。

（十一）手掌和腕前区的按摩

在手掌上用拇指画圆（一手拇指或双手拇指交替），从手掌中心到大小鱼际，向着手腕尺骨和桡骨边缘的方向（沿着淋巴管的方向）。

（十二）手指的按摩

从远端到近端，在每根手指上用拇指和其他手指画圆。

（十三）重复操作

使用适当的技术（取决于患者的状况）重复操作，覆盖肢体的特定部位或整个肢体以增加淋巴管的收缩运动。

（十四）轻抚

手法覆盖整个手臂区域轻抚 2～3 次。

五、短拉伸弹力绷带技术介绍

短拉伸弹力绷带是治疗淋巴水肿和其他原因肿胀的首选弹力绷带,主要用于 CDT 的消肿阶段。这类绷带具有纺织弹性,通过交互编织的方式使棉纤维达到特定弹性程度,对于新制造的低弹力绷带来说,交互编织模式意味着绷带拉伸度为原始长度的 60% 左右。

(一) 短拉伸弹力绷带的工作原理

1. 产生低静息压力 短拉伸弹力绷带产生的收缩力较小,可增加患者休息时的舒适度,并可防止血液循环障碍。之所以能有如此功效,是因为短拉伸弹力绷带去除了普通弹力绷带中的弹力线,从而形成一个类似石膏的"鞘"包裹在四肢上,无论工作还是休息时都不会收缩。

2. 产生高工作压力 短拉伸弹力绷带可产生较高的再填充阻力,它的非弹性成分既不受重力影响,也不会在新淋巴液形成物和流动淋巴液积聚的压力下拉伸变形。这保证了每次治疗的消肿效果。

3. 创建压力梯度 在患者的水肿肢体上应用多层短拉伸弹力绷带,可以产生从远端至近端的递减压力。压力梯度可通过以下技术实现。

(二) 短拉伸弹力绷带的技术要点

1. 远窄近宽 包扎时,从远端到近端逐渐增加绷带宽度,从而使压力逐步分布在更大的表面上,减小近端肢体上的压力。

2. 远厚近薄 从远端开始包扎,远端包扎得厚一点儿,近端薄一些。厚的部分将产生更大的压力。

3. 重叠包扎 包扎时,每一层绷带与前一层绷带形成标准量的重叠(50% 以内)。由于肢体远端一般较细,其重叠的绷带也将更集中,以使远端的压力增大。

4. 张力均匀 为了在肢体周围形成均匀的张力,每条绷带都应均匀地包裹在肢体四周。因此在包扎时,需要采用标准的"一拉一紧"的包扎手法。包扎过程中,当绷带从一只手转到另一只手上时,每只手都必须保证 180° 范围内的压力。

为了实现治疗目标,MLD 与压力包扎之间的互补必不可少。单独压力包扎不仅不足以消肿,有时只做压力包扎而没有 MLD 的话,甚至可能造成严重的并发症。

六、弹力衣应用介绍

四肢消肿后(CDT 的第 2 阶段),淋巴水肿患者可以不再使用弹力绷带,而是改穿弹力衣。为了保持消肿阶段的治疗效果,患者必须终身穿弹力衣。弹力衣本身不会起到消肿作用,所以如果肿胀肢体尚未接受治疗,则不能穿弹力衣。

需要特别注意的是,为了确保弹力衣的长期效益,只有受过训练、充分掌握淋巴水肿病理及其相关情况的专业人员才能为患者进行准确的测量,并选择合适的弹力衣类型。弹力衣将成为患者生活的一部分,就像助听器或近视眼镜一样,不合适的、无效的弹力衣不仅效果不佳,还会给患者带来危险。必须有针对性地解决每个患者的诸多潜在问题和特殊需求,才能选择出舒适、支撑力好的弹力衣。

弹力衣的类型包括弹力手套、弹力袖套、弹力袜等,还有适合身体特定部位的弹力衣(例如弹力胸罩或背心)。弹力衣有不同尺寸、针织方式(圆织、平织)、风格、压力等级(或类别)及材料可供选择,患者可购买标准尺寸的成衣,也可量身定做。

弹力袖套和弹力袜通常需要从早穿到晚。虽然弹力袜的弹性很强,且由耐用材料制成,但穿戴约 12 小时后,弹力也基本消失了,拉伸较多的区域(膝关节、肘关节)尤其如此,这些部位的磨损比其他部位更严重,这可能导致此部位淋巴液再度淤积,水肿复发。

弹力衣就如同患者的第二层皮肤,提供了受损部位皮肤无法提供的阻力;为了保持弹力衣的颜色、形状、弹力,维持最佳治疗效果,必须对弹力衣进行适当护理。

每日清洗弹力衣有助于恢复和保持弹性,清除衣物穿戴期间留下的汗液、油脂、污垢、细菌和死皮。如果方法得当,经常清洗不会伤害弹力衣。然而,弹力衣确实比较容易损坏,哪怕只是某一次洗涤力度过大、使用了错误的烘干设置,或者使用了错误的清洗剂,都可能损害弹力衣性能。

弹力衣的弹性纤维会随着衣物磨损而消失。虽然适当的护理可以延长弹力衣的使用寿命,但基本上,弹力衣需每 6 个月更换一次。如果弹力衣出现磨损,并可能影响其压力功能时,也需更换弹力衣。一般来说,如果衣物在洗涤后无法恢复到原来的形状、出现抽丝或有孔洞、穿上感受不到压力或衣服变得更容易穿脱,则很可能需要更换新的弹力衣。

制造商为其生产的弹力袖套和弹力袜附上完整的养护说明,使用者应始终遵循这些说明以达到最佳养护效果。

(蔡丽珍 张 路)

参 考 文 献

[1] 约阿希姆·恩斯特·楚特,史蒂夫·诺顿. 淋巴水肿管理 [M]. 4 版. 张路,宋坪,高铸烨,等,主译. 北京:北京科学技术出版社,2020.

[2] 中华整形外科学分会淋巴水肿学组. 外周淋巴水肿诊疗的中国专家共识 [J]. 中华整形外科杂志,2020(4):355-360.

第四节 非药物疗法

一、非药物疗法在多学科肿瘤康复中的地位

非药物疗法指不通过服药达到治疗疾病的方法。中医的常见治疗手段如针刺、艾灸、导引、砭石、拔罐、刮痧等都属于非药物疗法。非药物疗法在中医多学科肿瘤康复中具有重要地位。目前,已有中医康复科、理疗科、针灸科、肿瘤科的医师认识到,针刺、艾灸、导引等中

医外治法对肿瘤患者的疼痛、焦虑状态和功能障碍具有很好的改善作用。但是其所采用的治疗技术却难以用一个合适的名词准确概括。如果以"运动康复"进行概括,则针刺、艾灸等关键的中医外治法并不属于主动运动,无法被涵盖在内。如果以"功能康复"进行命名,则传统中医技术并不涉及肿瘤患者回归家庭、回归社会、回归岗位的训练内容。非药物疗法是一个介于运动康复和功能康复之间的概念,它涵盖了针刺、艾灸、导引、砭石、拔罐、刮痧等中医外治法的内容,又不涉及中药离子导入、中药熏蒸等以中药为媒介的中医外治法,同时,又准确地描述了目前中医康复科在多学科肿瘤康复中所做的事情。

二、非药物疗法在多学科肿瘤康复中的作用

非药物疗法在多学科肿瘤康复中发挥着重要作用。其作用在很大程度上体现在解决切实困扰着患者的健康问题上。如电针的镇痛作用可以显著缓解患者癌性疼痛,减少吗啡等成瘾性药物的用量;有氧运动能显著降低肿瘤患者的死亡率和复发率,增加患者生存机会;八段锦、太极拳等传统导引术可降低化疗药物反应,增加患者化疗耐受性。上述作用都涉及肿瘤患者生存概率等核心问题,非药物疗法理应在肿瘤康复中发挥重要作用。但现实情况是,只有少部分肿瘤患者在肿瘤康复期接受了非药物治疗,且大多数并不规范。这使得肿瘤非药物治疗没有发挥出应有的效果,肿瘤康复患者也没有受到应有的延长生存期、降低复发率、提高生活质量等福祉。其原因在于:肿瘤患者康复期的非药物治疗由谁管、怎么管缺少明确的划分;其根本原因还是在于医、护、患各方对非药物疗法的作用了解不全面。

肿瘤的非药物治疗,按种类可分为推拿、针刺、艾灸、刮痧、拔罐等传统中医治疗,有氧运动、导引等中、西医运动康复治疗;心理治疗及认知行为干预等情志疗法。上述治疗各有其不同的作用,但在临床治疗时,医、护、患一般只采用自己熟悉的其中少数几种治疗方法,缺少对非药物疗法的联合应用。其原因在于,肿瘤康复是一个长期过程,涉及从患者术后、半年放化疗治疗期后到五年生存期之间的漫长康复期。在此期间,肿瘤患者的康复问题由谁来管、怎么管缺少一个明确的界定。医、护、患各方虽然对肿瘤康复问题做了努力尝试,但由于缺少对自己研究之外领域的了解,肿瘤康复一般只局限于某一个领域的非药物治疗。如接受以护士主导的肿瘤康复,则康复一般只局限于心理疗法、认知行为干预、肿瘤康复学校、术前预康复、快速康复外科等治疗;接受以医生主导的肿瘤康复,则康复一般只局限于针刺、艾灸、推拿、刮痧、拔罐等传统技术手段;如患者自发进行肿瘤康复,则康复一般只局限于参加各类民间抗癌组织的活动。由于医、护、患各方都存在一定的认识局限性,上述非药物疗法往往难以同时应用,无法达到康复效果最大化的目的。

我们的观点是,推广肿瘤非药物疗法,保障患者福祉的出路在于多学科团队、多学科门诊肿瘤康复模式,使医、护、患各方将自己领域的方案综合起来,作为服务包打包交给患者,以尽可能地提高患者生存率,降低病死率,改善生活质量。达到这一目的的前提是对各类肿瘤非药物疗法有一个全面的认识和结构上的理解。

(一) 护士主导的肿瘤非药物治疗及其作用

1. 心理干预　心理干预涉及的内容较为广泛,积极关注患者、倾听、健康宣教、改变不

良认知、放松疗法、音乐疗法、增加医患及家属之间的交流等都属于心理干预。研究表明，心理干预可以显著降低患者焦虑自评量表（self-rating anxiety scale，SAS）和抑郁自评量表（self-rating depression scale，SDS）评分，显著改善生命质量测定量表评分，降低甲状腺癌患者癌症疲乏量表得分，对缓解肿瘤患者负性情绪，提高生活质量具有积极意义。

2. 认知行为干预　指通过改变患者不合理的认知以影响其行为的方式。常见的认知行为干预包括医护人员通过面对面、手册、影像资料、网络平台进行健康宣教，使患者对疾病树立正确的认知，并借助肌肉放松训练、规律睡眠作息表、听音乐、转移注意力等方法，缓解患者对口腔颌面部恶性肿瘤的恐惧感和睡眠障碍，以及妇科、耳鼻喉科肿瘤术后焦虑状态，增强患者对膀胱癌等肿瘤化疗的耐受性和依从度，变消极应对为积极应对的方式。

护士主导的肿瘤非药物治疗在缓解患者对肿瘤的焦虑，缓解负性情绪，增加放化疗依从性方面具有明显优势，其效果更倾向于心理层面的护理作用。但这类非药物治疗的不足在于应用周期短，患者只能在住院期间受益，难以覆盖从放化疗结疗后到五年生存期期间漫长的康复期。

（二）医生主导的肿瘤非药物治疗及其作用

医生主导的肿瘤非药物治疗更多的是针对患者的功能障碍或不适感。典型者有针刺、艾灸、刮痧、拔罐等传统手法，以及淋巴水肿康复等新引进的外来技术。

1. 针刺治疗　针刺治疗主要针对的是癌症疼痛。疼痛是癌症最常见的临床表现，尤其在疾病的中晚期，绝大部分患者忍受着癌症疼痛的折磨。药物的三阶梯止痛法已普遍施行于癌症疼痛的治疗。但一者止痛药并不能缓解所有的癌症疼痛，二者药物本身的毒副作用和成瘾性也会很大程度限制止痛药的长期应用。如大多数中、重度癌症疼痛患者需使用阿片类镇痛剂，常首选吗啡。使用吗啡治疗癌症疼痛能使临床症状缓解，但由于患者逐渐耐药，需要不断增加药量，最终会加大药物的毒副作用及成瘾性。针刺可以起到很好的镇痛作用。首先可以缓解局部肌肉紧张，改善局部血液循环，促进致痛物质的代谢和清除；其次可以非特异性地提高人体的痛阈；最后还能刺激人体生成能与吗啡受体结合，产生与吗啡、鸦片剂一样的止痛效果和欣快感的内啡肽。因此，虽然针灸在治疗中重度癌症疼痛方面不能完全取代吗啡，但是可以减少吗啡用量，起到减毒增效的作用。

2. 艾灸治疗　艾灸具有扶固正气的作用。主要用于调理肿瘤康复患者脏腑功能，改善身体机能；使肿瘤术后患者能够尽快恢复胃肠道功能，降低排尿、排便困难的风险，提升免疫力，并减轻化疗不良反应，增加患者对化疗的依从性。研究表明，艾灸可以明显缩短宫颈癌根治术后、肠癌术后患者肠鸣音恢复时间、首次排气和排便时间，降低尿潴留发生率，并明显降低患者术后疼痛；降低肺癌化疗患者癌因性疲乏并改善生活质量，改善甲状腺癌术后患者睡眠质量。在化疗期间应用艾灸疗法，可以显著提升以免疫球蛋白 A（IgA）、免疫球蛋白 M（IgM）、免疫球蛋白 G（IgG）、CD_4^+、CD_3^+、CD_4^+/CD_8^+ 为代表的胃癌患者免疫力，减轻胃癌、乳腺癌患者食欲不振、腹泻、恶心呕吐或者便秘等化疗不良反应。

3. 情志疗法　情志疗法是传统中医的一大特色，现代研究也证实，正向的情绪有助于提升机体免疫力。中医首次提到"免疫"一词的是明代医书《免疫类方》。其"免除疫疬"指的是预防疾病和免除瘟疫的意思。在此前的中医虽无"提高免疫力"的说法，但"正气存内，邪不可干"的思想却早已融入中医体系之中。中医非药物治疗主要通过情志疗法、导引等方法提高免疫力。

4. 顺意疗法　指顺从患者的意志,尽量满足患者合理的、健康的、客观条件允许的身心需求,使其心情调畅,所愿皆遂,从而养护正气,提高免疫力。

5. 导引　导引强调三调合一,即调身、调息和调心的结合。患者在做特定肢体动作的同时,配合呼吸技术,并默念具有正向引导作用的短语,能够在短时间内排除杂念,对机体产生正向引导作用,减少心理应激作用于交感神经系统和下丘脑-垂体-肾上腺轴后释放的白介素-1、白介素-6、肿瘤坏死因子-α等促炎性因子,改善患者免疫力。

（三）患者主导的肿瘤非药物治疗及其作用

抗癌组织是患者主导的肿瘤非药物治疗形式,也是具有我国特色的抗癌疗法。相比于西医运动康复中由康复医师制订运动方案,由患者居家练习的形式,中国的抗癌组织具有一定的"回归社会"作用,一个抗癌组织的集体实践,其过程是一种"社会构建过程"。在这个过程中,组织者一般会关注病友的精神生活需求,并通过合唱、跳舞等兴趣活动,促成患者回归社会的功能。运动康复一般是一种个体化的训练。患者在独自进行运动康复时,容易对疗效失去信心。患者主导的肿瘤非药物康复一般是群体活动,身边病友抗癌成功的例子很容易让患者看到确实可信的延续生命的希望,坚定与肿瘤抗争的信心,有利于肿瘤患者的康复。

（曹暠焱　蔡丽珍　张　路）

参 考 文 献

[1] ZHOU Y, CHLEBOWSKI R, LAMONTE M J, et al. Body mass index, physical activity, and mortality in women diagnosed with ovarian cancer: results from the Women's Health Initiative[J]. Gynecologic oncology, 2014, 133(1): 4-10.

[2] 王伟, 马鑫, 南亚昀, 等. 心理干预对晚期肿瘤患者负性情绪影响的 Meta 分析 [J]. 海南医学, 2021, 32(7): 936-939.

[3] 秦晓红, 杨素云, 李忻蓉, 等. 早期积极心理干预对分化型甲状腺癌 [131]I 治疗病人负性情绪和癌因性疲乏的影响 [J]. 护理研究, 2022, 36(1): 158-163.

[4] 李峥. 认知行为干预对口腔肿瘤病人疾病恐惧和睡眠质量的影响 [J]. 护理研究, 2021, 35(3): 534-537.

[5] 李伟. 理性情绪疗法联合认知行为干预对口腔颌面部恶性肿瘤患者术后焦虑情绪影响 [J]. 中国卫生标准管理, 2021, 12(22): 159-162.

[6] 兰兴梅. 认知行为干预对妇科肿瘤术后患者焦虑影响 [J]. 中国城乡企业卫生, 2020, 35(11): 112-114.

[7] 李洁琼, 冯坤贤, 林婉旬. 认知行为干预对膀胱肿瘤术后灌注化疗患者心理状态和治疗依从性的影响 [J]. 中国当代医药, 2021, 28(22): 270-272, 276.

[8] 陶亚琴, 黄红丽. 艾灸联合中药热熨治疗宫颈癌根治术后并发症临床研究 [J]. 湖北中医药大学学报, 2021, 23(5): 96-98.

[9] 王丽均, 王士兵. 耳穴贴压联合艾灸对肠癌手术患者术后疼痛及胃肠功能恢复的影响 [J]. 西部中医药,

2021, 34（7）: 131-134.

[10] 陈美玲, 吁佳, 杨菊莲, 等. 艾灸联合耳穴压豆及穴位贴敷对肺癌化疗患者癌因性疲乏及生活质量的影响 [J]. 云南中医中药杂志, 2021, 42（6）: 87-89.

[11] 金鹏, 张平平, 李慧, 等. 放松训练结合艾灸对甲状腺癌术后患者睡眠质量的影响 [J]. 中国民间疗法, 2021, 29（4）: 55-57.

[12] 刘玉, 杜娟. 艾灸对胃癌化疗患者免疫功能及胃肠道反应的影响 [J]. 中国疗养医学, 2021, 30（4）: 382-384.

[13] 陈艳霞, 陈映霞, 陈微. 艾灸配合热姜片穴位贴敷缓解乳腺癌术后化疗呕吐的效果 [J]. 中外医学研究, 2021, 19（27）: 148-151.

[14] 曾繁萍, 景军. 中国民间抗癌组织的文化亲密性 [J]. 中南民族大学学报（人文社会科学版）, 2021, 41（10）: 89-97.

第五节 营 养 治 疗

一、营养治疗的概念

营养学是一门研究食物中营养素和人体健康关系的学科, 其中涉及营养素在人体中消化、吸收、利用、排泄等各个环节。营养学简单来讲就是研究人们"吃什么"和"怎么吃"以帮助人体获得或者保持健康的状态。当通过食物摄取的营养素出现缺乏和/或不均衡的状态, 身体健康状态必然被打破, 从而导致疾病或者疾病状态的加重。临床营养是以研究疾病状态和各种营养需求的关系以及如何满足相关营养需求方法的学科。临床营养治疗是运用现代营养学研究方法纠正机体的营养失衡, 提高患者营养状态, 增强自身对致病因素的抵抗, 改善临床结果及预后, 提高患者生存及生活质量。

随着现代医学对营养知识研究的深入和人民生活水平的提高, 人们越来越认识和体会到营养对生命和健康的重要作用, 而这与几千年前中医提出的饮食观不谋而合。早在《黄帝内经》中, 中医便提出饮食对人体具有"养"和"损"的双重作用, 如《素问·脏气法时论》曰："五谷为养, 五果为助, 五畜为益, 五菜为充, 气味合而服之, 以补益精气。"强调饮食可以维持生命和健康,《灵枢·口问》则明确提出"夫百病之始生也, 皆生于风雨寒暑, 阴阳喜怒, 饮食居住"。饮食不适会导致疾病发生。这与现代营养学提出的平衡膳食原则及营养是健康基石的理论高度一致, 并相互补充。中医膳食营养从宏观角度阐述了营养与健康获益的关系, 现代营养学从微观角度研究营养素和疾病风险、治疗的关联。两者从概念上相互拓展, 从古老的膳食模式和现代营养素结合的角度, 共同服务于现代诸多疾病的治疗。

在诸多疾病中, 肿瘤患者是发生营养不良概率极高的一个群体, 因此对于营养治疗有强烈的需求和特定要求。2020 年 10 月 31 日, 由中国营养学会肿瘤营养管理分会牵头发布的《中国肿瘤患者营养膳食白皮书（2020—2021）》显示, 我国恶性肿瘤患者中、重度营养不良发生率高达 58%。现在多学科协作医疗模式实践证实可以提高肿瘤患者的生存率, 改善临床预后,提高生活质量,其中营养治疗对于纠正肿瘤患者营养不良的发生起到了至关重要的作用。营养治疗在肿瘤康复团队中,主要负责对患者的营养状况、营养摄入、饮食模式、食物与药物反应等进行评估,并结合其他学科团队的临床诊断评估患者营养需求,制订个体化的营养治疗方案。在中医院多学科协作医疗服务中更是兼具了中医膳食营养理念,结合了现代营养学关于肿瘤治疗的先进研究成果,在临床实践中有更广阔的群众基础,丰富了肿瘤营养治疗的内容,更好地服务于肿瘤康复患者,提高了临床疗效和质量。

二、营养治疗在多学科肿瘤康复中的地位

肿瘤营养学是营养学的一个重要分支,是随着肿瘤代谢及肿瘤营养治疗的相关研究发展起来的一门新学科。伴随着医学技术的发展,肿瘤治疗研究从分子层面发现了肿瘤细胞代谢与食物营养素的关联,并从中寻找营养素代谢与肿瘤发生、发展的作用关系。在针对医疗保健服务体系的一项研究中,Sarah Downer 等学者认为食物与营养干预在"疾病预防、管理和治疗中发挥重要作用",即营养治疗可以作为一种与药物治疗同样有效的治疗手段,通过个体评估后提供个性化营养咨询、定制医疗营养餐、提供特殊医学用途配方食品、适当运用肠内肠外营养产品等手段改善目标人群健康状况。这一观念在肿瘤多学科康复治疗中得以充分体现。研究表明在肿瘤治疗中,在药物治疗基础上增加饮食治疗和心理治疗,能够有效改善肿瘤患者的营养状况、心理状态,缓解患者临床不适症状如疼痛、睡眠质量不佳等情况,从而增加患者自身疾病管理的能力并提高患者的生活质量。如石汉平教授所言,"营养治疗是肿瘤的一线治疗"。在多学科肿瘤康复实践中,营养治疗与其他学科相辅相成,促成了肿瘤患者身、心等不同层面的康复。

三、营养治疗在多学科肿瘤康复中的作用及参与时机

(一) 营养治疗在多学科肿瘤康复中的作用

在我国,肿瘤患者营养不良发生率高达 50% 以上。主要原因是肿瘤改变了机体代谢,造成代谢亢进,从而造成功能营养素的大量消耗以满足肿瘤细胞生长所需。能量消耗增加导致碳水化合物、脂肪和蛋白质的利用增加,合成减少,导致肌肉和脂肪组织的流失。简单来说,肿瘤细胞的旺盛生长增加了肿瘤患者自身的超出正常水平的能量消耗,促使了营养不良的发生,成为导致恶病质的病因之一。此外,肿瘤的相关治疗几乎都会在不同程度上对患者的进食情况带来影响,包括 45% 的肿瘤患者曾因手术发生进食困难,导致进食减少;因化疗、靶向治疗和放疗而发生食欲减退、恶心呕吐、消化不良或便秘、腹泻的患者比例分别为86.57%、71.18% 和 64.82%。体重是反映肿瘤患者营养状况的重要指标。《中国肿瘤患者营养膳食白皮书(2020—2021)》显示,近三分之一(30.04%)的患者在近 3 个月内出现体重减轻,其中超过一半(51.39%)的患者体重减少比例超过原体重的 5%。除生理因素外,心理因素也是导致肿瘤患者纳差的一个重要因素,主要表现为肿瘤患者多存在压抑、焦虑、悲观情绪,抑制了患者进食意愿。综合以上因素,肿瘤患者营养不良发生率高、后果严重(如恶病质),可

直接导致不良临床结局,如并发症发生率增加、住院时间延长、生活质量降低、病死率增高。因此,营养治疗对于肿瘤患者具有重要意义,是多学科肿瘤康复治疗的重要组成部分,建立"营养筛查 - 评估 - 诊断 - 治疗"为基础的规范化临床营养诊疗路径,是改善肿瘤患者临床结局的基础保障。

多学科肿瘤康复治疗是融合了肿瘤治疗和康复治疗两大领域的技术,以肿瘤患者需求为核心对其进行全程管理的新型治疗模式。多学科肿瘤康复诊疗模式提倡多团队、多学科共同参与诊疗,形成个体化和综合性的治疗方案,通过不同学科的临床医生、护士、营养师、临床药师、心理学家等多团队密切合作,确保治疗方案的科学性、适宜性,最大程度延长肿瘤患者的生命并改善其生存质量。多学科协作的基础是合理运用现有医疗资源,整合多学科在各自领域中肿瘤康复治疗的新技术,形成可实施、整合性的方案,让肿瘤患者获益最大化。其中营养治疗也是融合了现代医学及营养学、中医膳食食疗多学科的治疗手段之一。营养支持团队采取分工合作的方式,由营养师对患者营养状况进行评估,包括营养摄入评定、人体测量、生化检查、临床检查、食物与药物反应评估、患者体质辨识等,在此基础上根据多学科肿瘤康复需求及营养治疗原则,形成以调整饮食量、饮食模式、营养用药为主要内容的营养治疗方案。营养管理护士实施相关营养测评,追踪患者营养治疗方案实施情况,监测患者营养相关指标变化及多学科肿瘤康复治疗综合方案变化。一旦相关指标及综合方案出现变化,营养团队需对患者进行重新评估并改进治疗方案,为患者的临床治疗与康复提供营养支持,实现多团队综合治疗目标。营养治疗不是直接针对肿瘤,而是维持、修复、提高承载肿瘤的机体自身免疫能力,通过营养治疗提高机体对营养物质的吸收和利用,改善营养缺乏的状况。因此,肿瘤康复治疗明确在抗肿瘤药物治疗的同时给予营养治疗,强抗肿瘤之体,复患者之用。通过对肿瘤患者进行营养评估,提供营养治疗方案,改善患者营养状态,达到抗转移复发、延长生存期、提高生活质量的目的,实现肿瘤康复的"三回归"。

（二）营养治疗在肿瘤多学科康复中的参与时机

Sarah Downer 等认为营养对于疾病的预防和治疗不应仅仅限于医院这个特定的医疗环境中,而是渗透于社会生活、农业及工业生产、医疗治疗等各个环节之中,对健康有着时时刻刻的影响。在肿瘤临床治疗中,营养治疗通常是患者因治疗出现明显进食受限时才进行营养干预,而忽略了更早期营养干预能够起到的预防营养不良的作用。因此,在肿瘤多学科康复实践中,我们提倡营养治疗的全程参与,即从患者参与多学科肿瘤康复治疗之始的预康复期,即开展营养风险筛查,评估患者营养状况,包括对患者营养认知的初步了解,从而制订后续营养治疗方案。早期的营养干预应主要通过营养咨询和个体化指导,帮助提高肿瘤患者对营养知识的认知,纠正患者日常生活中错误的营养行为,从而降低患者营养风险,帮助患者维持健康体重。如治疗过程中,患者营养状况持续恶化或因其他学科康复治疗引起营养需求变化,营养干预应及时采取饮食干预、口服营养补充、营养药物治疗等手段改善患者营养不良,甚至恶病质的状态。无论肿瘤的任何治疗阶段,营养治疗都能从"养"和"疗"的角度协助调整肿瘤患者的体质、营养状态及改善其临床症状,并且实现生活环境、医院治疗环境、社会环境的营养治疗延展。

四、营养状况评定

营养状况是影响肿瘤康复患者治疗疗效和生存质量的重要因素,也是多学科肿瘤康复治疗全程管理的重点工作之一。营养不良可见于肿瘤康复的各个阶段,包括围手术期、放化疗期、维持治疗期、终末期。对于营养不良的肿瘤患者及时进行膳食营养干预,能够有效预防并发症,降低肿瘤治疗副作用,延长肿瘤患者生存时间及提高生活质量。营养治疗通常从膳食调查、人体测量、实验室检查及临床检查几个方面对患者进行综合评定。常见的筛查及评定工具有营养风险筛查量表(NRS2002)、营养不良通用筛查工具(malnutrition universal screening tool,MUST)、微型营养评定(mini-nutritional assessment,MNA)、主观全面评定(subjective global assessment,SGA)及患者参与的主观全面评定(patient-generated subjective global assessment,PG-SGA)等。评定内容主要包括:①病史(含用药情况)、营养摄入相关症状(如恶心、呕吐等)、体重变化等;②疾病状况及相关临床检验结果;③活动能力变化及身体功能受损情况;④体格检查及人体成分测定等。

在中国中医科学院西苑医院多学科肿瘤康复门诊,营养状况评定在常见评定方法基础上,融入了具有中医特色的评价工具,延伸了膳食营养治疗内容。从评定内容上分类,主要包括主观评定及客观评定两大类,其实施贯穿了多学科肿瘤康复门诊前、门诊中及门诊后的每一个环节。

(一) 主观评定

主观评定是以医学营养疗法(medical nutrition therapy,MNT)健康管理平台为工具,通过调查肿瘤康复患者膳食摄入情况,了解患者进食量、饮食习惯、膳食结构等主观信息,从而对患者饮食合理性形成初步判断,并由平台自动生成分析报告,包括患者能量及三大供能营养素摄入量、维生素及矿物质的摄入评价、实际摄入量与目标摄入量比值、可能存在的膳食营养不足及初步膳食调整方案。对于可能存在的膳食营养不足风险,报告以醒目的红色色块进行标注警示。

(二) 客观评定

客观评定是在对患者进行基础的人体测量及临床和实验室检查基础上,增加了具有中医特色、可视化和数字化的工具,对肿瘤康复患者的体质、经络脏腑、体成分等进行分析评估。肿瘤康复患者在参与肿瘤多学科康复门诊前首先由营养师及营养护士进行如下测评:

1. 中医体质辨识　通过中医经络检测仪,运用生物电感应原理,测量人体主要经络穴位电阻值,并结合中医经络大数据判定人体经络综合情况。中医经络检测依据中医辨证理论判定患者体质,潜在健康风险,建议膳食营养治疗方案。与主观膳食营养评定不同的是,此膳食营养治疗方案以中医理论为指导,推荐对"证"膳食。

2. 可视化体质辨识　通过红外热成像检测仪探测肿瘤康复患者全身温度分布状况,依据不同体质人群脏腑能量代谢状态,形成可视化红外成像图,观察人体多条经脉温差,判定体质及代谢特点。

3. 数字化测评　通过人体成分分析仪,运用生物电阻原理,评价患者基础代谢情况,同时用以测定人体水分、蛋白质、无机盐、脂肪含量等,在基础体重基础上计算骨骼肌肉含量、脂肪分布、基础代谢率、水肿情况等,从而为患者营养治疗提供准确的数据支撑及客观营养评价指标。特别是患者骨骼肌含量,不仅是营养支持的依据,也可以作为患者康复治疗的一个评价指标。

中国中医科学院西苑医院多学科肿瘤康复门诊患者的营养治疗是基于上述主观评定及客观评定的判读结果,对患者体质、膳食摄入情况、身体功能状态等进行诊断,并结合其他学科对患者的评估结果(如患者睡眠情况、抑郁压力状态、机体运动能力等)和多学科肿瘤康复门诊临床指标的人工研判,形成个体化营养治疗方案。

五、营养治疗

多学科肿瘤康复中的营养治疗是由具有临床营养学技能及中医基础理论知识的营养师为患者提供营养咨询、膳食指导、营养宣教等一系列服务,通过调整饮食量、饮食模式、运用口服营养补充或营养药品等手段提供营养支持和治疗,帮助患者纠正饮食摄入不平衡,达到补充营养素,维持营养状态,支持肿瘤康复治疗实施的目的。在肿瘤康复治疗中,肿瘤患者的营养状态是动态变化的,会因个体因素或治疗因素的影响而出现变化。因此,营养治疗也是一个"诊疗-疗效评价-优化治疗方案"的持续改进过程。方案制订遵循营养不良的"五阶梯治疗"原则,根据营养治疗手段分为饮食并营养教育,饮食并口服营养补充,全肠内营养,部分肠内营养并部分肠外营养,肠外营养五个不同等级,根据营养评定得出的患者摄入量及营养需求进行判断,当患者采取某一营养治疗手段后摄入量不能满足营养需求的60%的时长达3～5天时,可调整营养治疗手段到上一阶梯。例如多学科肿瘤康复治疗中常见患者能够经口进食,但是摄入量明显不足的情况下,营养治疗主要通过分析影响患者进食因素提供对应的增加营养摄入的方案,如少食多餐、选用能量密度高的食物、选择有降逆止呕功效的食物、调整食物性状等方法。如经干预后仍然无法达到营养摄入目标,营养治疗方案会根据个体情况进行调整,选用口服营养补充剂或肠内营养支持来增加摄入量,必要时采用肠外营养支持的方式。

除采用上述不同的营养供给方式进行营养底物补充外,营养治疗还会针对不同种类及不同期的肿瘤代谢特点,给予药理营养素的应用指导。如谷氨酰胺具有促进蛋白质合成,防治或减少肌肉分解的作用。目前其应用主要针对需要进行骨髓移植的患者,在接受化疗期间可能使其受益。另有高蛋白质及富含 ω-3 脂肪酸的特殊医学用途配方食品(简称医用食品)可以改善放化疗肿瘤患者的体质量。还有雌激素依赖性肿瘤,如乳腺癌、子宫内膜癌及卵巢癌,雌激素水平升高被认为促进了癌细胞的增殖。但是目前饮食中雌激素(及类雌激素作用成分)研究主要围绕异黄酮类和木酚素类两种植物雌激素(具有弱雌激素的作用)展开,并认为它们能起到抑制雌二醇对肿瘤细胞的促分裂作用。但是此类研究结果并不一致,且我国对于饮食中雌激素含量的测定数据极度缺乏。从姚晓芬等学者的研究来看,牛奶及奶制品、花粉、鸡蛋、肉类及其他植物性食物中雌激素含量粗略比较是由高到低排列,实践中不具有指导意义。多学科肿瘤康复治疗实践中,因研究结果不一致性及数据缺乏,营养指导从食品安全角度及可操作性层面建议避免摄取富含或可能富含雌激素的食物,减少雌激素促进相关类型肿瘤细胞增殖的风险。

中国中医科学院西苑医院多学科肿瘤康复门诊在治疗实践中融入了中医特色疗法,特别是在营养治疗中融合了中医食疗理念。中医认为,肿瘤病因无外乎六淫、七情、饮食、自身正气失调等,病机可分为经络瘀阻、气滞血瘀、脏腑失调、痰湿凝聚、热毒内蕴,治疗无不从扶正祛邪、调理气机、活血化瘀等角度入手,帮助机体重新达到平衡。中医膳食营养即在现代临床营养治疗的基础上,在中医理论指导下,以食物的四气五味调治肿瘤患者的临床症状,纠正偏颇,提高免疫功能,重塑机体平衡,实现"因证施膳、因人施膳"。中医膳食营养的根本在于对食物的理解与运用区别于现代营养学。《素问·脏气法时论》就有"五谷为养,五果为助,五畜为益,五菜为充,气味合而服之,以补益精气"的记载,明确指出饮食的养、助、益、充,不同种类食物各有其作用,不仅强调了饮食结构搭配合理的重要性,还强调了食物的寒热温凉四气,酸苦甘辛咸五味,气与味相合对健康的重要性。《黄帝内经》涉及的13个方剂中,即用到稻米、鲍鱼、乌贼骨、猪油、马膏、白酒、桂心、秫米、蜀椒、干姜等药食两用之品。中医经典《神农本草经》记载了365种中药,其中有50余种食品。《伤寒论》中记载的百合鸡子黄汤、猪肤汤、当归生姜羊肉汤等充分体现了"药食同源""药食两用"思想;桂枝汤煎服方法中讲到的药后服用热稀粥助药力的膳食方法,及避免生冷、黏滑、五辛、酒酪、臭恶等膳食禁忌均体现了中医膳食疗法在临床中的重要作用。中医膳食营养疗法是具有中国特色,兼有保健与医疗价值的专门学科,并非食物与中药的简单相加。在多学科肿瘤康复治疗中,中医膳食营养根据辨证为患者选择食药物质,并结合现代医学及营养学知识,为患者拟定治疗方案。实践证明,对于不同类型肿瘤或在肿瘤治疗的不同阶段,中医膳食营养能为患者提供个性化的食养建议,帮助患者减轻不适症状,保持良好的营养状态,提高治疗依从性,增强免疫力,促进机体康复。

六、营养治疗实践

在多学科肿瘤康复治疗实践中,除了根据"五阶梯治疗"原则对营养不良或存在营养不良风险的肿瘤患者调整营养补充方式外,还须根据患者治疗方式及相应状况、用药情况等调整饮食治疗措施。粗略来看,可以分为以下几个阶段:

(一) 围手术期营养治疗

围手术期肿瘤患者应按照快速康复外科原则进行管理,术前对患者营养状况进行评估,必要时予以预防性营养支持,术后尽快恢复进食,或通过肠内营养给予营养支持,避免长时间禁食,减少围手术期补液量,维持患者营养状态,降低术后感染发生率。

(二) 放疗期间营养治疗

放疗期间建议通过个体化营养咨询与指导,调整饮食结构和摄入,并结合临床需求使用口服营养补充或肠内营养支持,以维持患者营养状况,避免体重下降。尤其放疗期间多见患者出现放射性黏膜炎,出现摄食减少、吞咽困难、消化道症状等。营养治疗需对相关影响因素进行评估,如吞咽功能评估,推荐调整适合性状食物(液体、食糜、软饭等)和进食方式提高营养摄入,必要时采用肠内营养支持,但是尽可能避免肠外营养支持。

（三）化疗期间营养治疗

化疗期间患者营养治疗遵循"五阶梯治疗"原则,当恶心呕吐、黏膜炎、腹泻及感染等症状影响经口摄食量时,首选营养教育及口服营养补充,仍然无法达到营养摄入目标时,进阶性选择肠内营养,而后肠外营养支持。对于药理营养素的应用,保持谨慎使用态度。

（四）姑息治疗期营养治疗

患者在接近生命终点时,一般仅需提供适当的水和食物以减少饥饿感。姑息治疗期肿瘤患者的营养治疗是一个复杂问题,涉及面广。考虑到疾病无法逆转且患者不能从中获益,而营养治疗可能会带来一些并发症,因而,国外指南不推荐使用肠外营养治疗。但是在国内,受传统观念与文化的影响,终末期肿瘤患者的营养治疗在很大程度上已经不再是循证医学或卫生资源的问题,而是一个复杂的伦理、情感问题,常常被患者家属的要求所左右。此阶段的营养治疗更多的是提高部分末期肿瘤患者生活质量,减轻患者症状,提高患者舒适感,予以患者和家属更多心理慰藉。

（五）肿瘤幸存者营养治疗

肿瘤幸存者应保持健康体重,以平衡膳食为原则,保证饮食中食物多样性,尤其以大量摄入果蔬为佳,同时适量控制红肉摄入量,控制其他有足够证据支持的与肿瘤发生相关的危险因素,如吸烟、饮酒、过量脂肪摄入等。

（六）直肠癌保肛术后患者的中医食疗建议

直肠癌保肛术后参见上述不同阶段营养治疗原则,根据患者个体化评估制订营养治疗方案,并在此基础上,结合杨宇飞教授对此类患者的辨证分型,给予中医食疗建议:

1. 脾虚型　以便频、便溏不成形,甚至失禁,食欲不振、乏力等为主证,饮食上应选择易消化吸收的食物,定时定量,少食多餐,避免肥甘厚腻之品。推荐健脾和胃之食物,宜选大麦、蚕豆(炒熟)、白扁豆、芡实、芋头、南瓜、蘑菇、香菇、胡萝卜;山药、樱桃、荔枝、菱角、龙眼肉;粳米、糯米;牛羊乳、鹌鹑肉、鸡肉、兔肉、狗肉、牛肉等。健脾化湿宜选用大麦、薏苡仁、豌豆、水芹、黄瓜、海带、冬瓜、白萝卜、苜蓿、香菇等。

2. 肾虚型　以便频,成形难排,或大便干结,大便难排为主证,饮食上应遵循平衡膳食原则,谷物、果蔬、肉蛋奶等需均衡摄入,食物以促消化、改善食欲为主,忌辛辣刺激之物,少食肥甘厚腻之品以妨碍胃口。推荐补肾益气止泻之品,宜选籼米、糯米、黑豆、木耳、樱桃、芡实、胡桃仁、黑芝麻、猪肉、乌骨鸡、鸽肉、鸽蛋、鲈鱼、河虾、对虾、海参等。

（张　晋　张　凡　张兰凤）

参 考 文 献

[1] 吴翠珍,李承朴,杜慧真. 临床营养与食疗学 [M]. 北京:中国医药科技出版社,2002.

[2] SCHULZE MB , MARTINEZ-GONZALEZ MA, FUNG TT, et al. Food based dietary patterns and chronic disease prevention[J]. BMJ, 2018, 361: k2396.

[3] 石汉平. 营养治疗是肿瘤的一线治疗 [J]. 临床药物治疗杂志, 2019, 17（4）: 6.

[4] 朱桂全,冯梅,张石川,等. 多学科团队（MDT）模式在头颈肿瘤综合治疗中的探索及意义 [J]. 肿瘤预

防与治疗，2016，29（2）：6．

[5] 王建．辨证饮食及情志干预改善脑肿瘤手术患者心理状态及生活质量效果评价［J］．四川中医，2018，
36（7）：202-205．

[6] 余意，黄瑜芳，陈冬平，等．鼻咽癌患者营养干预时机的初步研究［J］．实用医学杂志，2014，30（13）：
2090-2092．

[7] 石汉平，许红霞，李苏宜，等．营养不良的五阶梯治疗［J］．肿瘤代谢与营养电子杂志，2015，2（1）：29-33．

[8] 石汉平．实施全程营养治疗 发挥价值医疗作用［J］．中华医学信息导报，2021，36（9）：4-4．

[9] 蒋朱明，于康，蔡威．临床肠外与肠内营养［M］．2版．北京：科学技术文献出版社，2010．

[10] 石汉平，凌文华，李薇．肿瘤营养学［M］．北京：人民卫生出版社，2012．

[11] 于恺英，王晓琳，石汉平．肿瘤营养治疗的发展与进步［J］．首都医科大学学报，2021，42（3）：499-502．

[12] 姚晓芬，朱婧，杨月欣．食品及母乳中雌性激素含量分析［J］．卫生研究，2011，40（6）：799-801．

[13] 张知格，谈善军，吴国豪．欧洲临床营养与代谢协会肿瘤病人营养治疗实践指南解读［J］．中华消化外
科杂志，2021，20（12）：1259-1271．

第六节　临床药学

临床药学（clinical pharmacy）是药学与临床相结合，以患者为中心，研究与实践临床药物治疗，提高药品治疗水平的综合性应用学科。临床药学是围绕患者和药物关系为研究重点，运用现代药学知识，与临床实践相结合，探讨药物在人体内代谢过程中发挥最高疗效的理论与方法，以期达到临床治疗用药的合理性、有效性和安全性。

一、临床药学在多学科肿瘤康复中的角色与定位

多学科协作医疗模式是肿瘤康复治疗的有效方式。临床药学在多学科肿瘤康复团队中，其工作内容涉及与药物治疗相关的一切活动，包括药物本身、用药对象和给药方式等，因此直接关系到肿瘤康复患者的治疗效果。临床药学在多学科协作医疗模式下，利用自身药学专业特点与各学科形成优势互补，为团队提供药学技术支持，同时汲取各学科专业知识来补充丰富临床药学服务技能，从而提升药学整体技术服务水平与质量，进一步促进多学科团队整体疗效的提高，更好地服务于肿瘤康复患者。

临床药学是以合理用药为中心，注重用药过程的药学服务，是药物学与临床密切结合的综合性学科，作为医院药学的核心部分，已成为促进医药结合，提高医疗水平和质量，推动医院医学、药学发展的桥梁。在多学科肿瘤康复团队中，临床药学专业在临床用药指导、药学监护、用药评估、药物不良反应监测等方面对患者的合理用药进行管理，在药品信息、药动学、药代学、药物相互作用、最新药物发展动态等方面给予团队专业的技术支持，临床药师关注诊疗过程中与药物治疗相关的一切活动，提供药学服务。

（一）临床药师与多学科团队的协同作用

临床药学专业要求临床药师具有药物治疗学、临床药理学、诊断学、药物经济学、心理学等多方面知识，在药物选择、药物使用、治疗药物监护、药物不良反应防治及药物评价等方面提供更加全面和深入的专业支撑和药学服务。深度关注药物的临床价值、合理使用及用药安全是临床药师的工作重点，在诊疗过程中需做好如下工作。

1. 评估工作　全面了解患者身体功能状况及用药情况，分析评估患者整体用药的有效性、安全性、合理性、经济性，为患者进一步的康复治疗提供药学依据。

2. 治疗方案的制订和执行　对药物的深入认识有利于协助医师制订合理的个体化治疗方案，从而防止药源性疾病的发生，防止或降低不良反应对患者的伤害；根据治疗方案给出正确的给药方法、服药疗程及有效的药学监护方法，保证治疗方案的准确执行，从而达到预期的治疗效果。

3. 信息更新与分享　收集专业领域内最新发展动态，为团队提供相关药学知识及临床相关资料。

（二）临床药师与肿瘤康复患者的交流和沟通

患者是临床药师主要面对的工作对象之一，患者的心理、行为、环境、经济、生活方式、职业等各种社会因素对治疗效果都会产生一定影响，临床药师所具有的能够将心理学、营养学、中医药养生、社会行为学、药学及相关临床医学与药物性知识结合起来的综合服务能力，可以为患者提供科学、全面的用药指导；药物咨询和用药教育可以让患者对自身疾病及所用药物有正确理解，避免或减少用药差错的发生。良好的交流与沟通不仅可以使患者获得科学的用药指导，还可以增加患者对药物治疗的满意度。围绕合理用药展开的高度专业化药学服务，提高了患者用药的有效性、依从性和安全性，同时亦是药师与医、护、患合作、沟通的桥梁。

临床药师为用药选择、药物正确使用、用药安全及个体化给药方案的制订、执行等方面提供了有效的药学专业技术支持，临床药师面向康复患者直接开展"一对一"式的用药监护、用药指导、用药教育、用药咨询等专业服务，促进了治疗效果及医疗质量的提高，降低了用药风险，提高了临床用药的合理性、有效性、安全性及经济性，较好地改善了肿瘤康复患者的生存质量，显示出临床药师在肿瘤康复团队中的重要性，奠定了临床药学在多学科肿瘤康复中的专业地位。

（三）肿瘤康复多学科临床药师的要求

临床药学服务是临床药师以患者为中心，围绕合理用药开展的一系列药学服务工作，具有高度专业化特点。要求临床药师的专业知识和专业技能需达到一定水平，综合素质高。

1. 职业素养　具有职业责任感及法律意识，自觉规范自身职业行为，以科学、严谨的态度对待每一位患者；尊重患者隐私，严守伦理道德。

2. 专业知识

（1）具有一定的临床知识与技能，熟悉肿瘤康复的药物治疗原则及监护要素；了解常见慢病基本病理生理特点及治疗原则；对相关临床检验具有初步的分析和应用能力；对药物治疗方案提出适宜的建议；制订药物治疗监护计划。

（2）具有丰富的药物知识，掌握常用药品的作用机制、药效学、药动学、适应证、常用剂量和给药方法、不良反应、禁忌证、药物相互作用、临床药物评价等知识。

（3）掌握中医药知识，中医药现代发展和演变相关知识，现代医学理论与中医药的综合发展。

（4）了解心理学、营养学、遗传药理学、药物经济学等相关知识。

3. 专业技能

（1）掌握一定沟通技巧，具有良好的团队配合能力。

（2）有较强的学习能力和一定的创新能力。

（3）药历书写技能。

（4）分析问题和解决问题的能力。

二、多学科肿瘤康复中的药学服务模式与实践

临床肿瘤康复患者多具有年龄偏大，病情复杂且病程长，基础病较多，同时服用多种药物，放化疗引起的不良反应及术后机体部分功能缺失等情况。在多学科治疗团队中，临床药师要提供患者药物治疗情况评估及建议，负责诊疗过程的治疗药物管理，协助制订个体化给药方案，并给予患者科学的用药教育、用药指导和药物咨询，从而使整个团队治疗达到最佳效果。

（一）多学科肿瘤康复门诊中药学参与的条件

药学服务是临床药学的组成部分，是围绕患者开展的主动服务，是一项专业性的实践工作，用服务的结果和过程促进患者合理用药，降低或避免用药差错的发生，从而达到令服务对象（患者）全面康复的目的。

临床药师多在以下情况参与多学科肿瘤康复门诊：①患者用药 ≥ 6 种；②患者属于特殊人群，如肝肾功能异常等；③患者处于化疗、靶向治疗、免疫治疗等阶段；④患者曾发生药物、食物不良反应；⑤患者用药依从性不佳；⑥患者主动提出需要药学服务等情况。

（二）多学科肿瘤康复门诊中的药学服务流程

服务流程包括收集并了解患者基本情况和全部用药信息；了解患者康复需求，明确康复治疗的近期与远期目标；了解患者药学需求和确定药学服务目标；分析评估用药治疗方案及刻下用药情况；建议与干预（处方精简）；药物重整（制订用药指导清单）；用药指导、药物咨询、用药教育；定期回访评估。

（三）多学科肿瘤康复门诊中的药学服务

1. 信息收集　完成收集患者的有关信息，以便及时预防、发现和解决患者治疗中与用药有关的问题。

（1）基本信息：在常规项目中，注意患者的身体质量指数（body mass index，BMI）、家族遗传史等信息。

（2）疾病史：明晰肿瘤从发病到就诊时疾病发生、发展、演变及诊治的全过程，包括放化疗、手术等具体治疗情况，特别关注患者罹患肿瘤的性质，了解既往疾病史及刻下症状。

（3）用药史：获取完整的用药史，确认患者的准确用药情况，获得详细的药品清单，包括处方药、非处方药及其他保健品。

（4）过敏史：包括药物及食物过敏史、家族过敏史，如有过敏史则应记录发生过敏的药物（食物）名称、发生时间、临床表现、治疗、结果等。

（5）相关检验结果：了解患者机体病理状况对药物在体内吸收、分布、代谢和排泄的影响，药代动力学行为是否正常。

（6）其他：包括患者的心理、行为（烟酒等不良嗜好）、环境、经济、生活方式、职业等各种社会因素，均有可能对患者的机体或治疗效果产生影响。

2. 康复需求和康复目标 在多学科肿瘤康复门诊中，患者的康复需求以延长生存期、提高生存质量为主要目的，包括借助中医药调理，改善症状，减少或延迟疼痛等机体不适和痛苦，能够居家治疗，保持生活自理，得到用药、营养、康复训练等方面的科学评估和专业指导等；从医师角度出发，则以抗复发、抗转移为主要目的，包括改善或恢复机体部分功能，缓解不适症状，延长生存期，尽可能晚地进入恶病质状态，尽可能不住院治疗等。康复近期目标为改善症状，提高患者生活质量；康复远期目标为延长生命周期，使患者可以回归家庭、回归岗位、回归社会。

药学服务过程需明确患者的核心地位并予以尊重，以康复需求和康复目标来规划治疗过程的整体药学服务原则和服务内容，药学服务的结果和过程应与康复需求相适应，与康复目标一致。

3. 药学需求和服务目标 在多学科肿瘤康复门诊中，患者对药学服务的需求非常迫切，患者及其家属希望获得更多的正确的药学知识信息，以便对自身治疗状态有较为清晰的了解，包括在服用的药物治疗作用，药物不良反应，服药方法、时间和疗程（同时服用多种药物），中药汤剂的煎煮及服用方法，药物和饮食，药物和保健品等内容；临床药师关注的则是药物治疗的安全、合理、有效及经济，个体化给药方案、用法、用量、疗程是否恰当，所用治疗药物引发不良反应的可能性或易于控制、纠正，患者的用药依从性等。药学服务目标是希望在药师的帮助指导下，提高患者用药依从性，配合完成药物治疗方案，准确执行给药方法，借助制作个人服药记录等手段，实现患者自我用药管理。

4. 用药干预 肿瘤康复门诊患者多具有病情复杂的特点，除罹患肿瘤的表现，还包括放化疗后的毒副作用，肿瘤术后对机体部分功能的影响或功能缺失，疼痛，年龄偏大且伴多种基础病，寻求保守治疗、用药依从性差，生活质量下降，焦虑、烦躁、情绪低落等表现。患者用药也比较复杂，如抗肿瘤药物治疗指数窄且不良反应多发、严重，对人及环境健康具有影响，慢病需长期服药，多重药物联用导致的药物相互作用和不良反应发生率增加，自行服用各种保健品、营养品等。

肿瘤康复患者病况和用药复杂，增加了药学评估工作的难度。评估总原则为"共病评估"，在中西医结合治疗框架下，同时遵循中医"整体观念、辨证施治"理论，对于患者用药及用药相关的活动进行有效性、安全性、适宜性、经济学评估。分析评估重点包括利用共病评估工具对共病进行分析管理，注意患者特点、疾病和治疗的交互关系，重点关注可引发发病风险或加重病情的疾病，及对肿瘤有不良影响的疾病；重点评估药物包括抗肿瘤药物，阿片类止痛药物及疼痛评估，多重用药评估，药物相互作用评估，基础病用药的梳理；根据实验检查数据，评估患者机体病理状况对药物在体内吸收、分布、代谢和排泄的影响，药代动力学行为是否正常;不良反应及用药安全性评估;长期服药的便宜性,患者的经济承受能力,等等。

根据分析评估结果,给出药物干预意见及建议。鉴于肿瘤康复患者多重用药、重复用药,同时兼服各种保健品和营养品,导致相互作用、不良反应、医药资源浪费高发,常运用处方精简来进行干预。处方精简是指对可能导致患者损害或患者不再获益的用药,减少该药剂量或停用该药的计划和管理过程,以减少用药负担和损害,同时维持或提高生活质量。处方精简重点:重复用药,包括同一药物或主要成分相同,相同药理作用;药物剂量过大或疗程过长;无适应证用药或联合用药无指征;对患者罹患的肿瘤有不良影响的药物;使刻下症状加重且严重影响患者生活质量的药物;药物不良反应,已出现明显毒性或损害应停药或替代,存在潜在风险或不再获益,建议停药或减量并监测。处方精简可减少用药负担和损害,同时维持或提高生活质量。

分析评估及用药干预建议均需在多学科治疗团队中与各专业专家共同分享,经治疗团队采纳后,方可实施。

5. 治疗方案与给药方案　临床药师在药物选择、给药方法、药物相互作用、不良反应等方面协助制订个体化治疗方案,对方案涉及的药物性质结合患者情况,给出具体给药方法,包括给药时间、给药剂量、服药方法、注意事项、禁忌证等方面建议,形成给药方案,进行药物重整。药物重整是比较患者目前正在应用的所有药物方案与药物医嘱是否一致的过程,包括处方药、非处方药、替代治疗药物(如天然药物)、保健品等,旨在降低用药错误和医疗偏差的发生,如漏服药物、重复用药、剂量错误和药物相互作用等。药物重整的重点包括以下几个方面:本次就诊目的及新增药物;药物的药理作用可准确针对疾病的病因和病理生理改变,且有效、安全、适当和经济;临床用法用量、疗程、配伍等符合个体化给药原则;无禁忌证且发生不良反应的可能性最低或易于控制和纠正;与既往在用药物无不良相互作用或在可控范围内;患者具有良好的用药依从性。

归纳整理出"用药指导清单",方便患者执行医嘱。清单囊括全部用药(本次就诊用药及既往基础病用药)的情况说明,包括药品名称规格、用法用量、疗程、可能出现的不良反应、注意事项、中药汤剂的煎煮方法及储存方法等;用药指导清单,将患者继续使用的药物进行列表,内容包括药物名称(通用名、商品名)、规格、用法用量、注意事项,可能出现的不良反应等,对用药调整部分进行重点标注和说明。用药指导清单使患者明晰自己目前治疗的服药状况,同时方便患者在其他医疗机构就诊时,向就诊医师出示该清单,避免出现重复用药等偏差。

根据治疗方案和患者自身情况制订药学监护计划,包括疗效评估,分为有效、疗效不理想、无效;药物不良反应监护,重点是治疗窗窄、不良反应严重或需长期用药;剂量不易控制的药物;配伍后易发生相互作用的药物;用药时间过长易引起蓄积中毒的药物;个体差异大的药物;含毒性成分中成药和中药汤剂。对有严重不良反应且治疗必需的药物可预防用药。监护内容包括观察患者特定的症状、体征;监测实验室指标,如肝肾功能;监测血药浓度;患者依从性监护,通过回访监护患者是否正确执行治疗方案。

6. 临床中药学服务　临床中药学是在中医药理论指导下,以患者为对象,研究中药及其制剂与人体相互作用,以及合理、有效、安全用药及应用规律的一门综合性学科。临床中药学以"整体观念""辨证施治"等中医基本理论为依据指导临床工作,中药、中成药的合理使用应符合中医药理论。中药具有组成成分相对多样、组方用药相对复杂等特点,在中西药联合肿瘤康复诊疗过程中,要求从事药学服务工作的药师还需掌握中医药知识,现代医学理论,中医药现代发展和演变相关知识,为临床合理用药提供有价值的药学理论依据。

临床中药学服务将药学服务与中医药理论相结合,在多学科协作诊疗模式下,为患者用药过程提供科学的药学服务。服务内容包括如下几方面。

(1) 中药的质量控制:中药的特殊性使影响其质量的因素较多,产地、采收、储存、炮制、制剂以及历史原因造成的名称、基源混乱等因素均会影响药物质量,及其安全性和有效性;肿瘤康复患者通常会使用一些药性峻烈或《药典》中未收录的地方用药,需要临床药师重点关注这些中药的质量标准和使用方法。

(2) 药物的选择:辨证施治是药学服务的原则,也是药物选择的关键。以辨证用药、辨病用药、辨症用药及证、症、病三者结合为原则,根据患者情况,兼顾证候禁忌,综合考量药物的选择,避免选择对肿瘤有不良影响的药物,如对于激素受体依赖性肿瘤应避免或减少含有雌激素的中药(如山萸肉)。

(3) 合理配伍:合理配伍可协调药物偏性,起到增效减毒作用。包括中成药联用、中成药与中药汤剂、中药与食物之间合理配伍使用;同时注意药物之间、药物和食物之间的配伍禁忌,服药期间的饮食禁忌。

(4) 中药煎煮:清代名医徐灵胎说"煎药之法,最宜深讲,药之效不效,全在乎此"。煎煮方法常涉及浸泡、煎药工具、煎药时间、煎药用水、煎药温度 5 个要点,制订个体化煎煮方案能更好地体现中药配伍减毒增效的理论内涵,更有利于发挥中药药效,是临床中药学服务的重点之一。

(5) 给药方法:常用的中药给药途径有内服、药膳、代茶饮、外用贴敷、外洗等,根据诊疗需求及医师处方,结合患者身体状况和生活环境习惯,药师可优化给药方法,包括给药途径、给药剂量、给药次数、疗程等。首选简便、易行的给药方法,以提高患者用药依从性;注意肿瘤患者特殊时期(如化疗、放疗等)中药的使用方式。

(6) 中药不良反应:通过临床及中药药理学研究发现,具有抗肿瘤功效的中药、中成药及中药注射剂多有毒性,常表现在神经系统、肝肾功能、皮肤、内分泌系统、心血管系统等方面,使用时应平衡其有效性及安全性,告知患者相关信息,密切监测不良反应,特别是超量、超疗程使用的具有"毒性"的中药。

7. 用药指导、用药教育、药物咨询　以患者药学需求和药学服务目标为重点,对患者所用药物及与药物使用相关的内容进行指导,从而提高患者用药依从性及对疾病和药物的认识,逐步达到用药后自我监测、自我管理的目标。

用药指导以治疗方案和给药方案为中心,包括药物名称(通用名/商品名)、适应证、规格、剂量、用法用量、服药时间/疗程、注意事项、可能出现的不良反应及应对方法,从而加深对治疗药物的了解,达到正确使用药物的目的。对用药调整部分如增加新药、更换药物、停用药物、调整剂量和疗程、调整用法等情况重点做好药嘱。对可能出现的药物不良反应及应对方法给予详细指导,减少患者顾虑。

用药教育以患者普遍存在的用药错误认识及患者自身受教育程度来开展,目的是提高患者用药依从性。如对疾病和药物的认识,药物的正确用法,不同药物给药间隔,漏服药物如何处理,用药时间和频次,特殊剂型的给药方法,对疼痛的认识和止痛药的正确使用,区别"慎用""禁用""忌用",慎重选择保健品,中药汤剂的煎煮方法、服用方法、储存方法及禁忌等。指导患者进行自我用药记录和用药后的自我监测,包括服药后身体的一些简单变化状况,如病症轻重、寒热、汗出、饮食、睡眠、精神状态、二便等,对正在治疗中的病症进行复查和监测,包括血压、血糖、血脂、肝肾功能、需要监测血药浓度的药物等,逐步达到患者用药后可自我监测、自我管理的目标。

用药指导、药物咨询、用药教育是药学服务中的重要环节,是保证患者正确执行治疗方案、准确服用药物的有效方法,是及时发现、预防、处理潜在用药风险、用药差错、保证安全用药的有效手段,也是临床药师的工作重点之一。

8. 定期回访 对患者定期回访是了解患者需求是否得到满足,预防和发现潜在用药风险,改善药学服务方案的有效手段。回访内容包括如下几方面。

(1) 监测和评估:对治疗效果、药物不良反应及患者用药依从性进行监测和评估。

(2) 用药效果:重点关注新增药物,停用药物,剂量调整药物,药物不良反应,因药物调整导致的相应监测指标变化情况。

(3) 评价指导成效:确认用药指导的成效,即患者的认知程度和依从性。

(4) 咨询服务:提供用药教育、用药指导和药物咨询。

(5) 记录:形成回访记录,根据患者具体情况调整药学服务方案。

三、肿瘤专科临床药师工作的未来与展望

肿瘤专科药师的工作对象不仅是药物,还包括医生和患者。药师日常应参加肿瘤患者的全程治疗,深入治疗方案的制订和实施,注重用药医嘱审核,为患者和临床治疗提供用药信息,监测药品疗效与不良反应,全面提高肿瘤药物在临床使用的安全性与合理性,使肿瘤医学服务更具专业化,最终达到合理用药的目的。

多学科协作是肿瘤康复治疗的有效方式,也是肿瘤康复治疗未来发展的方向。临床药学在多学科协作诊疗模式下,与各学科形成优势互补,不断提高临床药学应用技术水平,进一步深化临床药学服务,完善和规范在多学科协作诊疗模式下的临床药学工作模式和服务标准,对患者承担更多的药物治疗效果的责任,临床药学作为医院药学的核心不断发展进步。

(高善荣　赵　宁)

参 考 文 献

[1] 刘蜀宝,李晓阳,朱照静. 临床药学 [M]. 北京:北京大学医学出版社,2009.

[2] 程海婷,刘洪涛. 药物治疗管理应用于头颈肿瘤外科临床药学服务的模式探索 [J]. 中南药学,2019,17(10):1788-1792.

[3] 中国药理学会药源性疾病学专业委员会专家组. 新型冠状病毒肺炎疫情防控期间肿瘤患者药物治疗管理的建议 [J]. 药物不良反应杂志，2020，22（3）：139-141.

[4] 李达，闫素英. 药物治疗管理教学与实践手册 [M]. 北京：人民卫生出版社，2018.

[5] 王育琴，李玉珍，甄建存. 医院药师基本技能与实践 [M]. 北京：人民卫生出版社，2013.

[6] 蔡加琴，魏晓霞，张桂枫，等. "合作药物治疗管理"模式在化疗所致恶心呕吐规范化管理中的应用与评价 [J]. 中国医院用药评价与分析，2020，20（9）：1125-1128.

[7] 吕天益，吴玉娥，胡荣超，等. 药物治疗管理在癌痛规范化治疗中的应用效果研究 [J]. 中国全科医学，2020，23（17）：2142-2146.

[8] 谢菡，范晴晴，葛卫红. 癌性疼痛药物治疗管理（MTM）研究进展 [J]. 药学与临床研究，2018，26（6）：449-451，455.

[9] WANG Y, HUANG H, ZENG Y, et al. Pharmacist-led medication education in cancer pain control: a multicentre randomized controlled study in Guangzhou, China[J]. J Int Med Res, 2013, 41（5）: 1462-1472.

[10] 缪华媛，顾海娟，卫榕，等. 合作药物治疗管理模式应用于癌痛规范化治疗的随机对照研究 [J]. 实用药物与临床，2020，23（7）：609-612.

[11] 梅全喜，彭代银. 中药临床药学导论 [M]. 北京：人民卫生出版社，2016.

第七节　心 理 治 疗

恶性肿瘤疾病本身及手术、放疗、化疗等抗癌治疗给癌症患者带来诸多心理痛苦，包括焦虑、抑郁、对复发转移的恐惧、手术带来的体象障碍等，因此心理康复已成为恶性肿瘤患者康复的重要组成部分。

一、恶性肿瘤患者心理痛苦的流行病学特点

恶性肿瘤患者临床及亚临床焦虑抑郁发生率约为 40%。治疗结束后的癌症生存者恐惧癌症复发的发生率约为 37%。乳腺癌、头颈部肿瘤、妇科肿瘤患者及接受造口手术的结直肠癌患者在术后容易出现体象障碍和性心理问题。

二、恶性肿瘤患者心理康复的目标

心理康复的目标包括：①帮助恶性肿瘤患者应对疾病及治疗带来的心理社会挑战；②促进患者与医疗团队的沟通；③及时识别并干预患者的心理痛苦；④心身症状管理（包括焦虑、抑郁、失眠、疲劳、疼痛、恶心呕吐等）。

三、心理评估

(一) 西医心理评估

西医的心理评估参考《中国肿瘤心理临床实践指南 2020》。目前用于心理痛苦评估,根据评估维度不同可分为总体痛苦量表、肿瘤相关症状量表、精神症状量表、生活质量及功能量表、患者需求及社会实际问题量表等。美国医学研究所(IOM)建议痛苦评估工具应该能够综合识别引起痛苦的各种问题和担忧。所选工具应该有效、稳定,并且对于临床工作人员来说简便易行,可以通过临界值来判断患者是否存在痛苦;能够同时评估患者是否存在躯体症状、情绪负担、社会问题等,且能评估患者上述症状的严重程度,这样能够动员其他专业人员有效地对患者的痛苦状况做出应答,包括将痛苦且有心理社会支持需求的患者转诊给专业的心理治疗师、精神科医生、社工等。

(二) 中医心理评估

中医心理评估包括中医病机及辨证,指导思想包括整体观念、四诊合参、治病求本、心身并治、重在"辨心"、扶正祛邪等理论;以中医理论为基础,使用现代心理学计量与统计方法,经标准化工作制订完成的"五态人格测验";以及参照中华中医药学会《中医体质分类与判定》《中医体质分类与判定标准》,制订中医体质类型判定标准。

(三) 西医心理评估与中医心理评估对应关系

西医心理评估多为量表评估,评估内容为某一具体症状(例如焦虑或抑郁),重点在于定量评估,明确严重程度,而对于性质和原因缺少针对性的评估方法;而中医心理评估恰恰弥补这一不足,能够明确性质和心理问题产生原因,中医心理评估在参考现代心理学量化基础上,更注重患者个体化差异及体质、证型评估。中西医心理评估方式在心理康复过程中可以结合应用。

四、心理治疗

(一) 西医心理康复治疗

1. 西医心理治疗　有许多方法可用于恶性肿瘤患者,如支持性心理治疗、教育性心理治疗、认知行为治疗、基于正念的心理治疗等。同时也有专门针对恶性肿瘤患者开发的标准化心理治疗方法,如用于改善恶性肿瘤患者无意义感和无望感的意义中心心理治疗,用于减轻恶性肿瘤患者对复发转移恐惧的战胜恐惧疗法,用于减轻晚期恶性肿瘤患者死亡焦虑的癌症管理与生存意义疗法(managing cancer and living meaningful, CALM),用于提高终末期恶性肿瘤患者尊严感的尊严疗法,等等。这些心理治疗都是经过高质量研究证据验证过的有效方法。

2. 精神科药物治疗　在恶性肿瘤患者心身症状管理中起到重要作用。抗焦虑、抗抑郁药物,甚至是某些新型的抗精神病药物不但可以改善患者情绪,还可用于治疗失眠,改善神经病理性疼痛、恶心呕吐、厌食等躯体症状。

(二) 中医心理康复治疗

中医心理康复的治疗原则有调和阴阳、调节气血、疏导情志、平衡五脏、三因制宜等。

1. 中医心理疗法 包含中医情志疗法、音乐疗法、修身养性疗法(全德养性法、情趣易性法、交往活动法)、中医行为疗法(平惊法、矫正法、捕捉幻物法、行为诱导法、歌吟疗法、舞蹈疗法等)、情境疗法、激情疗法(激怒法、羞愧法、惊恐法)、导引吐纳法等。

2. 中药疗法 某些中药也有调节心理、安神定志的功用,如人参、五味子、田七等有益气兴奋的作用,灵芝、酸枣仁、石菖蒲、丹参等有养阴镇静的作用。一些方剂也可治疗神志不安类疾患,如重镇安神的朱砂安神丸、生铁落饮、磁朱丸等;补养安神的天王补心丹、柏子养心丸、酸枣仁汤、甘麦大枣汤等。

3. 非药物疗法 本疗法是指在中医基础理论指导下,利用针灸、推拿、贴敷、音乐疗法等对患者进行治疗和干预。如结直肠癌患者的康复治疗过程中,医生除了可以指导他们学习和利用中医情志疗法调养心神外,还可充分利用针灸疗法等,配合中医特色导引吐纳帮助患者恢复心身健康。其中,针对结直肠癌根治术后患者存在的焦虑、抑郁等症状,可采用针刺太冲、合谷、期门、肝俞等穴位,以及对足太阳经膀胱经、足厥阴肝经进行经络按摩与疏导。也可以根据患者体质,采用相应的五行音乐疗法,疏导情志。

4. 中医健身功法 如五禽戏、八段锦、太极拳、易筋经等,强调"形神合一"观,养形不忘调神,形神共养,相得益彰。另外,运用气功导引进行调心、调息、调形,通过养心安神,吐浊纳清,可治疗精神心理疾患,尤其适合精神过度紧张,身心失调诸疾患者。

5. 其他方法 中医还有许多特色方法,如根据四时季节的阴阳气机不同,给予适当的调节方法,春调肝气适宜疏导情志,夏调心气适宜喜悦精神,秋调肺气适宜收敛宁神,冬调神气适宜藏神定志,注意节气前后的调整,配合地域和个体差异,因时因地因人制宜,促进身心和谐。

(三) 中医与西医心理康复措施的对应关系

中医和西医心理康复措施均有证据表明能够帮助患者缓解心理痛苦,两种方式如何选择和结合取决于患者心理痛苦产生的原因及患者本人的治疗意愿。此外,现代心理学针对患者的心理特点给予支持、指导,甚至精神类药物治疗,中医心理学能够为患者提供传统养生、养心、调神理念,实现身心治疗,为难以接受西药治疗的患者提供一条新的思路与方法。

五、小结

心理康复能够帮助恶性肿瘤患者改善情绪,减轻心理痛苦和不适症状,提高生活质量,促进医患沟通,增加患者对疾病的理解和康复方面的知识,因此心理康复在多学科肿瘤康复中不可或缺。就心理治疗方法而言,西医心理治疗方法种类多,针对性强,标准化程度高,证据等级高,但由于源自西方文化,所以在应用过程中需要一定的文化转换;而中医心理治疗方法个体化强,目前证据等级较低,但符合中国文化,患者接受程度较高。因此在心理康复中需要中西并重,优势互补。

(孙凌云 庞 英)

参 考 文 献

[1] LINDEN W, VODERMAIER A, MACKENZIE R, et al. Anxiety and depression after cancer diagnosis：Prevalence rates by cancer type, gender, and age[J]. Journal of Affective Disorders, 2012, 141（2-3）：343-351.

[2] NG DWL, KWONG A, SUEN D, et al. Fear of cancer recurrence among Chinese cancer survivors：Prevalence and associations with metacognition and neuroticism[J]. Psycho-oncology（Chichester, England）, 2019, 28：1243-1251.

[3] 唐丽丽. 中国肿瘤心理临床实践指南 2020［M］. 北京：人民卫生出版社, 2020.

[4] 董湘玉, 李琳. 中医心理学基础［M］. 北京：北京科学技术出版社, 2003.

第六章

肿瘤康复的困惑与多学科协作的思考

第一节 肿瘤康复的困惑

2006 年 WHO 正式把肿瘤定义为慢性可控制的疾病,肿瘤患者的生存期正在逐渐延长。患者生活质量是衡量肿瘤治疗效果的新指标,以提高生活质量为主要目标的肿瘤康复治疗已成为临床上的迫切需求。随着肿瘤幸存人群快速增多,肿瘤康复发展滞后的问题日渐突出。肿瘤患者及其家属不仅希望肿瘤疾病本身得到有效控制,更希望能够获得较高的生活质量及和谐的身心状态。如何打造合适的肿瘤康复服务模式,满足患者的迫切需求,愈来愈引起广泛关注。临床实践证明,肿瘤康复服务具有很好的社会效益与品牌效应,可以更好地实现医疗服务核心价值。虽然肿瘤康复具有重要意义,但在具体实践中仍然面临着诸多困惑。

一、肿瘤康复容易被忽略

在当今的医疗体制下,一般而言,当肿瘤患者出院后,患者与医院的关系基本处于脱离状态,很少有医院或医生关注患者出院后的康复问题。在肿瘤康复方面,多数患者是以自我管理为主导,是否做肿瘤康复,做什么康复,如何做,到哪里做,很多患者并不清楚。肿瘤患者共病种类越多,其康复问题越容易被忽视,患者存在的风险和医疗支出费用也会明显增加。这种缺乏管控的肿瘤康复模式无法保持长期、高频、针对性地跟进,无法得到相互协调的多学科团队支持。

二、肿瘤康复团队成员专业单一

在进行肿瘤康复医疗服务时,从事肿瘤康复的医护团队专业比较单一,经常要面对不熟悉领域的各种问题,表面上看适应范围很广,但无法提供精准的专业服务。由于专业的局限性,医护人员对患者的康复指导非常有限,常常只能提供医护人员本人熟悉的专业服务,所提供的康复指导局限于临床层面,许多康复方法无法在日常生活中具体实施。

三、缺乏长远计划和系统管理

肿瘤康复不应仅限于肿瘤根治后的随访阶段,而应从肿瘤诊断开始一直到晚期肿瘤临终关怀阶段,全程给予康复干预。由于传统肿瘤康复模式缺乏全程康复干预的理念,缺乏长远的计划性,容易缺失对患者应该给予的康复干预,容易与患者失去联络。患者在得不到专业指导的情况下,有可能出现病情变化甚至恶化,延误病情救治,同时也会使得治疗和护理的成本额外增加。在传统肿瘤康复模式中,患者很容易在缺乏计划的医疗服务中不知所措,医生安排的复诊时间常常与患者个人事务的时间相冲突而被迫取消;医生发送给患者的肿瘤康复随访表,常常因为患者杂乱的家务而一再拖延或忽略;很多医护人员向患者提供的康复建议或诊疗信息,常常因为告知方式的原因而被患者遗忘。

(贾小强)

第二节 肿瘤康复多学科协作的思考

肿瘤本身以及针对肿瘤的一系列治疗会造成患者的多系统、多器官损害,同时还会造成患者精神心理损害。因此,肿瘤的治疗和康复过程,也一定是涉及诸多方面的复杂问题。理想的肿瘤康复模式一定是多学科团队共同参与的,既有分工,又有合作。在肿瘤患者初诊时,多学科就参与到肿瘤的诊疗方案制订上,共同会诊讨论,为患者评估出疾病全程的长期治疗目标和短期康复目标。

一、不同认知角度的考量

(一) 从医生端的考量

肿瘤患者常常存在多种并发症,每个肿瘤患者的诊疗都具有很强的复杂性和独特性,所以要争取为每个患者制订一个适合其本人的康复计划,让肿瘤患者像糖尿病、高血压患者一样能够回归家庭、回归岗位、回归社会,形成符合肿瘤疾病特点的慢病管理模式,是当前研究肿瘤康复的焦点。当各种原因导致肿瘤不能根治时,如何使患者保持更好的生活质量,实现带瘤生存,具有深远意义。实现这些目标,就需要相关专业协调合作。

肿瘤属于慢性疾病,病症复杂,具有系统性功能异常、病症相互重叠的特点。肿瘤患者在康复阶段存在的健康问题常常涉及多学科、多专业,有时存在身心同病问题,靠某一单一学科无法解决,需要寻求多学科协作模式。

(二) 从患者端的考量

肿瘤患者在康复阶段常会选择回避,虽然存在许多功能障碍等健康问题,但不愿提及;同时在经历了手术等大的治疗后,康复阶段的肿瘤患者常被家庭、医院所忽视,他们普遍认为该治疗的都治疗了,下面的事情就是慢慢养。另外,即使到医院就医,许多肿瘤患者也会有不知道去哪个科就诊的困惑。

通过多学科协作的肿瘤康复模式,给患者树立起打持久战的思想准备;持续有计划地配合医生积极治疗,促进功能障碍的康复,及时解决存在的临床症症;鼓励正确看待疾病,保持健康阳光的心理状态,更好地融入家庭和社会;调整好饮食,坚持适当锻炼。多学科肿瘤康复模式可以让肿瘤患者获得更加便利的医疗服务,使肿瘤康复得以充分实现,对延长患者生命、提高患者生活质量有很大帮助。

（三）从医院端的考量

肿瘤患者及其家属心态普遍焦虑,容易出现或过度关注,有病乱投医,或丧失信心,自暴自弃的情况。因此,许多本应该继续在医院进行康复治疗的肿瘤患者流失了,而且由于未能给患者提供系统规范的康复治疗,使得患者去很多医院咨询、就诊,甚至偏信江湖医生,从而对治疗效果造成负面影响,有时也会对医院声誉造成不良影响。

二、多学科肿瘤康复是学科发展的需求

（一）时代变革的需求

人类进入 21 世纪,现代社会文明发生了巨大变革,各行各业都面临着新的挑战和要求。多学科相互融合是实现现代文明的重要标志,整合正在成为时代的重要特征,成为解决新时代难题的利器和法宝。整合医学已被越来越多的人所认同,正逐渐成为未来医学发展的方向。多学科肿瘤康复模式就是整合医学在肿瘤康复领域的重要实践,符合时代变革的需求。

（二）肿瘤学科发展的需求

肿瘤作为医学领域中跨学科、跨体系最为突出的医学专科,更加需要借助整合医学的理念,实现自身的突破和发展。多学科协作模式已广泛地在肿瘤诊断和治疗过程中开展,在肿瘤康复的过程中,更加需要多学科的共同参与。广义的康复从治疗的最早阶段就开始了,许多治疗措施都包含着康复内容,对肿瘤的转归有着不同程度的影响。因此,多学科肿瘤康复是肿瘤学科发展的必然要求,应贯穿于肿瘤疾病的整个过程。

（三）实现全程康复的需求

建立全程康复理念,是提升肿瘤康复水平,加速肿瘤康复进程的重要路径。全程康复的实现,必然会涉及众多的相关学科。这就要求,从事肿瘤诊治工作的医务人员,一方面要拓展学科领域,打破专科藩篱,建立起广博的知识架构,具备解决多学科问题的能力和水平;另一方面,要善于发挥综合团队效应,建立多学科协作机制和平台,根据肿瘤康复过程中不同阶段的特点和要求,组织相关学科深度参与,有效解决肿瘤康复过程中的复杂问题。

（四）实现以患者为中心的需求

以患者为中心是我国现代医疗模式的一个重要特征,是我国医疗体制顺应社会进步发展的深层次的思想革命。以关怀伦理学为基础的新型医患关系要求医生对患者的帮助不仅仅是减轻和消除痛苦,更多的是帮助患者提升自主能力。以患者为中心是对"以疾病为中心"的传统诊疗模式的颠覆,完全符合现代医学模式的要求。现代医学模式认为,人不仅是一个生物体,更重要的是一个具有心理、社会、文化和精神特征的综合整体。以患者为中心就要根据患者在诊治、康复过程中的需求特点来设计医疗服务模式,一切为了有利于疾病康复,有利于患者就医体验,通过调动各种医疗资源,共同实现患者从生理、心理、社会、精神四方面达到获益和舒适的目的。多学科肿瘤康复正是基于此理念,针对肿瘤康复特点做出的相应诊疗模式安排。以患者为中心的多学科肿瘤康复改变了传统模式存在的医患资源配置

混乱、不合理问题,将以往患者绕着医院转,患者被推来推去的被动、低效局面,转变为相关学科围着患者转的主动、高效模式。根据患者病情特点,形成既有合作又有分工,主次分明,协作充分的跨学科运行团队。通过数字+互联网革新患者管理模式,在多学科肿瘤康复专家指导下,实现同伴教育、共同照看。首先,在初步康复访视阶段,在多学科合作团队的支持下,由肿瘤康复主治医师和肿瘤康复教练共同制订康复计划;其次,在主动管理层面,由肿瘤康复医师、分诊员、同行健康教育者共同构建真实世界的肿瘤康复技能;最后,在被动管理层面,家庭成员的照顾者和社区参与人员共同加强自我管理。在此过程中,患者通过自我工具和社会工具学习肿瘤康复有关知识。

（五）符合肿瘤康复多元化特点的需求

肿瘤本身具有多元化特点,人体不同系统发生的肿瘤具有较大差异,发生在不同器官的肿瘤会对相关器官功能产生破坏和影响,同时也会对相关系统产生破坏和影响。多学科协作的核心目标就是要实现患者需求的回归。在肿瘤康复过程中,患者需求一定是多元化的,所涉及的医学专科远远超越了肿瘤科或康复科的范畴。因此,肿瘤康复的多元化特点,就注定了在肿瘤康复诊疗中,要采用多学科协作的模式。

以患者为中心的多学科肿瘤康复模式,对患者进行登记注册,制订以多学科团队为基础的诊疗方案,有计划、有步骤地对患者进行长远的康复管理和随访。肿瘤康复团队中的每个成员有着清晰的分工,责任医生负责制订诊疗康复计划;康复主管负责设置真实世界的管理规划;管理员负责按照计划表进行随访。通过多学科、多医疗机构间的相互协调,实现肿瘤康复的长远化、规范化、系统化、多元化、个性化。

（六）符合肿瘤康复全程随访的需求

肿瘤康复是一个可以延伸到肿瘤全过程的特殊医疗服务,既包括有瘤状态,也包括无瘤状态,既包括肿瘤本身问题,也包括由于肿瘤引发的诸多问题。肿瘤的治疗后全程随访是肿瘤诊治的重要部分。随访不仅是对患者相关信息的追踪反馈,更多的是对患者康复的指导。肿瘤随访需要多学科的共同参与,但在信息化落后的年代,实现肿瘤随访多学科参与是一件几乎无法实现的事情,但随着"互联网+"的兴起和成熟,由多学科共同完成肿瘤患者全程追踪随访和康复服务已经成为可能。

三、多学科肿瘤康复存在的问题

（一）认识不足的问题

1. 医务人员的认识不足　相关专业医务人员存在对多学科肿瘤康复认识不足的问题。需通过培训不断提高医务人员对多学科协作模式的认识,真正了解实施多学科协作的目的、意义及具体方法;增强学科整合意识,取各学科之长。

2. 患者的认识不足　多数患者对肿瘤康复的意义、多学科协作进行肿瘤康复的必要性了解甚少。要通过各种媒体、医患宣教等形式向肿瘤患者广泛介绍肿瘤康复的特点,采用多学科协作的意义、价值和具体方法,让患者及其家属切实感受到多学科肿瘤康复的效果,多学科互联互通的优势。

(二) 医疗资源不足的矛盾

1. 资源不足的现状　多学科肿瘤康复至少需要两个相关科室参与,而当前医疗资源供给有限,现有模式下运行尚且捉襟见肘的情况下,如何调动多个学科常态化地相互协调为患者提供医疗服务,存在着较多问题。因此在现有体制下,建立多学科协作体制需要医疗机构的医政部门进行统筹,建立长效沟通、协调、评估等机制,建立相应工作制度、流程,避免流于形式,制订相关考核及奖惩机制,明确岗位职责,切实促进多学科协作发展。

2. 医疗保障滞后　肿瘤康复是一个新兴学科,发展尚处于起步阶段,存在着专业发展速度比较快,医疗保障配套滞后的矛盾。这种矛盾体现在有关肿瘤康复的项目和服务缺乏相应的收费项,造成开展肿瘤康复的医疗机构和人员无法获得与劳动付出和成本支出相对应的回报,开展相关服务和研究的积极性不高。这一矛盾的解决,需要从事肿瘤康复的人员积极开展相关项目的设计和实践,及时提出相关研究成果,同时需要相关医疗保障管理机构重视肿瘤康复项目的配套管理和服务,及时论证和确认相关收费项目和标准,推动肿瘤康复事业稳步健康发展。

3. 人才培养滞后　目前,具有多学科肿瘤康复经验的人才非常匮乏,普遍存在临床经验不足,方案执行力不足等问题,对疗效影响较大。多学科肿瘤康复团队的学科带头人要有针对性地加强相关人员的专业理论和临床技能培训,将肿瘤康复多学科协作模式带入临床科研、教学、查房之中,引导全体成员深入参与,重视专业培训,保证团队成员达到专业化水平,确保诊疗服务质量,形成良好的人才储备。

4. 随访机制不健全　恶性肿瘤患者康复期漫长,需长期进行随访和管理。临床普遍存在重治疗轻随访的现象,而肿瘤康复的核心就是随访,没有良好的随访机制,就无法实现有效的肿瘤康复管理。随访机制的不健全导致无法判断多学科肿瘤康复方案的具体实施情况和应用后的结果,无法准确对康复方案应有的效果进行评估,无法准确对患者预后进行判断。随访机制应在多学科肿瘤康复模式下进行,通过建立完善健全的随访机制,有效追踪患者在康复阶段病情的动态变化和功能状态,随时调整康复诊疗方案。多学科肿瘤康复模式下的主导科室,应负责患者的随访工作,并及时把随访情况反馈给多学科肿瘤康复团队管理人员,以便及时调整方案。

(贾小强)

参 考 文 献

[1] 杨宇飞. 建立有中国特色的肿瘤康复学科 [J]. 中医肿瘤学杂志, 2021, 3 (2): 1-3.

[2] 郭晓钟, 刘旭. 整合医学: 未来医学发展之路 [J]. 中华消化杂志, 2021, 41 (10): 649-653.

[3] 吕兰婷, 傅金澜, 王汐. 以患者为中心的卫生决策体系构建——基于个体与全民水平的思考 [J]. 中国医院管理, 2021, 41 (12): 41-46.

[4] 戴小军, 丁健, 张晓春, 等. 肿瘤中医康复治疗优势特色探讨 [J]. 中国肿瘤, 2014, 23 (6): 514-517.

[5] 杨宇飞, 陈俊强. 临床肿瘤康复 [M]. 北京: 人民卫生出版社, 2018.

第七章
多学科肿瘤康复的科研方法与思路

一、多学科肿瘤康复科研模式的构建

(一) 多学科肿瘤康复科研团队的组建

肿瘤康复医学团队构成体现在多学科的合作,所以需要有各学科的专业人士参与,主要包括中医肿瘤专科、康复专科、药剂专科、营养专科、心理咨询专科和共病科、病理科等。肿瘤专科医院各学科之间有着关于肿瘤防治康复的密切联系,其多学科协作及团队建设有着得天独厚的优势。由于大多数医院为综合性医院,因此各专科对于肿瘤治疗康复较为陌生,肿瘤科对于其他科室也并不十分了解,因此在门诊多学科肿瘤康复模式的构建过程中,团队内部进行充分交流、互相学习、自我教育的同时,注重人才培养十分重要。

(二) 多学科肿瘤康复科研理念的形成

首先,在团队内部,所有成员都应认可以患者为中心的全程肿瘤康复理念;其次,是建立绿色通道及完善的合作流程;最后,是团队成员均应在本专业基础上对肿瘤康复的知识有一定的掌握,以此达到理念、合作机制、知识体系上的融合,促进各学科发展与多学科肿瘤康复模式的成熟与完善。在经过相关肿瘤康复医学知识的培训后,定期进行学术讨论和业务职责认定,服从肿瘤康复团队整体的调度和安排,开展相关肿瘤康复医学研究和诊疗业务工作。

(三) 多学科康复科研病例资料的规范化记录与管理

肿瘤康复医学的科研必须有严谨的科学态度,为了有助于多学科交流合作,协同科研开展工作,有必要建立统一的资料管理体系。对肿瘤康复医学而言,建立资料管理体系的第一步就是病历的规范化,即凡是参与肿瘤康复医学团队科研和医疗工作,统一使用肿瘤康复医学规范病历。

建立肿瘤康复医学规范病历首先是对接受康复治疗的患者负责,力求做到患者接受康复治疗的资料齐备,以防疏漏,延误康复治疗时机,甚至导致医疗事故。规范化康复医学病历记载着整个康复医疗过程,其中包括医疗负责人,康复实施项目和过程,药品使用情况,对整个康复医学执行过程起到监督作用,以提升参与康复医学从业人员素质,保障多学科康复医学事业健康发展。规范化康复医学病历将以数字化的形式纳入数据库,每位患者、每个病例、每位参与治疗的专业人员都有自己的 ID 编码,整个康复医学治疗过程都将以数字化的形式存入数据库,以便于调用分析,及时掌握患者治疗情况,并作出趋势分析,调整应对方案。将数字化康复医学病历纳入数据库更大的优势在于,可以进行更深入的数据挖掘,有助于发现更多深层次、值得探究的问题,这将为肿瘤康复医学多学科合作基础研究发展提供更多更新的启发,以及统计学上的可行性支持,并为将来实现肿瘤康复的智能化管理建立基础工作。

二、多学科肿瘤康复科研的方法与思路

(一)以中医为主的多学科肿瘤康复的复杂干预概述

以中医为主的多学科肿瘤康复干预除包括以辨证论治为基础的中药治疗、针灸推拿治疗,以及音乐、心理等辅助治疗外,还包括营养、药剂、康复及各共病科室的多重复杂干预措施,在疗效评价方面比较复杂,既控制病情活动,又顾及生存质量的提高,既改善患者主观感受,又注重功能恢复,其特点是多样化的治疗手段及多维度的疗效观察。

(二)多学科肿瘤康复中医复杂干预框架的构建

关于多学科肿瘤康复中医复杂干预要素的筛选方法,主要包括定性研究、定量研究以及定性与定量相结合的研究方法。如运用扎根理论、内容分析法、专家小组访谈、个体访谈法等多种定性研究方法构建多学科肿瘤康复中医药复杂干预方案,其主要研究步骤包括:专业文献理念抽提、既往临床证据收集、理论假设形成、概念操作化实现、患者访谈、专题小组研究、专家共识、预试验评价、方案修正、前瞻性验证等序贯过程。

另外,可结合中医辨证论治自身特点,参考英国医学研究理事会(MRC)对复杂干预的定义及实施框架,形成构建多学科肿瘤康复中医复杂干预模型的 3 个原则:①临床方案应体现中医病证结合的特点,且经过优化筛选;②确定复杂干预方案的稳定部分及辨证加减成分;③明确临床观察周期、数据采集时点。

(三)多学科肿瘤康复中医复杂干预的研究方案设计

鉴于多学科肿瘤康复中医复杂干预的特殊性,经典的随机对照试验(RCT)有其局限性,需有针对性地进行改进,目前较为常见的设计有:实用性随机对照试验设计、阶梯设计、病人偏好设计、单病例随机对照试验设计、整群随机设计、真实世界研究和富集设计。

(四)多学科肿瘤康复中医复杂干预的疗效评价

疗效评价是临床评价的主体,疾病及证候的诊断是为干预提供依据,并期待从结局中获得良好预期。于是,疗效评价方法学的研究成为首要和关键,对临床疗效的科学诠释和评价成为关乎中医药学生存和发展的重要科学问题。

复杂干预贯穿多学科肿瘤康复中医复杂干预诊疗的始终,其疗效评价体系应充分体现中医复杂干预的诊治理念。综合评价采用多个指标对一个复杂系统进行总体评价,适合中医临床诊治复杂干预及疗效评价指标多维度的特点,将在中医疗效评价中发挥重要作用。

中医临床疗效评价应回归临床实际,反映临床诊疗真实世界,强调中医复杂干预对患病生命体的整合调节作用,应能充分体现中医复杂干预的诊治理念,其评价系统的构建,应该是既遵循中医理论依据,突出中医特色,又符合现代医学重证据、重标准的要求,宏观和微观相结合,整体和局部相结合,身心状态和生存质量相结合,通过多指标综合评

价更好地共同表达和反映中医药干预措施对疾病个体特定病证的临床状态、自然进程、疾病结局或预后的干预影响。中医临床疗效的评价应该是全方位、多角度、综合性的评价，采用综合评价方法，用多个指标对中医药这个复杂系统进行总体评价，才能使中医疗效的评价更真实、客观，也更具有说服力，从而客观、全面、真实地反映中医药临床治疗的实际水平。

目前常用的综合评价方法分为以下几类：专家评价法、经济分析法、运筹学和其他数学方法、智能化评价方法等。

三、多学科肿瘤康复科研的实践与创新

杨宇飞团队在 2021 年中国中医科学院科技创新工程重大攻关项目中先后立项"多学科肿瘤康复模式改善直肠癌根治术后排便功能障碍的随机对照研究及应用推广""基于数据平台的中西医结合方案在结直肠癌围手术期及术后康复期应用的多中心、前瞻性真实世界队列研究"等课题，是多学科肿瘤康复科研在结直肠癌康复方面的实践与创新。

（一）随机对照研究

"多学科肿瘤康复模式改善直肠癌根治术后排便功能障碍的随机对照研究及应用推广"的研究设计包括三部分，首先对参与多学科的医护患进行定性访谈，完善个体化、精准化康复实施方案；之后对国内外直肠癌患者常用量表、门诊及住院患者的访谈和病历的回顾分析，制订适合直肠癌根治术后肛门功能恢复的患者报告结局量表；临床研究方面设置多学科肿瘤康复诊疗模式对根治术后直肠癌功能障碍的随机对照研究，将患者随机分为常规中医治疗加多学科肿瘤康复组和常规中医治疗对照组，治疗组给予患者康复方案每日训练，观察肛门功能恢复程度和生活质量改善情况，从而获得高级别的循证证据，为中国肿瘤康复学科建设奠定基础。

（二）真实世界队列研究

"基于数据平台的中西医结合方案在结直肠癌围手术期及术后康复期应用的多中心、前瞻性真实世界队列研究"课题研究的第二部分中采用多中心、前瞻性真实世界的研究方法，对中医直肠癌术后康复方案（以下简称中医康复方案）的临床疗效、安全性进行研究；干预措施将符合纳排标准的直肠癌术后患者以"是否进行中医康复方案"作为暴露因素，按照患者意愿分为中医康复试验组和常规康复对照组两组；研究终点观察两组结直肠癌患者症状改善情况、生活质量。由于直肠癌保肛术后肛门功能障碍在时间上存在较大跨度，且患者就诊时所处阶段各有不同，考虑到以上实际情况，患者术后时间、治疗阶段及保肛术式等因素，不作为严格的基线要求，在后期统计分析中，可按照术后时间、治疗阶段及保肛术式等进行分层研究。家庭支持、经济支持等因素亦作为观察研究因素，探讨患者对于多学科肿瘤康复的认知度、支持度、依从性及满意度。

（杨宇飞　王宪贝）

参 考 文 献

[1] 李先涛,胡镜清,刘保延,等. 复杂干预概述 [J]. 天津中医药大学学报, 2013, 32(4): 250-252.

[2] 刘建平. 定量与定性研究方法相结合的中医临床疗效评价模式 [J]. 中国中西医结合杂志, 2011, 31(5): 581-586.

[3] 支英杰,谢雁鸣,翁维良,等. 结合中医辨证论治的特点构建中医临床复杂干预评价模型 [J]. 世界科学技术 - 中医药现代化, 2007(6): 25-30.

[4] 高凡珠,谢雁鸣,王永炎. 中医复杂干预与疗效综合评价 [J]. 中国中医基础医学杂志, 2010, 16(6): 527-529.

CLINICAL TUMOR REHABILITIO

CLINICAL TUMOR REHABILITIO

CLINICAL TUMOR REHABILITIO

CLINICAL TUMOR REHABILITIO

引　子

　　杨宇飞教授长期致力于多学科协作的肿瘤康复模式研究,从临床实践到学科建设,再到科研进行了大量探索,逐渐形成了较为完善的理论和实践体系。2014年中国中医科学院西苑医院肿瘤诊疗部的成立标志着多学科协作肿瘤诊疗平台的形成,多学科肿瘤康复便是依托于这一平台开展的重要项目。参与此项工作的专业科室包括肿瘤科、外科(普外科、肛肠外科)、脾胃科、康复医学科、针灸科、营养科、药剂科、医学心理科、放射科、病理科以及呼吸科、肾病科等。2015年,中国老年学和老年医学学会肿瘤康复分会成立,杨宇飞任首任会长,带领全国致力于肿瘤康复研究的专家共同践行多学科肿瘤康复理念,将西苑医院模式向全国推广。2015年11月建立肿瘤康复西苑医院基地,之后在全国又建立多家肿瘤康复基地。多年来,这些基地积极开展多学科肿瘤康复相关研究,积累了大量临床案例,形成了许多珍贵的研究成果,大大推进了多学科肿瘤康复的研究进程。

　　下篇为临证实录篇,是各家肿瘤康复基地长期开展的多学科肿瘤康复临床实践的成果展示。我们共选取了48个案例,其中36个来自西苑医院基地,12个来自其他基地。来自西苑医院基地的案例,按照病种进行排序,其中直肠癌14例、结肠癌5例、乳腺癌3例、女性生殖系统癌3例、泌尿系癌3例、胰腺癌2例、鼻咽癌2例、舌癌2例、甲状腺癌和肺癌各1例。来自其他基地的案例,按照基地成立的先后顺序进行排序,共有8个基地,涉及食管癌4例、肺癌4例、胃癌1例、肝内胆管细胞癌1例、直肠癌1例、胰腺癌1例。

　　下篇以真实、典型病例为素材,对多学科肿瘤康复模式的理论和实践进行了全面、深入的论述和总结。通过这些案例,我们可以更加生动地了解多学科协作模式下肿瘤康复的组织、协调、实施、评估、复查等诊疗全过程,更好地理解多学科肿瘤康复模式的理念、方法和流程,希望我们的努力能够给读者带来启发和借鉴。

第一章

中国中医科学院西苑医院肿瘤康复基地临证实录

第一节 基地简介

在北京市中医管理局的支持和指导下,西苑医院肿瘤康复基地的探索之路是政府、社会组织、医疗机构的一次合作创新。西苑医院基地的建立带动了全国范围内肿瘤康复基地的创建,并成为创建肿瘤康复学科的试验田。西苑医院基地创建了肿瘤康复多学科门诊模式,为肿瘤患者提供全程优化康复方案,受到患者的高度赞誉和好评。基地还积极开展结直肠癌早筛早查肿瘤防治工作,建立肿瘤三级联防慢病康复管理模式。中国中医科学院西苑医院作为肿瘤康复基地的排头兵,牵头组织编写了《临床肿瘤康复》等三部专著;完成多项肿瘤康复课题,为创建我国肿瘤康复学科做出了卓越贡献。

第二节 临证实录

一、直肠癌新辅助放化疗、保肛根治术后便频案例

【基本情况】

患者魏某,男,53 岁,身高 165cm,体重 70kg,BMI 25.7kg/m^2,KPS 评分 80 分。

【案例背景】

患者中年男性,家庭经济状况一般,性情内向,不善言辞,情绪较沉闷,谈吐中透露出缺乏自信。2016 年 3 月 31 日第一次至中国中医科学院西苑医院特需医疗部杨宇飞主任医师处就诊,诉 1 年前因便血 1 年检查时发现直肠肿物,术前行 4 周期新辅助化疗及放疗,后行直肠癌保肛根治术,术后病理示中分化腺癌,术后行 8 周期辅助化疗,2015 年 11 月结束化疗,2016 年 1 月行还纳术,手术较为顺利,但排便功能和性功能障碍给患者带来很大困扰。此后 2 年时间,患者按杨宇飞主任医师门诊时间规律就诊,主要治疗方法为口服中药,虽然排便功能较前有非常明显改善,但杨宇飞主任医师依然针对患者大便情况和性功能情况,对患者治疗方案进行调整,经患者同意后启动肿瘤康复多学科门诊。2018 年 12 月 5 日,由中国中医科学院西苑医院肿瘤科杨宇飞主任医师带队,外科贾小强主任医师,康复科庄威主治医师组成的多学科肿瘤康复团队对患者病情进行全面分析,根据患者刻下症中出现的亟待解决的问题进行综合施治。就诊当日患者夫人对患者关怀有加,照顾周到,经过长达 1 小时

的全面会诊,多学科肿瘤团队共提出十余条建议和方法,主要从患者的形与神两方面进行调整,充分体现中医学"形神兼顾,互根互用"的整体观念,顺应天地万物的阴阳变化规律,调养身体状态。经过这次肿瘤康复多学科门诊,患者不仅对自身疾患的由来和变化规律有了一个新的认识,还对战胜病魔、重返社会及家庭信心倍增,对改善自身不适症状有了着实有效、客观全面的好办法、新思路。

【患者需求】

1. 患者家属角度　帮助解决大便次数增多及性功能障碍的问题。

2. 医生角度　提高患者生活质量。

【发起者及需求】

肿瘤科杨宇飞主任医师作为发起者对本患者设立以下目标:

近期目标:回归家庭。

中期目标:请外科和康复医学科协助解决患者排便次数多、便意频繁、肛门坠胀,以及性功能障碍等术后问题。

远期目标:术后5年不出现远处转移或局部复发,最终实现直肠癌的根治。

【病史】

1. 诊治经过　2015年2月患者因便血就诊,肠镜示直肠占位。病理诊断:直肠癌。2015年2月至2015年5月行术前新辅助化疗(FOLFOX方案),共行4周期,以及新辅助放疗20次(具体剂量不详)。2015年6月患者行直肠癌保肛根治术,术后病理示(直肠)中分化腺癌,侵及脂肪组织,淋巴结0/34。术后分期为$T_3N_0M_0$,Ⅱa期。2015年6月至11月共行8周期术后辅助化疗(FOLFOX方案)。2016年1月患者行造口还纳术。2016年3月至今于中国中医科学院西苑医院肿瘤科杨宇飞主任医师门诊服中药治疗。

2. 主要问题　排便次数多,便意频繁,肛门坠胀,以及性功能障碍等术后问题。

3. 中医四诊　易疲劳,大便不规律,时干时稀,或每日1次,或每日10余次,里急后重,肛门重坠。纳可,眠差,入睡困难,易醒、醒后再难入睡,夜尿0～1次,性功能障碍,勃起障碍。舌淡,苔白,脉弦长。

4. 既往史　否认高血压、糖尿病。

5. 个人史　饮酒20年,啤酒为主,吸烟20年,每日约20支,现吸烟、饮酒均已戒除。

6. 婚育史　适龄结婚,育有1子1女,均未做肠镜。

7. 家族史　父亲因直肠癌去世,母亲因系统性红斑狼疮去世,姑姑有直肠癌病史,两个弟弟有结肠息肉病史。

【相关检查】

2018年7月行肠镜复查,未发现复发转移征象,未发现息肉;2018年9月行肠镜复查,示直肠、结肠多发息肉,予电镜下切除;2018年9月,患者复查肿瘤标志物均正常;2018年9月,复查胸腹盆CT均未见复发转移征象。

【诊断】

1. 中医诊断　内科癌病;肝肾亏虚,痰瘀内结证。

2. 西医诊断　直肠恶性肿瘤,$T_3N_0M_0$,Ⅱa期。

【康复目标】

1. 近期目标　改善排便功能障碍、阳痿,回归家庭。
2. 远期目标　术后 5 年无转移复发,达到根治目的。

【多学科讨论】

1. 时间　2018 年 12 月 5 日。
2. 参加讨论人员　肿瘤科杨宇飞主任医师、外科贾小强主任医师、康复医学科庄威主治医师。
3. 各学科观点

(1) 肿瘤科:此例患者将通过术后 3～5 年中医药治疗,以健脾补肾解毒为总体治疗原则,改善自身体质,调理机体免疫,清除癌毒余毒,争取进一步降低术后复发转移机会,实现肿瘤痊愈的目标。此外,患者在造口还纳术后出现大便次数增多、性功能障碍等困扰,也是需要通过中药治疗解决的问题。从中医内科治疗角度而言,《素问·五脏别论》强调"魄门亦为五脏使",很多直肠癌患者还纳术后出现大便次数增多现象,不仅是局部肛门肌肉问题,同时也伴有其他脏腑功能的失衡。我们在临床中观察到,类似患者往往存在明显的焦虑情绪,而肝主疏泄,不仅在控制排便方面起到重要作用,对于男性患者的勃起功能也能够调节。结合本例患者的舌脉,四诊合参,在常规健脾补肾解毒治疗原则的基础上,注重疏肝理气、增强补肾纳气之力,如柴胡、升麻配伍加强气机疏导,附子、肉桂温肾纳气。并且还可以给予患者中药外治处方,如局部坐浴,内外并用以达到满意疗效。

(2) 外科:此患者系中年男性,有烟酒嗜好,有直肠癌家族史,3 年前患低位直肠癌,肿瘤位置距肛门为 4cm,经过术前新辅助放化疗,行直肠癌低位前切除术,术后病理为中分化腺癌,$T_3N_0M_0$,Ⅱa 期。患者当前主要的问题是性功能障碍和大便次数多。

首先我认为此患者从直肠癌的治疗效果来看是非常理想的。术前之所以给予新辅助放化疗,一定是基于局部 T 分期偏晚,难以达到 R0 手术根治;位置过低,难以实现保肛。通过新辅助治疗,这两个目的均得以实现,从术后复查情况看,病情稳定,无复发转移迹象。这些都说明之前针对直肠癌的治疗方案是成功的。目前为术后约 40 个月,自述术后性功能下降,近 2 年来,性功能下降明显,发展到比较严重程度,表现为缺乏性欲、勃起困难等,同时存在大便不规律,经常大便次数多。

性功能障碍是直肠癌根治术后的常见并发症,主要与术中对上腹下丛、腹下神经、盆腔神经丛及分支等的损伤有关。如何在确保肿瘤根治的前提下最大限度地保护患者的神经组织,是外科医生面临的严峻问题。男性骨盆空间更显狭小,手术时难以获得满意的视野,不易判断盆筋膜脏壁两层之间疏松组织间隙,难以获得正确的解剖层次,不易识别、保护盆腔自主神经丛。腹腔镜虽然显露出较为清晰的手术视野,更容易找到正确的解剖层次,用超声刀锐性解剖,大多可以在腔镜下清楚地观察到上腹下丛、腹下神经、盆腔神经丛及分支,对于神经的辨认和保护更加确切,从而大大降低了神经损伤的概率,但术后性功能障碍仍然不能完全避免。肿瘤的位置越低、侵犯范围越大,T 分期越晚,发生神经损伤的概率就越高。此外,术前的放化疗,对盆腔组织也会造成较大影响,主要表现为局部组织水肿、纤维化粘连等,使得局部解剖关系复杂化,术中寻找解剖层次困难,也会增加术中神经副损伤的概率。

　　大便次数增多也是直肠癌术后常见的并发症之一。一般来说,直肠癌位置越低,发生术后大便次数增多的概率就会越高,表现的症状也越明显。低位直肠癌根治术后直肠缺失,直径小很多的乙状结肠代替原有直肠,储便的能力大不如前,就会导致每次只能排出少量粪便,一天的排便量要分成很多次。其特点是:大便形态接近正常,量少而次数多,与腹泻有明显不同。大便次数多的原因除了和直肠缺如有关外,还和吻合口有关,如果吻合口有炎症,或由于吻合口挛缩变小,都可以出现便意频繁,大便次数多的情况,且吻合口位置越低,出现大便次数增多的可能性越大。

　　就此患者而言,其性功能障碍不仅应考虑手术的因素,还要考虑年龄因素。男性50岁以后性激素分泌量逐渐减少,性功能衰退速度也会随之加快。该患者年龄为53岁,正是性功能下降明显的年龄段。此外,中年患癌,对其精神上的打击也是巨大的,不良的心理因素如紧张、焦虑、恐惧等也会进一步加重性功能的衰退。

　　总之,此患者术后效果是满意的,术前做过新辅助放化疗达到降期的目的,术后辅助化疗,术后用中药治疗,均达到较好的效果。当前性功能障碍和大便次数增多与保肛根治术有一定关系,同时也和年龄、精神状态、身体状况、烟酒嗜好等有一定关系。

　　建议患者应用多学科康复方案,在中药内治的同时,增加中医导引固阳回春操、体能康复锻炼、针灸、心理疏导等。同时,还要鼓励戒烟限酒,积极回归社会,保持乐观向上的心态。

　　(3)康复医学科:初见患者,性情内向,不善言辞,情绪较沉闷,谈吐中透露出缺乏自信。就诊当日患者夫人陪诊,对患者关怀有加、照顾周到。对于此类患者,我们要解决躯体症状的同时,更要关注他的心理情况,对其言谈举止,需有的放矢。患者因病失去了社会交际、工作岗位和生活目标,对一个患者最大的打击莫过于此。在多学科成立之初,一方面我们要根据患者的病情和目标制订方案,另一方面我们也要积极地向各种机构进行协调,拟创立一种社会性组织机构,如癌症协会,让他们在这里重拾信心,重建自我。查体:患者双下肢股四头肌肌力下降,左侧4+,右侧5-,股二头肌肌力下降,左侧4+,右侧5-,平衡功能7级,腹部核心力量下降,呼吸为胸式呼吸。

　　初期疗程及目标:1个月为一个疗程,以量表评估为客观指标,患者自身主观感受为第二指标,预计改善患者症状10%以上;后开启中期评估及康复治疗。

　　【多学科康复方案】

　　治疗方案:

　　处方1:熟地黄10g,生地黄10g,酒萸肉10g,山药10g,茯苓10g,黄芩6g,泽泻10g,丹皮10g,知母6g,黄柏3g,黑顺片^(先煎)6g,肉桂3g,盐车前子^(先煎)10g,麸炒苍术10g,麸炒白术10g,白花蛇舌草15g,半枝莲15g,土茯苓15g,生黄芪15g,柴胡6g,升麻6g,党参10g,当归10g。水煎服,日1剂,分2次,早、晚温服。

　　处方2:麸炒苍术20g,侧柏炭20g,醋五味子20g,马齿苋20g,防风15g,荆芥15g,制川乌^(先煎)15g,花椒15g。水煎服,日1剂,分2次,外用坐浴。

　　处方3:华蟾素片,每次3片,每日2次,口服;安替可胶囊,每次3粒,每日2次,口服。

　　处方4:提肛练习 + 呼吸训练(20次/组,每日做3组),可交替进行。

　　核心训练(20次/组,每日做5组)。

平衡功能训练(每次 5 分钟,每日做 5 组)。

八段锦(每次 30 分钟,每日 1 次),以双手托天理三焦、五劳七伤往后瞧、两手攀足固肾腰 3 节为主。

【多学科协作治疗经过】

患者接受多学科诊疗会诊意见后,每 3 个月复诊 1 次。

2019 年 3 月 18 日,多学科肿瘤康复会诊后首次复诊,性功能较前改善。大便不规律,里急后重,肛门坠胀。纳眠可。舌暗红,少津苔薄。辅助检查示:2018 年 12 月 14 日,基因检测回报,BRCA2 基因 pN372H 突变,样本检测结果为 AC 杂合基因型,可轻微增加乳腺癌的发生风险。

2019 年 6 月 27 日,多学科肿瘤康复会诊后第 2 次复诊,患者诉大便不规律,里急后重,肛门坠胀,时有肛门灼热。纳眠可。性欲减退、勃起障碍。近期体重稳定。舌暗,苔白厚腻;脉弦细。辅助检查示:2019 年 5 月 24 日,肿瘤标志物未见明显异常。

2019 年 9 月 9 日,多学科肿瘤康复会诊后第 3 次复诊,诉大便不规律,里急后重较前减轻,大便每日 2～8 次,不成形,纳可,眠可,近期体重稳定。根据照片提示:舌淡,苔白。

2019 年 12 月 19 日,多学科肿瘤康复会诊后第 4 次复诊,诉纳眠可,大便不规律,每日 7～8 次,不成形,里急后重,偶有肛门痛,便带鲜血,无腹痛,夜尿 1 次,近期体重稳定,体重 63kg,乏力 2 级。2019 年 10 月 4 日肿瘤标志物未见明显异常。2019 年 11 月 7 日,腹部 CT 示直肠恶性肿瘤术后未见明确复发或转移征象;脂肪肝,左肝及左肾囊肿;胆囊结石;升结肠多发小憩室形成。2019 年 12 月 13 日胃镜示慢性萎缩性胃炎,肠镜示升结肠见 2 个小憩室,距肛门 3cm 见吻合口,黏膜光滑,余结肠黏膜光滑,未见溃疡及新生物。

【随访】

2020 年 3 月 7 日随访:

1. 一般情况　患者经过康复训练后大便不规律等症状较前有明显改善,自觉肛周肌肉力量和弹力有所增加,肛周疼痛等刺激征明显好转,频率及程度均有所下降;从身体机能、精神状态、饮食状态、睡眠状态及小便情况等来看,患者自觉总体情况比较满意,基本不受干扰。

2. 目标完成情况　患者目前日常活动中,每日可进行 2 小时以内的体育运动,主要以康复训练和有氧运动为主,形式以爬山或者走路为主,若遇到如厕问题,也能提前进行预判和掌握,近期目标和中期目标已经达成。

3. 评估情况　患者双下肢股四头肌肌力有所上升,左侧 5-,右侧 5-,股二头肌肌力有所上升,左侧 5-,右侧 5,平衡功能 8 级,腹部核心力量有所提升,目前呼吸为腹式呼吸。

4. 下一步计划　患者自觉乏力症状有所加重,性功能问题还有待进一步解决,待下一次多学科肿瘤康复会诊继续进行评估和方案讨论,综合给出康复计划。

【讨论】

1. 协作组专家点评

肿瘤科杨宇飞主任医师:患者直肠癌 Ⅱ 期根治术后,预后较为良好,研究表明结直肠癌根治术后长期口服中药治疗有助于减少复发转移率。中医治疗思路总体以健脾补肾、化痰散结为主,经过治疗后患者复查未发现复发转移征象,达到初步目标。然而对于结直肠癌幸存人群而言,还存在一些"难言之隐",往往在中医或者西医门诊未能进行充分的重视和解决。排便功能障碍是常见的合并症状,通过中西医结合康复功能训练,可以有效改善局部肌肉功能,从而减少排便次数、增加对排便的控制力。此外,性功能障碍往往是患者存在困扰却难以开口向医生甚至家人表达的问题。性功能障碍,一方面由于术后神经损伤或放疗及化疗导致的黏膜及神经损伤,另一方面来自于患者的心理障碍,男性在性生活中存在勃起障碍,女性往往存在阴道干涩等问题。西医治疗可以从心理咨询角度帮助患者建立自信及性行为指导,必要时采取药物辅助手段。而中医治疗主要以补益肝肾为主,同时疏解肝气,对于改善性功能障碍有重要意义。

康复医学科肖京主任医师:患者直肠癌,经历艰辛的手术、放化疗等综合治疗后,不仅身体各项功能受到损伤,心理上也出现悲观、失望、焦虑、抑郁甚至恐惧等。直肠癌术后性功能障碍与术中损伤骨盆自主神经系统有关。包括腹下神经及骨盆内脏神经,腹下神经为交感神经,是腹主动脉丛向下的延续部分,在骶岬水平分成两干,盆腔沿盆侧壁下行,形成下腹下丛,该神经在性活动过程中负责射精功能。骨盆内脏神经为副交感神经,节前纤维起自脊髓骶2～4节段的副交感神经核,随骶神经出骶前孔,随盆丛分支分布到所支配的脏器,在性活动过程中负责勃起功能。排便问题与术后患者的括约肌以及局部神经等损伤有关。进行排便功能训练(主要措施有提肛运动、缩肛运动)、饮食调整等有助于改善直肠癌保肛术后患者的排便功能。针灸治疗亦可改善患者排便功能障碍,并可减轻癌因性疲乏。患者经过多学科肿瘤康复会诊,并得到专业、规范、个体化治疗,排便功能及整体状态恢复良好,患者也积极配合康复训练,从而获益。

直肠癌术后患者性功能障碍发生的原因复杂,手术损伤、辅助治疗、心理因素等是造成性功能障碍的主要因素。直肠癌术后患者性功能障碍发生率较高且严重影响患者生活质量,对患者身体、心理、社交及情感生活产生较大影响。这也是患者乏力、精神状态不佳的原因。

患者性功能和疲乏改善不明显。下一步需加强针刺艾灸等治疗,并加强核心、体能和盆底肌训练。性欲是在天癸作用下产生的一种情志活动,受心神的主宰调控,并与肝主疏泄而调畅情志的功能密切相关。所以性功能障碍与心、肝、肾有关,其中调肝最重要,针刺艾灸治疗也要以调肝为主。

2. 协作组组长点评

杨宇飞主任医师:患者为中年男性,直肠癌根治术后,分期为Ⅱa期,术前行新辅助化疗及放疗,术后完成了足够疗程的辅助化疗,总体而言预后良好,术后复发转移机会相比其他患者来说较小。但仍然不可忽视的是,这位患者存在明确的家族史,父亲及姑姑均罹患直肠癌,我们也建议患者进行了二代基因测序,而结果回报并未发现林奇综合征等遗传性结直肠癌疾病相关的基因突变。针对类似的结直肠癌家系,作为中西医结合肿瘤医生,我们更加关注这一家庭的生活方式,如饮食、不健康生活习惯、思维方式等,因此我们希望以一个肠癌患者的康复为契机,能够带来整个家族的健康和平安,从而摆脱结直肠癌的阴影和"魔咒",这也是我们此次多学科康复门诊的目的和意义所在。

许多直肠癌患者也会像本例患者一样,性功能出现障碍,这主要是由于术中清扫盆腔淋巴结时对盆腔部位的神经造成了损伤。一般来说,性功能障碍的程度与盆腔淋巴结清扫的范围成正比,即清扫的范围越大,性功能障碍的程度越严重。当髂前神经、盆内脏神经及盆神经丛遭受到不同程度损伤时,可出现轻重不同的勃起和射精障碍。肿瘤根治术后,患者身心的恢复十分重要,医护人员应疏导患者,正视性功能问题,不能讳疾忌医。该例患者听从多学科专家建议,放下心理包袱,改善了性功能障碍程度,彰显了多学科肿瘤康复诊疗模式的重要性。

3. 名家点评

林洪生主任医师(中国中医科学院广安门医院):直肠癌根据发病部位不同,术后并发症较多,手术造成肛门附近肌肉群损伤缺失均会导致排便、性功能或泌尿功能障碍,术后早期介入主动康复训练,定期随访评估监测,有助于功能恢复,便于患者回归家庭、回归岗位、回归社会,这也是多学科肿瘤康复的目的所在。正如本案例所描述的情况一样,通过多学科肿瘤康复会诊与治疗,能够帮助患者解决因肿瘤和手术造成的功能障碍,这不仅对患者十分重要,对肿瘤专科医生(外科、内科等)也十分重要,康复教育越早做,患者恢复情况就会越好。

(庄　威　赫兰晔)

二、直肠癌保肛根治术后便频案例

【基本情况】

患者杜某,女,42 岁,身高 160cm,体重 60kg,BMI 23.4kg/m²,KPS 评分 80 分。

【案例背景】

此患者为中年女性,曾为会计领导,平素喜火锅、麻辣烫,喜在外饮食,喜熬夜,压力大。既往左甲状腺结节约 3 年,多发子宫肌瘤 3 年,双乳腺增生,囊肿 3 年。患者 2020 年 1 月确诊为直肠癌并开始新辅助 XELOX 保肛化疗四周期,化疗期间消化道反应及骨髓抑制不严重。2020 年 5 月 6 日行腹腔镜直肠癌保肛根治术,当年 6 月 15 日开始行 XELOX 方案辅助化疗,共 7 周期。现患者术后辅助化疗第一周期第 9 天,便频,每日 3～10 次,大便成形。患者便频严重,严重干扰日常生活及工作,并降低生活质量,现患者为寻求改善便频这一不适症状,于 2020 年 8 月 17 日在杨宇飞主任医师专家门诊处就诊,并进一步寻求多学科肿瘤康复团队帮助。

【患者需求】

帮助解决便频问题,提高生活质量。

【发起者及需求】

本例多学科肿瘤康复发起者为肿瘤科。

发起多学科肿瘤康复诊疗的需求为,通过多学科协作解决患者排便次数多的问题,提高患者生活质量。术后 5 年不出现局部复发和远处转移,最终实现直肠癌的根治。

【病史】

1. 诊治经过　2019 年 10 月出现腹泻半月余加便血,色鲜红;2020 年 1 月在北京某医院检查诊断为直肠癌,距肛口 7cm 处,北京某医院核磁影像分期诊断为 $T_{3a}N_{2b}M_x$。术前行新辅助化疗,具体为 XELOX 方案,奥沙利铂 200mg,第 1 天,卡培他滨片 1 500mg,每日 2 次,第 1 ~ 14 天,21 天 1 周期,共行 4 周期。化疗期间消化道反应不重,无呕吐,无骨髓抑制,末次化疗期间曾出现 ALT 增高(76.63U/L),4 周期后疗效评价肿瘤病灶缩小 20%。2020 年 4 月就诊于北京某医院,中医大夫开具中药,复查肝功能正常。2020 年 5 月 6 日于北京某医院行直肠癌根治术。2020 年 6 月 15 日开始术后 XELOX 方案辅助化疗,具体用药:奥沙利铂 200mg,第 1 天,卡培他滨 1 500mg,每日 2 次,第 1 ~ 14 天,每 21 天为一个周期,共行 7 周期。2020 年 6 月患者进食多,出现便频症状,每日 3 ~ 10 次,大便成形。2020 年 7 月 27 日第 7 次化疗期间第 9 天血小板(platelet,PLT)降至 55×10^9/L,用升血小板药后升至正常。

2. 主要问题　患者为了尽可能不住院治疗,寻求肿瘤康复多学科门诊。患者便频严重,寻求临床改善现在不适症状,控制大便频次,提高生活质量。

3. 中医四诊　情绪低落,焦虑不安,乏力,大便次数多,大便成形,每日 3 ~ 10 次,肛门坠胀不适。纳差,眠差,夜尿 1 ~ 2 次。舌淡,苔白,脉细弱。

4. 既往史　否认高血压、冠心病、糖尿病;左甲状腺结节约 3 年,近年有钙化,有血流,0.7cm × 0.3cm,大小无变化,边界欠清;多发子宫肌瘤 3 年;月经正常;双乳腺增生,囊肿 3 年。

5. 个人史　无血吸虫病疫接触史,无地方病或传染病流行区居住史,无毒物、粉尘及放射性物质接触史。

6. 婚育史　已婚。

7. 家族史　父母健在,有一兄健在。

【相关检查】

2020 年 4 月肝功能检查正常。2020 年 5 月 6 日于北京某医院行根治术,术后病理示 Ki-67(80%+),淋巴结缩小 0.6cm,肿瘤占肠道 58% 降到 50%,术后病理分期 $T_2N_0M_0$,侵犯固有肌层,未见脉管癌及神经侵犯,断端净;微卫星稳定性(microsatellite stability,MSS),HER-2(−),NRAS 突变。2020 年 7 月用升血小板药后血常规复查正常;肺功能轻度异常。发现左甲状腺结节约 3 年,2020 年复查新发钙化,伴有血流,大小 0.7cm × 0.3cm,较前无显著变化,边界欠清。

【诊断】

1. 中医诊断　内科癌症;肝肾不足,药毒内存证。

2. 西医诊断　直肠恶性肿瘤。

【康复目标】

1. 近期目标　缓解疼痛,调节大便频次,以提高生活质量为主。

2. 远期目标　控制术后复发,防止癌细胞扩散转移。

【多学科讨论】

1. 时间　2020 年 8 月 17 日。

2. 参加讨论人员　肿瘤科杨宇飞主任医师、药学部赵宁主管药师、治未病中心张兰凤主任、康复医学科庄威主治医师、外科贾小强主任医师。

3. 各学科观点

(1) 肿瘤科:患者为中青年女性,直肠癌保肛根治术后,术前曾行 XELOX 方案新辅助化疗,目前正在进行术后辅助化疗第一周期第 9 天。从患者 TNM 分期Ⅲ c 期来看,仍然存在一定的复发转移风险,且新辅助化疗及手术引起的肛门功能障碍,便频,每日大便 3 ～ 10 次,导致患者频繁出入厕所,无法进行正常的工作及家务,严重影响患者社交。患者化疗期间恶心呕吐,不欲饮食,营养状况堪忧,导致其身心痛苦,生活质量较差,针对当前肛门功能障碍及辅助化疗期的不良反应,根据患者的康复需要,应使用中医汤剂减少患者排便次数,减轻肛周疼痛,另减毒增效,减轻化疗副反应,辅助患者化疗完成,维持体重;提高患者生活质量;预防癌症的复发及远端转移,达到根治肿瘤的目的。

(2) 药学部:患者为中青年女性,恶性直肠癌术后进行中医药综合调理。作为临床药师要给予患者中草药煎药方法的指导,明确正确合理服用中药汤剂的时间,遵医嘱坚持服用中药汤剂。嘱患者正确对待化疗期间的不良反应;做好患者中西药联合用药指导及用药教育;让患者有良好的用药依从性;用药过程中有不适症状及时就医。

(3) 营养科:患者为直肠癌恶性肿瘤术后,目前患者体重基本保持平稳状态,经评估营养摄入尚可,营养相关指标基本正常。建议患者注意饮食,少量多餐,多样化摄入,吃易消化食物,及时评估营养状态,以维持各项指标正常,保证营养全面。

(4) 康复医学科:患者直肠恶性肿瘤根治术后出现便频,建议患者从康复训练开始,指导患者进行提肛训练,帮助患者制订合理的运动计划。患者直肠癌保肛术后,便频与术后直肠容积变小和盆底薄弱有关,需加强锻炼以保证体力和精力有所提升,才能从功能上缓解便频问题。

(5) 外科:此患者经过直肠恶性肿瘤根治手术及辅助治疗获得较好疗效,术后出现的大便次数增多与术后直肠容积变小有一定关系,是直肠癌术后常见的并发症之一。一般来说,直肠癌位置越低,发生术后大便次数增多的概率就会越高,表现的症状也越明显。低位直肠癌根治术后直肠缺失,由直径小的乙状结肠代替原有直肠,储便能力大大下降,就会导致每次只能排出少量粪便,一天的排便量要分多次排出。大便次数多的原因除了和直肠缺如有关外,还和吻合口有关,如果吻合口有炎症,或吻合口挛缩变小,也会出现便意频繁,大便次数多的情况;此外,直肠前切除术不可避免地会造成直肠周围神经不同程度的副损伤,进而对排便功能造成影响。直肠癌术后康复对患者来说甚为重要,而康复目标的实现单靠某一个专业是远远不够的,需要多个学科协同合作,共同努力。从外科角度看,此患者当前的康复要点是肛门功能康复和肛周皮肤保护。助便操对肛门功能康复有一定帮助。由于患者大便次数多,非常容易引发肛周皮炎或肛周湿疹发生,所以应加强肛周皮肤的防护,每次大便后应及时清洗,保持局部干燥清洁。

【多学科康复方案】

1. 中药汤剂　生黄芪 30g,党参 10g,茯苓 10g,麸炒白术 10g,黄连 6g,防风 6g,姜半夏 10g,陈皮 10g,酒女贞子 10g,川牛膝 10g,墨旱莲 10g,盐补骨脂 10g,生菟丝子 10g,生甘草 6g,乌药 10g,知母 6g,鸡骨草 15g,垂盆草 15g,茵陈 10g。水煎服,每日 2 次,早、晚各一次。

2. 助便操　每日坚持助便操,包括提肛运动、揉脐运动、推脊运动 3 节。

(1) 提肛运动:站立位,两脚分开,与肩同宽,双目微闭,自然呼吸,舌抵上腭,平心静气,意守长强穴。左手托右手,将两手置于关元穴前,调匀呼吸。缓慢呼气,肛门随意念缓慢上提,同时双手慢慢上提至神阙穴,意念也随之到达神阙穴。缓慢吸气,肛门逐渐放松至极限,同时,双手慢慢下移至关元穴,意念随之到达长强穴,即可完成一次提肛动作。如此反复30次为1组。每日3组,共5~10分钟。

(2)揉脐运动:两脚分开,与肩同宽,双目微闭,自然呼吸,舌抵上腭,平心静气,意守神阙穴。将右手掌心正对神阙穴,左手覆盖右手,右手拇指上缘压在中脘穴处,右手掌根压在右侧天枢穴处,右手中指指腹压在左侧天枢穴处,右手小鱼际压在气海穴。顺时针旋转手掌,旋转过程中右手掌心始终正对神阙穴,旋转1周,即可完成第1次揉五穴动作。

(3)推脊运动:保持两脚分开,与肩同宽,双目微闭,自然呼吸,舌抵上腭,平心静气,意守长强穴。左手握右手拇指,两手食指对立掰开。将两手置于脊柱后,上提至第一腰椎平面(此时,两侧前臂呈近似水平状),双手第二掌指关节分别按压在脊柱左右两侧(左、右足太阳膀胱经),右手第一掌指关节压在脊柱正中(督脉)。伴随吸气,双手按压三经向下滑动,边滑动边轻轻抖动,一直下滑至尾骨两侧,再伴随呼气按压三经向上滑动至极限,即可完成第1次推脊动作。如此反复30次为1组。每日3组,共5~10分钟。

3. 营养建议　主食加蛋白质类、油脂、蔬菜和水果,种类应多样化。除白米饭外,马铃薯、南瓜、山药、芋头也可归为主食。蛋白质可以是牛奶、酸奶、鸡蛋、鱼肉、禽肉及各类红肉(瘦肉),不煎不炸,清淡烹饪,油脂每日25g,豆制品吃得多也可弥补肉类的不足。根据大便情况,可将餐次调整为5次,即上下午各加餐一次。扁豆、山药性味平和,大白菜、冬瓜利湿清郁热,可稍多选择。

4. 康复训练内容　跳广场舞时间控制在半小时以内,步数控制在7千步以内,另外增加提肛运动配合呼吸运动,增加核心肌群训练(卷腹运动、高抬腿运动、转体运动和俯身起运动)。患者训练强度以自身耐受度为限;增加患者温针灸治疗,一周两次,以增加正气。嘱患者注意养成良好饮食习惯,保持心情舒畅。

5. 临床药学指导方案

(1)药物治疗:卡培他滨片每次1.5g,每日2次;第1~14天,休息7天,每21天一个周期。食物对本品药代动力学有影响,建议早、晚餐后半小时服用。

(2)定期监测药物副作用:定期查血常规、肝肾功能及凝血功能等。及时了解患者有无出现影响进食的口腔溃疡、恶心,四肢发红、肿胀、疼痛等不适。

术前已对患者进行了4周期的新辅助化疗,其间无明显消化道及血液系统不良反应,只是出现轻度的手脚麻等症状。患者于2020年6月15日开始术后4周期XELOX方案化疗。当前应要求患者加强日常保护,减少末梢神经系统不良反应发生风险,具体可参考以下原则:"全副武装,远离冷气,饮食温热,温水洗漱,不摸凉物,及时报告。"

【多学科协作治疗经过】

2020年10月25日,多学科肿瘤康复会诊后首次复诊,患者自述康复训练提肛运动后肛门控制明显好转,现大便每日5~6次,夜尿1~2次。2020年9月初完成4周期术后辅助化疗后,复查胸腹部增强CT、血常规、肿瘤标志物,均未见异常。无疲乏、发热、咳嗽、腹泻等不适症状;纳可、眠可。舌边尖红,苔薄,口唇暗;脉沉细缓。患者内有湿热,阴阳两虚;在中药调理过程仍以滋阴温阳兼疏风清热为主。

2020 年 12 月 21 日,患者自述多学科康复门诊治疗后,根据外科建议做提肛运动训练,康复科建议多运动及康复指导,患者遵循建议。刻下症:大便每日 2 ~ 3 次,成形;自述右臀部、小腹、左胸下瘙痒;纳可、眠可;夜尿 0 次;偶尔做提肛运动;无发热、咳嗽、乏力、腹泻等不适症状。

处方 1:生黄芪 30g,党参 10g,茯苓 10g,麸炒白术 16g,防风 6g,生甘草 6g,黄芩 10g,酒女贞子 10g,墨旱莲 10g,鬼箭羽 15g,石见穿 15g,半枝莲 15g。水煎服,日 1 剂,每日 2 次。

处方 2:安替可胶囊,每次 3 粒,每日 2 次,口服。

【随访】

访视一:2020 年 11 月 18 日。

患者表示经提肛运动和一定量的运动锻炼后症状较前有明显改善,自觉肛周肌肉力量和弹力有所增加,肛周疼痛降为 2 分,大便频次有所下降;从身体机能、精神状态、饮食状态、睡眠状态及大便情况来看,患者自觉总体情况满意。患者在康复过程中坚持服用中药及多运动;遵多学科康复门诊用药医嘱,从饮食结构、生活习惯及情志方面改变自己;患者目前综合状况良好,对生活质量满意。2020 年 11 月复查腹部 + 盆腔增强 CT 未见异常,肿瘤标志物未见明显异常。

访视二:2021 年 4 月 21 日。

患者自诉大便日行 1 ~ 2 次,成形,排便顺畅,肢体瘙痒消失,纳眠可,无夜尿,整体情况较好,按时执行多学科诊疗方案,很满意,定时复诊。疗效评价见表下 -1-1:

表下 -1-1　疗效评价表

日期	排便次数	疼痛	肢体瘙痒	检查
2020 年 8 月 17 日	3 ~ 10 次	6 分	无	无
2020 年 10 月 25 日	5 ~ 6 次	4 分	无	腹部增强 CT、血常规、肿瘤标志物均未见异常
2020 年 11 月 18 日	3 ~ 4 次	4 分	无	无
2020 年 12 月 21 日	2 ~ 3 次	3 分	右臀部、小腹、左胸下	腹部 + 盆腔增强 CT 未见异常,肿瘤标志物未见明显异常
2021 年 4 月 21 日	1 ~ 2 次	0 分	无	无

【讨论】

1. 协作组专家点评

肿瘤科许云主任医师:该患者为直肠恶性肿瘤,采用新辅助化疗后行保肛根治术,术后选择辅助化疗和中医综合治疗的方式预防癌症复发及远端转移。直肠癌患者在手术以后表现为大便次数增多,是常见的一种并发症。由于直肠癌手术切除了直肠,将降结肠和肛管进行吻合,失去原有的直肠壶腹储存粪便及括约作用,且术中可能会导致肛门周围括约肌的损伤,影响到手术以后的排便功能,很容易表现为排便次数增多,甚至长时间腹泻,这种情况可以适当进行盆底肌的锻炼运动,同时可以口服整肠生调节肠道菌群。另外,对于盆腔感染的患者,如果在直肠周围有盆腔积液或者继发感染,也会有明显的刺激性症状,患者会表现为大便次数增多,甚至还会伴有腹痛以及发热表现。针对该患者具体情况,中医采用健脾补肝肾解毒为总体治疗原则,改善患者自身体质、调理机体免疫、清除癌毒余毒,争取进一步降低术后复发转移机会,实现肿瘤痊愈的目标。

治未病中心张晋主任医师:有研究表明结直肠癌的发生与不良的饮食习惯有关。高脂、辛辣饮食刺激肠道,经过一系列化学反应会产生致癌物;高纤维素饮食有助于肠内容物的传递和排出,降低肠内致癌物质对肠道的刺激,有利于肠道的健康。饮食不节,嗜食酒酪之品,或过食生冷,或暴饮暴食均可损伤脾胃,滋生水湿,水湿不去化热而下迫大肠,与肠中糟粕交阻,日久成毒,损伤肠络而演化为本病。该患者平素喜火锅、麻辣烫,喜在外饮食,多辣、高脂、高盐摄入较多,或与此病相关。患者术后经过多学科门诊就诊指导,在坚持中药调理后做到改变不良的饮食结构、调整饮食习惯、合理营养与适量运动相结合,治疗效果较满意。

药学部高善荣主任药师:患者经直肠癌新辅助化疗、根治术,病理为 $T_2N_0M_0$,继续完成术后辅助化疗。患者的 XELOX 方案为卡培他滨和奥沙利铂联合化疗。卡培他滨在胸苷磷酸酶的作用下可转化成 5-氟尿嘧啶(5-Fu),致使其在肿瘤组织的含量比正常组织高,进而对肿瘤细胞产生靶向性。经卡培他滨转化的 5-Fu 可继续转变成 5-氟尿嘧啶脱氧核苷酸,对脱氧核苷酸合成酶进行抑制,对 DNA 的复制产生障碍;同时,也可代谢成 5-氟尿嘧啶核苷,产生伪代谢产物进入 RNA,干扰蛋白质合成,抑制肿瘤细胞分裂。奥沙利铂可抑制肿瘤细胞活性,通过所产生的水化衍生物对 DNA 的合成进行干扰,经生成链的复合体对 DNA 干扰,完成正常转录和复制的同时结合共价键,连接链与链,进一步对 DNA 的复制进行抑制。此外,奥沙利铂可产生有毒细胞,对肿瘤细胞产生诱导作用,致其死亡。因此,联合化疗方案给患者带来较好效果,同时用药过程会带来一系列不良反应;多学科康复门诊中医综合治疗给患者带来了较大的受益。药学方面做好中西医结合的用药教育指导。中药汤药宜饭后半小时左右服用;服药期间忌食生冷、辛辣食物。食物对本品药代动力学有影响,建议早、晚餐后半小时服用。与患者做好用药沟通,严格遵医嘱用药,定期复查。

康复医学科肖京主任医师:患者为直肠癌,经历新辅助化疗后进行保肛根治手术、术后化疗等综合治疗,身体各项功能受到损伤,难免会有悲观、失望、焦虑、抑郁,甚至恐惧等心理问题出现。康复医学科在多学科门诊与患者沟通交流后,帮助其制订个体化康复训练计划,解决患者便频问题。进行排便功能训练(主要措施有提肛运动、缩肛运动)、饮食调整等有助于改善直肠癌保肛术后患者的排便功能。患者经历多学科康复门诊的综合治疗,排便功能及整体状态恢复良好,患者积极配合康复训练,从而获益。

2. 协作组组长点评

杨宇飞主任医师:大肠癌的血行转移途径为:癌肿侵入静脉后可沿门静脉转移至肝脏,其次转移至肺、骨、肾等处。直肠癌,其病性早期以湿热、瘀毒邪实为主,晚期则多为正虚邪实,正虚又以脾肾(气)阳虚、气血两虚、肝肾阴虚多见。外感湿热或脾胃损伤导致水湿内生,郁久化热,是发病的重要原因;湿热久积,留连肠道,阻滞气机,热渐成毒,热伤脉络,致使气滞、湿热、毒聚、血瘀,在肠道结积成块是主要病机环节。该患者中医辨证为肝肾不足、瘀毒内存。患者术后中医综合治疗,疗效满意。

3. 名家点评

林洪生主任医师(中国中医科学院广安门医院):该患者为直肠癌,术前分期较晚,为$T_{3a}N_{2b}M_x$,术前行新辅助化疗后成功达到降期目的,术后病理为$T_2N_0M_0$。患者术后要解决的主要康复问题是大便次数多。大便次数增多是直肠癌前切除综合征的主要临床表现,是由于直肠因手术而部分或大部分被切除,残余直肠的储便和排便功能障碍所致。手术造成的盆底损伤也是引起大便次数增多、大便困难的常见原因。中医认为,直肠癌术后大便次数增多的核心病机是脾虚湿蕴,气滞血瘀。对于术后患者,我们还应注意正虚邪实,根据患者所表现出的不同证候,以补虚为主,兼以祛邪。针对直肠癌术后病因病机的复杂性,采用多学科肿瘤康复模式,对患者进行中西医综合治疗,可为患者赢得更多康复机会。

(赵　宁　宁春晖　王宪贝　赖　慧)

三、直肠癌根治术后泌尿功能障碍案例

【基本情况】

患者杨某,男,51 岁,身高 177cm,体重 75kg,BMI 23.9kg/m²,KPS 评分 80 分。

【案例背景】

中年男性直肠癌患者。性格沉闷,不善言辞,多数情况下都是家人代其叙述病情。长期没有固定职业,经常应酬,熬夜,酗酒。一年前出现大便次数增多,便溏,大便带血,起初没有在意,自认为是喝酒、吃辣椒导致痔疮犯了,自行使用家中治疗痔疮的药物,尽量不喝酒、不吃辣椒,症状稍有缓解,出现症状时使用药物对症治疗,症状好转时停药,反复持续半年之久。此后症状逐渐加重,便血发作频繁,方至一家小医院就诊。医生完善直肠指诊和肛门镜检查后,建议患者去上级医院就诊。患者遂于某医院就诊,经肠镜检查诊断为低位直肠癌,$cT_4N_1M_0$。上级医院医生告知患者治疗需切除肛门,留置永久性腹壁造口。患者得知病情后无法接受,心情愈加烦闷、忧郁,奔走多家医院就诊。后于某医院经完善检查和多学科会诊,决定行新辅助放化疗。放化疗过程比较顺利,后完成了直肠前切除术,预防性回肠造口术。术后病理检查结果示直肠中分化腺癌。术后患者经常会出现腹壁切口疼痛,小便不畅,尿急、尿频,夜尿多,性功能差。考虑到患者存在多学科康复问题,故安排多学科肿瘤康复门诊。

【患者需求】

希望通过治疗,改善排尿异常的问题,减轻刀口疼痛症状,缓解心烦抑郁,改善性功能,提高生活质量。

【发起者及需求】

本例多学科肿瘤康复发起者为肿瘤科。

肿瘤科发起多学科肿瘤康复门诊,希望通过多学科协作,为患者寻求更加完善的康复及治疗方案。

初期目标:能够改善患者的泌尿功能,缓解手术刀口疼痛症状(疼痛 NRS 评分控制在 3 分以内)。

中期目标:减轻患者的心理压力,缓解心烦抑郁,消除不良的心理反应;辅助抗肿瘤治疗的正常进行。

远期目标:防止肿瘤复发及转移,从多维度对患者进行康复管理。

【病史】

1. 诊治经过　2019 年 12 月,因便溏、便血就诊,经肠镜检查诊断为直肠癌,肿瘤距肛门 3～4cm。2019 年 12 月开始放疗 22 次,加口服卡培他滨片 1 500mg,每日 2 次,第 1～5 天、第 8～12 天。2020 年 4 月 23 日,行直肠癌根治术及造口术。术后病理:中分化腺癌,$_pT_2N_0M_0$。2020 年 5 月 15 日因小肠粘连梗阻手术。

2. 主要问题　阴囊、会阴部及肛周瘙痒;手术刀口频繁出现疼痛,有时需口服止痛药,疼痛 NRS 评分 5～6 分。

3. 中医四诊　面色无华,纳呆,尿频、尿急、夜尿多,小便不畅,有时点滴而出;舌红苔薄,脉弦细略数。

4. 既往史　高血压 20 余年,近期最高时 160/110mmHg。规律服用苯磺酸左氨氯地平片、富马酸比索洛尔。

5. 个人史　饮酒史 20 年,每日 3～4 次,每次 250g,已戒半年。

6. 婚育史　已婚,有 1 女。

7. 家族史　否认肿瘤家族史。

【相关检查】

2020 年 4 月 8 日:CA72-4 43μg/L。血常规、生化基本正常。

【诊断】

中医诊断:内科癌症;脾肾两虚,湿热内阻证。

西医诊断:直肠恶性肿瘤术后($_pT_2N_0M_0$,Ⅱ期);回肠造口状态;高血压。

【康复目标】

1. 近期目标　能够改善泌尿功能,减轻尿频、尿急、夜尿多,阴囊、会阴部及肛周瘙痒、性功能差等不适症状。缓解刀口疼痛症状(疼痛 NRS 评分控制在 3 分以内)。减轻患者的心理压力,改善心烦抑郁,调节情志,提高生活质量,增强患者治愈疾病的信心。

2. 远期目标　5 年不复发转移,达到根治肿瘤的目标。

【多学科讨论】

1. 时间　2020 年 7 月 14 日。

2. 参加讨论人员　肿瘤科杨宇飞主任医师、药学部高善荣主任药师、营养科张凡营养师、泌尿外科高瞻主任医师、外科贾小强主任医师。

3. 各学科观点

(1) 肿瘤科:患者直肠癌Ⅰ期根治术后,中分化腺癌,新辅助化疗半年后,行直肠癌根治术及造口术后,术后病理分期为 $T_2N_0N_0$,有较好的生存预期,应以 5 年无转移复发为远期目标。肿瘤距肛口 3～4cm,属于低位,中医辨证为肾虚。针对肿瘤治疗以扶正祛邪为主,补益脾肾,佐以利水渗湿药,调整泌尿功能障碍问题,并请泌尿外科、外科针对泌尿功能给予治疗方案,请康复科为患者制订康复计划,药学部和营养科对患者饮食和用药问题予以关注。

(2) 泌尿外科:直肠癌根治及造口术后,小肠梗阻术后,排尿困难;术前国际前列腺症状评分(I-PSS)11分。现排尿困难,夜尿4次,尿不尽,尿滴沥,腹压排尿;排尿症状较术前加重;术后I-PSS评分21分。应完善辅助检查,如泌尿系加前列腺加残余尿超声,尿流率(检查在泌尿科),尿分析,尿培养加药敏。可考虑口服盐酸坦索罗辛缓释胶囊0.2mg,每晚一次,改善症状。

(3) 外科:此患者系低位直肠癌,经术前新辅助放化疗治疗后成功降期,并实现低位直肠癌保肛手术。患者因粘连性肠梗阻在术后3周再次手术。现患者表现为经常性腹壁切口疼痛。查腹部平软,轻度压痛,无反跳痛,腹壁切口瘢痕平整,未触及结节,轻度压痛,叩诊无移动性浊音,肠鸣音活跃,无高调或气过水声。局部检查未发现腹壁切口有种植转移或感染征象。考虑患者第二次手术距今仅有两个月,腹壁切口在躯体活动时有可能牵扯切口瘢痕引起疼痛。从外科角度讲,当前患者康复的重点是保护好造口。回肠造口,大便排泄量较大,而且质地较稀薄,容易发生造口袋底盘粘贴处泄漏,一旦泄漏容易造成造口周围发生皮炎,严重者不仅痛苦很大,而且影响佩戴造口袋,进而严重影响患者的生活质量。因此,建议加强造口袋护理,及时清理造口袋内容物,更换造口袋,按时到造口门诊就诊。此外,还应积极预防造口旁疝发生,合理佩戴腹带。外科体格检查中发现,患者阴囊、会阴部及肛周皮肤粗糙、皮纹加深、表皮增厚,表面有灰白样改变,考虑存在会阴部皮肤湿疹,应加强会阴部皮肤护理,可适当应用外用药物治疗。

(4) 药学部:药学指导及监护主要围绕中药汤剂煎煮服用方法、中成药的服用注意事项等内容,以提高患者用药安全性,并进行用药自我监测,特别是疼痛控制。

(5) 康复医学科:患者目前出现尿频、尿急等症状,偶有疼痛,分级7级;患者腹部造口使用加压腹带固定,造成腹部肌肉萎缩,核心肌群下降,因此康复训练以提升腹部核心肌群力量,同时不影响患者造口稳定为主。现建议患者测试下肢肌力,确定平衡状态,后根据结果设计康复方案。

(6) 营养科:患者三餐规律,纳食可。术后2月余,体重增加1kg,近期体重无明显波动。正常饮食,保持体重,定期监测体重,如出现大的波动,即刻就诊。

【多学科康复方案】

1. 中药汤剂以扶正祛邪抗肿瘤为主,调理不适症状,西药主要针对泌尿系统疾病。

处方1:酒女贞子10g,墨旱莲10g,盐车前子(包煎)10g,熟地黄10g,柴胡10g,麸炒苍术10g,麸炒白术10g,黑顺片(先煎)6g,肉桂3g,酒萸肉10g,山药10g,茯苓10g,泽泻10g,炒酸枣仁15g,牡丹皮10g,盐补骨脂10g,醋五味子10g,煨肉豆蔻10g,灵芝6g。水煎服,日1剂,每日2次。

处方2:盐酸坦索罗辛缓释胶囊0.2mg,口服,每晚1次,先服4周。

处方3:湿毒膏,适量,涂敷于阴囊、会阴部、肛周瘙痒处,每日2次。

2. 加强造口袋护理,定期于造口门诊就诊,及时更换造口袋,造口袋内储粪量不超过1/3时就应及时清理。加强造口保护,佩戴造口专用腹带,外出活动时腹带压力要适当增强,预防造口旁疝发生。

3. 增加床上训练,增加下腹部肌肉力量以仰卧蹬车动作或屈髋摆腿动作为主,另在体力允许情况下增加下肢蹲起数量,膝关节角度不小于90°;瑜伽球训练,增加盆底肌群力量。八髎穴温针灸治疗,每周2～3次,改善排尿功能。

4. 盐酸坦索罗辛缓释胶囊具有降压作用,因患者高血压多年,长期用降压药,因此加用坦索罗辛后应密切关注血压,如血压波动较大可考虑降压药减量。

服用盐酸坦索罗辛缓释胶囊:睡前服用1次,整粒吞服。应注意可能出现的不良反应:偶见头晕、蹒跚感等症状;血压下降、体位性低血压、心率加快、心悸等;肝功能谷草转氨酶(GOT)、谷丙转氨酶(GPT)、乳酸脱氢酶(LDH)升高;瘙痒、皮疹、荨麻疹,出现这些症状时应停止服药;恶心、呕吐、胃部不适、腹痛、食欲不振、腹泻、便秘、吞咽困难等;鼻塞、水肿、倦怠感、阴茎异常勃起症等。如出现失神、一过性意识丧失(发生频率不明)等异常情况时,应停药并采取适当的处置措施。

5. 注意饮食,减少肠梗阻风险。以植物性膳食为主,如各种蔬菜、水果等,特别是富硒食物(山楂、胡萝卜、鸡蛋、麦芽等),烹饪方法以蒸煮炖为主,避免食用富含不溶性膳食食物(菠菜、莴苣、韭菜等),及不易嚼烂、易形成团块的食物(糯米、竹笋、筋膜、肌腱等)。记录饮食日记,禁食造成不适感的食物。

【多学科协作治疗经过】

第一次门诊:2020年8月10日。按多学科方案给予治疗。

第二次门诊:2020年10月12日。

患者自诉各项不适症状减轻,夜尿减少,睡眠改善,便溏和便干交替出现。舌红苔薄;脉弦细不数。辨证为脾肾两虚、湿热内阻。

处方1:女贞子10g,墨旱莲10g,盐车前子(包煎)10g,熟地10g,麸炒白术10g,肉桂3g,酒萸肉10g,山药10g,茯苓10g,泽泻10g,炒酸枣仁15g,牡丹皮10g,补骨脂10g,醋五味子10g,煨肉豆蔻10g,灵芝6g,黑顺片(先煎)10g,黄连3g,黄芩6g,葛根6g,酒苁蓉20g,鬼箭羽15g,石见穿15g,马鞭草15g,预知子15g。水煎服,日1剂,每日2次。

处方2:复方斑蝥胶囊3粒,每日2次,口服。

第三次门诊:2020年12月10日。

患者阴囊下麻木、疼痛感缓解,尿频、尿急、尿不净较前好转,夜尿从6次减为1～2次,睡眠改善,但近期夜间易醒;造口排便,黏稠样便;刀口疼痛及肛门瘙痒消失;右下颌结节消失;无发热、咳嗽、乏力、腹泻等不适症状。舌红苔薄,脉弦细略数;查体:全身浅表淋巴结未触及,腹部检查未见异常,四肢关节未见明显异常。2020年11月复查肿瘤标志物未见异常。

处方1:黄连3g,黄芩6g,葛根6g,盐车前子(包煎)10g,炒白扁豆10g,马齿苋15g,柴胡10g,麸炒苍术10g,厚朴6g,茯苓20g,生白术10g,炙甘草6g,山药6g,川牛膝10g,土茯苓15g。水煎服,日1剂,每日2次。

处方2:安替可胶囊3粒,每日2次,口服。

第四次门诊:2021年2月18日。

患者自诉2021年1月6日复查肿瘤标志物、血常规、肝肾功能、盆腔核磁均未见异常,腹部B超:肝内片状低回声区-低脂区(位于右前叶,范围约4.7cm×3.8cm)。睡眠近期不好,凌晨2点易醒,纳可,造口排便黏稠样。

处方 1:黄连 3g,黄芩 6g,炒白扁豆 10g,麸炒苍术 10g,厚朴 6g,茯苓 20g,炙甘草 6g,山药 6g,淡竹叶 10g,泽泻 10g,桂枝 6g,干姜 6g,醋五味子 6g,白芷 10g,防风 6g,葛根 15g,炒酸枣仁 15g,鬼箭羽 15g,石见穿 15g,预知子 15g。水煎服,日 1 剂,每日 2 次。

处方 2:复方斑蝥胶囊 3 粒,每日 2 次,口服。

【随访】

访视一:2020 年 9 月 20 日。

患者自诉阴囊下麻木疼痛缓解,尿频、尿急、尿不净等减至 7 级。夜尿从 6 次减为 3 次,眠差改善。服用中药汤剂后白天尿路通畅,每 2 小时左右排尿一次。造口排便,便溏与便干交替出现;坚持康复方案训练,每日徒步 7 000 ～ 8 000 步;腹壁刀口疼痛 NRS 评分 2 分;阴囊、会阴部、肛周瘙痒症状显著减轻;心烦抑郁缓解。同年 8 月 10 日复查 CA72-4 21μg/L。

访视二:2021 年 5 月 21 日。

患者自诉大便不规律等症状较前有明显改善,小便异常、会阴部瘙痒均有明显改善,减至 4 级,通过治疗泌尿功能基本恢复,夜尿 1 ～ 2 次;腹壁切口疼痛消失;瘙痒基本消失;心烦抑郁症状消失。患者对经过康复治疗后,身体机能、精神状态、饮食状态、睡眠状态及小便等改善情况,总体比较满意。现患者基本情况良好,初期目标和中期目标已经达成。整体情况评估详见表下 -1-2。

表下 -1-2　患者疗效评价表

日期	夜尿	刀口疼痛	瘙痒	心烦抑郁	睡眠	肿瘤标志物
2020 年 8 月 10 日	4 ～ 5 次	7 分	8 级	10 级	10 级	CA72-4 21μg/L
2020 年 10 月 12 日	3 次	3 分	5 级	7 级	7 级	—
2021 年 2 月 18 日	2 ～ 3 次	3 分	1 级	消失	4 级	—
2021 年 5 月 21 日	1 ～ 2 次	0 分	消失	消失	基本正常	—

【讨论】

1. 协作组专家点评

肿瘤科杨宇飞主任医师:该患者为中年男性直肠癌,直肠癌根治及造口术后,为患者寻求最佳的肿瘤康复及治疗方案,恢复其泌尿功能,减轻临床症状及心理压力,改善心烦抑郁,辅助抗肿瘤治疗的正常进行,根除肿瘤,防止复发及远端转移,从多维度对患者进行康复管理。

泌尿外科高瞻主任医师:直肠癌术后导致排尿功能障碍的常见原因有以下几种:手术直接损伤了支配膀胱的神经;直肠切除后膀胱后方空虚,膀胱失去支持而移位,造成膀胱颈部梗阻,引起排尿障碍;创伤性、无菌性膀胱周围炎。膀胱移位及膀胱周围炎引起的排尿障碍是短暂的,多在 3 个月内恢复正常。而长期的排尿障碍则与较严重的神经损伤有关。一般先选用口服药物改善尿频症状,同时通过康复手段逐步恢复泌尿系功能。该患者用药有效,经多学科诊疗后,达到了改善排尿功能异常的目标。

外科贾小强主任医师:此例患者术前通过新辅助放化疗,实现了降期,并成功完成了保肛手术。术后发生过粘连性肠梗阻,经手术治疗缓解。患者所存在的腹壁切口疼痛问题,与术后时间较短有关,通过局部保护和功能锻炼,症状改善明显。患者存在的阴囊、会阴部、肛周皮肤瘙痒,系肛周湿疹所致,经过应用中药湿毒膏外用涂敷治疗,取得了非常好的效果。肿瘤康复,不仅应针对当前存在的问题进行治疗,还应体现中医"未病先防、已病防变"的思想,提前采取防范措施,防止术后并发症的发生。比如,此患者回肠腹壁造口,在进行康复指导时,应嘱咐患者及其家属保护好造口,防止发生造口周围皮炎和造口旁疝发生。此患者比较认真地遵守了医嘱,通过多学科协作的肿瘤康复治疗,患者相关外科方面的康复目标基本都达到了。

营养科张凡营养师:直肠癌患者应合理、均衡地分配各种营养物质,控制总热量,合理餐次分配,忌食辛辣温热食物,慎食肥甘油腻之品。适当摄入纤维素膳食和蔬菜、水果,避免不良的生活习惯,如吸烟、饮酒等。酒会强烈刺激肠道,不宜饮用。患者曾有20年饮酒史,发病后自行戒酒,多学科门诊后鼓励患者改善饮食,避免烟酒等可能对疾病产生刺激的物质,患者基本做到,但偶有少量饮酒,自控力尚可,整体较好。

药学部高善荣主任药师:患者直肠癌根治术后及造瘘,术前放疗22次;加服卡培他滨片化疗;中医综合治疗包括中草药汤剂及中成药。指导患者用药,合理、有效。做到定期检查血常规、肝肾功能等。关注到加用的坦索罗辛胶囊具有降压作用,可能与患者的降压药发生协同作用,嘱患者监测血压,通过自我监测,血压虽有小的波动,但无明显不适。

康复医学科肖京主任医师:直肠癌是一种很常见的疾病,直肠癌造口术后患者的生活质量下降;直肠癌造口不仅会影响患者的个人形象,同时会对心理造成影响,肠造口术后患者常有抑郁、自卑、依赖等心理问题。医护人员应在术后与患者进行良好的沟通,给予患者支持、关心和安慰。同时鼓励患者尽早学会肠造口的护理方法,促进其心理康复,勇敢地正视现实,振作起来,树立战胜疾病的信心。

2. 协作组组长点评

杨宇飞主任医师:患者为局部晚期直肠腺癌,经新辅助化疗、放疗治疗后行直肠癌根治术,实现了低位保肛。就诊于多学科门诊时为术后2个月,主要症状为尿频、尿急、尿不净等泌尿系统功能障碍表现,同时还有心情烦闷、眠差,腹壁刀口疼痛,肛门会阴部瘙痒等。经泌尿外科、外科、营养科、康复医学科、药学部多学科团队治疗,患者各项症状逐步改善,特别是尿频、尿急、尿不净的问题改善明显,夜尿由就诊前每晚6次降为3次至最后的0～1次,白天排尿规律。因手术治疗等原因,患者伴有泌尿功能障碍、刀口疼痛、会阴部瘙痒等问题,在康复医学科针对性方案与调整情绪下,泌尿功能有所改善,刀口疼痛消失。近期目标基本达到。

中医学无"大肠癌"这一名称,从其发病及临床特征分析,应属中医学的"肠积""积聚""癥瘕""肠覃""肠风""脏毒""下痢""锁肛痔"等病的范畴。明代《外科正宗·脏毒》说:"蕴毒结于脏腑,火热流注肛门,结而为肿,其患痛连小腹,肛门坠重,二便乖违,或泻或秘,肛门内蚀,串烂经络,污水流通大孔,无奈饮食不餐,作渴之甚,凡犯此未得见其有生。"中医药在肠癌不同阶段的排便问题上均有改善作用,该患者的远期目标为抗转移复发,中药治疗为中药汤剂和中成药结合,现阶段以扶正为主,配以2～3种有祛邪功效的中药。患者长期按时复诊随访,希望这个病例在多学科团队和中西医结合治疗的情况下,获得更大的生存受益。

3. 名家点评

林洪生主任医师(中国中医科学院广安门医院):直肠癌是常见消化道恶性肿瘤之一,外科手术仍然是其最主要的治疗手段。该患者直肠癌根治术及造口术后,排尿障碍仍属常见并发症。在中西医多学科团队综合评估、治疗下,患者在泌尿功能、刀口疼痛、心烦抑郁等方面都取得了满意疗效,是成功的中西医结合治疗案例。特别是中医药及康复锻炼的加入,不仅改善了患者的不适症状,在生理功能调节方面,也发挥了不可忽视的作用。希望有更多肠癌患者在规范的西医治疗的各阶段,尽早接受中医药、康复治疗,以获得生活质量的提高。

(赵　宁　宁春晖　赵福兰　唐　末)

四、晚期直肠癌多发转移伴癌性疼痛案例

【基本情况】

患者柳某某,男,67 岁,身高 170cm,体重 62kg,BMI 21.5kg/m²,KPS 评分 70 分。

【案例背景】

此患者为老年男性患者,曾从事海员工作,平素不喜喝水,不喜吃蔬菜,性格直爽坚毅,但相对固执。得知患直肠癌后,态度阳光,积极配合各项检查和治疗,家人也不向他隐瞒病情。直肠癌术后恢复不顺利,反复高热病因不明,后经多次多学科会诊考虑为吻合口瘘,经置管引流等治疗后得以缓解;之后又因肠梗阻经保守治疗缓解。术后辅助化疗计划因病情反复等因素未能进行。术后半年复查发现肝转移、骨转移;术后一年发现双肺多发转移,复查时发现腹壁切口疝。由于治疗过程曲折,多次遭受病情变化的打击,患者对治疗逐渐失去信心,表示不愿再接受手术、放化疗等治疗,只希望接受温和的治疗,缓解疼痛,提高生活质量。

【患者需求】

希望通过多学科治疗,延长生存期,缓解疼痛症状,提高生活质量。

【发起者及需求】

本例多学科肿瘤康复发起者为肿瘤科。

发起多学科肿瘤康复诊疗的需求:通过多学科协作对患者进行整体调整,延长带瘤生存期,提高生活质量,降低并发症风险。

【病史】

1. 诊治经过　2019 年 3 月,因"痔疮"于当地医院行手术切除术,术前检查提示直肠恶性肿瘤,术前肿瘤标志物不详。2019 年 4 月行直肠癌根治术,术后病理:溃疡型中分化腺癌,黏液腺癌,侵及外膜,无神经侵犯及脉管癌栓,切缘干净,纤维组织内癌浸润 / 转移,肠周淋巴结转移 10/19。基因检测:KRAS 基因:突变型(13Codon GGC ＞ GAC)。术后肿瘤标志物不详。因患者术后出现肠瘘,未行辅助放化疗。2019 年 11 月查 CT 示肝内散在类圆形低密度影(较大者直径约 1.2cm),部分考虑转移,右肺上叶胸膜下新显微小结节影,大小不详,考虑胸 4 左侧附件骨转移。行 3 周期化疗(具体方案、剂量不详),因患者出现严重皮疹导致化疗终止。2020 年 5 月因患者背痛明显,于当地医院行胸 4 椎体及肝右后叶转移粒子植入

术,术后予瑞戈非尼 80mg,每日 1 次,口服,治疗期间出现四肢皮疹、脱屑、疼痛,血压升高。2020 年 5 月 CT 检查结果示左肺上叶、双肺下叶可见多发小结节影,考虑双肺多发转移;腹部 CT 显示左下腹壁切口疝。2020 年 9 月肿瘤标志物癌胚抗原(CEA)345.30ng/ml,血清癌抗原 19-9(CA19-9)490.20U/ml;胸部 CT 结果示双肺多发小结节,考虑两肺多发转移,较前部分稍增大(较大者约 1cm)。为求综合康复治疗,申请肿瘤康复多学科门诊联合诊治。

2. 主要问题　腹胀饭后加重,左下腹可复性包块伴胀痛,大便无规律,每日 2～10 次,时干时稀,背部窜痛,疼痛相对剧烈,口服盐酸羟考酮片 5mg,每 12 小时一次,但止痛效果不佳;腹部切口旁鼓包,时胀痛;肝区疼痛,自诉深呼吸时加重。

3. 中医四诊　乏力,饮食一般,夜尿 1～2 次,夜间易醒,醒后难再入睡。近期体重变化不明显;舌淡暗、边有齿痕,苔薄白,脉沉细。

4. 既往史　高血压 4 年余,冠心病 3 年余,否认糖尿病。

5. 个人史　原籍出生,无外地久居史,无血吸虫病疫接触史,无地方病或传染病流行区居住史,无毒物、粉尘及放射性物质接触史,生活较规律,无吸烟史,无饮酒史,无冶游史。

6. 婚育史　适龄婚育,配偶既往乳腺癌病史;育 1 女,健康,配偶及女儿未行肠镜检查。

7. 家族史　否认肿瘤家族史,父亲因冠心病去世,母亲因心肌梗死去世。

【相关检查】

2019 年 11 月,CEA 31.56ng/ml,CA19-9 124.6U/ml,CT 检查结果示肝病灶 12mm。

2020 年 6 月,CEA 383.60ng/ml,CA19-9 > 1 000U/ml,CT 检查结果示肝转移病灶 3.9mm × 3.6mm。

2020 年 7 月,CEA 371.70ng/ml,CA19-9 925.50U/ml。

2020 年 9 月,CEA 345.30ng/ml,CA19-9 490.20U/ml,CT 检查结果示肺转移病灶较大者 10mm。

【诊断】

1. 中医诊断　内科癌病;脾肾两虚,气滞血瘀证。

2. 西医诊断　直肠恶性肿瘤术后($pT_{4b}N_{2b}M_0$ Ⅲc → Ⅳ期),肝继发恶性肿瘤,骨继发恶性肿瘤,肺继发恶性肿瘤;高血压;冠心病。

【康复目标】

1. 近期目标　缓解疼痛,维持体重,提高生活质量。具体目标如下:

肿瘤内科:选择合适药物,延缓疾病进展,降低不良反应;

外科:控制腹壁切口疝进一步加重和进展,指导肛周皮肤保护,减轻患者痛苦;

药学部:指导患者合理用药,避免药物毒性;

营养科:指导患者的营养均衡,避免较早进入恶病质状态;

康复医学科:帮助患者合理康复,减轻疼痛。

2. 远期目标　延长带瘤生存时间。

【多学科讨论】

1. 时间　2020 年 9 月 15 日。

2. 参加讨论人员　肿瘤科杨宇飞主任医师、外科贾小强主任医师、药学部高善荣主任药师和赵宁主管药师、营养科张凡营养师、康复医学科庄威主治医师。

3. 各学科观点

(1) 肿瘤科：一项比较瑞戈非尼和呋喹替尼在三线亚裔晚期结直肠癌人群中的疗效与安全性评价研究，结果显示两药的疗效相当。研究表明瑞戈非尼治疗亚洲患者手足皮肤反应发生率高于其他种族。患者使用瑞戈非尼后可出现严重的四肢脱屑、疼痛，血压升高，与瑞戈非尼相比，呋喹替尼的手足皮肤反应较轻，可考虑进行替换使用。

本案例患者疼痛剧烈，采用第三阶梯强阿片类镇痛。癌性疼痛是疼痛部位需要修复或调节的信息传到神经中枢后引起的感觉，是造成癌晚期患者痛苦的原因之一，包括躯体、心理、社会和精神等各方面。很多癌症患者经常感到很难精确描绘出部位或性质的疼痛，易影响睡眠。在大多数患者中，对持续疼痛的反应是自主神经性的，易导致患者产生恐惧、焦虑、抑郁的心理问题，继而形成"失眠→疲乏→焦虑→疼痛→失眠"这样的恶性循环。癌症引起的疼痛长久持续，痛苦及死亡的前景造成巨大的忧虑及不安，因此在增加阿片类剂量的同时，鼓励患者亲属探视，从精神上降低患者的疼痛指数。

针对本患者，明确疼痛原因，控制腹壁切口疝的进展，降低肠梗阻风险为主要目标，调整饮食结构和合理的康复方法，有利于提高生活质量。同时需药学部多关注疼痛方面情况和靶向药物的用药教育，可做随访。

(2) 外科：患者为老年男性，直肠癌晚期，多脏器转移，外科的康复关键在于腹壁切口疝，如何控制腹壁切口疝进一步加重和进展，提高生活质量，是当前外科康复的首要解决目标；其次就是肛周皮肤保护问题。

查腹壁切口瘢痕平整，切口外侧局限性饱满隆起，嘱其增加腹压，膨隆区更加突出明显，直径约15cm，高度约5cm。嘱其自然呼吸，按揉膨隆区，会明显变小。腹肌软，无压痛。结合患者病史、当前症状体征、CT检查结果，综合来看，左下腹肠外瘘已完全愈合，腹壁存在切口疝。疝囊环较宽松，肠管进出疝囊较容易，无嵌顿，无明显粘连，虽然患者有时会出现腹胀，但程度轻。因此，评估此患者的切口旁疝尚未严重到影响肠蠕动的程度。但如果不加以保护，疝囊持续扩大，有可能出现嵌顿，甚至诱发严重的肠梗阻。保护措施包括佩戴具有较强弹力的腹带，避免增加腹压的行为，如搬负重物。预感将出现咳嗽、喷嚏等骤然增加腹压行为时，要提前用手按压疝囊处，对抗骤然增加腹压时的冲击力。尽量保持疝囊部位平整，疝囊扩大时要及时通过按揉使疝囊内组织复位到腹腔内，防止嵌顿、粘连、绞窄等严重情况发生。

查肛周皮肤潮红、粗糙，表面颜色略灰白，说明肛周皮肤因大便次数多存在轻度皮损，如再严重会形成肛周湿疹或皮炎，发生糜烂甚至溃疡，一旦形成上述改变，将大大增加患者痛苦。因此，针对患者大便次数多的问题，一方面要通过药物治疗改善肠道功能，减少大便次数；另一方面，要保护肛周皮肤，防止皮炎发生。

(3) 药学部

1) 疼痛用药：患者背部疼痛NRS评分为7～8分，以酸胀痛、撕扯痛为主。近2日开始口服盐酸羟考酮10mg，每12小时一次，疼痛评分降至NRS3分左右，可耐受，出现便秘副反应。阿片类药物是中、重度癌痛治疗的首选药物。对于慢性癌痛，推荐选择阿片受体激动剂治疗。阿片类镇痛药物的有效性和安全性存在较大的个体差异，需要逐渐调整剂量，以获得最佳药效,称为剂量滴定。可使用缓释口服阿片类药物作为基础用药,备用短效阿片类药物治疗暴发痛。阿片类药物未耐受患者,阿片类口服缓释制剂起始基础剂量可根据患者疼痛程度、身体状况来选择。一般口服缓释吗啡 10 ～ 30mg,每 12 小时给药 1 次,或缓释盐酸羟考酮 10 ～ 20mg,每 12 小时给药 1 次。阿片类药物已耐受患者,可根据滴定前 24 小时阿片类药物用药总量确定基础给药剂量进行滴定(图下 -1-1),尽可能在 24 小时内使疼痛得到控制。如果阿片类药物不良反应不能缓解,患者疼痛强度< 4 分,滴定剂量可考虑减少 10% ～ 25%,然后重新评估镇痛效果并密切观察随访。

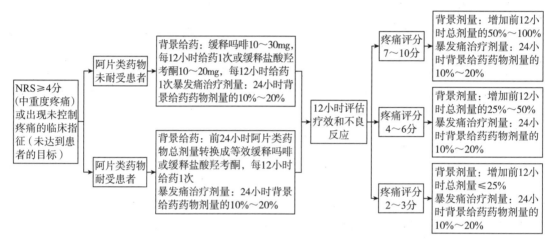

图下 -1-1　以缓释阿片类药物为背景用药的滴定流程

2)瑞戈非尼:瑞戈非尼用于治疗既往接受过氟尿嘧啶、奥沙利铂和伊立替康为基础的化疗,以及既往接受过或不适合接受抗血管内皮生长因子(VEGF)治疗、抗表皮生长因子受体(EGFR)治疗(RAS 野生型)的转移性结直肠癌患者。每日 1 次,于每一疗程的前 21 天口服,28 天为一疗程。瑞戈非尼应在每日同一时间,在低脂早餐(脂肪含量 30%)后随水整片吞服,如出现漏服,不得在同一天服用两剂药物。如果服用药物后出现呕吐,同一天内患者不得再次服药。出于对个人的安全性及耐受性考虑,可能需要中断给药或降低剂量,应采用每次 40mg 的剂量调整,建议每日给药最低剂量为 80mg,最高剂量为 160mg。瑞戈非尼的不良反应主要包括疲乏、手足皮肤反应、腹泻、食欲下降、高血压、发声困难及感染,在接受瑞戈非尼治疗的患者中最严重的药物不良反应为重度肝损伤及胃肠道出血,应对患者用药进行肝肾功能、血压、皮肤反应等监控,嘱患者一旦发现严重不良反应需立即联系医生或药师。

(4)营养科:患者为老年男性,结合目前病情及诉求,营养治疗以保持体重为长期目标,减轻腹胀、降低肠梗阻风险为短期目标。患者 BMI 处于正常范围内,近 8 ～ 9 个月体重增长 10kg,近 1 个月体重保持平稳,平素注重营养,一日三餐,两餐加餐,驼奶粉 30g、富硒蔬菜粉(玉米粉 + 西蓝花粉)60g,现有饮食结构符合营养目标摄入值。建议在现有饮食基础上适量调整脂肪摄入量,以易消化食物为主,减低梗阻风险。

(5)康复医学科:患者目前一般情况良好,精神尚可,自述背部疼痛,范围在 T_4 ～ L_1,双侧斜方肌、菱形肌、背阔肌及肋间肌疼痛,等级 7 ～ 8 级;运动后加重,休息后可减轻,晨起加重。背部疼痛粒子植入术后好转半月后疼痛范围逐渐扩大,疼痛性质改变为酸痛,疼痛部位不固定,涉及 8 ～ 10 个椎体范围,考虑疾病进展较快。

【多学科康复方案】

1. 修改用药方案　考虑更换为呋喹替尼 4mg,第 1 天至第 21 天,28 天一个疗程,加小剂量替吉奥口服增效,以肿瘤标志物评效。目前以止痛提高生活质量为先,每月可使用唑来膦酸 4mg,静点,改善疼痛。

2. 中药处方　制草乌^(先煎)6g,制川乌^(先煎)6g,延胡索 30g,鸡内金 10g,细辛 3g,乌梅 10g,川楝子 6g,桂枝 10g,白屈菜 15g,炒谷芽 10g,炒麦芽 10g,炒神曲 10g,炒山楂 10g,生黄芪 15g,白芍 20g,党参 10g,柴胡 10g,黄连 3g,黄芩 6g,茵陈 6g,厚朴 6g,焦槟榔 10g,砂仁^(后下)6g,木香 6g,火麻仁^(另包)10g。水煎服,日 1 剂,每日 2 次。

3. 控制腹壁切口疝　预防腹壁切口疝进一步加重,加强饮食管理,少食多餐,以清淡、富营养、易消化饮食为主,避免刺激性、油腻、油炸等难消化食物摄入,减轻胃肠负担;加强腹壁保护,避免剧烈活动,活动时佩戴腹带加压固定,咳嗽或喷嚏时注意保护腹部,避免疝囊扩大;合理锻炼腹壁肌群,在康复师指导下对腹壁康复进行特殊设计,合理训练腹壁肌群。建议到疝外科就诊,必要时接受腹壁疝修补术。

4. 调整镇痛药物用量　为防止便秘发生,需足量饮水,适量运动,调整饮食结构,养成规律排便的习惯,可通过中药减毒增效。瑞戈非尼每次 80mg,每日 1 次,早 8 点饭后服用;葡萄柚会影响瑞格非尼疗效,服药期间不要服用葡萄柚类水果及果汁制品等;使用瑞戈非尼期间血压升高,建议调整降压药物,停靶向药后血压可自行降至 140/80mmHg,嘱患者监测血压。

5. 营养指导　少食多餐,建议一日 5 ～ 6 餐,进食细嚼慢咽,每餐进食时间至少半小时;减少粗粮摄入,如大豆类和杂豆类,减少富含膳食纤维蔬菜如芹菜、韭菜等,以减少膳食纤维的摄入;禁辛辣刺激、油腻的食物,避免可能造成胀气的食物,如萝卜、红薯等;监测体重,如出现不明原因下降,及时就医。

6. 非药物治疗　以静制动,胸式呼吸锻炼,以中医功法、灸法止痛为主。减少腹部活动和腹壁肌肉锻炼;佩戴腹带,加强腹壁力量,防止并发症;艾灸治疗,脊柱督脉自上至下,自胸椎至双侧肩胛骨和双肋间往复进行,以皮肤微微发红为佳,切忌贪时,以免出现水疱等不良反应,一次 10 ～ 15 分钟为佳;按期复查脊柱 CT 及 MRI,排除骨转移。

【多学科协作治疗经过】

第一次门诊:2020 年 9 月 15 日。诊疗按多学科方案进行。

第二次门诊:2020 年 11 月 5 日。

2020 年 10 月 15 日肿瘤标志物 CEA 332ng/ml,CA19-9 503.8U/ml。2020 年 11 月 22 日 MRI 示胸 1、4、5、6 椎体骨质破坏,胸 4 椎体病理性骨折并双侧附件及周围软组织侵犯,胸 4 椎体水平骨髓受压,突入椎管,脊髓受压变扁。CT 示双肺多发小结节,考虑两肺多发转移较前进展,较前增大、变实,部分结节为新发;肝脏多发低密度,考虑转移,左侧肾上腺增粗,考虑转移,腹膜后、左侧髂血管旁多发增大淋巴结。2020 年 11 月 24 日于当地医院行螺旋 CT 引导下穿刺射频 + 骨水泥治疗,疼痛增加。舌淡暗,边有齿痕,苔薄白,脉沉细,辨证为肝郁脾虚,痰瘀互结。中药处方(2020 年 11 月 5 日至 2021 年 1 月 4 日)基本维持原方,去焦四仙,加骨碎补、酒苁蓉补肾益精健骨,蛇六谷、半枝莲、白花蛇舌草抗肿瘤。

第三次门诊:2021 年 1 月 7 日。

患者复查诉精神较好,服用盐酸羟考酮缓释片 70mg,每 12 小时一次,止痛效果可,后背疼痛下降至 5 级,左侧肩胛骨和前胸仍麻木感。乏力,现无法下床活动,纳可,腹胀饭后加重,服用盐酸羟考酮缓释片后便秘,7 ～ 11 天 1 次,开塞露辅助可少量排便,夜尿 1 次,眠可,然夜间醒后难再入睡。近 1 个月体重下降 2kg。2020 年 12 月 CEA 455ng/ml,CA19-9 599U/ml。舌体胖大,舌红苔薄中裂,辨证为肝郁脾虚,痰瘀互结。中药处方(2021 年 1 月 7 日至 2 月 6 日)以对症治疗为主,原方去蛇舌草、蛇六谷、半枝莲,加焦三仙缓解腹胀,延胡索止痛,改党参为人参增强补气功效,生白术、苁蓉健脾通便,改善便秘。

【随访】

访视一:2020 年 10 月电话随访。

经多学科治疗后月,患者坚持佩戴腹带,腹壁力量有所改善,腹部切口疝未再进一步加重。每日大便后及时坐浴,肛门无明显不适。口服盐酸吗啡缓释片 30mg,每 12 小时一次,双氯芬酸钠缓释片 75mg,每 12 小时一次,后背疼痛从 NRS 8 分降为 NRS 5 分,左侧肩胛骨和前胸麻木感,腹胀饭后加重,大便较规律,乏力,夜尿 1 ～ 2 次,睡眠较前改善。按照营养师建议规范饮食,食欲较可,近期体重变化不明显。

访视二:2021 年 3 月电话随访。

患者精神较好,纳可眠可,腹部切口疝情况稳定,无明显不适。口服盐酸羟考酮缓释片 70mg,每 12 小时一次,后背窜痛,左侧肩胛骨和前胸麻木感,疼痛控制在 NRS 3 分,便秘缓解,2 ～ 3 天 1 次,乏力,偶尔可下床活动,夜间醒后再难入睡,晨起腰痛,近期体重下降不明显。

患者经多学科团队诊疗和随访,疼痛、便秘、夜尿等症状明显好转,详见表下 -1-3。

表下 -1-3　患者疗效评价记录

日期	疼痛（NRS 评分）	便秘	夜尿
2020 年 9 月 15 日	7 分	无	2 次
2020 年 11 月 5 日	—	无	—
2021 年 1 月 7 日	5 分	7 ～ 11 天 1 次	1 次
2021 年 3 月	3 分	2 ～ 3 天 1 次	—

【讨论】

1. 协作组专家点评

外科贾小强主任医师:患者为直肠癌术后伴腹壁切口旁疝。虽然患者尚未出现因疝引发的相关症状,但应尽早给予干预,预防进一步加重,形成严重并发症。患者大便次数较多,经常是稀溏不成形,很容易污染、刺激肛周皮肤。大便次数多是一个长期的问题,肛门周围皮肤很容易受累而发生糜烂、破损,形成肛周湿疹、皮炎等。一旦发生此类情况,对患者来说无疑是雪上加霜。因此,提早采取保护性措施,防止发生皮肤病变,是直肠癌术后康复中的一个重要任务。我们基于未病先防理念,在肿瘤康复过程中,不仅要对已有的康复问题采取措施,而且还要对有可能出现的并发症进行提前预判,给予针对性的防治。

药学部高善荣主任药师:本患者的多学科肿瘤康复会诊中,药学部的主要任务是通过滴定修改其镇痛用药方案,缓解疼痛,并做瑞戈非尼的用药指导。经过调整,当时患者的疼痛评分从 NRS 8 分下降至 NRS 5 分,有显著效果。

营养科张凡营养师:患者多学科肿瘤康复会诊时 BMI 为正常范围,营养师的任务是通过指导日常饮食,维持其体重,并希望可以改善大便次数不规律情况。通过制订饮食规范,患者短期内未出现体重下降,取得一定效果。

康复医学科肖京主任医师:患者主诉后背部疼痛,无法深呼吸,CT 显示腹部切口疝,通过胸式呼吸、中医功法,配合腹带、镇痛药物的使用,从生理、物理等角度降低其疼痛感。

2. 协作组组长点评

杨宇飞主任医师:患者为直肠癌术后骨转移患者,主诉疼痛明显,难以耐受,先后于当地多家医院进行介入等治疗,此次希望通过多学科肿瘤康复会诊,改善疼痛状态,制订饮食、康复锻炼计划,改善生存质量,延缓疾病进展。除文中所提及的治疗手段外,还曾向患者建议进行放疗,对于骨转移患者,只采用骨水泥、介入和消融一般不能达到较好效果,选择局部放疗配合卡培他滨服用不仅可以控制疾病进展,同时可以有效缓解疼痛,但患者化疗反应明显,且就诊前不久曾进行胸椎和肝粒子植入术,因此放疗未执行。从疗效评价可以看出,患者症状在一定程度上有改善,腹部切口疝得到控制,通过调整止痛药物后疼痛得到明显缓解,疾病进展不明显,基本达到诉求。

患者为晚期直肠癌,有肝、肺、骨多发转移,疼痛,一般生存期不超过 1 年,平均生存期约 10 个月,相关资料显示 KRAS 突变型患者在规范治疗的情况下生存期可达 2 年。因此,患者就诊于多学科门诊,制订远期康复目标为延长带瘤生存期,即 2 年,改善不适症状,降低阿片类止痛药物加量导致的常见药物不良反应(ADR),如恶心、呕吐、尿潴留、便秘等,同时减缓阿片类药物的加量幅度。中医药在肿瘤晚期康复治疗中意义重大,主要表现在缓解肿瘤相关症状和降低手术放化疗导致的不良反应,改善饮食、睡眠等,提高生存质量。该患者通过中西医结合治疗,生存期已 2 年余,达到远期目标。

3. 名家点评

林洪生主任医师(中国中医科学院广安门医院):疼痛为肿瘤患者特别是晚期肿瘤患者的常见病症,是伴随肿瘤患者康复期的常见症状之一,该患者病期晚,治疗难度大,疼痛的主要原因是骨转移,肿瘤细胞破坏骨质,造成难以忍受的剧烈疼痛。通过中西医结合治疗,患者的疼痛得到有效缓解,配合康复训练、营养调理,增强机体对抗疾病的能力,延缓疾病进展,充分体现了中西并重的肿瘤治疗与康复理念,最终达到提高患者生存期的目标。中医药在肿瘤康复阶段发挥的作用不容忽视,推荐患者接受多学科、中西医并重的治疗方式,让更多的患者从中获益。

(赵　宁　宁春晖　金　锐　刘稼玺)

五、直肠癌根治术后并发直肠阴道瘘案例

【基本情况】

患者王某,女,71 岁,身高 165cm,体重 55kg,BMI 20.2kg/m²,KPS 评分 80。

【案例背景】

本例为一老年直肠癌女性患者,退休前从事教育工作,知识水平较高。平素性情开朗、知书达理。然而,自从患直肠癌后性情变化很大,尤其是术后出现直肠阴道瘘,不仅有脓血样渗出物自阴道流出,且经常有会阴部疼痛下坠,令患者苦不堪言,身心疲惫。好在家人对她体恤有加,积极为其奔走求医。目前患者,精神萎靡,重度乏力、食欲差、睡眠质量差、多梦易醒,于是寻至杨宇飞主任医师门诊处进行中医治疗,针对患者需求,杨主任推荐患者就诊多学科肿瘤康复门诊,共同为患者提供康复帮助。

【患者需求】

缓解术后直肠阴道瘘、腹壁造口带来的痛苦,改善乏力、口干、大便不成形等不适。

【发起者及需求】

肿瘤内科:改善临床症状,抗转移复发。

外科:改善患者直肠阴道瘘、腹壁肠造口引起的症状。

药学部:指导患者合理用药。

康复医学科:进行功能康复指导。

营养科:对患者进行营养评估及指导。

【病史】

1. 诊治经过 患者因排便习惯改变半年余,伴有便干、腹痛、便血等,2020 年 3 月于中国中医科学院西苑医院就诊。肠镜提示距肛口 5 ～ 10cm 见菜花样隆起,遂行直肠癌根治术。术前 CEA 58.36ng/ml,细胞角质蛋白 19 片段抗原 21-1(CYFRA21-1)3.64ng/ml;术后病理提示为高分化腺癌,$T_3N_1M_0$,Ⅲb 期。术后出现阴道脓血外溢,经检查诊断为直肠阴道瘘,遂行腹壁回肠造口术。2020 年 5 月至 9 月期间行 6 周期 XELOX 方案化疗,具体用药如下,奥沙利铂200mg+ 卡培他滨早 1 500mg 晚 1 500mg。化疗期间出现Ⅰ度恶心,Ⅱ度骨髓抑制。2020 年 8 月 CT 提示,右侧肺门及纵隔内多发淋巴结;2020 年 10 月肿瘤标志物未见明显异常;胸腹部 CT 示右肺结节同前(0.7cm)。

2. 主要症状 患者因手术出现直肠阴道瘘,前后阴流稀血水,乏力 5 级,易疲倦,食欲差,大便不成形。口干咽干,欲饮热水,偶有白色黏液痰,难以咯出。因换造瘘贴胶后稍过敏,皮肤周围针刺样痛感 4 天,2 天更换一次。

3 中医四诊 食欲一般,眠一般,多梦易醒,夜尿 2 ～ 3 次;舌暗红、苔中裂,少津;脉弦细数。

4. 既往史 抑郁症史 2 年,高血压史 5 年,长期口服药物盐酸舍曲林片、尼麦角林片。肺结核病史 5 年。

5. 个人史 生活规律,无不良喜好。

6. 婚育史　适龄结婚,育有 1 子 1 女。

7. 家族史　2 个哥哥、2 个姐姐、母亲均患便秘,父母去世原因不详。

【相关检查】

术后病理结果示高分化腺癌,侵透固有肌层至浆膜下脂肪组织,未达浆膜表面,切缘(−),未见血管及神经浸润,淋巴结 1/15,$T_3N_1M_0$;免疫组化结果示,MSH2(+),MSH6(+),PMS2(+),MLH1(+),错配修复蛋白功能完整。2020 年 4 月 15 日基因检测结果示,KRAS 第 2 外显子突变。2020 年 5 月 17 日胸部 CT 结果示,发现右肺中叶外侧段近叶间胸膜实性小结节(0.7cm),左肺上叶舌段小结节(0.9cm)。2020 年 10 月 21 日肿瘤标志物未见明显异常;胸腹部 CT 检查示右肺结节同前。

【诊断】

1. 中医诊断　内科癌病;痰瘀内结,脾肾两虚证。

2. 西医诊断　直肠恶性肿瘤($cT_3N_1M_0$,Ⅲb 期);直肠阴道瘘。

【康复目标】

1. 近期目标　改善术后直肠阴道瘘所致功能障碍,缓解症状不适。

2. 远期目标　降低术后复发转移率,实现肿瘤根治。

【多学科讨论】

1. 时间　2020 年 10 月 27 日。

2. 参加讨论人员　肿瘤科杨宇飞主任医师、外科赵卫兵主任医师、造口师景静护师、营养科张凡营养师、康复医学科庄威主治医师和药学部赵宁主管药师。

3. 各学科观点

(1) 肿瘤科:患者是一例直肠癌Ⅲb 期根治术、化疗后患者,治疗的远期目标是根治肿瘤。但由于手术及化疗等治疗给患者造成一定程度的功能损伤,所以近期目标是缓解不适症状,改善功能,尤其是直肠阴道瘘问题。患者右肺有一 7mm 病灶,建议患者进一步行正电子发射断层显像 CT(PET-CT)明确有无转移,定期观察。患者长期口服抑郁药,需增强患者自信,调动患者自稳力,促进患者综合康复。针对目前疲乏、阴道溢液等问题,结合舌脉,中医治疗应以清利湿热为主。针对直肠癌术后抗复发转移,则以健脾补肾、化痰散结为主。

(2) 外科:直肠阴道瘘是直肠阴道之间由于先天或后天因素形成的病理性通道,临床较为少见。医源性因素是直肠阴道瘘较为常见的致病原因。其主要临床表现为阴道排气、脓血黏液自阴道溢出,严重时大便自阴道排出。大部分直肠阴道瘘需要手术治疗。由于病变部位局部解剖的特殊性和复杂性,手术难度大,若处理不当会导致反复感染,复发率高。此病给患者造成难言的痛苦,生活质量下降。目前,此患者已行回肠造口,肠道转流后为直肠阴道瘘的病情控制起到很重要的作用。通过局部检查,见瘘口位于距肛缘约 4cm 的直肠前壁,瘘口较大,有肉芽增生突起,表面有脓苔附着,周围黏膜充血、水肿、糜烂明显,触之易出血。此患者行肠造口手术至今 5 个月,目前局部条件较差,感染较重,近期无法进行直肠阴道瘘修补手术。现阶段应通过局部药物治疗,改善局部感染状况,缓解患者痛苦,为下一步行直肠阴道瘘修补术创造条件。专科检查见,患者肠造口血运颜色好,高度合适,小肠液偏碱性,对皮肤有潜在的腐蚀,皮肤已出现造口周围炎,应在造口师指导下进行局部护理和治疗。

（3）造口师：造口术后，人的身体外形发生变化，排泄物不能随意控制，社交、饮食、异味处理、造口袋的使用，以及其他问题均给患者造成诸多困扰，部分患者甚至对生活产生悲观失望情绪，对前途丧失信心。"造口患者"作为社会特殊群体，需要家人和社会的关爱，需要掌握一定的康复护理技能。本例患者造口护理欠佳，已经出现造口周围皮肤炎。这一问题临床常见，如处理不当会演变为难以应对的局部病理改变，治疗难度会加大，同时患者的痛苦也会加大。我们将从专业的角度，给患者以指导，敦促患者定期于造口门诊就诊，定时给予局部养护，及时处理存在问题，减轻患者因造口造成的精神和躯体痛苦。

（4）营养科：本例患者存在食欲差、自觉营养状态不佳，需要进行综合营养评估。患者对直肠癌术后康复中的营养膳食指导具有需求，且在造口护理及直肠阴道瘘自我护理过程中的饮食注意事项亦需要康复指导。针对上述问题，直肠癌术后康复中除保证正常营养供给外，还需注重减少红肉摄入，增加蔬菜及膳食纤维摄入。造口护理的饮食指导同样重要，主要是少食产气、煎炸辛辣、产异味食物，适量进食粗纤维食物。注意均衡饮食，多食水果、新鲜蔬菜及酸奶，少食容易导致便秘的食物或药物，如番石榴、巧克力，及氢氧化铝、碳酸钙及吗啡类药物等。

（5）康复医学科：患者直肠癌术后化疗后，目前仍然存在便稀不成形的排便功能紊乱，有康复必要。从中西医结合康复角度来说，首先应当增强腹部核心肌群的锻炼，从而加强肠道蠕动及消化吸收功能，从中医角度上来说可用健脾补肾为治则的非药物治疗方法，如针灸等。康复锻炼注重对功能的恢复，包括主动和被动训练。

（6）药学部：患者有慢性萎缩性胃炎，胃肠功能不佳，对于药物吸收能力有限，因此需根据患者特殊情况给予综合用药指导。且针对患者用药的不良反应，尤其是尼麦角林、舍曲林所导致的不良反应进行详细介绍，并且告知患者减轻上述不良反应的方法。

4. 多学科康复方案

（1）肿瘤科

处方1：蜂房6g，血余炭30g，白花蛇舌草10g，仙鹤草30g，酒女贞子10g，墨旱莲10g，阿胶珠10g，麸炒芡实10g，金樱子肉10g，生黄芪30g，柴胡6g，升麻6g，黄芩6g，清半夏10g，化橘红10g，炒酸枣仁15g，锁阳10g，酒苁蓉10g。水煎服，每日1剂，分2次服。

处方2：复方斑蝥胶囊，每次3粒，每日2次，口服。

（2）外科：注意保持肛门会阴部的清洁，每日两次坐浴，坐浴后肛周涂敷湿毒膏，以保护肛周皮肤，减轻肛周不适症状；每天以复方角菜酸酯栓蘸十味金黄膏纳入肛内，以减轻直肠阴道瘘造成的直肠内炎症，为下一步手术创造条件。造口加强护理，定期到造口门诊复查，请造口护理师指导。建议复查盆腔增强MRI，了解直肠阴道瘘及周围情况。在多学科门诊专家的指导下进行自主功能锻炼，加强营养，继续予以中药调理治疗。

（3）造口师：造口周围皮肤对造口底盘过敏，建议更换品牌，温水清洁造口及周围皮肤后蘸干，先使用造口粉，再用皮肤保护膜，有条件者可加用防漏膏或防漏贴环，再扣上袋，现有轻微渗血，可用棉签轻微按压，大量出血需至造口门诊就诊。

（4）营养科：患者术后7个月，体重约增加5kg。现阶段自述食欲差，乏力。短期目标：保持目前体重。长期目标：保持营养状况，抗肿瘤复发。营养建议：①目前热量摄入略有不足，蛋白粉可补充蛋白质,但热量不足。建议停用蛋白粉,改用肠内营养粉剂(TP)(安素),每日两次冲服(单次 6 勺营养粉 +195ml 温水)。②建议增加蔬菜用量,目标用量为每日 500g,绿叶菜、根茎菜及茄果类交替进食。③增加全天进食食物种类,最少目标种类为每日 12 种不同食物。

(5)康复医学科:患者目前存在乏力症状,大便性状改变伴阴道出血,查体患者目前体力尚可,下肢肌力尚可,活动后汗出明显,精神状况一般。建议:①减少走路运动,减少至每次 30min,每日 3 次,防止过度劳累或出汗;②增加站桩时间,每次 10 ~ 20min,可配合晒太阳;③增加提肛运动,可配合呼吸运动,每次 10min,每日 3 次;④按照营养师意见增强营养,合理增加肌肉含量;⑤增加腹部艾灸,避开造口处,可提升身体阳气,并改善大便情况。患者预计 2 个月后进行复诊,届时再次进行评估及方案制订。

(6)药剂师:①尼麦角林改为餐前 30 ~ 60 分钟服用;②服舍曲林期间避免食用葡萄柚;③调整用药时间:降压药早上服用,舍曲林中午服用,尼麦角林晚上服用;④强力定眩平片的作用在中药已有体现,可停用。

【多学科协作治疗经过】

由医疗助手对上述康复方案进行整理,嘱托患者规律口服中药及中成药治疗,并且按照用药指导服用药物,积极改善合并疾病情况并进行监测。营养康复方面,根据营养处方对日常膳食进行相应调整,并进行记录。

【随访】

随访时间:2021 年 3 月 11 日。

患者乏力较前好转,手足轻度麻木,前后阴溢液明显好转,阴道已很久(大约 2 个月)未见到脓血溢出,口干、咽干亦有减轻,偶有白色黏痰,仍有自汗,入睡困难较前好转,近期体重稳定。中药调整如下:紫草 10g,仙鹤草 30g,锁阳 20g,阿胶珠 10g,酒女贞子 10g,墨旱莲 10g,麸炒芡实 10g,金樱子肉 10g,生黄芪 30g,麦冬 10g,北沙参 10g,黄芩 6g,清半夏 10g,化橘红 10g,炒酸枣仁 15g,黑顺片 10g,肉桂 3g,地榆炭 10g,槐角 10g,水煎服,日 1 剂,分 2 次服。

【讨论】

1. 协作组专家点评

肿瘤科:这是一例典型的直肠癌术后因手术及化疗等治疗副作用导致生活质量下降的病例,存在多学科肿瘤康复干预的必要性。同时,这些问题也是临床中所面临的较为棘手的治疗难题,在中医理论指导下,召集内科、外科、造口师、营养科、康复医学科共同帮助患者解决问题,对于患者的康复起到了重要作用。在这一过程中,以中医辨证论治为基础的中药及非药物治疗起到了重要作用,主要以健脾补肾、清利湿热为主。

外科:直肠阴道瘘一旦发生极少能自行愈合,绝大多数需要手术修补。尤其是直肠癌前切除术后形成的直肠阴道瘘更加复杂,常和吻合口瘘、吻合口炎、阴道后壁误损伤、肿瘤外侵等因素有关,即使行直肠阴道瘘修补手术,手术难度也很大,术后复发率较高。此例患者年逾七十,身体虚弱,局部条件差,存在瘘口较大,瘘管及瘘口周围炎症较重等问题,不可急于行直肠阴道瘘修补手术,更不可急于还纳回肠造口。通过保守治疗,局部用药,功能锻炼,改善局部症状,减轻局部炎症状态,等待适宜时机再行手术治疗。同时也要做好终生带瘘的准备,让患者理解目前病情及转归的各种可能性,思想上能够接受,行动上积极配合康复治疗。实践证明,外科在本例患者康复诊疗中发挥了应有的作用,通过相关治疗方案的实施,患者因直肠阴道瘘所引发的躯体症状和精神痛苦均有了显著缓解。

康复医学科:该例患者存在典型的多学科康复需求,并且以中医理论为指导的治疗思想在整体康复中发挥了重要作用。患者患有直肠癌疾病的同时,还伴有抑郁症,因此心理疏导非常有必要,以中医为基础的多学科康复指导对于患者的心理疏导起到积极作用。且针对患者的饮食、运动及功能康复训练是一体的,总体以顾护阳气为主,兼以清利湿热、理气散结,最终能够帮助患者达到满意的康复效果。

2. 协作组组长点评

杨宇飞主任医师:直肠癌术后功能障碍是多学科康复门诊中常见的情况,而以直肠阴道瘘为主要诉求的患者并不多见,但这一情况给患者及其家属造成极大的生活困扰。同时该患者伴有抑郁症,心理康复与疾病康复存在相辅相成的作用,通过内科、外科及造口师、营养师、康复师的共同参与,形成多学科康复团队在直肠阴道瘘这一问题的基本共识,具有很好的借鉴意义。

3. 名家点评

林洪生主任医师(中国中医科学院广安门医院):解决患者因为肿瘤本身及治疗导致的功能障碍是肿瘤康复中的主要任务,本例直肠癌患者的中西医结合康复过程即是典型案例。该病例特点是在治疗过程中,由于多方位的综合康复治疗,使患者达到了较好的生存状态。借由本例患者的康复过程可进一步总结和归纳有效经验,从而形成切实可行的方案,在临床中加以推广、应用和验证。

(孙凌云)

六、直肠癌根治术后顽固便秘案例

【基本情况】

患者段某,男,60岁,身高169cm,体重75kg,BMI 26.3kg/m²,KPS评分70分。

【案例背景】

患者中老年男性,体形稍胖,平素不爱运动。患者为Ⅲa期直肠癌,术前行新辅助治疗,放化疗同步,后行根治术和辅助化疗。发病前就存在排便困难的问题。直肠癌手术治疗后,排便困难问题加重。手术总体恢复相对顺利,但术后长期便秘给患者日常生活造成较大困扰。

【患者康复需求】

希望通过多学科诊疗解决便秘等临床症状,提高生活质量。

【发起者及需求】

本例多学科肿瘤康复发起者为肿瘤科。

需求是希望通过多学科协作,外科改善患者便秘情况;营养师对患者进行饮食指导,改善饮食结构;康复医学科指导患者进行康复功能训练,进而提高患者生活质量。

【病史】

1. 诊治经过　2010 年出现体重下降,2013 年 10 月大便带血,行肠镜提示:息肉 0.5cm×0.8cm,病理:中分化腺癌。术前行新辅助放疗,同步口服卡培他滨 825mg/m²,每日 2 次。后于北京某肿瘤医院行直肠癌根治造口术,术后病理:局部残留中分化腺癌,大小 1cm×0.2cm,癌侵及黏膜下层,未见脉管癌栓,肠周淋巴结(1/8)转移,pT_1N_{1a};基因检测结果示 KRAS 基因突变(12 密码子点突变),术后行 XELOX 辅助化疗共 8 周期。术后因骶前脓肿出现高烧不退,曾在外科贾小强主任处给予 CT 引导下置管引流术治疗,后痊愈。术后两年内性功能和泌尿功能正常,排便功能障碍。2017 年肠镜检查无息肉;2018 年肠镜检查无息肉,但有炎症。2019 年 6 月肠镜提示直肠术后、吻合口狭窄,直肠近肛门处管腔狭窄,局部充血糜烂,触碰易出血。2020 年 7 月肠镜提示,升结肠、横结肠多发息肉。2015 年 1 月至今于中国中医科学院西苑医院肿瘤科杨宇飞主任医师处服中药治疗。

2. 主要问题　便秘,大便困难。

3. 中医四诊　便秘,3～4 日 1 行,无便意,大便成形,夜尿 1～2 次,眠可,纳可,体重稳定。舌暗红,苔黄腻,脉弦细数。

4. 既往史　患者有高血压病史,服氨氯地平、缬沙坦降压,血压一般稳定在 140/80mmHg 左右。

5. 个人史　饮酒史 30 年,每周 300～350g,戒酒 7 年。

6. 婚育史　适龄婚育,育有 1 女。

7. 家族史　兄妹 5 人,姐姐、夫人肠镜息肉,女儿肠镜阴性,否认肿瘤家族史。

【相关检查】

2019 年 11 月,CT 示扫描范围内近段直肠扩张,前腹壁下结节影,腹膜转移除外,胆囊泥沙样结石,慢性胆囊炎,右肾上腺局部小结节影,左侧胸膜肥厚钙化,左侧胸腔包裹性积液。直肠癌术后改变,吻合口近段管壁稍增厚,周围粘连索条影,新见直肠吻合口旁索条影,右肺中叶近叶间胸膜区小片影,左肺及右肺下叶索条影,左肺下叶小结节,右肺下叶局灶性肺气肿。双侧骶髂关节 MRI 平扫+增强未见异常。骨扫描检查结果示左侧髂骨代谢轻度增高,骨转移不除外。

【诊断】

1. 中医诊断　内科癌病;肝肾不足、痰瘀内结证。

2. 西医诊断　直肠恶性肿瘤($T_1N_{1a}M_0$,Ⅲa 期,根治术后);高血压;结肠息肉(术后)。

【康复需求】

1. 近期目标　改善排便困难,提高生活质量。

2. 远期目标　患者超过 5 年未复发转移,达到根治。

【多学科讨论】

1. 时间　2020 年 8 月 25 日。

2. 参加讨论人员　肿瘤科杨宇飞主任医师、外科贾小强主任医师、康复医学科庄威主治医师、营养科张凡营养师。

3. 各学科观点

(1) 肿瘤科:患者术后 7 年,抗转移复发任务基本完成,中药汤剂加中成药 3 年,单纯中药汤剂 2 年,后改隔日一次,再改颗粒剂于每年的 24 节气服用,通过 5 年以上以健脾补肾解毒为总体治疗原则的中医药治疗,改善患者体质,调理机体免疫,清除癌毒余毒;术后未发生复发转移,实现肿瘤痊愈的目标。但患者今年肠镜提示肠息肉,同时患者配偶胃肠镜检查亦提示肠息肉,说明饮食结构存在问题。建议继续定期复查。

(2) 外科:此例患者术前就有多年的便秘病史。患直肠癌后先行新辅助放化疗,再行直肠癌 Dixon 术加预防性回肠造口术,术后行辅助化疗。在术后化疗期间发生直肠后间隙化脓性感染,伴寒战高热,经多学科会诊后在 CT 定位引导下,经皮穿刺置入引流管,使感染得以控制,病情得以缓解。之后又行造口还纳术,术后患者排便非常困难,长期依赖灌肠,需要灌入大量清水后方能排出大便。肠镜检查示吻合口狭窄;专科检查见肛门外观无异常,直肠指诊,距肛缘约 5cm 可触及狭窄环,呈管状狭窄,直径 1.5 ~ 2cm,上下径约 3cm,周围组织僵硬,食指无法通过。因此,患者存在直肠狭窄。直肠狭窄可分为膜状狭窄和管状狭窄两类。膜状狭窄纵径较短,采用松解手术方法治疗效果较好;管状狭窄纵径较长,手术难度大,效果差。此例即属于管状狭窄,其狭窄的形成与术前放疗、术后高位直肠后间隙严重的化脓性感染等有一定关系,区域内组织纤维化程度高,弹性差,因此,治疗难度较大。建议患者再行肠造口术,以解除痛苦。但患者无法接受再行造口,执意维持目前状况。基于此,外科建议尝试采用扩肛的方法,逐渐扩大狭窄环,有可能帮助患者缓解排便困难的症状。同时,建议加强盆底功能训练,通过助便操等改善盆底的血液循环,增进盆底的功能协调,改善便秘症状。

(3) 营养科:患者近期体重平稳无变化。日常进食三餐,每餐约 150g 主食(细粮,无粗粮),无加餐,无水果,膳食纤维摄入量有限。经常性灌肠,可能破坏肠道菌群平衡,影响排便。营养治疗目标:①保持现有体重;②改善排便。

(4) 康复医学科:患者大便 5 ~ 6 天一次,无便意,仅靠灌肠可排便;查体患者整体情况良好,腹部僵硬,皮肤弹性差,上腹部力量一般,收缩功能一般。建议患者进行康复训练。

4. 多学科康复方案

(1) 肿瘤科

处方 1:熟地黄 10g,生地黄 10g,酒萸肉 10g,山药 10g,茯苓 10g,泽泻 10g,牡丹皮 10g,炒酸枣仁 15g,当归 10g,生白术 10g,生黄芪 15g,马齿苋 15g,白花蛇舌草 15g,石见穿 15g,白芍 15g,赤芍 15g,黄连 6g,盐荔枝核 10g。水煎服,日 1 剂,分 2 次服。

处方 2:双歧杆菌三联活菌胶囊,每次 1 粒,每日 2 次,口服。

(2) 外科:①扩肛治疗,每周 2 ~ 3 次。②应用直肠黏膜保护剂治疗,复方角菜酸酯栓,1 粒,纳肛,每日 2 次。③温水坐浴,每日 2 次。④加强肛门锻炼,坚持每日做助便操。

(3) 营养科:①增加膳食纤维摄入量。每日增加水果 1 ~ 2 份(150 ~ 300g),果皮可进食的保留果皮,每日选择应季水果进行调换;早餐粥品每周 3 ~ 4 次调换成无蔗糖酸奶,加入水果和约 15g 坚果(非油炸、非盐焗);增加主食中膳食纤维含量,晚餐主食制作中加入最少 1/3 杂粮或全麦粉。②补充益生菌摄入,建议口服双歧杆菌三联活菌胶囊。

(4)康复医学科:①平衡运动形式,减少步行时间,增加步行下肢高抬腿训练,500m起,循序渐进;②增加提肛训练,配合呼吸进行;③增加上腹部肌力训练,以卷腹为主,每日30次,每次10°～20°即可;④增加八字晃腰训练,增加腹内外侧肌肉力量,增强肠内蠕动,改善大便情况。

【多学科协作治疗经过】

第一次复诊(门诊):2021年1月29日。此次为多学科肿瘤康复会诊后首次复诊,现大便2～3日一行(康复治疗前3～4日一行),有时在未灌肠的情况下可排出大便(康复治疗前每次都需灌肠后才能大便)。继续口服中药治疗。完善康复功能检测。

第二次复诊(门诊):2021年4月22日。患者诉上次多学科后采纳了外科建议进行中药温水坐浴,每日两次。坚持每周两次扩肛,每日做助便操。自觉便秘症状改善,现大便2～4日一行,很少采用灌肠帮助排便。康复功能检测后建议患者进行身体功能障碍作业疗法训练,日常生活动作训练,手指点穴治疗,肺功能综合训练。

【随访】

2020年7月21日随访,患者1～3日大便一次,排便困难程度减轻。专科检查,直肠指诊见狭窄处已能通过食指第二关节;肠镜检查,直肠狭窄,但镜身可通过,退镜观察见升结肠、横结肠多发息肉。

2021年2月16日随访,患者1～3日大便一次,排便困难程度减轻。专科检查,直肠指诊见狭窄处已能通过食指第二关节;PET-CT检查结果示,吻合口SUVmax 4.4,直肠中下段增厚,SUVmax 6.5。患者自诉多学科诊疗后,康复锻炼未能很好坚持,但一直坚持助便操练习,经常做扩肛治疗,按照营养师建议进行饮食结构调整,大便情况较前明显改善。

【讨论】

1. 协作组专家点评

肿瘤科杨宇飞主任医师:该患者直肠癌根治术+造口术曾出现大便功能障碍,主要表现为便秘。经过长期中医汤药治疗后已达临床治愈,即五年内未出现复发转移。但患者自诉因便秘严重影响生活质量且对患者心理产生了不良影响。该患者辨证为肝肾不足,从中医治疗角度而言,很多直肠癌患者造口术后出现便秘不仅仅是局部肛门肌肉的问题,同时也往往伴有其他脏腑功能的失衡。该患者长期大便异常,存在焦虑情绪,而肝主疏泄,中医四诊合参,在常规健脾补肾解毒治疗原则基础上,注重疏肝理气、增强补肾纳气之力。通过外科、营养科、康复医学科多学科治疗后,达到了患者肿瘤康复的目标。

营养科张凡营养师:患者直肠癌术后10年,饮食结构出现明显变化,长期饮酒习惯改变,但进食量尚满足营养需求,能够保持体重长期平稳。患者治疗后的主要问题为大便困难,长期依赖灌肠,需要灌入大量清水后方能排出大便。此问题与患者饮食改变相关,主要是饮食中缺少膳食纤维,且不排除因手术造成肠道菌群失调,从而造成便秘。因此,营养治疗主要通过两方面改善便秘情况:一为增加饮食中膳食纤维含量,促进肠道蠕动和粪便形成;二为补充肠道益生菌,通过益生菌改善肠道微生态平衡,增加大便中水分含量,促进肠道蠕动。随访也证实这两方面的改变结合其他学科指导,确实缓解了患者便秘情况,减轻了患者痛苦。

2. 协作组组长点评

杨宇飞主任医师:该患者为直肠癌根治术＋造口术后,化疗后,合并有高血压。退休状态,长期便秘。经过多学科诊疗模式能够弥补专科诊治的局限,最大限度减少患者的误诊误治,缩短诊断和治疗的等待时间,增加治疗方案的可选择性,有利于制订最佳治疗方案,同时避免了不停转诊、重复检查给患者家庭带来的负担。该患者通过多学科协作,在一支跨学科医疗队伍的综合诊疗下,整合全面的意见和建议,确保治疗方案的科学、规范,让患者最大获益。并且多学科协作后对患者进行随访,结果显示多学科效果明显,患者对该模式表示满意。

3. 名家点评

李萍萍主任医师(北京大学肿瘤医院):传统的"一对一"医疗模式难以解决肿瘤患者康复过程中所遇到的各种复杂问题,这就催生出新的多学科综合治疗的"多对一"医疗模式。从此例患者的康复诊疗过程可以看出,通过肿瘤内科、外科、营养科、康复科的通力合作,为患者量身制订了综合康复诊疗方案,各学科围绕患者的康复需求开展医疗服务,取得了较为满意的效果。多学科诊疗模式更有利于改善肿瘤患者的就医体验,有利于改善临床症状且提高生活质量。

(唐 末 杨宇飞)

七、直肠癌根治术后吻合口僵硬、便频伴营养不良案例

【基本情况】

患者陈某,男,46岁,身高173cm,体重73kg,BMI 24.4kg/m²,KPS评分80分。

【案例背景】

患者中年男性,大学本科毕业,现任当地某开发公司董事长,家境优渥。患者最初以便血、大便变细的典型表现发病,及时确诊Ⅲc期直肠癌后,在杨宇飞主任医师辨证论治汤药的治疗中顺利度过新辅助放化疗期,而后成功完成保肛根治术,术后未行放化疗。患者直肠癌根治术后5年,长期在杨主任门诊处规律就诊,口服汤药至今,未出现复发转移,已达根治。尽管手术总体恢复还算顺利,但排便功能障碍仍给患者造成很大困扰,具体表现为便意频,大便次数多,矢气多等。直肠癌特别是低位直肠癌术后排便功能障碍是普遍存在的,其发生率可高达70%～90%,持续时间多大于3个月,严重者甚至持续终身,患者十分痛苦,但国内外对于保肛术后肛门功能障碍的治疗与康复尚未有统一的共识或指南,西医在临床上碰到此类患者,大多只能对症治疗。因此,患者在得知杨主任开展的多学科肿瘤康复门诊在直肠癌术后康复方面经验丰富,特地前来就诊。

【患者康复需求】

希望通过帮助减少大便次数,提高生活质量。

【发起者及需求】

本例多学科肿瘤康复发起者为肿瘤科。

需求是希望多学科协作,外科帮助减少大便次数;营养师帮助指导饮食,养成科学合理

的饮食习惯;康复医学科指导康复功能训练,改善体能。通过上述医疗帮助,达到提高患者生活质量的目的。

【病史】

1. 诊治经过　2015 年 4 月患者出现便血、大便变细等,遂在当地就医,肠镜检查示,距肛门 5cm 有息肉,病理检查结果示,直肠腺癌。盆腔核磁检查示,直肠病灶侵透肌层,周围脂肪间隙见多发条束影,直肠周围见多发肿大淋巴结,符合直肠癌表现,脉管癌栓阳性。诊断为直肠癌,cT_3N_{2b}。2015 年 5 月行新辅助放疗 1 个月,同步口服卡培他滨片化疗 1 000mg,每日 2 次。自 2015 年 5 月开始在中国中医科学院西苑医院肿瘤科杨宇飞主任医师处服中药治疗。2015 年 7 月 20 日行直肠癌根治术,回肠预防性造口术,术后病理结果为,肠周淋巴结未见转移(0/6),脉管未见癌栓,$ypT_3N_0M_0$,术后未行放化疗,长期在杨主任处服中药治疗。2016 年 3 月复查肠镜,未见异常,遂行回肠造口还纳术。2018 年 6 月复查 PET-CT 未见异常。2019 年 6 月 26 日复查胸部 CT 未见异常,2019 年 12 月复查胃肠镜检查示,慢性非萎缩性胃炎,反流性食管炎,结肠多发息肉,横结肠 1 枚扁平息肉,直径 0.2cm,结肠脾曲 1 枚山田 I 型息肉,直径 0.2cm。病理示,胃齿状线糜烂处标本为鳞状上皮黏膜慢性炎,伴肉芽组织形成;幽门糜烂处标本为表浅胃黏膜中度慢性炎,伴中度肠上皮化生;横结肠息肉、结肠脾曲息肉为管状腺瘤,I 级。近 1 年持续体重下降,至今已减少 2.5kg。近 1 个月,左膝有一块皮疹,瘙痒,面积逐渐扩大。

2. 主要问题　便意频,大便次数多,矢气多,伴有体重不稳定下降。

3. 中医四诊　精神萎靡,气短懒言,纳呆,矢气多,便意频,大便每日 5～6 次,饮食不慎则大便次数更多,大便成形,便解不净,后几次为未消化的食物。小便可,夜尿 2～3 次。夜寐一般,食欲可,情绪易急躁。左膝可见皮疹,舌暗有瘀斑,苔少,脉濡,寸尺弱。

4. 既往史　否认高血压、糖尿病、高血脂等慢性疾病史,否认肝炎、结核等传染性疾病史。

5. 个人史　饮酒 30 年,每日约 250g 白酒,近 5 年戒酒,但近来少量饮酒。否认吸烟史。

6. 婚育史　适龄婚育,育 1 女。2017 年女儿胃肠镜示炎症。2020 年配偶胃肠镜示食管炎、慢性非萎缩性胃炎,胃多发息肉。未做病理。

7. 家族史　父母健在,兄妹 5 人。祖母 66 岁时因食管癌去世,母亲 40 岁起患有胃炎。

【相关检查】

腹部超声检查示肝右后叶多发结节,同前变化不大,右肾钙化灶,双侧甲状腺结节,右叶 1.1cm×0.6cm,左叶 0.6cm×0.3cm。

【诊断】

1. 中医诊断　内科癌病;脾肾亏虚,痰湿内阻证。

2. 西医诊断　直肠恶性肿瘤(腺癌,$T_3N_2M_0$,Ⅲ c 期)术后;结肠息肉;慢性非萎缩性胃炎;反流性食管炎。

【康复目标】

1. 近期目标　减少大便次数;养成科学饮食习惯;科学锻炼身体。

2. 远期目标　患者已达 5 年未复发转移;通过多学科康复门诊,调理身体状况,保持身心健康。

【多学科讨论】

1. 时间　2020年9月29日。

2. 参加讨论人员　肿瘤科杨宇飞主任医师、外科贾小强主任医师、康复医学科庄威主治医师、营养科张凡营养师。

3. 各学科观点

(1) 肿瘤科：患者虽接受直肠癌根治术，但术后仍处于脾肾亏虚、余毒未清的状态，易发生转移和复发，通过5年多的中医药治疗，改善自身体质，调理机体免疫，清除癌毒余毒，术后5年未出现复发转移，实现肿瘤痊愈的目标。建议继续每半年复查一次，目前先行PET-CT及免疫功能检查。2019年胃肠镜示幽门肠上皮化生及结肠息肉，考虑为癌前病变，嘱患者不必过于忧虑，做好定期复查。

(2) 外科：此患者的特点为中年男性，术前新辅助放化疗，手术为直肠癌根治术、回肠预防性造口术，术后未行辅助治疗，术后7个多月行回肠造口还纳术。还纳术后患者大便次数多，每日5～6次，成形，未见便血及黏液。查体见腹平软，腹壁切口瘢痕明显，腹部无明显压痛、反跳痛，无包块，查肛外无异常，直肠指诊可触及吻合口距肛缘约5cm，吻合口无明显狭窄，可顺利通过食指第二关节，吻合口质地僵硬无弹性，指诊毕指套未见血迹。舌暗有瘀斑，苔少。综合上述情况可见，此患者大便次数多属于直肠前切除综合征，与直肠切除后残部较少，储便功能下降有关。此症状多见于直肠癌术后，有的经过数月至1年左右功能代偿，大便次数可自行逐渐减少，接近正常。但也有一些患者，虽大便次数有减少，但仍较正常多。此患者术后曾复查结肠镜等检查，无复发转移迹象，直肠指诊可触及吻合口无狭窄，但吻合口周围组织较僵硬，导致扩张性能差，表现为便意频，大便次数多。吻合口周围组织僵硬可见于放疗后，也可见于吻合口周围感染后。此例患者考虑两方面因素均存在，前者的影响偏大。当前治疗，建议在原有的中药汤药中增加化瘀散结药物，如三棱、莪术、川牛膝、桃仁、木香。此外，可给予肠道微生态药物，如整肠生。直肠癌术后，肛门直肠功能多有紊乱和不良问题，通过功能锻炼，如坚持提肛运动，增强肛门直肠功能，也有助于功能康复。由于每日大便次数多，容易影响肛周皮肤，加强对肛周皮肤的养护十分必要。建议坚持每日温水坐浴，保持局部干燥清洁，同时，温水坐浴还可改善肛门血液循环，有利于肛门直肠的康复。最后，建议完善盆腔增强MRI，了解局部及环周组织情况，对于判断病情有意义。

(3) 康复医学科：患者大便次数每日5～6次，成形，腹部可见多条瘢痕组织，腹部触诊无压痛，柔软，双下肢肌力不等，左侧大于右侧，可能与患者瘢痕组织右侧更多有关。现根据患者个人情况，建议进行艾灸并改变运动方式，两个月后复查，重新评估患者下肢及腹部力量。

(4) 营养科：患者的主要问题为大便频多，除与手术相关外，与饮食亦有直接相关性，自诉多次于进食油腻食物后便频加重，且便中出现未消化食物。患者BMI为24.4kg/m^2(偏重)，但近9个月体重进行性下降，降幅达3%(自诉减轻2～2.5kg)。患者的主要问题为饮食欠规律，因工作需要经常在外就餐，外出就餐时进食量较家中倍增。患者喜辣嗜咸，既往长期饮酒≥30年，每日≥250g，且术后仍少量饮酒。因抗癌治疗对肠道黏膜造成破坏，且患者不良饮食习惯长期对胃肠道形成刺激，故造成肠道消化障碍，部分食物消化不充分，未消化食物又增加肠内容物渗透压,从而导致患者便频。因此,现阶段营养治疗主要通过改变患者饮食习惯,调整饮食结构,以改善便频状况,保持合理体重,支持后续抗癌治疗。

4. 多学科康复方案

(1)肿瘤科:中药处方。炒苍术 10g,生黄芪 30g,茯苓 10g,女贞子 10g,墨旱莲 10g,砂仁 6g,炒枳壳 6g,酒萸肉 10g,山药 10g,柴胡 10g,防风 6g,黄芩 6g,黄连 3g,赤芍 6g,白芍 6g,葛根 6g,桂枝 6g,白花蛇舌草 15g,半枝莲 15g,白英 15g。水煎服,日 1 剂,分 2 次服。

(2)外科:①汤药中增加化瘀散结中药。②补充检查:盆腔增强 MRI,大便隐血试验。③给予肠道微生态药物,如整肠生。④坚持提肛运动,增强肛门直肠功能康复。⑤坚持每日温水坐浴,改善肛门血液循环。

(3)康复医学科:①建议患者进行艾灸八髎穴及腰骶部附近,时间一次不大于 40 分钟,一周 1 ~ 3 次,具体可根据患者自身感受进行调整。②患者腹部瘢痕组织过多,因此不建议进行针灸及摩腹治疗,建议每晚睡前进行腹部点穴:双侧天枢、双侧大横、气海、关元。③建议患者改变运动方式,除早、晚各散步 15 分钟外,另增加提肛运动配合腹式呼吸训练,每天 3 次,每次 10 ~ 15 分钟;另建议功率自行车训练:每次 30 分钟,每天 1 ~ 2 次;直腿抬高训练:每侧 15 次,每天 1 ~ 2 组。建议患者两个月后进行复查,重新评估患者下肢及腹部力量。

(4)营养科

1)规律饮食:三餐定时定量。在无法减少在外就餐的情况下,控制在外就餐时进食量。

2)调整饮食模式:禁食辛辣、刺激及凉性食物,可自行记录饮食日记,记录造成餐后不适的食物,尽量避免;减少全天食盐摄入量,少食腌制食品(如咸菜、腌制肉品等);腹泻发作时食用软烂易消化食物,无腹泻症状时饮食中适量增加粗粮及果实,增加膳食纤维辅助调节肠道菌群,建立肠道生态平衡。

3)监测体重,建议体检时检测体脂率,根据检测结果调整饮食方案。

【多学科协作治疗经过】

第一次复诊(门诊):2020 年 12 月 5 日。矢气多,味臭,仍便意频,遵营养师建议改善饮食结构后,大便次数由每日 5 ~ 6 次减为 3 ~ 4 次,基本成形,尽量规律饮食。坚持每日温水坐浴及规律散步,食欲可,情绪易急躁。近期体重稳定。

第二次复诊(线上):2021 年 3 月 12 日。便意频较前明显改善,矢气多,味不臭,大便每日 3 ~ 4 次,近期情绪较前稳定,纳眠可,此次复诊患者诉已减少外出就餐,同时温水坐浴由一天一次调整为隔日一次,自觉临床症状改善明显。

【随访】

2021 年 4 月 2 日对患者进行电话随访,现中药坐浴隔日一次,提肛运动配合腹式呼吸训练以及直腿抬高训练。按营养师指导意见进行饮食结构改变,现大便每日 3 ~ 4 次(之前为 6 ~ 7 次)。该患者在就诊期间大便次数变化情况见表下 -1-4。患者体重 75kg,较康复治疗前 73kg 略有增加。自诉对杨宇飞主任医师十分信任,对多学科协作十分满意,将继续按多学科意见进行功能锻炼。

表下 -1-4　患者大便次数变化情况表

就诊时间	大便次数	就诊状态
2020 年 9 月 29 日	每日 5 ～ 6 次	多学科就诊前
2021 年 3 月 12 日	每日 3 ～ 4 次	多学科协作治疗后半年
2021 年 4 月 2 日	每日 3 ～ 4 次	多学科协作治疗后 7 个月

【讨论】

1. 协作组专家点评

肿瘤科：该患者为既往课题组患者，诊治依从性高。已坚持 5 年以上的汤药治疗，达到了直肠癌根治术后"临床治愈"。但患者保肛术后长期受到大便次数增多的困扰，严重影响生活质量。该患者接受外科、营养科、康复医学科协作治疗后临床症状明显改善，避免了专科医师对其他专科知识了解不足带来的局限性。

营养科：患者直肠癌术后 5 年，因饮食不当导致近 1 年来体重进行性下降。尽管就诊时患者体重仍属正常范围(实际为偏重)，但是进行性体重下降提示患者营养不足。且患者伴有日常大便频繁，并多与饮食相关，便中含有未消化食物。因此通过对患者营养评估，患者营养摄入整体满足目标需求，但是吸收欠佳造成整体可利用营养不足。经营养咨询指导，患者通过改变饮食习惯、进食食物种类，避免生冷食物，细嚼慢咽，有助于改善完谷不化的状态。在不改变进食量的情况下，增加了食物摄入后的营养素利用率，患者大便情况得以改善，并且得以维持现有体重及营养状态，避免持续性营养状态恶化。

康复医学科：直肠癌术后，以排便紊乱为主要表现的各种肠道功能障碍，与直肠容量和顺应性变化、肛管括约肌功能损伤、肛管直肠抑制反射等神经通路异常、肛管排便感觉改变等因素有关。坚持提肛训练和中药坐浴可取得较好疗效。提肛运动可改善局部血液循环及括约肌功能，每日 2 ～ 3 次，每次 30 ～ 50 个，结合腹式呼吸训练，交替进行，可在睡前、起床前及大小便后进行。从中医角度来说，排便紊乱与脾肾阳虚有关。艾灸是温补脾肾的最佳外治法，可艾灸下腹部关元、中极或八髎穴。患者比较年轻，一般情况可，依从性较强。

2. 协作组组长点评

杨宇飞主任医师：该患者为既往课题组患者，已达到五年以上未出现复发转移，但大便次数多困扰患者多年。多学科协作模式对比肿瘤治疗"单兵作战"的模式在本病例上的优势是显而易见的。通过多学科协作提出适宜患者的最佳个体化方案，可以促进不同学科间的交流、加强团队凝聚力、提高医疗质量。推行规范化与个体化相结合的多学科综合诊疗模式，是进一步改善我国结直肠癌患者预后的必由之路。

3. 名家点评

李萍萍主任医师(北京大学肿瘤医院)：该直肠癌患者长期坚持中药汤药治疗，已 5 年以上未出现转移复发。因术前接受了新辅助放疗，放疗可引起直肠及周围组织纤维化、局部神经病变、肛管括约肌形态学改变及盆腔自主神经损伤。同时，患者行直肠癌低位前切除术，术后肠道功能障碍严重影响患者生活质量。患者受教育程度较高，平日外出应酬较多，术后长期大便次数多,并有排不净感,严重影响生活质量,给患者带来一定的社会心理问题。这也是许多直肠癌幸存者在保肛术后面临的主要问题。杨主任团队所构建的中西医结合多学科肿瘤康复门诊模式,根据患者康复需求,制订近期与远期康复目标,联合肿瘤专科、外科、康复科、营养科、药学部、共病科等,对患者进行中医治疗、直肠功能锻炼、体能锻炼、饮食营养调整、药剂应用指导等,对直肠癌保肛术后肛门功能障碍患者进行全程管理。通过多学科协作模式,针对患者存在的问题制订康复计划,不仅改善了患者的排便功能障碍,还提高了患者的生活质量,值得推广。

（唐　末　杨宇飞）

八、直肠癌保肛根治术后辅助化疗严重副反应案例

【基本情况】

患者刘某,女,44 岁,身高 162cm,体重 57kg,BMI 21.7kg/m²,KPS 评分 70 分。

【案例背景】

此患者是一名中年女性,精神状态良好,生活起居规律,规律健身锻炼,工作压力尚可承受。家里物质条件优越,有专职保姆提供健康合理的饮食保障,笃信中医疗效,积极配合,依从性极佳。患病以来,长期在杨宇飞主任医师门诊寻求中医药治疗。希望通过多学科肿瘤康复门诊,缓解化疗产生的不适症状。

【患者需求】

希望通过治疗,缓解化疗产生的恶心呕吐,手指尖疼痛、麻木,心悸失眠等不适症状。

【发起者及需求】

本例多学科肿瘤康复发起者为肿瘤科。

需求:通过药学部、营养科、康复科协作,分析患者目前不适症状的原因;保持体重,预防化疗期间体重减少;增强核心力量,提高身体机能,以期缓解化疗不适症状;从而实现根治,达到临床治愈目标。

【病史】

1. 诊治经过　患者于 2016 年 12 月孕期中突然出现大便次数增多,每日约 10 次,鲜血便。患者自诉 2016 年 12 月、2017 年 1 月、2017 年 8 月分别出现大便次数增多,血便,并排出"坏死组织","坏死组织"排出后上述症状可缓解,一直未予重视,未前往医院诊治。2018 年 2 月上述症状加重,大便每日约 10 次,伴有大便形状变细、里急后重、排便不尽感。遂到北京某医院行肠镜检查,结果提示,距肛门 10cm 可见一环周肿物,占据肠腔近一周。病理检查结果示,距肛门 10cm 直肠绒毛管状腺瘤,伴重度异型增生,部分癌变为腺癌,中分化。术前 PET-MRI 检查结果示,直肠和盆腔多发淋巴结代谢增高。术前肿瘤标志物检查结果示,CA19-9 157.6U/ml,CEA、AFP(甲胎蛋白)、CA125、CA153、CA724 等指标正常。2018 年 3 月 1 日,于北京某医院在全麻下行"腹腔镜辅助下直肠前切除术",病理报告提示,直肠隆起溃疡型中 - 低分化腺癌,部分区域肿瘤细胞大小一致,呈筛状、巢状排列,不除外神经内分泌成分。肿瘤大小 5cm×4.5cm×2.5cm,癌组织侵犯肠壁浆膜下层,切缘及腹膜反折切

缘未见癌。肠周淋巴结见转移癌(12/24)。免疫组化结果示肿瘤细胞:Ki-67(90%+),HER-1(EGFR)(+),MSH6(+90%),MSH2(+90%),PDGFR-α(+),PMS2(+75%),MLH1(+70%),HER-2(2+),PD-L1(22C3):肿瘤细胞少于5%,免疫细胞大于10%,VEGF(+),病理分期:$pT_3N_{2b}M_0$,Ⅲc期。术后复查CA19-9 17.97U/ml。目前体力可、睡眠可、纳食可。

2. 主要问题　引流管伤口至今未愈合(2018年3月22日),右下腹液体发黄。化疗第2天开始恶心、呕吐(Ⅱ度),手指尖及口唇发麻。

3. 中医四诊　时有失眠、心悸,大便频,日4～5次,成形,有泡沫,乏力5级,口苦,眠差;舌暗红,苔薄白;脉沉细弦。

4. 既往史　无。

5. 个人史　生活规律,无不良喜好,有规律锻炼身体习惯,工作精神压力可。

6. 婚育史　适龄结婚,孕有1女。

7. 家族史　无家族史。

【相关检查】

2018年3月8日,基因检测结果示,KRAS第2外显子突变G12S和G12D,TP53第4外显子突变,PIK3CA未见突变。生化检查结果示严重乳糜血;甘油三酯11.29mmol/L,总蛋白98.93g/L。

【诊断】

1. 中医诊断　内科癌病;肝脾不足,痰瘀内结证。

2. 西医诊断　直肠恶性肿瘤($pT_3N_{2b}M_0$,Ⅲc期,KRAS突变)术后。

【康复目标】

1. 近期目标

(1) 肿瘤科:通过中药改善化疗所致恶心呕吐、手指尖疼痛麻木、心慌失眠等症状。

(2) 药学部:从药学角度分析患者目前不适症状的原因,提高用药安全性。

(3) 营养科:保持体重,预防化疗期间体重减少;提供饮食营养建议。

(4) 康复科:增强核心力量,提高身体机能,以期缓解化疗不适症状。

2. 远期目标　改善化疗不良反应,按计划完成化疗,达到临床治愈目标。

【多学科讨论】

1. 时间　2018年4月17日。

2. 参加讨论人员　肿瘤科杨宇飞主任医师、药学部赵宁主管药师、营养科张凡营养师、康复医学科庄威主治医师。

3. 各学科观点

(1) 肿瘤科:该患者化疗后出现手指尖发麻,恶心、呕吐,心悸、失眠等不适,肿瘤内科将通过中药汤药减轻患者化疗产生的相关不良反应。本病之本在于脾、肝、肾,脏腑功能失调,扶正的关键首推健脾,进而脾肾双补或滋补肝肾。早期直肠癌患者西医给予切除局部病灶或对症治疗后,仍处于脾气亏虚、余毒未清的状态,故极易复发,手术及放化疗虽能祛除毒邪,但对脾气的损伤更为严重。健脾是结直肠癌术后调理脏腑首推之法,予患者太子参、茯苓、白术健脾益气,砂仁、木香理气和中,陈皮、半夏和胃降逆止呕,焦三仙消食化滞,麦芽、鸡内金等消食健胃。患者心悸失眠，辅以酸枣仁养肝，宁心安神。旨在改善症状，防止复发和转移。

脾主运化水谷精微，化生气血，为后天之本；肾藏精，主命门真火，为先天之本，常可相互影响，互为因果，故于健脾方剂之中加入补肾之药，如女贞子、墨旱莲、菟丝子、补骨脂等，使人体的正气渐复，滋先天以补后天，进而预防术后复发与转移。我们一般会在化疗期间给予患者 2 个处方，第一阶段（化疗前 1 天至化疗第 6 天）以补脾和胃为纲，减轻胃肠道反应为主；第二阶段（化疗第 7 天至化疗第 21 天）以脾肾双补为法，改善化疗骨髓抑制症状。

（2）药学部

1）化疗药物的神经毒性：奥沙利铂和卡培他滨均可引起周围神经毒性，在输注过程中及化疗出院后可出现相关症状，轻微的表现为手指或脚趾末端麻木及感觉异常。奥沙利铂的累积剂量达到 $800mg/m^2$ 以上时发生周围神经毒性的概率增高，症状有感觉障碍、麻刺感或灼烧感，伴或不伴疼痛，遇冷反应加重，在治疗间歇期症状可减轻，度洛西汀可减轻奥沙利铂所致的周围神经毒性的疼痛症状；输注奥沙利铂时也可出现急性神经感觉症状，遇冷加重，表现为一过性感觉异常，主观感觉吞咽和呼吸困难等，但客观并未有呼吸困难征象。停药后症状会有所减轻，但恢复正常需要几个月甚至更长时间，也有停药 1 年后仍未恢复的病例。对于神经毒性目前缺乏明确有效的治疗药物，临床以减量、停药、对症处理为主。西医治疗主要是营养神经，补充钙、镁制剂等治疗，如细胞色素、烟酸、谷胱甘肽等；中医治疗基本原则为散寒、祛风、通络、除湿，同时可根据正气损伤的不同而配伍益气养血、补益肝肾之品，并可应用针灸等外治方法。

2）化疗药物的心脏毒性：氟尿嘧啶类药物可引起心脏毒性，症状包括下肢水肿、心源性胸痛（如心绞痛）、心肌病、心肌缺血／梗死、心力衰竭、猝死、心动过速、心律失常（如心房颤动、室性期前收缩）等。患者用药后出现心悸、失眠，可能与药物的心脏毒性有关，需注意观察，监测心功能。

3）化疗药物的消化道反应：奥沙利铂属于中度致吐药物，化疗期间可使用三联或二联止吐方案，服用卡培他滨也可能出现恶心呕吐等不良反应。卡培他滨有可能诱发腹泻，尤其是与奥沙利铂联用时，腹泻的概率升高。严重的腹泻和／或呕吐可能会引起脱水、肠梗阻、低血钾、代谢性酸中毒以及肾功能损伤，对发生脱水的严重腹泻者应严密监测并给予补液治疗。每日腹泻 4～6 次或者夜间腹泻者为Ⅱ级腹泻，每日腹泻 7～9 次或大便失禁和吸收障碍者为Ⅲ级腹泻，每日腹泻 10 次以上或有肉眼血便和需静脉补液者为Ⅳ级腹泻。如发生Ⅱ、Ⅲ或Ⅳ级腹泻，则应停药，直到腹泻停止或腹泻次数减少到Ⅰ级时再恢复使用。Ⅲ级或Ⅳ级腹泻后再用药时应减量。

4）化疗药物的皮肤毒性：手足综合征多在化疗后 2 个月以后出现，症状有手脚麻木、出现红斑等；较严重的皮肤不良反应表现为伴有痛感的红斑、手脚肿胀、皮肤脱屑、起疱、出血等，手足部保湿可在一定程度上延缓或减轻症状。其他皮肤反应包括皮疹、色素沉着、指甲改变、甲沟炎等，一旦出现Ⅳ级皮肤反应，应永久性终止卡培他滨的使用。

5）患者诉化疗后失眠，可能与身体因素、药物因素、心理因素等相关，如化疗引起的恶心呕吐等使患者不得安眠，癌症造成的疼痛也是引起失眠的重要原因，药物如麻黄碱、地塞米松等均可引起失眠,且癌症易引发患者心理障碍,出现紧张、焦虑、抑郁状态,导致失眠后产生更大的心理负担。治疗方法包括给予抗焦虑药、抗抑郁药;中医以滋补肝肾、消导和中,做到补虚泻实,调和阴阳;辅以针灸、耳针、穴位贴敷等方法改善睡眠。

(3)营养科:患者自诉体重无明显变化。三餐进食规律,进食量较术前无明显改变,每日约200g主食,200～300g水果,1个鸡蛋,100g鱼肉,250ml牛奶,适量蔬菜。蛋白质摄入约45～50g,热量为1 600～1 800kcal/d。热量及蛋白质摄入符合目标需求值。患者个人喜爱吃鱼,不喜进食其他种类肉制品,目前开始化疗,喜酸嗜辣,偶感恶心,但对进食量影响不大。经口进食偶感咬合肌处有酸痛无力感。

(4)康复科:患者为中年女性,发病以后体力尚可,但排便功能欠规律,平衡功能较差,核心稳定性较差,可能是因为手术原因影响相应肌群的正常收缩功能导致,因此我们主要以恢复核心肌群稳定性,改善平衡功能为主。同时,应用揿针行气活血、疏通经络,调控胃肠道功能。

【多学科康复方案】

1. 肿瘤科治疗方案

处方1:炒麦芽10g,焦山楂10g,砂仁6g,木香6g,姜半夏10g,太子参30g,陈皮10g,茯苓10g,炒白术10g,炙甘草10g,鸡内金10g,炒神曲10g,炒谷芽10g,柴胡6g,酸枣仁15g。化疗前1天至化疗第6天服用。水煎服,日1剂,浓煎100ml,每日2次,早、晚温服。

处方2:生黄芪15g,防风6g,太子参30g,茯神10g,炒白术10g,炙甘草6g,女贞子10g,墨旱莲10g,补骨脂10g,菟丝子10g,酸枣仁15g,鸡血藤15g。化疗第7～21天服用。水煎服,浓煎100ml,每日2次,早、晚温服。

2. 药学部方案

(1)奥沙利铂应用:奥沙利铂引起的周围神经病变遇冷会加重,且会造成喉头痉挛,应注意保暖,避免直接食用从冰箱取出的食物,不得饮用冷水,或用冷水漱口,注意戴手套,避免接触铁等金属制品以及暴露于寒冷环境中。

(2)卡培他滨应用:卡培他滨应于早、晚餐后半小时用温开水送服,漏服不补。

(3)不良反应处理:恶心呕吐是化疗带来的常见不良反应,可通过口服5-HT$_3$受体拮抗剂或NK-1受体拮抗剂缓解,如昂丹司琼或阿瑞匹坦,其中阿瑞匹坦是CYP3A4酶中等抑制剂、诱导剂,使用时应注意与其他药物相互反应。同时告知患者保持良好的心态积极应对,并注意剧烈呕吐引起的电解质紊乱及营养障碍等,鼓励患者少食多餐,注意饮食制作,增加食欲。

(4)失眠问题处理:通过减少恶心呕吐的发作频次,给予奥氮平止吐的同时辅助睡眠,减少白天睡眠次数和时间,增加与人交谈的次数,采用中药泡脚、穴位贴敷、背颈部按摩等方法,达到促进睡眠的目的。

(5)中药及保健品:三七粉不建议服用;冬虫夏草和灵芝孢子粉对免疫有一定作用,可不服;铁皮石斛,有养胃生津作用,可以适当作为代茶饮;人参,汤药中有参类,可以不单独服用。今后可以把保健品配伍后打粉或熬膏方服用。

(6)维生素应用:建议维生素B$_6$减量甚至可以停药。

3. 营养科方案　结合患者营养状况评估,给予以下营养指导:

(1) 患者目前进食量及饮食模式能够满足患者机体基本营养需求,无须调整。建议患者监测体重变化,每 1～2 周同样条件下测量体重。如果体重有明显变化(化疗期间体重减轻超过 1kg),建议检查营养摄入和治疗方案。

(2) 患者咬合处疼痛多因化疗导致神经损伤引起,目前不影响进食。建议继续观察,如疼痛情况持续或加重,建议调整饮食质地,改为进食软饭,以缓解疼痛。

(3) 患者个人偏好,对除鱼外的肉制品有抵触,建议可以鱼肉或大豆制品代替一般肉类,每日 150g 鱼肉或 75g 鱼肉配 100g 豆腐补充优质蛋白质。由于化疗后期对消化道黏膜造成损伤,建议患者减少辛辣刺激食物摄入,避免加重黏膜损伤,造成溃疡或加重进食时恶心感觉。在不影响进食量情况下,建议清淡饮食为主,主食以发面为主,可饮粥油,养胃助吸收,同时有保护胃黏膜的作用。偶用个人喜欢的调味品调味,以增加食欲,减少腌制食物摄入,同时注意进食后口腔清洁。

4. 康复医学科方案

(1) 盆底肌修复锻炼,配合呼吸,吸气时放松,呼气时用力,用鼻部吸气,用口吐气,建议一天练习多次,穿插于其他锻炼中。

(2) 周围神经损伤,建议使用核桃进行手部练习,顺时针和逆时针均练习,下肢可以通过穿袜子踩网球练习,前后或画圈,用脚去控制网球的运动范围。

(3) 避免着凉,在运动微汗后要注意增加衣物。

(4) 建议练习八段锦,配合呼吸,练习时动作尽量缓和,每日 2 小时运动,半小时练习八段锦,穿插进行盆底肌等部位练习。

(5) 在患者条件允许情况下,给予温针灸治疗。

【多学科协作治疗经过】

第一次复诊(门诊):2018 年 5 月 5 日。此次为多学科肿瘤康复会诊后首次复诊,患者为化疗第 2 周期第 17 天,引流管伤口已愈合 1 月余。复查甘油三酯仍较高,服用中药后 2 天化疗症状好转,本次就诊的目的为第三周期化疗调整中药处方。乏力 5 级减轻至 2 级,时有恶心,食欲差,纳眠可,大便成形,每日 1～2 次,夜尿无。近期体重未下降。

第二次复诊(门诊):2018 年 7 月 12 日。乏力 5 级减轻至 2 级 1 月余,偶有恶心,食欲尚可,口淡无味,味觉减退,左足踇趾趾甲有黑色斑片,大便 4～5 日 1 次,成形,双手、双足发胀,双手麻,受凉后明显加重,保暖后可缓解。近期体重保持良好。

第三次复诊(门诊):2018 年 9 月 19 日。腰膝酸软,无明显乏力,脚干裂,纳眠一般,大便成形,黏臭,每日 1～2 次,夜尿无。停经 1 个月。

【随访】

1. 肿瘤科随访　2018 年 12 月 11 日,循环肿瘤细胞(circulating tumor cell,CTC)检测结果:富集和检测到的循环肿瘤细胞 7 个。2018 年 12 月 13 日,查 PET-CT,结果报告未见明显异常。甘油三酯最高达 11.29mmol/L。2018 年 12 月 1 日,PET-MRI 提示盆腔结肠右旁异常信号,无异常代谢,建议密切观察。直肠术后改变。2019 年 2 月复查 CTC:提示检测出 4 个循环肿瘤细胞。2019 年 10 月复查 CTC:提示检测出 3 个循环肿瘤细胞。2020 年

1月复查 CTC：提示检测出 1 个循环肿瘤细胞。2020 年 2 月 24 日查甘油三酯 1.58mmol/L。2020 年 6 月 12 日于北京医院复查癌胚抗原（CEA）、甲胎蛋白（AFP）、癌抗原（CA125）、癌抗原（CA15-3）、癌抗原（CA19-9）均未见明显异常。

2. 营养科随访

（1）基本情况：患者体重近期无明显波动。纳食可，每日 2 餐。上午餐（10:00 左右）：粥 + 面包 / 包子 +30g 左右奶酪 + 清炒蔬菜；下午餐（16:00 左右）：汤 +100 ～ 150g 米饭 + 清炒素菜 + 一荤菜（肉约 200g）。每日水果一份约 200g。偶有晚加餐：燕窝、牛奶、饼干或鸡翅或鸡胸肉。

（2）营养评估：康复治疗以来，患者每日进食热量 1 650 ～ 1 800kcal，蛋白质 55 ～ 60g，符合营养摄入目标。因疫情原因致运动量减少。目前未服用任何保健品。目前主要问题：血脂升高，考虑与化疗相关，与饮食关联性不大。

（3）营养目标：保持现有体重，辅助控制血脂（甘油三酯），随访期间已达到目标要求。

（4）措施：建议控制饮食中的脂肪摄入。具体做法为：①减少可见脂肪摄入（畜肉中脂肪部分、禽类的皮等）。②减少日常烹调油的摄入，烹饪前称量好全天用油，避免增加用油量。后期建议监测体重，定期进行体成分测试，观察肌肉含量及脂肪量变化，并定期复查生化。根据检测结果调整脂肪和蛋白质摄入比例及摄入量。

3. 康复医学科随访　复诊时患者一般情况良好，精神状态良好，上肢麻木症状已基本痊愈，偶有脚趾麻木症状，但也在逐渐改善，已经基本达到之前制订的康复近期目标（近期目标：缓解化疗后产生的手指尖发麻，恶心、呕吐，心悸、失眠等不适）；现在患者继续要求改善大便不规律、记忆功能变差等症状，已经预约患者准备进行下一步康复计划。复诊后建议：运用头面部砭石治疗，改善患者记忆力减退、睡眠质量下降等症状；运用功率自行车提升患者体力及盆底肌肌力，增强有氧运动代谢量；运用温针灸改善患者大便不规律等症状。

4. 药学部随访　患者整体状态恢复较好，门诊后按时、按量用药。日常生活及后期化疗中做到有效防护，主要以中药汤剂综合调理，中药外洗辅助以避免手指麻木加重。目前手指麻木症状完全消失，偶有脚趾麻木，可继续采用中药辅助治疗。心悸失眠、恶心呕吐症状基本消失。血脂控制欠佳是现阶段主要关注的问题，甘油三酯升高原因可能与化疗影响肝功能、脂质代谢有关，2018 年 4 月第一次化疗后出现甘油三酯升高，最高升至 11.29mmol/L，服用血脂康胶囊降脂，控制较好，2020 年 6 月，甘油三酯再次升高，改用非诺贝特胶囊，血脂控制平稳。随访期间主要观察指标变化见表下 -1-5。

表下 -1-5　随访统计表

项目	首诊	随访（2019 年）	随访（2021 年）
呕吐	2 级	1 级	无
神经毒性	2 级	1 级	无
乏力	5 级	2 级	无
甘油三酯（mmol/L）	11.29	3.06	1.58
BMI	21.7	22.1	24
外周血 CTC	7	3	0

多学科肿瘤康复方案根据肿瘤细胞检测结果以健脾补肾为法,补益正气,正气存内,邪不可干,靠自身正气抑制肿瘤细胞的增殖。同时建议患者直系亲属进行肠癌筛查,未发现家族性肠癌。定期随访期间,患者采纳多学科诊疗意见的执行情况较好,依从性良好,目前患者仍在定期随访中。

【讨论】

1. 协作组专家点评

药学部高善荣主任药师:本例为直肠癌 $pT_3N_{2b}M_0$ 患者,治疗目标是为患者争取根治,她的主要诉求是缓解 XELOX 方案化疗产生的不良反应,包括奥沙利铂和卡培他滨造成的周围神经毒性、皮肤反应、消化道反应,以及化疗不适、癌痛、心理障碍等造成的失眠症状。经过肿瘤科邀请药学部、营养科、康复科专家协同会诊,帮助患者完成全程治疗,减缓患者的不适。药学部从药物角度出发分析症状的发生原因,关注药物相互作用,降低药物不良反应发生,对患者进行用药指导,提醒其相关注意事项,对缓解化疗期间的不适提供有效帮助。多学科诊疗模式,也是中西医结合治疗肿瘤患者的具体实践,可以使患者用最少的时间、最少的费用,获得最佳的诊疗方案,避免了单一学科的局限性。该患者以肿瘤内科的中药为主进行全身整体调理,以期阴平阳秘,更好地接受后续的化疗方案;营养师从日常饮食调理帮助患者合理监督饮食方案,控制血脂情况;康复科评估患者排便功能尚未恢复,考虑为手术原因影响相应肌群的正常收缩功能所致,建议患者以改善平衡功能为主进行锻炼。该患者积极配合治疗,效果较好。

2. 协作组组长点评

杨宇飞主任医师:本例患者是一个中医的粉丝,对中医药的疗效十分认可,依从性特别好。中医医生在接诊患者的同时,通过四诊合参收集患者信息,诊疗谈话过程中会逐渐增加医患之间的了解与信任。依从性好是好疗效的根本保障之一。提高依从性亦是提高疗效的必要条件。随着网络技术和科技的发展,现代医疗越来越强调在治疗过程中患者这个角色的参与度与决定权,如医患共同决策的等待观察策略。现在的主流医学,并不提倡采用外科手术解决一切癌症疾患,而是应该从延长患者的生存周期和改善生存状态角度出发,制订更加具有人性化的治疗方案,这与中医自古以来提倡的个体化治疗有着异曲同工之妙。中医学是基于我国本土,以哲学理念为基础的学科,是千百年来通过不断实践总结的经验医学,如今的中医人应当自信地结合现代医学,开具科学、规范的处方。不摒弃古代医学理论,也不排斥现代医学进步的一面。将中医与西医更全面地融会贯通,更好地为患者服务。

3. 名家点评

李萍萍主任医师(北京大学肿瘤医院):本例患者为中年女性,身体素质较好。通过多学科协作,从膳食调理、运动、中药等方面全方位地为患者提供康复指导和治疗,有效缓解了化疗造成的胃肠道反应和周围神经损害引起的手足麻木等症状,体重逐渐增加,达到了预期目的。尤其是药学部的参与,帮助分析了患者用药期间出现的不适症状的原因,之后的指导和建议提高了用药安全性。

(赫兰晔　吴　娜　贾小强)

九、晚期直肠癌伴癌性疼痛、恶病质案例

【基本情况】

患者彭某,男,81岁,身高163cm,体重45kg,BMI 16.9kg/m²,KPS评分50分。

【案例背景】

此为老年高龄男性患者,罹患晚期直肠癌,脾转移、骨转移,一般情况很差,消瘦,一直被癌性发热、疼痛、贫血等恶病质状态困扰。家属要求保守治疗。老人家庭子女众多,老伴健在,家人对其照顾周到,希望尽量减少患者的痛苦。当下,患者属于恶病质状态,间断低热、消瘦半年,食欲尚可,但是每日只能进食少量软食结合口服营养液,近3个月,体重下降10kg之多。由于患者进食差,已经自行停用降压和降脂药物。患者就诊于中国中医科学院西苑医院多学科肿瘤康复门诊,希望给予营养建议及用药指导,改善身体状况,减轻痛苦。

【患者需求】

希望通过药学部和营养科专业医师提供康复建议,解决服药困惑,给予生活饮食指导,保持体重。

【发起者及需求】

本例多学科肿瘤康复发起者为肿瘤科。

需求:通过药学部和营养科协作,拟定最佳的服药方案,同时该患者体形消瘦,希望通过营养科会诊给予饮食调理建议,从而帮助患者延长高质量的生存期1年以上。

【病史】

1. 诊治经过   2009年因便血去北京某医院就诊,便常规隐血阳性,查结肠镜提示直肠癌,肿瘤下端距离肛缘4cm。病理提示为溃疡型中分化腺癌。患者本人及家属积极配合医生治疗,由于患者有30多年的高血压病史及20多年的糖尿病病史,术前综合评估后,为求更好地达到手术根治目的,延长生存周期,从2009年4月在北京某肿瘤医院开始行新辅助放疗。于2009年7月行直肠癌保肛根治术,术后病理:(直肠)溃疡型中分化腺癌伴细胞外黏液池形成,大小1cm×0.7cm,侵及肠壁全层,淋巴结可见癌转移(1/9),远、近端切缘未见癌;KRAS突变。术后1个月,开始化疗治疗(8周期FOLFOX方案)。后发现局部复发,脾转移,给予靶向药物治疗(尼妥珠单抗600mg)+FOLFIRI方案6周期。2010年1月发生肠梗阻,行部分肠管切除术。2018年6月发现骶椎转移。2018年7月因肠梗阻行结肠造口术,造口术后出现肛门胀痛、分泌黏液的不适症状。刻下症:反复低热半年,下午4～5点明显,肛门胀痛伴有黏液分泌1个月。食欲可,每日少量软食结合口服营养液,近3个月体重减轻10kg。

2. 主要问题   反复低热半年,下午4～5点明显,肛门胀痛伴有黏液分泌1个月。近3个月体重减轻10kg。

3. 中医四诊   舌淡红有齿痕,苔薄;脉弦大缓。

4. 既往史   原发性高血压30余年,已停药2个月;糖尿病20余年,已停药9年。

5. 个人史　已戒烟戒酒 10 年。

6. 婚育史　育有 2 女。

7. 家族史　无家族史。

【相关检查】

2018 年 7 月,肿瘤标志物检查结果示,CEA 11.54ng/ml,CA19-9 83.91U/ml,CYFRA21-1 5.88ng/ml,CA72-4 17.6U/ml;血常规检查结果示,HGB 80g/L;生化检查结果示,血清白蛋白(ALB)28.9g/L。造口处病理活检提示中分化乳头状腺癌;免疫组化检查示,MLH1(+),MSH2(+),MSH6(+),PMS2(+),CK20(+),P53(+),CDX2(+),Ki-67(60%);基因检测结果见表下 -1-6:

表下 -1-6　基因检测结果统计表

基因	外显子	变异	拷贝数
KRAS	exon2	pG12D	25.49%
PIK3CA	exon10	pE542K	24.20%

【诊断】

1. 中医诊断　内科癌病;肝脾阴虚,湿热下注证。

2. 西医诊断　直肠恶性肿瘤(Ⅳ期,KRAS 突变)术后;结肠造口状态;脾继发恶性肿瘤;骨继发恶性肿瘤;原发性高血压;糖尿病。

【康复目标】

1. 近期目标　改善营养状况。

2. 远期目标　改善生活质量、延长生存时间。

【多学科讨论】

1. 时间　2018 年 8 月 17 日。

2. 参加讨论人员　肿瘤科杨宇飞主任医师、营养科张凡营养师、药学部赵宁主管药师。

3. 各学科观点

(1) 肿瘤科:该病例是一名 81 岁高龄的Ⅳ期患者,2009 年于北京某肿瘤医院行直肠癌根治术,2018 年 7 月因肠梗阻行造口手术,造口后出现肛门胀痛、分泌黏液等不适症状,同时间断性出现午后潮热症状。而中医药的干预措施的优势在这个时候就凸显出来了。我们期望通过多学科肿瘤康复会诊,进一步提高患者生存质量,尽最大可能延长生存周期。

中医药治疗晚期结直肠癌的总体目标是恢复机体的动态平衡,正如《黄帝内经》所言:"阴平阳秘,精神乃治"。口服汤药是中医综合治疗的主体,可贯穿康复全程。但在实际治疗中,要根据正虚和标实的消长情况灵活应用。

(2) 营养科:此患者体形消瘦,坐轮椅就诊。经询问患者饮食史得知,患者 2018 年 7 月因肠梗阻行结肠造口术,术后出现肛门胀痛、分泌黏液不适症状 1 月余,反复低热半年,近 3 个月体重减轻 10kg。自述食欲一般,每日少量软食:每餐粥或软饭约 500g,少量蔬菜(全天 200 ～ 300g),偶有少量水果羹约 100g,平均每日进食瘦肉约 50g。因进食量少,家属自备安素营养粉,每日进食 1 ～ 2 次,单次 2 勺冲调 1 杯后冲服。家属诉患者进食肉类后大便偏稀,进食牛奶后有腹胀、腹泻症状。

结合患者营养状况评估,给予以下营养指导:

患者目前营养摄入存在问题包括:每日进食量少,摄入热量约为 900 ～ 1 000kcal(约为目标值的 55% ～ 65%),蛋白质摄入量约为 29 ～ 32g(约为目标值的 58% ～ 75%),营养摄入不足,体重下降。患者乳糖不耐受,故进食牛奶后出现腹胀、腹泻症状。营养液配比不足,每份营养粉配比为标准配比的 1/3 ～ 1/2,导致营养补充达不到预期目标热量和蛋白质。

根据患者目前存在问题,考虑患者年龄、咀嚼能力、耐受情况,建议患者目前进食软食,主食量不变,以耐受情况为主逐渐增加每日肉食摄入量至 100g/d,可选用去皮、去脂肪瘦肉,以短纤维禽肉、鱼肉为主。果蔬用量以耐受能力为前提,选用低纤维蔬菜,如冬瓜、南瓜、西葫芦、胡萝卜等,或一般叶菜去根茎、去纤维部分(选嫩叶部分)切碎后烹饪,水果可以去皮、去籽后切小粒蒸、煮后进食,进食水果羹时可以适量添加舒化奶或椰奶和糖以增加能量密度。因患者对牛奶有轻微不耐受,建议选用低乳糖或无乳糖的奶制品,如舒化奶,补充优质蛋白的同时避免不适症状,或者可以选用酸奶进食。因患者血红蛋白偏低,建议每周进食富含铁质食物 2 ～ 4 次,除红肉外,建议每周适量进食动物血或动物肝脏,可以烹饪时加入粥中,增加耐受程度。营养液标准冲调方法为 6 勺安素营养粉配 190ml 温水,建议患者用舒化奶 190 ～ 200ml 冲调 6 勺安素营养粉为一份营养液,全天建议 2 ～ 3 份营养液补充营养。

(3)药学部:老年患者联合用药,八宝丹和平消胶囊配合中药口服。八宝丹胶囊的基本成分有牛黄、蛇胆、羚羊角、珍珠、三七、麝香等,对发热有一定治疗作用。其功效为清利湿热,活血解毒,去黄止痛,本品用于湿热蕴结所致发热,黄疸,小便黄赤,恶心呕吐,纳呆,胁痛腹胀,舌苔黄腻或厚腻干白,或湿热下注所致尿道灼热刺痛、小腹胀痛,以及病毒性肝炎、急性胆囊炎、急性泌尿系感染等见有上述症候者。每次 1 粒,一天 2 次,口服;温开水或汤药送服。平消胶囊由郁金、仙鹤草、五灵脂、白矾、硝石、干漆(制)、麸炒枳壳、马钱子粉组成。其功效为活血化瘀,散结止痛,解毒消肿。对毒瘀内结所致的肿瘤患者具有缓解症状,缩小瘤体,提高机体免疫力,延长患者生存时间的作用。患者为高龄老年人,应参照说明书调整用量为每次 2 粒,每日 2 次,口服;温开水或汤药送服。密切关注患者服药反应,如出现恶心、药疹、头晕、腹泻等不适应及时告知医生;因本品含五灵脂,如服用人参类汤药,请不要同时服用。

4. 多学科康复方案

(1)肿瘤科

处方 1:青蒿^(后下)30g,牡丹皮 10g,柴胡 15g,黄芩 6g,白屈菜 15g,延胡索 15g,地榆炭 10g,炒槐花 10g,马齿苋 15g,熟地黄 10g,阿胶珠 10g,醋鳖甲^(先煎)30g,土茯苓 15g,石见穿 15g,伏龙肝 30g,生黄芪 30g,党参 10g,茯苓 20g,炒白术 10g,炙甘草 6g,知母 3g。水煎服,日 1 剂,分 2 次早、晚温服。

处方 2:平消胶囊 2g,日 2 次,口服。

嘱:①建议行 PET-CT 检查,评估全身情况;②建议该患者直系三代亲属定期肠镜检查;③复查肿瘤标志物,如增高及未查的指标,CEA、CA153、CA19-9、血清骨胶素等;④八宝丹 1 粒,每日 2 次,口服,14;⑤氨酚羟考酮片(泰勒宁)镇痛,每次 1 片,每日 1 ～ 4 次,口服。

(2) 临床药学:①做好用药指导:泰勒宁适用于中、重度急慢性疼痛;嘱患者连续用药几周后如需停药,需在医生指导下平稳递减剂量,以免出现戒断症状;根据患者疼痛程度和给药后反应调整剂量;慎重与其他阿片类药物合用;禁止与其他非甾体抗炎药合用。②用药教育:服药期间禁食辛辣冰冷食物;患者术后恢复期尽量少食多餐,食用易消化食物;因饮酒会加重中枢神经系统抑制作用,且可能存在酒精肝毒性,因此服药期间应避免饮酒或饮用含酒精饮料。③用药期间密切监护:如出现头晕、嗜睡、恶心、呕吐、精神亢奋、烦躁不安、便秘、皮肤瘙痒等反应,及时告知医生;出现严重副作用,如呼吸抑制、呼吸暂停或停止、循环衰竭、低血压和休克,请立即就诊。

5. 多学科协作治疗经过

首次复诊:2018 年 8 月 30 日。

患者自诉服用平消胶囊后,发热汗出不适好转,准备放疗。肛门仍有疼痛感,今日起服用氨酚羟考酮缓释片,每日 2 次。易汗出,纳可,现口服营养液,眠差、易醒,醒后难以入睡,小便不畅,食用肉类后大便偏稀。舌淡红、有齿痕,苔薄白;脉弦缓大。

处方如下:青蒿(后下)30g,牡丹皮 10g,柴胡 15g,黄芩 6g,白屈菜 15g,延胡索 15g,地榆炭 10g,炒槐花 10g,马齿苋 15g,熟地黄 10g,阿胶珠 10g,醋鳖甲(先煎)30g,伏龙肝 30g,生黄芪 30g,党参 10g,茯苓 20g,炒白术 10g,炙甘草 6g,全蝎 6g,山慈菇 10g,生石膏(先煎)30g,知母 3g。水煎服,日 1 剂,分 2 次早、晚温服。

【随访】

2019 年 12 月 29 日随访,患者发热情况明显缓解。体重控制较好,血红蛋白为 110g/L。根据营养科会诊建议,通过饮食调理,血红蛋白较前升高,但仍需继续关注。

2021 年 3 月 30 日随访,与患者家属取得联系,患者家属代诉,患者于 2020 年 6 月骨折后卧床,诱发肺部感染去世。延长总生存时间近 2 年。

【讨论】

1. 协作组专家点评

药学部高善荣主任药师:患者恶病质状态,且易出现肠梗阻,在使用药物时,应多关注用药安全性问题,慎重使用可能引起或加重肠梗阻的药物,如阿片类镇痛药。同时,中医辨证调理及营养支持有利于患者身体恢复,多学科指导合作,有助于提高患者祛邪、抗肿瘤药物使用的安全性。

2. 协作组组长点评

杨宇飞主任医师:此患者是晚期直肠癌,KRAS 突变,积极的化疗后,生存期可达 20 个月。但本例是一个 81 岁高龄的老年男性患者,合并高血压和糖尿病,美国流行病学和最终结果(SEER)数据库显示,此种情况平均的生存期是 18 个月。此患者通过多学科的康复治疗后,总生存时间(overall survival,OS)达 22 个月,远远长于平均预期。

3. 名家点评

李萍萍主任医师(北京大学肿瘤医院):这是一个高龄的晚期直肠癌术后患者,因低热、消瘦、肛门胀痛在多学科肿瘤康复门诊就诊,经治疗后低热缓解,消瘦得到有效控制,疼痛得到改善,并延长了生存时间。患者带瘤生存,机体与肿瘤处于较为平和的状态。不幸的是,由于 2020 年新型冠状病毒感染的影响,该患者未能定期复诊,再加上意外的骨折事件,最终因卧床诱发坠积性肺炎去世,十分可惜。但总体上讲,这仍然是一份很有意义的中医肿瘤多学科康复案例。

我国正逐步进入老龄化社会,针对老年肿瘤患者,我们不仅要关注肿瘤学相关指标的状态变化,更应该关注患者的症状、体征及生活质量。

(赫兰晔　杨宇飞)

十、直肠癌术后大便频、尿失禁、双下肢水肿案例

【基本情况】

患者张某,男,74 岁,身高 174cm,体重 76kg,BMI 25.1kg/m²,KPS 评分 80。

【案例背景】

患者老年男性,由家属陪同前往中国中医科学院西苑医院就诊,全野生Ⅲb 期直肠癌,保肛根治术后 1 年 2 个月,2 周术后辅助化疗后因化疗不耐受停止,术后至今一直大便次数频繁,有排便不尽感;小便控制不好,尿急,有漏尿现象;左下肢肿胀,夜间肿胀明显。患者对中医治疗较为认可,在朋友的推荐下慕名而来,希望通过中西医结合的方式,帮助实现根治目的。

【患者需求】

缓解大便次数多,蹲厕时间长,大便不净感,肛门下坠感,尿急,漏尿,走快后气喘,双下肢肿胀等不适。

【发起者及需求】

本例多学科肿瘤康复发起者为肿瘤科。

需求:通过多学科协作,恢复正常排便,缓解尿急、尿失禁等症状。

【病史】

1. 诊治经过　2019 年 4 月出现大便频,不成形,偶有便血,纸上沾血。2019 年 5 月 16 日某医院肠镜提示,距肛门 10 ~ 15cm 处可见巨大不规则肿物突起肠腔,管腔略狭窄,诊断为直肠肿物,恶性可能性大,大肠多发息肉。活检病理提示升结肠息肉低级别管状腺瘤,直肠中分化腺癌。肿瘤标志物 CEA 略有升高。2019 年 6 月 28 日,某医院行腹腔镜直肠癌根治术,术中见肿瘤距肛缘 8cm,位于腹膜反折以上,肠壁和肠系膜脂肪组织中找到数枚结节。术后病理提示 pT₃N₁ₐM₀。2019 年 8 月 17 日行术后辅助化疗,XELOX 方案(奥沙利铂联合卡培他滨),化疗第二天出现恶心,无呕吐,持续 4 天后缓解。第三天出现食欲不振较前加重,持续至今,未复查血常规。第 14 天出现高热,39℃。2019 年 8 月 27 日基因检测未见 ROS1、RET/NTRK1 基因易位,未见 HER1/CMET 基因突变,未见 NRAS/BRAF/PIK3CA 基因突变。2019 年 10 月 10 日复查血常规、尿常规、生化全项,未见明显异常。2019 年 10 ~ 11 月单药卡培他滨片 1 周期,1 500mg,早、晚各 1 次,第 1 天到第 14 天,每 21 天一个周期。口服后出现轻度恶心,不影响进食,大便频较前加重,最多每日 10 余次。2019 年 11 月 4 日,PET-CT 提示骶前软组织影,考虑术后改变;肝脏密度弥漫性降低,考虑肝功能弥漫性受损;

纵隔 4R 区高代谢淋巴结,大小约 1.2cm×0.9cm,SUV 3.1,考虑反应性增生。2020 年 5 月复查肠镜示结肠多发息肉。2020 年 6 月复查 CYFRA21-1 4.4ng/ml,余肿瘤标志物未见明显异常。

2. 主要问题　大便次数频繁,每天 5～6 次,成形,蹲厕时间长,排便不尽感明显,时有下坠感,尿急,漏尿,走快后气喘,双下肢夜间肿胀明显。

3. 中医四诊　神疲乏力,少气懒言,大便次数多,小便少;舌暗红,苔薄黄腻,口唇暗;脉弦大略数,右>左。

4. 既往史　高血压 20 年;心肌供血不足 10 年;双下肢静脉曲张 50 年。

5. 个人史　生活规律,无不良嗜好。

6. 婚育史　适龄婚育,育有 1 子。

7. 家族史　父亲肠癌肝转移去世,有兄妹 5 人,夫人肠镜未做,儿子曾做肠镜检查,提示结肠息肉。

【相关检查】

2019 年 6 月术后病理:直肠盘状隆起型中 - 低分化腺癌,侵达肠周脂肪组织,可见脉管癌栓,未见明确神经侵犯,上、下切缘未见肿瘤。淋巴结可见转移(1/12),$pT_3N_{1a}M_0$。BRAF-V600E(−),MLH1(< 10%+),MSH2(+),MSH6(+),PMS2(< 10+),C-MET(+)。不除外林奇综合征,建议行错配修复基因突变检测。2019 年 7 月,某医院分子病理检测报告提示,未显示 NRAS/BRAF/PIK3CA 突变。

【诊断】

1. 中医诊断　内科癌病;肝郁脾虚证。

2. 西医诊断　直肠恶性肿瘤(Ⅲ b 期,全野生型,直肠癌根治术后);结肠造口状态;结肠息肉;心肌缺血;高血压;下肢静脉曲张。

【康复目标】

1. 近期目标

肛肠外科:缓解大便异常、肛门不适症状。

康复医学科:缓解大便排不净、肛门下坠感,提高活动耐力。

泌尿外科:缓解尿急、尿失禁等症状。

血管外科:改善下肢肿胀情况。

2. 远期目标　提高生活质量,实现长期生存。

【多学科讨论】

1. 时间　2020 年 8 月 18 日。

2. 参加讨论人员　外科贾小强主任医师、周围血管病科石波副主任医师、泌尿外科高瞻主任医师、康复医学科庄威主治医师。

3. 各学科观点

(1)外科:患者直肠癌术后 1 年余,大便每日 5～6 次,成形,无脓血,大便控制力稍差,小便轻度失禁(漏尿)。专科检查示,肛周视诊无异常,直肠指诊距肛缘约 7cm 可能触及吻合口,无狭窄,无新生物,直肠黏膜松弛、堆积。低位前切除综合征(LARS)量表评分为 27 分。印象:直肠癌术后,直肠黏膜松弛。考虑患者为直肠前切除术后,直肠部分切除及术后辅助化疗均可导致大便次数增加,每次大便量少,难以排尽,故出现大便不净感;由于存在直肠黏膜松弛,肛门功能不良,可表现为肛门坠胀不适,控便力差。针对患者所存在的问题,应注意以下几个要点:①练习助便操:加强肛门周围括约肌及盆底肌的功能锻炼,助便操能有效改善肛门控便和排便功能,建议坚持练习。②保护肛周皮肤:患者大便次数较多,此种情况会较长时间存在,肛周皮肤容易因经常承受粪便污染刺激,形成肛周湿疹等病变。因此,大便后需立即冲洗,保持肛周局部皮肤的清洁和干燥。必要时适度应用外用药物,如湿毒膏等。③保护直肠黏膜:应用复方角菜酸酯栓纳肛治疗,可对直肠黏膜起到保护作用,减轻直肠黏膜刺激症状,减轻便意频繁和肛门坠胀的不适症状。此外,患者术前肠镜检查发现多发息肉,但未切除,目前为术后 1 年 2 个月,建议近期安排肠镜检查进行复查。

(2) 康复医学科:患者功能康复诉求主要为:①改善大便排不净感,提高对排便的控制。运动康复训练应主要针对盆底肌展开,兼顾腰、腹部核心肌群的训练。可采用凯格尔运动,并适当进行臀桥、腹式呼吸等训练。②肛门下坠感,患者肿瘤距肛缘 8cm,经保肛根治术后,盆底肌结构和功能受到一定程度的破坏,应考虑以臀部肌群训练部分代偿其功能,建议行蚌式训练,提高臀中肌、臀小肌肌力。③改善走路后气喘症状。结合患者年龄及病史,应适当进行有氧运动训练,提高心肺功能,改善运动耐力。建议以 40% ～ 60% 心率储备进行有氧运动训练,每日不少于 30 分钟,可根据患者个人喜好选择太极拳、八段锦、慢跑、快走、游泳、蹬自行车等形式。

(3) 泌尿外科:患者 74 岁,有前列腺增生病史,直肠癌根治术后出现尿急、尿失禁。考虑有前列腺增生的因素,也有直肠癌根治术后导致的神经源性膀胱因素,需完善相关检查,明确病因。可以行泌尿系超声检查以及残余尿测定,同时测量尿流率;行尿液分析排除感染等因素。

(4) 周围血管病科:双下肢浅表静脉迂曲扩张 50 年,左下肢重。查体双侧足背胫后动脉搏动可及,双下肢皮温可、局部色素沉着、未见破溃,双小腿水肿,左侧重。患者下肢水肿,晨轻暮重,为下肢静脉曲张及深静脉瓣膜功能不全所致,可先行药物及物理疗法治疗。患者下肢自觉发凉,足背动脉搏动可触及,足部皮温可,不存在下肢及足部的明显缺血表现,不除外远侧肢端微循环差。处理:可查下肢动静脉及髂动静脉超声,以进一步确认血管情况、静脉瓣膜功能。

【多学科康复方案】

1. 外科康复方案　①完善结肠镜检查;②助便操,每日 2 次;③复方角菜酸酯栓,每日 2 次,纳肛;④保持肛门局部清洁,大便后及时温水坐浴。

2. 康复医学科方案　①凯格尔运动,每组 5 ～ 10 分钟,每日 3 组;②腹式呼吸训练,臀桥训练,蚌式训练,每组 10 分钟,每日 3 组;③有氧运动,每日 30 分钟,建议八段锦、慢跑、快走、靠墙立卧撑等形式。

3. 泌尿外科康复方案　完善泌尿系超声 + 残余尿、尿流率检查;予盐酸坦索罗辛缓释胶囊 0.2mg,每晚 1 次,口服。

4. 周围血管病科康复方案　①迈之灵片,每次 2 片,口服,每日 2 次;②患肢抬高,腿部自下而上按摩,足尖绕踝运动;③运动量大时可穿弹力袜;④必要时行下肢静脉曲张手术治疗。

【随访】

患者遵循多学科肿瘤康复会诊意见,已完善相关检查,并自购弹力袜,在家属的监督下间断佩戴弹力袜,下肢静脉曲张未进一步发展,肿胀明显减轻。

患者一直坚持每日上午做助便操,自觉肛门控便能力较前有所改善,大便次数由康复前的每日 5～6 次减少至每日 2～3 次,大便不尽感及肛门坠胀感减轻,蹲厕时间由治疗前的每次 30 分钟缩短至 15 分钟。

采纳康复医学科运动康复意见,每日进行半小时有氧运动,练习凯格尔运动、腹式呼吸、蛙式运动等,八段锦每日 2 次,合计 30 分钟,活动耐力较前提高,走路后气喘症状缓解,漏尿的情况有逐渐减轻趋势。

2020 年 8 月 18 日多学科肿瘤康复会诊评估 LARS 量表评分为 27 分,经过多学科诊疗后,2020 年 12 月 8 日随访 LARS 量表评分降低为 22 分,2021 年 3 月 23 日随访 LARS 量表评分为 20 分。

【讨论】

1. 协作组专家点评

外科贾小强主任医师:此患者直肠癌术后 1 年余,肿瘤的位置为直肠上段,所采用的手术方式为直肠前切除术。直肠前切除术术后有较高比例会出现直肠前切除综合征(ARS),其主要表现是便次频繁、大便困难、大便失禁等。直肠前切除综合征的发生多与直肠结构改变、括约肌和神经等组织损伤,以及直肠储袋功能和排粪反射功能下降有关。目前对直肠前切除综合征的评价主要通过生活质量量表来实现,常用的量表包括生命质量测定量表和直肠前切除综合征专属量表——LARS 量表。LARS 量表需要患者回答 5 个关于排便习惯的问题,根据得分将直肠前切除综合征者分为无症状、轻症和重症 3 个等级。有学者使用经直肠压力计来客观测量括约肌收缩力,但由于操作繁琐,临床应用受限。直肠前切除综合征常需要较长时间的康复治疗才能逐渐缓解。本例患者所表现出的直肠前切除综合征为轻度,我们采用助便操等康复方法获得了很好效果。

康复医学科肖京主任医师:肿瘤康复是一个长期过程。其中运动康复应至少涵盖从手术根治、放化疗辅助治疗结束起至 5 年生存期满的 4 年半的时间。现有证据表明,中高强度的运动可以有效降低肿瘤患者复发率和死亡率,其机制涉及提高机体免疫力,抑制癌细胞增殖等。化疗后坚持运动康复,可有效增强患者对放化疗的耐受力。此外,科学的有氧运动可以提高机体免疫力,降低放化疗所致的胃肠道反应、癌因性疲乏和不良情绪,并在一定程度上起到减毒增效作用。即使在放化疗期间,也应坚持坐式八段锦等低强度训练。在本案中,患者不耐受辅助化疗。运动康复对患者尚有其他意义。肿瘤术后,患者体内的癌细胞数量可由 10^{12} 级降至 10^9 级,多疗程放化疗可将癌细胞的数量进一步杀灭至 10^6 级。积极的运动康复有可能在一定程度上通过提高免疫力,弥补化疗抑制癌细胞的部分作用。

泌尿外科高瞻主任医师:患者是直肠癌术后出现尿频尿急,夜尿多,仔细询问病史,事实上在直肠癌手术之前患者也有排尿症状,因此考虑到患者有前列腺增生的可能,从而引起下尿路症状。手术后由于盆底神经受损,可能会加重这一部分症状。目前从治疗来看,首先是外科的肿瘤学控制,其次是改善患者的生活质量。这一部分的治疗可以延续此前的前列腺增生治疗方案,因为 α- 受体阻滞剂不仅能够扩张尿道,改善排尿,同时也有部分改善膀胱功能的作用,因已经由肿瘤内科开具基于整体观念的中医药治疗方案,而康复方案也使患者取得了较好的效果,泌尿外科随诊即可。

周围血管外科石波副主任医师:患者双下肢浅表静脉迂曲扩张 50 年,左下肢浅表静脉迂曲团块重。同时存在双下肢水肿,晨轻暮重。存在大隐静脉高位结扎及分段剥脱术指征,但考虑到患者直肠癌保肛根治术后 1 年 2 个月及患者保守治疗的意愿,在口服消肿改善静脉功能药物的基础上,嘱患者穿医用弹力袜并在静坐时做足尖绕踝关节运动,及自下而上搓按下肢肌肤等康复运动治疗。足尖缓慢环绕踝关节运动可促使小腿肌群运动而发挥肌泵作用,促进静脉血液回流;腿部自下而上肌肤搓按有助于腿部深浅静脉血液回流,减轻小腿静脉压;弹力袜存在的压力梯度也能助力静脉血回流。通过以上康复治疗措施,促进下肢静脉回流、减轻下肢静脉压,改善下肢沉重感及水肿等症状,延缓疾病加重,提高了患者生活质量。

2. 协作组组长点评

杨宇飞主任医师:此例患者所存在的康复问题错综复杂,主要涉及肛肠外科、泌尿外科、周围血管外科、康复科等相关专业。对于此类情况,发挥多学科协作的作用具有更加重要的意义。通过会诊,明确了大便异常的原因主要是直肠前切除综合征;小便异常的原因主要是前列腺增生和直肠癌根治术后导致的神经源性膀胱;下肢肿胀主要是下肢静脉曲张及深静脉瓣膜功能不全所致;此外,患者还有心肺功能差、运动耐力差等问题。此例患者存在的大便异常与小便异常均发生于直肠癌根治术后,具有一定关联性,涉及肛肠外科和泌尿外科等专业。多学科协作团队经过会诊所提出的综合方案,旨在全面改善患者存在的临床问题。经过多学科协作康复治疗,大小便异常的问题均有不同程度改善。康复治疗中,患者一直在坚持做助便操。该操主要是改善盆底肌群和肠道功能,通过临床观察,在改善直肠前切除综合征方面确有实效。

3. 名家点评

李萍萍主任医师(北京大学肿瘤医院):这份病例十分值得深思,每一位患者都是一个鲜活独立的生命个体。因此,疾病在人身上体现出来的也是错综复杂、形态各异。此例患者是直肠癌 Ⅲ b 期,术后出现了尿急,偶有失禁,大便次数频繁,排不净伴下坠感,下肢肿胀。其中既有肿瘤科的问题,又涉及不同外科专业问题,因此,仅靠某一专业、某位专家是不够的,由于专业的局限性,难以做到精准诊治和康复。这时候,多学科诊疗模式的意义就凸显出来。同时,为了使患者受益最大化,会诊后的依从性也是我们需要关注的重点内容。经过康复科评估、运动指导,肛肠外科、泌尿外科的检查和分析,明确大、小便异常的原因,并给予对症治疗,周围血管外科采取了有效的诊治和处理,使患者症状得到改善,生活质量明显提高,为进一步康复提供了更好的条件。此案例充分证明了多学科协作对肿瘤康复、预后转归的重要性。

(赫兰晔　杨宇飞)

十一、直肠癌术后便频案例

【基本情况】

患者查某,男,66 岁,身高 174cm,体重 69kg,BMI 22.8kg/m²,KPS 评分 80 分。

【案例背景】

患者为IVa 期直肠癌伴肝转移,肝转移瘤根治手术较为顺利,对直肠癌的控制也较为满意,此次就诊是为了做肿瘤常规复查,在与主管医生交代病史过程中,心理焦虑的情绪难以掩饰,主管医生再三追问下,患者难为情地叙述了他的"烦恼"。原来患者自从半年前行造口还纳术后,出现了大便次数增多的情况,一日甚至能达到 20 余次,并出现乏力、自汗症状。这使得平常外向开朗的他变得郁郁寡欢,不愿与人接触,更不愿出门走动。大便次数增多使他根本不敢出家门,生怕在外找不到卫生间出现令人尴尬的情况,有时还会不自主排出气体和黏液,使他更是痛苦不堪。主管医生听到后认为他应该到肿瘤多学科门诊就诊,经患者同意后,2019 年 11 月 12 日首次到杨宇飞主任医师的肿瘤多学科门诊就诊。经过长达 1 小时的全面了解评估,肿瘤康复多学科团队根据患者大便频数、乏力、自汗症状,给出了 5 项针对性强的肿瘤康复方案。患者表示对肿瘤多学科门诊的方式、肿瘤康复团队的专业性都非常满意,对于给出的康复方案也表示愿意认真执行,对回归社会、家庭和生活产生极大信心。

【患者需求】

希望通过治疗改善大便频数问题,体力提升,生活质量提高。

【发起者及需求】

本例多学科肿瘤康复发起者为肿瘤科。

需求:通过多学科协作,为患者寻求最佳的肿瘤康复及治疗方案,改善患者大便频次多的现象,促进患者体力恢复;联合多学科肿瘤康复会诊,共同提出诊疗方案。

【病史】

1. 诊治经过　患者 2018 年 4 月 28 日体检,CT 检查发现直肠壁增厚强化(恶性肿瘤可能),肝脏多发转移瘤。2018 年 5 月 7 日,当地医院行肠镜及病理检查,结果示,乙状结肠绒毛状腺瘤;直肠黏膜腺体高级别上皮内瘤变。2018 年 5 月 11 日就诊于中国中医科学院西苑医院肿瘤科,行基因检测示,K-Ras、N-Ras 基因突变型。排除化疗禁忌,于 2018 年 5 月 21 日、6 月 13 日、7 月 5 日、7 月 25 日共行 4 周期 XELOX+ 贝伐珠单抗化疗,奥沙利铂 200ml,静脉滴注,第 1 天,卡培他滨片 1.5g,每日 2 次,口服,第 1 ~ 14 天,贝伐珠单抗 400mg,静脉滴注,第 1 天,每 21 天为一个周期,过程顺利。2018 年 9 月 18 日于北京某医院行全麻下右半肝切除 + 肝部分(S3)切除 + 胆囊切除 + 直肠低位前切除 + 回肠造口术。术后病理提示,直肠溃疡型中低分化腺癌,肝转移癌。肿瘤病理分期:ypT₃N₀M₁,IV 期。术后出现肝功能衰竭、肠梗阻、回肠造口皮肤分离、腹腔感染等并发症,经过对症治疗,抗感染治疗后,恢复正常。

后于 2019 年 2 月 7 日、2 月 28 日、4 月 1 日、4 月 22 日于中国中医科学院西苑医院行术后辅助化疗,方案同前,XELOX 化疗联合贝伐珠单抗靶向治疗,具体方案为:卡培他滨片

1.5g,每日2次,口服,第1～14天,奥沙利铂200ml静脉滴注,第1天,贝伐珠单抗400mg,静脉滴注,第1天,每21天为一个周期,共4周期,过程顺利。2019年4月10日患者因直肠狭窄,于中国中医科学院西苑医院外科行腰麻下直肠狭窄瘢痕松解术,手术顺利。2019年5月2日于北京某医院行造口还纳术,过程顺利。其后定期复查未见复发转移,末次复查时间为2019年8月30日。2019年11月20日为行全面复查,于中国中医科学院西苑医院肿瘤科住院治疗。

2. 主要问题　大便频数,质稀,不成形,每日6～10次,最多20余次,每次量少,肛周轻度胀痛,情绪焦虑。

3. 中医四诊　形体偏瘦,神情郁闷,焦虑不安,面色萎黄;舌苔薄黄,尖红,边有齿痕,脉弦滑。

4. 既往史　原发性高血压10年余,糖尿病20年余。

5. 个人史　患者生活较规律,无吸烟史,无饮酒史。

6. 婚育史　已婚,配偶及子女体健。

7. 家族史　无家族遗传史。

【相关检查】

2018年4月28日上腹部CT提示,直肠壁增厚强化,最厚处1.5cm,局部肠腔变窄,直肠周围淋巴结,骶尾淋巴结,肝脏左右叶实质内见多个稍低密度小结节,大者位于右下叶,直径1.8cm,边界欠清。

2018年5月7日当地医院行肠镜检查,示距肛缘10cm直肠黏膜结节状隆起、渗血,距肛缘18cm乙状结肠1.0cm×0.5cm大小黏膜隆起;病理示乙状结肠绒毛状腺瘤;直肠黏膜腺体高级别上皮内瘤变(含癌)。

2018年5月11日就诊于中国中医科学院西苑医院肿瘤科,行基因检测示,K-ras、N-ras基因突变型。

2018年9月术后病理提示:①直肠溃疡型中低分化腺癌,大小1.2cm×1cm;间质纤维化,伴炎细胞浸润,并见黏液变形,符合治疗后改变,NCCN肿瘤退缩分级(tumor regression grade,TRG)为1级;癌累及肠周脂肪组织,可见脉管癌栓;未见神经侵犯:肠周淋巴结未见癌转移(0/12),近端切缘、远端切缘及环周切缘均未见癌。②右半肝、胆囊手术切除标本,结合病史,符合直肠低分化腺癌成分转移灶共2个,直径分别为1.3cm及1.5cm,反应率约60%;肝S3结节切除标本,结合病史,符合直肠中低分化原癌肝转移,直径1.2cm,反应率约50%。肿瘤病理分期:$ypT_3N_0M_1$,Ⅳ期。

【诊断】

1. 中医诊断　内科癌病;肝郁脾虚、痰瘀互结证。

2. 西医诊断　直肠恶性肿瘤(中低分化腺癌,$T_3N_0M_{1b}$,Ⅳ期,RAS突变);直肠癌根治术后;肝继发恶性肿瘤术后;直肠功能紊乱。

【多学科康复需求】

1. 近期目标　减少大便次数及排便不适感,缓解焦虑情绪,提高生活质量。

2. 远期目标　减少直肠癌局部复发及远处转移机会,实现长期生存。

【多学科讨论】

1. 时间　2019 年 11 月 22 日。

2. 参加讨论人员　肿瘤科许云主任医师、孙凌云主治医师;康复医学科庄威主治医师。

3. 各学科观点

(1) 肿瘤科:《黄帝内经》指出"魄门亦为五脏使",患者因造瘘还纳术后直肠功能紊乱导致排便异常,尽管与肛周局部肌肉、组织有关,但从中医理论而言,这与五脏功能均存在一定关系。肝主疏泄,而脾主升清,肝脾两脏在肛门正常排便功能上起到重要作用。治疗应疏肝健脾,从而达到调节枢机、恢复肛门正常司开阖之功能。通过改善患者症状,能够进一步提高患者自身机体免疫,间接起到减少肿瘤复发转移的作用。同时还应给予患者一定的中成药治疗,加大抗复发转移力度,并且应每 3 个月进行腹部及浅表淋巴结超声复查,每 6 个月进行胸腹部 CT 等复查,每 1 年复查肠镜,以及时发现可能的病情变化。

(2) 康复医学科

1) 康复评估:大便次数增多,一日 20 余次,腹部柔软无力,肌力较弱,缩肛功能较弱,Barthel 指数 90 分,属于轻度依赖,KPS 评分 80 分,腹泻分级Ⅲ级,属于中度腹泻。

2) 康复治疗目标:改善患者大便次数增多的症状,提升生活质量。

4. 多学科康复方案

(1) 中医肿瘤内科治疗:患者大便频数,便稀不成形,伴有情绪焦虑,脉弦滑,舌苔薄黄,尖红,边有齿痕,中医辨证属于"肝郁脾虚",予柴胡疏肝散加减。柴胡 10g,赤芍 20g,桃仁 10g,红花 10g,牛膝 15g,厚朴 10g,郁金 10g,苏梗 10g,香附 10g,砂仁 6g,百合 15g,乌药 6g,土茯苓 30g,当归 15g,花椒 15g,干姜 6g,黄芩 10g,生甘草 6g。水煎服,日 1 剂,分 2 次服。

(2) 康复治疗方案

1) 康复踏车训练:时间 20 分钟,保持心率在 100 ～ 110 次 /min,阻力调节从强到弱逐渐减少,以患者微微出汗为宜。

2) 缩肛运动:每次 20 次左右,每日 2 ～ 3 次。延续至出院后。

3) 针刺 + 艾灸治疗:取穴八髎、关元、中极、水道(双)、归来(双)、三阴交(双),加艾灸。

4) 呼吸运动:腹式呼吸,每次 30 次左右,每日 3 ～ 5 次。延续至出院后。

【多学科协作治疗经过】

此为住院患者,是在其住院期间进行的一次多学科肿瘤康复会诊,其实严格意义上讲,这次会诊只有肿瘤科和康复医学科,不能算多学科。但是这位患者给我们的启发很大,可以作为一个典型案例进行推广。这是一位晚期直肠癌伴肝转移患者,原发肿瘤和肝转移瘤根治术后,他对肿瘤的抗转移治疗较为满意。但遗留大便次数增多的情况,一日甚至能达到 20 余次。对于平日里喜欢散步外出的患者来说,实在很是痛苦,生怕外出后找不到卫生间出现令人尴尬的情况,患者根本不敢走出家门。这使得患者生活质量和信心极度下降,希望通过中医综合治疗的方法帮助他解决这个难题。

当时的主管医师孙医生立刻联系康复医学科的庄医生进行会诊,想尽一切办法在短短的 7 天内能够对这位患者给予最大帮助。我们拟定以中西医结合为主,内外同治为原则,躯体与心理同步的治疗方案。患者治疗前大便每日 20 余次,里急后重,白天进食后加重;第一次治疗结束后大便次数减少至每日 10 次,无明显不适,纳可,进食可,精神较前有所好转;第二次治疗结束后大便次数减少至每日 3 次,患者明显感觉精神良好,疲乏感明显减轻,反应灵敏,面色濡润;第三次治疗后患者大便次数减少至每日 1～2 次,分级Ⅰ级,患者大便性状和频次基本正常,无其他明显不适,纳可,寐安,于次日出院。

【随访】

2019 年 12 月 22 日随访:患者坚持器械锻炼,核心肌群练习,呼吸训练,现精神可,大便次数每日 1～3 次,无里急后重,纳可,眠可,无明显不适,体重较前增加 2kg,基本达到近期目标,建议患者定期复查,防止转移复发。

2020 年 4 月 3 日随访:患者未发现肿瘤复发转移,未诉明显不适症状,大便每日 2～3 次,量可,基本成形。

【讨论】

1. 协作组专家点评

康复医学科董延芬主任医师:这是一位晚期直肠癌伴肝转移患者,因造口还纳术后直肠功能紊乱导致排便异常,尽管与肛周局部肌肉、组织有关,但从中医角度而言,该症状与五脏功能均存在一定关系。查体见患者腹部柔软无力,肌力较弱,缩肛功能较弱。因此,我们拟定以中西医结合为主,内外同治为原则,躯体与心理同步的治疗方案。这位患者给我们很大启示,改变了我们的一贯认知——肿瘤康复是一个长期的、见效慢的过程。在后期分析这位患者时,我们也体会到,一些患者见效慢可能是因为机体长期处于高消耗和低储备中,这种高消耗可能是包含原发病在内的基础代谢消耗,低储备又是患者本身的不良生活习惯和机体运动功能的一个少量储备,这时候想利用短时间调动机体形成新的代谢和习惯,就显得捉襟见肘。但是这位患者,在生病前就有良好的生活与运动习惯,生病后还想尽一切办法进行恢复性训练,依从性也比较高,这样的积累可能是我们能在短时间内取得较好疗效的原因。

腹泻是结直肠癌术后的常见并发症,可能跟以下几个因素有关:①肠癌根治术需行直肠及部分结肠切除,术后肠管缩短,直肠储便功能几乎丧失,势必导致排便次数增多、大便稀溏及便急症。②部分直肠切除,肠黏膜面积减少,重吸收功能障碍,导致肠内容物增加,出现容积性腹泻。③由于手术产生的吻合口水肿、吻合钉异物刺激以及盆腔积液刺激,术后腹腔内环境改变等因素导致大便频数。④术后排便感觉的改变,直肠全系膜切除(TME)游离直肠过程中难免有盆腔自主神经损伤,致使肛门控便能力下降,以及直肠低位前切术可能导致的直肠内括约肌损伤等。

患者此次来肿瘤科住院是为了做常规肿瘤复查,由于半年前行造口还纳术后,患者出现了大便次数增多的情况,导致患者身体越来越虚弱,走路困难,动辄气短,面色苍白,需要家人搀扶,生活质量严重下降,非常焦虑。我们采取多学科肿瘤康复诊疗后,患者恢复得非常快,患者及其家属对治疗效果也表示非常惊讶。

肿瘤科许云主任医师:该患者是肿瘤科住院老患者,目前直肠癌及肝转移病灶通过中西医结合、内外科结合治疗后得到了有效控制,然而排便功能异常的状态给患者造成较大困扰,这也是结直肠癌患者在肿瘤康复过程中经常面临的问题。通过康复科针对排便功能的锻炼以及中医外治方法,患者排便频数问题得到显著缓解,治疗较为成功。针对类似患者,中医根据辨证给予温阳益气等治疗方法,并且在功能锻炼之外给予患者一定程度的心理疏导,能够起到较好的康复效果。

2. 协作组组长点评

杨宇飞主任医师:该患者为老年男性,低位直肠癌,肝转移。经新辅助化疗后实现保肛,完成低位直肠癌前切除术。术后进行了 4 个周期的 XELOX 方案化疗。术后 8 个月因直肠狭窄,行直肠狭窄瘢痕松解术。造口还纳术后患者出现排便次数增多的情况,便意频繁。通过多学科诊疗,中药口服调理体质,结合提肛运动锻炼肛周肌群,改善肛门直肠功能,获得了良好疗效。随访可见,患者大便频数症状得到有效控制,排便次数已降至接近正常,且并未发现转移及复发情况。多学科的中西医结合方式优势互补在本案例中得到充分体现。

3. 名家点评

林洪生主任医师(中国中医科学院广安门医院):该患者是一位Ⅳa 期的直肠癌伴多发肝转移患者,经过局部治疗、手术治疗和放化疗,病情得到有效控制。在此期间,造口还纳术后出现了大便次数增多,此阶段的康复目标应是如何有效减少大便次数并提高生活质量。经过多学科肿瘤康复会诊,患者大便次数控制在正常范围,体重也有所增加。患者非常满意。

(庄　成　王宪贝)

十二、直肠癌术后五更泄、肛门湿疹案例

【基本情况】

患者张某,女,60 岁,身高 158cm,体重 62kg,BMI 24.8kg/m^2,KPS 评分 70 分。

【案例背景】

患者为中老年女性,右输卵管低分化子宫内膜样癌根治术后 11 年,化疗后出现心悸,腹泻 4 年,直肠癌保肛根治术后 1 年 2 个月,CA19-9 轻度增高 5 年,伴有便频、肛门湿疹和内痔。2019 年 4 月因腹泻在某医院就诊,经检查诊断为低位直肠癌,cT$_1$N$_0$M$_0$,行直肠癌根治术、回肠预防性造口术,术后半年造口回纳。术后病理检查示中分化腺癌,pT$_1$N$_0$。患者Ⅰa 期直肠癌术后,又为双原发肿瘤人群,身体较为虚弱,心理对患直肠癌的承受能力较差,对于术后遗留症状感到痛苦,尤其对大便频及肛门潮湿、瘙痒、烧灼疼痛感到难以忍受。经与肿瘤科杨宇飞主任医师沟通后,启动由肿瘤科、药学部、外科、康复科和营养科组成的肿瘤多学科门诊。

【患者需求】

1. 患者家属角度　急需解决肛门辣痒、疼痛和大便次数偏多等症状。

2. 医生角度　提高患者生活质量。

【发起者及需求】

肿瘤科杨宇飞主任医师作为发起者,对该患者设立两个目标:近期目标为肛周症状消失,肛门功能恢复;远期目标为肿瘤根治。并希望联合药学部、外科、康复医学科和营养科进行会诊,共同提出诊疗方案。

【病史】

1. 诊治经过　患者为中老年女性,右输卵管低分化子宫内膜样癌根治术后 11 年,化疗后出现心悸,腹泻 4 年。患者 2019 年 4 月因腹泻在某医院诊为直肠癌,距肛口 5cm,行根治术(1 年后回纳)。病理:Ki-67(50%),MSS,中分化腺癌,肿瘤侵至黏膜下层。断端净,淋巴结无转移(0/6)。2019 年 4 月 PET-CT 检查示,直肠距肛口 5.5cm、1.7cm,SUV 值分别为 7.0、3.8。2019 年 10 月行还纳术,术后出现大便次数频繁,肛门潮湿、瘙痒、烧灼疼痛。2019 年 10 月 PET-CT 显示阴性。基因检测:阴性。

刻下症:便频,每天大便次数 10～20 次,凌晨 2～4 点有五更泄,便频评分 6 级,便细,肛门湿疹评分 6 级,肛门潮湿,需要卫生巾垫肛门处。

既往史:2009 年 5 月因腹痛在某医院急诊,诊断右输卵管低分化子宫内膜样癌,行根治手术。

2. 主要问题　便频,五更泄,便细,肛门瘙痒。

3. 中医四诊　易疲劳,大便不规律,每日 10～20 次,舌暗红,苔薄脉,沉细弱。

4. 既往史　否认高血压、糖尿病。

5. 个人史　无饮酒吸烟史。

6. 婚育史　适龄结婚,育有 1 子。

7. 家族史　父亲口腔癌去世,母亲子宫内膜癌仍健在,有 2 个弟弟。

【诊断】

1. 中医诊断　内科癌病;湿热下注,脾肾阳虚证。

2. 西医诊断　直肠恶性肿瘤,$T_2N_0M_0$,Ⅰ期;直肠息肉。

【多学科讨论】

1. 时间　2020 年 7 月 4 日。

2. 参加讨论人员　肿瘤科杨宇飞主任医师、药学部高善荣主任药师、外科贾小强主任医师、康复医学科庄威主治医师、营养科张凡营养师。

3. 各学科观点

(1)肿瘤科:该患者为 60 岁女性,属于低位直肠癌病例,肿瘤距肛门 5cm。术后出现便频、便细,五更泄,肛门湿疹,患有内痔,肛门潮湿、瘙痒、烧灼疼痛,需要卫生巾垫肛门处。综合患者病史及四诊,证属脾虚湿蕴,肾气不固,治宜健脾益气,益肾固涩,化湿止泻。在中医辨证施治的同时,联合其他相关专业对患者进行综合治疗。

(2)药学部:患者长期服药达 8 种,现使用阿卡波糖片、二甲双胍、富马酸比索洛尔、厄贝沙坦氢氯噻嗪、脂必妥、甲钴胺片、迈之灵片、复方角菜酸酯栓。由于患者皮肤瘙痒多年,不排除与用药品种较多有关,为提高患者用药安全性,建议合并减少用药或用汤剂代替,以减少不良反应。脂必妥停用,中药汤剂代替;停用甲钴胺片;迈之灵片待症状改善后可停用。

(3)外科:此患者系低位直肠癌 Dixon 术后 1 年余,预防性回肠造口术后 9 个月。目前的主要康复需求是,肛门辣痒疼痛和大便次数偏多严重影响生活质量。专科检查示,肛门周围皮肤潮红,有散在丘疹,点状糜烂,皮肤粗糙,皮纹深,皮色略灰白,微肿胀。肛门镜检查示,痔区黏膜隆起,以截石位 3、11 点为著,可见吻合口,轻度充血、水肿,直肠指诊未及占位,距肛缘约 4cm 可触及吻合口,直径约 2.5cm,可通过食指第二关节,吻合口无新生物。综合病史及专科检查情况,目前患者所存在的大便次数多,属直肠前切除综合征,肛门瘙痒是肛门湿疹所致。建议补充诊断:直肠前切除综合征、肛门湿疹。直肠前切除综合征是直肠前切除术后常见的并发症,发生率很高,肿瘤位置越低,发生率越高。其主要表现是急便感、大便次数多、大便控制不良。多数随着时间的延长,症状会逐渐减轻,恢复到接近正常。通过中医康复辅助治疗,可以改善症状,缩短直肠前切除综合征持续时间。肛门周围皮肤损害是直肠前切除综合征的次生损害。由于大便次数多,肛周皮肤持续被粪便及黏液等污染物刺激,易出现肛门瘙痒等不适。这个阶段康复治疗的重点在于如何帮助患者度过便频、腹泻的阶段,如何保护好肛门周围皮肤。中医药辨证施治对于缓解患者急便感、便次频繁等症状有较好疗效;助便操等中医功法对改善患者肛门功能有一定帮助;中药外洗坐浴、中药油膏外敷对于缓解和消除患者肛门瘙痒不适感,促进肛周皮肤皮损的修复有很好的疗效。

(4)康复医学科:患者评估结果示双侧下肢力量减弱,左侧 5−,右侧 4+,右侧峰力矩低于左侧,均低于正常值,右侧偏移轨迹低于左侧,且均低于正常值。按照评估结果,给予中等强度个性化康复方案。

(5)营养科:患者目前进食可,自诉三餐规律,每日主食精细粮食 200～250g。自诉因便多、便频而不敢进食油腻、煎炸、坚硬食物。术后曾出现体重短期下降,后在进食基础上服用安素(每日 1～2 次,每次 3 勺),目前停用 1 个月,体重无明显变化。患者目前不存在营养风险,主要需通过饮食改善大便情况。

【多学科康复方案】

1. 中药汤药处方　太子参 30g,茯苓 10g,生白术 30g,黄连 6g,地肤子 15g,炙甘草 6g,土茯苓 15g,马齿苋 15g,炒酸枣仁 15g,煨肉豆蔻 10g,盐荔枝核 10g,白花蛇舌草 15g,醋五味子 6g,盐补骨脂 10g,罗布麻叶 10g,红曲 6g。水煎服,日 1 剂,分 2 次服。

2. 运动康复处方　①坐位瑜伽球训练,一次 20 分钟,每日 3～5 次;②坐灸治疗,每日 1～3 次或每次排便后,一次 20～30 分钟;③对骶部进行温针灸治疗,一周 2～3 次,一次 40～60 分钟。

3. 肛门康复处方　①保持肛门清洁,便后及时清洗;②每日中药坐浴 2 次;③坐浴后擦干局部,外涂湿毒膏;④习练助便操,每日 2 次;⑤每日睡前应用普济痔疮栓,一枚,纳肛。

4. 营养处方　①正常饮食,保持体重,定期监测体重,如出现大的波动,即刻就诊;②尽量避免可能导致或加重排便的食物,如高脂食物、辛辣刺激类食物、富含不溶性膳食纤维的食物(如带有果皮的水果、未加工富含麸质的食物)、含有咖啡因类的饮品等;③少食多餐,增加可溶性膳食纤维的摄入(如燕麦)及优质蛋白质的摄入(瘦肉及蛋类,酸奶等奶制品);④中医忌食寒凉食物,建议增加健脾食物(多以黄色食物为主),如小米粥油,山药、芡实、南瓜粥、茯苓饮(可去茯苓渣),以蒸食为主,亦可饮用藕粉羹,帮助养胃止泻;⑤监测血糖;⑥记录饮食日记,禁食造成不适感的食物。

5. 药学用药指导

阿卡波糖:服药后立即用餐,或进餐时伴着前几口食物咀嚼服用。监测肝肾功能、糖化血红蛋白等。如出现低血糖症状,应用葡萄糖来纠正低血糖。严重肝肾功能不全、糖尿病酮症酸中毒、可能因肠胀气导致病情加重的疾病等,慎用。

二甲双胍:肠溶剂在餐前 30 分钟服用;普通和缓释制剂在进餐时或餐后立即服用。避免过量饮酒。用药期间如出现脱水,可能会增加发生乳酸性酸中毒的风险。建议多喝水。定期检测肾功能、糖化血红蛋白、血糖、尿糖、尿酮体等。在血管内注射碘造影剂进行放射检查前至检查结束后 48 小时停用此药,减少肾功能急性改变的风险。代谢性酸中毒,维生素 B_{12}、叶酸缺乏,肝肺功能不全,严重心脏病等情况下慎用。

富马酸比索洛尔:早晨用水送服,可与食物同服。用药期间坐躺后迅速起身可能出现头晕或晕倒,应缓慢起身。如果存在严重支气管哮喘、代谢性酸中毒等,应慎用。

厄贝沙坦氢氯噻嗪:空腹或进餐时服用均可。定期检测血压、血尿素氮、肌酐、血清电解质。可能影响血糖,根据情况调整降糖药。重度肝肾功能损害、顽固性低钾血症、高钙血症、无尿,禁用此药。

【多学科协作治疗经过】

2020 年 9 月 3 日复诊:肛门湿疹艾灸后有所好转,便后加重,大便每日 10 ～ 15 次,有所减少,成形便软,双下肢乏力 6 级,多汗,活动后明显,纳可,眠偶差,夜尿 1 ～ 2 次,近期体重稳定。

2020 年 11 月 5 日复诊:大便每日 10 次,便后肛门疼痛,肛口湿疹有所好转,双下肢乏力 5 级,有所改善,多汗,活动后明显。

2021 年 1 月 11 日复诊:大便时难,晨起明显,每日 7 ～ 8 次,夜间 2 ～ 3 次,成形,肛门湿疹好转,双下肢乏力 5 级,近期体重稳定。

【随访】

2021 年 1 月 11 日随访:

1. 一般情况　患者大便时难,晨起明显,每日 7 ～ 8 次,夜间 2 ～ 3 次,成形,肛门湿疹好转,双下肢乏力 5 级,近期体重稳定。

2. 完成目标情况　患者目前感觉症状较前有所缓解,特别是大便次数较前有所下降,肛周瘙痒潮湿等症状改善较为明显,乏力感较前有所改善,利用多学科协作治疗这种形式进行会诊,患者感觉对自己提升较大。

3. 评估情况　对患者进行核心肌群和下肢肌力评估,结果示:双侧下肢力量较前均有所增加,左侧 5,右侧 5-,左侧已恢复正常值,但右侧峰力矩仍低于左侧,双侧偏移轨迹均有所改善,左侧偏移轨迹已经恢复正常值,但右侧偏移轨迹低于左侧,低于正常值。

4. 下一步计划　目前康复医学科建议主动康复训练以右侧为主,骶部温针灸以右侧为主,并配以右侧肢体远端穴位增强行气活血。拟对患者进行下一轮多学科肿瘤康复会诊,针对目前改善情况进一步优化,更新康复方案。

【讨论】

1. 协作组专家点评

康复医学科肖京主任:患者为中老年女性,前后两次因癌症进行手术治疗,身体较为虚弱,心里对此承受能力也较差,对于近一次手术的术后遗留症状感到痛苦,特别是在大便及肛门辣痒疼痛的问题上尤其显著。按照评估结果,给予患者个性化康复方案,即主动功能训练加中医外治法共同施治。根据几次患者随访反馈看,患者下肢乏力逐渐减轻,这与患者坚持下肢主动功能锻炼密不可分;另外选用骶部温针灸刺激八髎穴,更进一步恢复患者肠道肌肉功能,改善大便次数。

治未病中心张晋主任:患者虽经两次手术治疗,身体较为虚弱,但是在术后及时进行肠内营养支持,在每日正常进食基础上通过肠内营养的方式补充营养,有效保证了体重的平稳及营养状态的稳定。随着身体康复,患者进食进一步增加,在满足日常营养需求基础上停用肠内营养支持后,仍保持了良好的营养状态。患者在进行多学科康复治疗时,从营养治疗角度,患者主要需求是能通过饮食改善便频、便稀情况。根据患者需求,营养治疗并未对患者饮食量做出调整,因患者脾胃功能弱,通过指导患者饮食摄入品种及烹饪方式,结合其他学科专业指导,达到了改善便频、便稀的目的。

药学部高善荣主任:患者目前使用药物种类较多,涉及西药及中成药达 8 种,且伴有多年的皮肤瘙痒症状,不排除药物相互作用所致。为提高患者用药安全性,药师对患者综合评估,建议将部分药物暂停使用,如脂必妥和甲钴胺,中药汤剂中加入红曲以降血脂,代替脂必妥的功效。对患者长期用药进行用药指导,评估药物相互作用风险,定期监测血压、血糖,以期整体保证用药有效水平的同时减少服用的药物数量。

2. 协作组组长点评

贾小强主任医师:患者既往体质较弱,造口还纳术后出现直肠前切除综合征,排便次数增多,排泄物反复刺激肛周皮肤引起肛门瘙痒疼痛不适。经过多学科会诊,患者按照多学科康复方案进行治疗。采用坐浴等疗法改善肛门潮湿、瘙痒、烧灼疼痛等症状,效果显著,基本缓解了患者的肛门不适感。从复诊情况看,患者肛周湿疹症状明显减轻,排便次数较前减少本例患者的诊疗经过体现了多学科协作模式的特点,患者各方面的症状都得到改善,生活质量得到了提高。

3. 名家点评

林洪生主任医师(中国中医科学院广安门医院):该患者为 60 岁女性,属于低位直肠癌病例,双原发肿瘤人群,肿瘤距离肛门 5cm,$T_1N_0M_0$,Ⅰa 期,存在高危因素,家庭成员多发肿瘤。这次多学科康复门诊团队的介入,使患者从心理到躯体都有不同程度的改变。下一个 5 年时间,对患者非常关键,多学科肿瘤康复的干预,有助于患者全面恢复日常生活,完成康复目标计划。多学科康复团队在关注患者本人的同时,把患者家族相关成员的肿瘤预防与筛查一并监控起来,努力做到早防、早治,防患未然。

(庄　威　王宪贝)

十三、直肠癌术后便频案例

【基本情况】

患者马某,男,65 岁,身高 174cm,体重 69kg,BMI 22.8kg/m²,KPS 评分 80 分。

【案例背景】

患者直肠癌根治术后出现大便次数增多,每日 30 ~ 40 次,矢气频,纳可,眠可,夜间排便影响睡眠,夜间 1 ～ 2 次,体力下降,乏力,体重减轻 3kg。2019 年 8 月,经朋友介绍,患者于中国中医科学院西苑医院肿瘤科杨宇飞主任医师门诊处就诊,经过一年口服中药治疗,患者大便次数减少到每日 10 余次,贫血和乏力症状较前减轻。

【患者需求】

希望通过治疗改善大便频次多的问题,体力得到提升,提高生活质量。

【发起者及需求】

本例多学科肿瘤康复发起者为肿瘤科。

需求:通过多学科协作,为患者寻求最佳的肿瘤康复及治疗方案,改善患者大便频次多的现象,促进患者体力恢复。

【病史】

1. 诊治经过　患者 2018 年 6 月出现间断便血,未予重视,2018 年年底出现排便习惯改变,大便频,每日 4 ～ 10 次,大便变细及排便不尽感明显。2019 年 2 月出现头晕乏力,2019 年 3 月查血常规,HGB 62g/L,于天津市某医院连续 3 次输入红细胞,2019 年 3 月当地肠镜检查结果示,距肛缘 6 ～ 13cm 可见直肠肿物,环 2/3 周肠腔生长,病理检查示腺癌。肿瘤标志物 CEA、CA242、CA724、CA19-9 均在正常范围。2019 年 3 月 8 日行腹腔镜探查 +根治性超低位直肠前切除 + 回肠双腔造口术 + 复杂肠粘连解离术。2019 年 7 月行造口还纳术。2019 年 8 月 8 日,就诊于中国中医科学院西苑医院肿瘤科杨宇飞主任医师处,症见:大便频,每日 30 ～ 40 次,多数出现在午后,凌晨 3 点后有所好转,影响睡眠,术后体重减轻 3kg。经过一年口服中药治疗,大便次数减少到每日 10 余次,贫血和乏力症状较前有所减轻。

2. 主要问题　大便频,每日 10 余次;体力差,食欲较差。

3. 中医四诊　贫血貌,晦暗无华。舌淡红苔薄白,脉弦细数,右寸口弱。

4. 既往史　否认慢性病史。

5. 个人史　吸烟 10 余年,每日约 30 支,已戒烟,饮酒史 40 余年,每日约 200g,戒酒 5 个月。

6. 婚育史　育有 2 个女儿。

7. 家族史　2 个女儿及患者配偶均无遗传病及肿瘤病史。

【相关检查】

2019 年 3 月 1 日查血常规:HGB 62g/L。

2019 年 3 月当地肠镜检查:距肛缘 6 ～ 13cm 可见直肠环 2/3 周肿物,病理检查结果示腺癌。术后病理:周围脂肪组织,双切缘阴性,淋巴结无转移(0/19),$pT_3N_0M_0$;免疫组化:MSH6(-),MLH1(-),PMS2(+),MSH2(-)。

2019 年 12 月 5 日血常规:WBC 3.35×10^9/L,淋巴细胞计数(LYM)1.03×10^9/L,RBC 3.59×10^{12}/L,HGB 112g/L。

【诊断】

1. 中医诊断　内科癌病;脾肾两虚、痰瘀内阻证。

2. 西医诊断　直肠恶性肿瘤($pT_3N_0M_0$,Ⅱa 期,术后,化疗后);中度贫血。

【康复目标】

1. 近期目标　改善患者大便频症状,综合调理提升患者体力。

2. 远期目标　提高患者生存质量。

【多学科讨论】

1. 时间　2020 年 8 月 11 日。

2. 参加讨论人员　肿瘤科杨宇飞主任医师、药学部高善荣主任药师、外科赵卫兵主任医师、康复医学科庄威主治医师、营养科张凡营养师。

3. 各学科观点

(1) 肿瘤科:直肠癌患者术后出现大便频次增多,是临床常见的并发症。直肠癌手术切除直肠部分,将结肠和肛管吻合,失去原有的直肠壶腹储存粪便以及括约作用,手术中可能会导致肛周括约肌损伤,影响术后的排便功能。患者易表现为排便次数增多,甚至长时间腹泻。这种情况可以适当进行盆底肌锻炼,同时口服调节肠道益生菌。另外,有盆腔感染的,如果在直肠周围有盆腔积液或继发感染,也会有明显的刺激性症状,患者亦会大便频次多,甚至伴有腹痛及发热,建议运用口服中药和康复锻炼共同治疗。

(2) 药学部:①患者长期服用复方斑蝥胶囊,该药所含成分有小毒,易引起消化道不良反应,故饭后 30 分钟服药为宜,且注意监测不良反应。②患者易出现胀气现象,建议服药后适当活动。③患者长期服药,建议做用药记录,便于长期用药管理和安全用药。

(3) 外科:患者有直肠癌 3 次手术史,分别是根治术、造口还纳术、切口疝修补手术。现大便每日 10 余次,晚间明显。多数不成形,有时成形,偶有腹胀,有大便不尽感,无便血。查体:肛门检查,肛周皮肤增厚,呈苔藓样改变,肛门指诊,直肠内未扪及肿物,未扪及吻合口,直肠内有大量粪便,指套无血染。综合各项检查结果,患者目前存在的大便次数多症状,考虑为直肠切除术后改变,可继续予内科治疗。由于大便次数多,肛周皮肤反复被污染物刺激,导致肛周皮肤出现皮损,符合肛周湿疹特点。应通过内科治疗减少大便次数,同时注意保护肛周皮肤,积极治疗已经存在的肛周湿疹,还应加强肛门与盆底肌功能锻炼及康复。

(4) 康复医学科:患者术后出现大便次数增多,一天多达 10 余次,大多数集中在晚 6 ～ 10 点之间。另查腹部欠柔软,脐周及手术瘢痕周围腹部压痛较为明显,腹部其余部分较软,无力,腹部肌肉力量较弱。另患者目前自述每日跑步 5 000m,但欠缺局部腹部核心力量及下肢力量。患者评估结果示:双侧下肢力量减弱,左侧 4-,右侧 4+,右侧峰力矩低于左侧,均低于正常值,右侧偏移轨迹低于左侧,且均低于正常值。近期目标:近两个月内改善患者便频症状,大便次数减至每日 10 次以内。

(5) 营养科:直肠前切除术后出现腹泻是一种常见的并发症,长期腹泻可能会导致营养素吸收不足且流失过多,进而引起营养不良、维生素缺乏、贫血甚至电解质紊乱等。该患者术后以杂粮及蔬菜为主,间或进食少量肉类及豆腐(≤ 50g/d),并每天自服 10 ～ 20g 蛋白粉。经评估日均摄入量约为 1 800kcal,约为目标摄入量的 87%。另患者坚持运动,每日跑步 5 000m,增加了能量消耗。营养总体摄入不足,且日消耗量增加,故患者出现术后体重下降、身体乏力的症状。营养治疗主要以增加患者进食量,增加优质蛋白质的摄入为主要目标。

通过增加患者营养摄入,帮助患者稳定体重。同时还应注意适当补充摄入膳食纤维,辅助调节肠道菌群,调节胃肠道功能,改善便频症状。

【多学科康复方案】

1. 肿瘤科康复方案

(1) 口服汤药:生菟丝子 10g,炙甘草 6g,生黄芪 30g,盐补骨脂 10g,党参 30g,醋五味子 10g,煨肉豆蔻 10g,制吴茱萸 6g,麸炒白术 10g,酒女贞子 10g,黄芩 6g,茯苓 20g,干姜 6g,黄连 10g,墨旱莲 30g,葛根 6g,烫骨碎补 10g,鬼箭羽 15g,石见穿 15g,土茯苓 15g,马齿苋 15g。水煎服,每日 1 剂,早、晚各一次。

(2) 中成药:安替可胶囊,每次 3 粒,每日 2 次,口服;复方斑蝥胶囊,每次 3 粒,每日 2 次,口服。

2. 药学部康复方案 患者以中药汤剂为主,并搭配中成药安替可胶囊与复方斑蝥胶囊,两药均在饭后半小时左右口服,服药后建议适量活动,做好用药记录。中药汤剂注意煎煮方法,宜饭后服为宜。中药处方以党参(人参)、茯苓、麸炒白术(白术)、炙甘草(甘草)以四君子汤加黄芪增强补气功效;加葛根、黄芩、黄连、炙甘草(葛根芩连汤)用于表邪内陷,致阳明大肠热盛,肠失传导所见的协热下利;女贞子、墨旱莲补肾阴虚;菟丝子、补骨脂和骨碎补补肝肾、强筋骨;干姜和吴茱萸(干姜茱萸汤)温中止呕。

3. 外科康复方案 ①未发现术后相关并发症,考虑为直肠切除术后肠功能改变,可继续予相关内科治疗。②肛门局部可予中药祛毒二黄汤坐浴,治疗肛周湿疹。③可予黄连素加固肠胶囊口服治疗腹泻。④每日坐浴时可做提肛训练。

4. 康复医学科方案 ①患者肛周出现湿疹等症状,建议患者每日 4 次(早、中、晚、夜)进行坐灸治疗,同时增加腹部艾灸,提升阳气,减轻肛周潮湿。②建议患者在每日跑步5 000m 的同时增加功率自行车训练,以增强下肢和核心力量,提升腹部肌肉力量。③患者大便次数增多,建议在每晚 10 点前行逆时针摩腹治疗,手法强度适中,每次 20 分钟左右,每日 1 ~ 2 次;如有条件,可进行腹部针灸治疗,减少腹部痉挛,恢复腹部肌肉弹性。

5. 营养科康复方案 现阶段营养目标:①保持体重;②促进血红蛋白升高,提高免疫力;③缓解便频症状。

方案:①增加补充优质蛋白质摄入,每日 > 50g 肉类(推荐摄入量 50 ~ 75g),建议红肉为主,如牛肉、羊肉、猪肉等,每周 3 ~ 4 次;适当增加进食海鲜食品,每周 1 ~ 2 次。每日豆制品 50g,鸡蛋 1 个。烹饪以炖、煮等低脂烹饪方式为主,增加蛋白质的摄入,促进食物消化吸收,改善贫血,提高免疫力。②增加餐食中富含纤维的蔬菜摄入量,建议每日蔬菜输入量 >500g。③饮食中适量增加平性水果(苹果、成熟香蕉、菠萝、橙子等),每日 150 ~ 200g,可分2 次分食,略加热后进食。禁食水分多及凉性有利水作用的水果,如西瓜、蜜瓜、香瓜、甜瓜等各种瓜类。④定期复查生化(3 个月),每周监测体重变化,如体重持续下降,应在正常饮食基础上口服营养补充剂,增加能量、蛋白质及膳食纤维的摄入。

6. 多学科协作治疗经过 第一次复诊:2020 年 10 月 29 日,患者表示多学科诊疗对自己帮助很大,身体各项指标均恢复正常,身体乏力减轻,精神状态也强了许多,特别是康复医学科和营养科起到很好作用,锻炼的效果很明显,目前体重增加 5kg,WBC、HGB 恢复至正常,腹泻次数减少至每日 7 ～ 8 次,且肛周局部疼痛消失。患者非常满意。

【随访】

2020 年 10 月 29 日:

1. 一般情况　患者自觉体力、精力有明显提升,对于生活的信心也大幅增强,之前还有乏力症状,但现在随着少量多次的锻炼方案有效执行,患者自我感觉良好。

2. 目标完成情况　目前上午、下午及晚上均做 30 分钟八段锦,上午和下午各交替进行快步走和慢步走,还穿插骑功率自行车和提肛训练,自身感觉全身肌肉都可以有效调动起来,乏力症状明显减轻。目前体重已经增加 5kg,血常规 WBC、HGB 恢复至正常,腹泻次数减少至每日 7 ～ 8 次,且肛周局部疼痛消失,近期目标已基本完成。

3. 患者进行核心肌群和下肢肌力评估　结果显示双侧下肢力量较前均有所增加,左侧 5-,右侧 5,右侧已基本恢复正常,左侧肌力逐渐恢复,目前依然低于右侧,但患者自觉双侧下肢肌力改善非常明显,对多学科门诊非常满意。

【讨论】

1. 协作组专家点评

肿瘤科许云主任医师:患者为Ⅱa 期直肠癌根治术后、化疗后,预后相对良好。目前阶段中医内科治疗总体以抗复发转移为主,患者中医辨证为脾肾两虚,治疗以健脾补肾、化痰散结为主要治则。患者就诊的主要问题是胃肠功能紊乱导致大便次数增多,这是结直肠癌术后常见的现象。主要原因是肠道术后动力不足、肠黏膜屏障作用受损所致,西医往往以益生菌、促胃肠动力药治疗为主,效果不理想。中医在这方面有一定优势,治疗可选二陈汤、四磨汤加减应用,通腑而不泄气,益气而不涩肠。本例患者就是通过上述治疗方法达到满意疗效的典型,可以进一步总结以发挥中医药的治疗优势。

康复医学科肖京主任医师:患者为老年男性,体力一般,性格较为内敛,不善言谈,可能是手术后的原因,感觉说话有气无力;另因腹部有多个瘢痕组织,患者不敢站直及过多活动,长期捂着肚子,防止出现不适。查患者腹部欠柔软,脐周及手术瘢痕周围腹部压痛较为明显,腹部其余部分较软,无力,腹部肌肉力量较弱。虽然患者自述可每日跑步 5 000m,但单纯的跑步训练只增加患者的心肺功能和下肢力量,患者仍然欠缺腹部核心力量,这种核心力量的缺失才是造成患者腹泻次数增多等诸多症状的原因。因此,我们选用腹部艾灸,以提升阳气,减轻肛周潮湿;功率自行车训练,增强核心力量,提升腹部力量;手法强度适中的逆时针摩腹治疗。利用这种内外同治、标本兼治的方案给予患者科学有效的康复治疗。复诊时,患者表示对多学科肿瘤康复会诊非常满意,特意给我们录制了小视频以表达感谢之情,并愿意以自身作为模板,告诉周围遭受同样痛苦的病友,中国中医科学院西苑医院多学科肿瘤康复会诊的显著疗效。该患者依从性很强,除了坚持提肛训练外,每日进行快走慢跑结合及自行车等有氧锻炼,并坚持练习八段锦,所以取得了非常满意的效果。

外科赵卫兵主任医师:患者曾行腹腔镜探查、根治性超低位直肠前切除、回肠双腔造口术、复杂肠粘连松解手术。肿瘤距离肛口 5cm 左右。术后排便次数最高达到每日 40 次,生活质量极差。根据患者病史及临床表现,符合直肠前切除术后综合征。直肠前切除综合征(ARS)是指直肠切除术后的肠功能紊乱,并导致生活质量下降。对于该病,西医缺乏有效的治疗手段,而中医发挥了整体观念、辨证论治的优势,在肿瘤科精准调理患者脏腑功能的同时,本着"急则治其标",外科着眼于局部治疗,包括中药坐浴和提肛训练。中药坐浴目的在于对已经存在的肛周湿疹进行治疗,防止肛周湿疹进一步加重;提肛训练有利于盆底肌和肛门括约肌功能的康复。

治未病中心张晋主任医师:直肠癌患者发生营养不良的风险较高,尤其本案患者术前、术后长期严重贫血。尽管就诊时患者体重尚处于正常区间,并未见显著下降,但是患者血红蛋白指标仍然偏低。且患者因手术导致大便频,每日 30～40 次,自诉食欲差并且体力偏弱,提示患者营养状况摄入不足,后期可能导致贫血及营养状况进一步恶化,不利于患者体能恢复及进一步抗癌治疗。营养治疗的主要目标是结合患者个人饮食特点,指导其增加优质蛋白质及铁质的摄入,弥补热量缺口,确保患者在实施康复治疗方案时能够保持体力,增加耐受性。同时适量增加膳食纤维摄入,帮助增加大便分量,减少排便频次,缓和便频的痛苦。

药学部高善荣主任药师:患者因直肠癌术后大便频为主诉,就诊于肿瘤康复多学科门诊。经药学评估,患者无明显用药禁忌,目前主要为中医治疗,口服中药汤剂和中成药。药师关注用药安全性,如复方斑蝥胶囊因含斑蝥,有刺激性和小毒,易引起消化道不良反应,嘱饭后服用,并密切观察排便情况,以减少药物对疾病症状的影响。同时关注患者精神和情绪状况,从药学专业角度对其进行用药宣教和指导,以提高患者用药依从性,对自身疾病的康复建立信心。在该案例中,药师发挥了自身专业技术特长,针对患者症状特点,以用药安全性、依从性为主要出发点和关注点,在肿瘤康复多学科团队中发挥了一定作用。

2. 协作组组长点评

杨宇飞主任医师:患者肿瘤位于距肛门 5cm 的位置,属于超低位置的直肠癌。正是由于肿瘤距离肛门较近,使得手术的难度大大增加。考虑到患者及其家属意愿,于 2019 年 3 月行超低位直肠前切除术和预防性回肠造口术,2019 年 7 月患者进行了造口还纳术,自此之后,大便次数显著增多。虽然低位前切除手术可以帮助直肠癌患者保留住肛门,但是肛门的正常功能势必会受到影响,常常表现为大便次数过多甚至是大便失禁的情况。由于术后患者每日排便次数都很多,排泄物反复刺激肛肠皮肤,可能会诱发肛门湿疹等肛周疾病。本例患者通过多学科肿瘤康复会诊的方式,效果显著。

3. 名家点评

林洪生主任医师(中国中医科学院广安门医院):此案例是一个低位直肠癌患者。低位的直肠前切术,术后容易出现大便次数频繁,急便感,控便能力下降,肛周皮肤皮损等。一般认为,上述症状可能在术后半年后得到逐渐缓解。此患者为Ⅱa期,术后完成了辅助化疗。在直肠癌术后阶段,配合中医药治疗,加速患者康复,具有重要意义。中药治疗的基本原则是辨证施治,可采用汤药加中成药的方案,扶正祛邪,按期复查,坚持应用中药一年半以上。杨宇飞主任医师团队应用中西医并重的多学科协作肿瘤康复模式,可为患者提供更为精准的全面医疗服务。从此例患者复诊的情况看,症状得到较好改善,患者的生存质量得到提高,未出现复发转移。此案例是多学科协作肿瘤康复模式使患者受益的典型例证。

（庄　威　王宪贝）

十四、直肠癌术后便频案例

【基本情况】

患者郎某,男,50岁,身高170cm,体重63kg,BMI 21.8kg/m^2,KPS评分70分。

【案例背景】

患者中年男性,因排便次数增多就诊于当地医院,经检查确诊为低位直肠癌,肿瘤距离肛门5cm。患者保肛意愿较为强烈,故术前患者接受了新辅助治疗方案(化疗+放疗),新辅助治疗前分期为$cT_3N_2M_0$,新辅助治疗后成功地实现了降期目的,术后分期为ypT_0N_0Mx。

患者于2017年行直肠癌低位前切除术加预防性回肠造口术,半年后行造口还纳术。患者述术后排便次数较多,每日可达20～30次,量少,急迫感较强,便意频频,给患者的生活和工作带来了诸多不便。患者本人及家属对中医十分笃信,2017年确诊直肠癌后便前往四川省中医院就诊,开始配合中医中药治疗。术后3年,患者为求改善自身生活质量,减少排便次数,恢复肛门正常储便功能,寻求饮食、营养、康复建议,特从四川省来中国中医科学院西苑医院寻求多学科肿瘤康复门诊会诊治疗。

【康复需求】

缓解术后大便次数增多造成的不适症状,调节饮食结构。

【康复目标】

1. 近期目标 减少大便次数,控制体重,寻求合理的饮食方案。

2. 远期目标 通过多学科专家的帮助,抗复发转移,实现临床根治。

【病史】

1. 诊治经过 患者于2017年4月因大便次数增多,就诊于当地医院,经肠镜、病理等检查,确诊为直肠癌,肿瘤距离肛缘5cm,$T_3N_2M_0$,Ⅲb期。2017年4～9月完成28次放疗、XELOX化疗方案(奥沙利铂+卡培他滨)6个周期的治疗;2017年10月行低位直肠癌前切除术,术后病理提示,近端断端受侵,远端未受侵,肠周淋巴结无转移(0/2),ypT_0N_0Mx,与术前相比降期效果明显,术前新辅助治疗效果显著。2018年3月行造口还纳术;2017年至今在四川省中医院间断服用中药2年;2020年7月11日复查CEA、CA19-9、CA724未见明显异常,肺、腹盆腔CT均未见明显异常。

2. 主要问题 患者直肠癌新辅助治疗后2年11个月,保肛根治术后2年5个月。患者自述造口还纳术后出现大便次数多,每日20～30次,肛门坠胀,大便颗粒状,每日肛塞吲哚美辛栓,间断服用盐酸洛哌丁胺胶囊和蒙脱石散。活动时大便次数增多状态稍有好转,夜间躺下休息时便频状态更为明显。患者自述进食油腻、生冷或进食过多均可使大便次数增加,进食流食、半流食,大便次数稍有减低,目前每日三餐外会加餐面包片或麦片。

3. 中医四诊 面白,纳差,入睡困难,易醒,腰膝酸软,精神差,口苦,急躁,尿黄,便味臭;舌胖大暗红,边有齿痕,苔黄腻;弦细大,两寸脉弱。

4. 既往史 否认高血压、糖尿病。

5. 个人史 生活规律,无不良喜好,习惯锻炼,工作精神压力可。

6. 婚育史　适龄婚育。

7. 家族史　无家族史。

【诊断】

1. 中医诊断　内科癌病;肝脾不足证。

2. 西医诊断　直肠恶性肿瘤(保肛根治术后),$ypT_0N_0M_x$。

【多学科讨论】

1. 时间　2020 年 8 月 14 日。

2. 参加讨论人员　肿瘤科杨宇飞主任医师、外科贾小强主任医师、营养科张凡营养师、康复医学科庄威主治医师。

3. 各学科观点

(1) 肿瘤科:该患者为Ⅲb 期,化疗后复发转移率为 30% 左右。绝大部分预后相对较好。术后康复方案建议坚持中药汤药和中成药配合服用 3 年以上,可有效防止术后复发转移,改善患者不适、提高生存质量。同时,要定期规律复查,建议有条件者家庭中 40 岁以上的直系亲属均应进行胃肠镜检查。如有消化道不适症状出现,如腹泻、腹胀、腹痛等,家属应尽快做肠镜检查。

(2) 外科:患者直肠癌Ⅲb 期,低位前切除术 + 造口还纳术后,大便每日 20 ～ 30 次,偶有失禁。肛门指诊:距肛缘约 4cm 可触及吻合口僵硬、狭小,仅能通过指尖。此外,该患者突出不适表现为大便次数多,尤其夜间明显。因此,当前患者康复的主要关键点是解除直肠狭窄和保护肛周皮肤。建议定期进行扩肛,大便后及时坐浴,局部涂敷具有保护皮肤作用的湿毒膏。

(3) 康复医学科:患者目前大便次数增多,影响睡眠。自述每日早晨训练气功 1 小时。采用徒手肌力评定(manual muscle testing,MMT)评估盆底肌的肌力;通过躯干前屈评估腹肌力量。查体患者腹部无力,手术瘢痕组织附近有多发压痛和结节,腹部核心肌群无力,仰卧起坐不能正常完成,下肢力量减弱。坚持术后核心肌群的康复锻炼十分必要。

(4) 营养科:日常进食以半流食加软食物为主(自诉模式单一且饱腹感不强),清淡少油,禁肥腻、辛辣刺激。每日少食多餐(3 餐 +2 加餐),粥、面条、面包加水煮蔬菜。营养评估:每日进食热量约 1 600 ～ 1 800kcal(复合目标摄入量)。蛋白质摄入约 50g(主要为非优质蛋白质)。目前未服用任何肠内营养支持,服用双歧杆菌加消化酶 2 年。营养目标:①保持体重,增加饮食中优质蛋白质摄入;②调节饮食,辅助控制大便。

4. 多学科康复方案

(1) 锻炼方式:加强肛门功能锻炼,做助便操,每日早、晚各一次;增加核心肌群训练:骨盆时钟练习,仰卧平躺,想象腹部上有个时钟,头侧是 12 点,脚侧是 6 点,骨盆前倾是将骨盆指向 6 点(脚侧),后倾是指向 12 点(头侧),随着呼吸重复 15 组,吸气骨盆前倾,呼气骨盆后倾。左倾和右倾练习,想象左手方向是 3 点,右手方向是 9 点,控制骨盆在 3 点和 9 点来回,至少重复 15 组,感受髋部均匀受力,过程中保持腹部收紧。增加靠墙静蹲 10 分钟,每日 2 ～ 3 次,配合功率自行车 40 分钟,每日 1 次,增加下肢肌力和核心肌力。

(2) 保护肛周皮肤:每日坐浴,肛周局部外用中药敷疗。①坐浴方:荆芥 15g,防风 15g,

苦参15g,黄柏20g,白鲜皮15g,地肤子15g,大腹皮15g,蛇床子15g,野菊花15g。水煎坐浴,日2次。②湿毒膏,适量外敷,日2次。

(3) 腹部艾灸治疗:隔天1次,每次40分钟,同时防止次数增多引起上火等症状。

(4) 营养建议:①增加饮食中优质蛋白质摄入,粥中加入肉/蛋制品(蛋花粥、鱼片粥、虾仁粥、鸡茸粥等),肉制品去皮、去可见脂肪,建议每日粥中先增加20g,耐受无不适可以增加至每日50g。如体重有下降,杂粮粥中可加入既往用的肠内营养粉,补充热量及蛋白质。②增加膳食纤维含量及饱腹感,增加主食中杂粮摄入(杂粮面、杂豆粥、燕麦粥等),粥或面条中可加入魔芋、鸡腿菇、口蘑、嫩叶蔬菜等。每日增加一次果泥(常温或加热)。③尝试饮食中加入益生元,辅助调节大便。④记录饮食日记,包括进食食物及进食后的感觉,监测体重。

【多学科协作治疗经过】

第一次复诊(门诊):2021年4月19日。患者自述采纳多学科肿瘤康复方案,每日进行提肛运动100次左右,定量进食应季常温水果,每日温水坐浴,按时湿毒膏外用等,大便次数明显减少,现每日5~6次,夜尿2~3次,精神状态好转。目前睡眠一般。查舌淡,苔薄黄,有齿痕,脉弦缓。

【随访】

患者自述经过多学科肿瘤康复治疗后,体重控制较好,排便次数较前明显减少,MMT评分由3级改善为4级,根据躯干前屈评估腹直肌功能,由2级改善为4级,自述幸福指数有所提高。每日坚持进行散步等锻炼(10 000步左右)。

【讨论】

1. 协作组专家点评

肿瘤科许云主任医师:低位直肠癌根治术后保肛患者,经新辅助放化疗后5年肿瘤复发转移率约为30%,根据我们既往研究显示,术后经过1年以上中医综合治疗可将总体复发转移率降低12.5%。但是对于低位直肠癌保肛患者,高达60%~90%可能出现不同程度的肠道功能和肛门功能障碍,严重影响患者生活质量。因此,术后康复目标应以近期改善ARS症状、远期抗转移复发治疗为主。从临床实用角度考量,ARS可定义为在直肠前切除术后,由于直肠结构改变、括约肌和神经等组织损伤,以及直肠储袋功能和排粪反射下降,引起的以排粪紊乱为主要表现的肠道功能障碍,其发生机制包括肛门括约肌及神经损伤、直肠结构受损和容积减少、吻合口狭窄和硬管形成、术前放疗、肠道协调功能障碍等因素。内服中药治疗可从以下方面入手:疏肝理气,调畅气血;化湿泄浊,祛瘀通腑;健脾益肾,补益先后天之本,以求固本清源,气血和,湿瘀去,正气复,则腑气自通,毒邪不生。

康复科董延芬主任医师:患者术后排便次数较多,急迫感较强,便意频频,给患者的生活和工作带来诸多不便。艾灸疗法是运用艾绒或其他药物,借灸火的热力,通过经络传导,温通气血、扶正祛邪,达到防治疾病的一种治法。对于术后瘢痕组织较多的患者,不建议过多运用主动功能锻炼和其他被动训练刺激施术部位,更推荐利用艾灸等一系列提升气血、增强免疫功能的方法进行整体干预,这充分体现了中医整体观念及辨证思维。

外科赵卫兵主任医师:患者术前接受新辅助治疗,放疗可使直肠及其周围组织纤维化、肛管括约肌形态学改变、盆腔自主神经损伤,可能直接导致肛管顺应性下降与功能障碍。同时,该患者行低位直肠癌保肛手术,远端直肠通常需要分离切至齿状线层面,吻合口则置于肛管直肠环水平,必然会加重肛管内括约肌的损伤。可通过中医导引恢复功能,并用坐浴方法缓解因排便次数多对肛周皮肤造成的刺激。通过饮食和中药作用,内调外导,综合治疗,减少患者排便次数。

2. 协作组组长点评

贾小强主任医师:排便控制是一个非常复杂的生理过程,需要多个系统组织器官共同参与、互相协调才能完成。直肠癌患者在接受直肠前切除手术后大便次数增多是一种很常见的现象,尤其在术后 6 个月内更为多见。手术治疗难以避免会有神经、括约肌损伤,直肠前切除术后直肠顺应性变差,容积变小,是导致大便次数增加的主要原因。一般经过约半年到 1 年时间,随着肛门括约肌功能的修复,盆底肌、腹部肌群的代偿,相应神经功能恢复等,大便次数会逐渐减少,直至恢复正常。在此过程中,应用多学科协作肿瘤康复模式为患者提供更为精准、全面的诊断和治疗,对于缓解临床症状,促进患者康复具有重要意义。

3. 名家点评

林洪生主任医师(中国中医科学院广安门医院):保肛术后患者要坚持进行肛门功能锻炼,保持肛门局部清洁,并进行盆底肌收缩的锻炼等,定期监测肛门直肠压力,有助于患者排便功能尽快恢复。采用多学科综合诊疗方式处理肿瘤康复过程中的复杂问题,为临床提供了很好的启示。

(赫兰晔　杨宇飞)

十五、晚期乙状结肠癌多发转移伴癌性疼痛案例

【基本情况】

患者汤某,男,69 岁,身高 165cm,体重 49kg,BMI $18.0kg/m^2$,KPS 评分 60 分。

【案例背景】

此为老年男性患者,交代病情细致,性格谨慎,平素喜食肉类,不喜饮水,排便不规律数年,因便血发现病灶。患者近期出现持续右膝关节和腰背部疼痛,NRS 评分 8 分,疼痛难忍,干扰日常生活,故向多学科肿瘤康复团队寻求帮助,以缓解疼痛并尽可能提高生活质量,延长生存期。

【康复需求】

希望通过中医治疗,尽可能延长生存期,缓解疼痛症状,最大可能保持较好的生活质量。

【发起者及需求】

本例多学科肿瘤康复发起者为肿瘤科。相关需求为:

1. 近期目标

肿瘤科:通过多学科协作,对患者进行整体调整,改善疼痛,提高精神状态。

风湿免疫科:明确风湿相关疾病及患者疼痛原因,缓解症状。

药学部:调整用药方案,降低药物不良反应,提高药物使用的有效性与安全性。

营养科:指导患者的营养支持,保持现有体重,延缓进入恶病质状态。

2. 远期目标　带瘤长期生存,保持较好的生活质量。

【病史】

1. 诊治经过　2018 年 8 月因便血于北京某医院行乙状结肠癌根治术,术后病理提示中分化腺癌,癌组织浸润肠壁全层,并至周围纤维脂肪组织中,2 个紧邻病灶分别为 4.8cm×2.5cm、2.0cm×2.0cm,淋巴结转移(3/22),pMMR,术后病理分期:$T_3N_{1b}M_0$,Ⅲb 期,患者拒绝术后行放化疗。2019 年 4 月因反复咳嗽,北京某医院增强 CT 提示肝及腹腔多发转移,RAS 全野生型。2019 年 5 月 9 日于北京某医院行 FOLFOX6 化疗联合西妥昔单抗 ×1 周期,后基因检测提示 KRAS 突变,改为 FOLFOX+ 贝伐珠单抗靶向治疗 ×6 周期,无骨髓抑制,Cr140,评效部分缓解(PR),后外科评估有手术可能。2019 年 9 月于某医院行手术治疗切除肝脏右叶及盆腔肿物,术后出现腹腔感染。2019 年 12 月至 2020 年 1 月行 CAP+ 贝伐珠单抗治疗 ×2 周期,出现呕吐,每日约 3 次。2020 年 4 月 13 日开始行第一周期伊立替康 + 贝伐珠单抗(每两周一次),患者消化道反应Ⅱ度,无法耐受。2020 年 4 月复查 CT,提示肝内多发转移灶及腹腔淋巴结部分缩小,部分新发,疗效为 PD。2020 年 5 ~ 8 月开始行呋喹替尼(5mg,隔天一次)治疗至今,出现手指皮肤脱屑,后调整剂量为 2.5mg。2020 年 6 月类风湿关节炎发作,风湿免疫科给予药物治疗。

2. 主要问题　右膝关节和腰背部疼痛 8 级 1 年,现口服洛索洛芬钠、双氯芬酸钠止痛,呋喹替尼引起手指局部皮肤脱落。大部分时间需要轮椅出行,能自行慢走 10 分钟。

3. 中医四诊　面色晦暗,神疲乏力,少气懒言,自汗,大便每日 3 ~ 4 次,质稀,小便清长;舌暗红,苔薄略黑;脉细沉。

4. 既往史　无。

5. 个人史　原籍出生,无外地久居史,无血吸虫病疫接触史,无地方病或传染病流行区居住史,无毒物、粉尘及放射性物质接触史,生活较规律,无吸烟史,无饮酒史,无冶游史。

6. 婚育史　育有两子,配偶及两子均未行肠镜检查。

7. 家族史　4 个哥哥,均未做肠镜,四哥因肺结核去世,否认家族肿瘤史。

【相关检查】

2019 年 4 月,胸腹部 CT:肝及腹腔多发转移;基因检测:RAS 全野生型。

2019 年 5 月,基因检测:KRAS 突变。

2020 年 7 月,肿瘤标志物:CEA 40ng/ml,CYFRA21-1 22ng/ml,CA19-9(-)。

2020 年 8 月,肿瘤标志物:CEA 103ng/ml,CYFRA21-1 60ng/ml,CA19-9 57u/ml。APF/AKA/CCP/ANA/A-dsDNA/ANCA/ 抗核抗体谱(-);CRP < 0.314μg/L,RF < 9.69IU/ml,ESR 60mm/h。Cr 129μmol/L,ALP 146U/L,ALB 31g/L,GGT 67U/L。WBC $11.5×10^9$/L,中性粒细胞百分比 72.2%。

【诊断】

1. 中医诊断　内科癌病;肝胃不和,痰瘀内阻。

2. 西医诊断　乙状结肠恶性肿瘤(KRAS 突变);肝继发恶性肿瘤;腹腔继发恶性肿瘤;类风湿关节炎;慢性肾功能不全。

【多学科讨论】

1. 时间　2020 年 9 月 8 日。

2. 参加讨论人员　肿瘤科杨宇飞主任医师、风湿免疫科李斌副主任医师、药学部赵宁主管药师、营养科张凡营养师。

3. 各学科观点

(1) 肿瘤科：患者为乙状结肠癌多脏器转移，预后不佳，以提高生活质量、延长生存期为主要目标。中医治疗主要采用扶正祛邪中药汤剂，配合使用西药镇痛。患者合并多种疾病，包括类风湿关节炎、慢性肾功能不全，需多学科联合治疗：风湿科完善相关检查，明确疼痛原因，辅以针灸等治疗，调整镇痛药物；患者用药品种多，需药学部对药物进行调整，并多关注疼痛方面情况；患者体重偏轻，营养科需多加关注，制订个体化的营养计划。

(2) 风湿免疫科：患者 8 个月前因为右膝关节肿痛在外院就诊，炎症指标升高，在北京某医院查抗环瓜氨酸多肽抗体（CCP）及类风湿因子，均为阴性，曾于北京某医院复检 CCP 为阳性，既往诊断滑膜炎、类风湿关节炎，服用泼尼松龙片、雷公藤多苷片，来氟米特片，目前泼尼松龙片 2.5mg，每日 3 次，来氟米特片 10mg，每日 1 次，雷公藤多苷片已停用。现右侧膝踝关节略肿，疼痛不重，患者诉主要为右背部、胸部疼痛，只能左侧卧位。

(3) 药学部：患者目前服用呋喹替尼、泼尼松龙、来氟米特、骨化三醇，需要时服用昂丹司琼、奥美拉唑止吐，洛索洛芬钠、双氯芬酸钠镇痛。肌酐清除率 34ml/min，属于中度肾功能不全。药学指导及监护主要围绕药物调整、服用方法、联合用药注意事项，提高患者用药安全性，同时调整镇痛药物方案。

呋喹替尼：临床研究表明呋喹替尼可能增加患者感染、出血、转氨酶升高及肝功能异常、胃肠道穿孔的风险，接受呋喹替尼治疗的患者中，3 级或以上的药物不良反应发生率 > 55.0%，常见的 ≥ 3 级的不良反应为高血压、手足皮肤反应、蛋白尿、血小板计数降低、肝功能异常、乏力、食欲下降等。手足皮肤反应的剂量调整原则见表下 -1-7。

表下 -1-7　手足皮肤反应剂量调整表

常见不良反应事件评价标准（CTCAE）		剂量调整方案
1 级	麻痹、感觉迟钝、感觉异常、麻木感、无痛肿胀、手足红斑或手足不适但不影响正常生活	维持原有剂量水平；并开始支持性措施以缓解症状，包括避免手足的摩擦、受压及接触高温物品，保持手足皮肤湿润，适当使用尿素霜或含绵羊油的乳霜
2 级	伴疼痛的手足红斑和肿胀，和 / 或影响日常生活	暂停用药；2 周内恢复至 ≤ 1 级，维持原有剂量水平；或临床医生根据患者情况降低一个剂量水平
3 级	湿性脱皮、溃疡、疱疹、疼痛或导致患者不能工作和正常生活的严重手足不适	第一次出现：暂停用药；2 周内恢复至 ≤ 1 级的，需降低一个剂量水平到 4mg
		第二次出现：暂停用药；2 周内恢复至 ≤ 1 级的，需降低一个剂量水平到 3mg
		第三次出现：暂停用药；仍无法耐受的，需永久停药

洛索洛芬钠和双氯芬酸钠:①两者均为非甾体抗炎药(NSAIDs),用于慢性疾病如类风湿关节炎等时,应定期进行临床检验(尿液、血液及肝功能检查等),如出现异常应减量或停止用药。② NSAIDs 会导致胃肠道严重不良反应风险增加,包括出血、溃疡和胃肠道穿孔,老年患者发生严重胃肠道不良反应的风险更高。其他不良反应包括剥脱性皮炎、肾脏损伤、高血压、心肌梗死等。③洛索洛芬钠与双氯芬酸钠合用可增加胃肠道不良反应风险,如消化性溃疡、胃肠道出血和/或穿孔。

泼尼松龙片:①老年患者使用糖皮质激素易发生高血压及糖尿病,易加重骨质疏松,联合使用骨化三醇有助于降低不良反应发生率。②溃疡患者不宜使用,NSAIDs 与其同用可增强其导致溃疡的作用。③与双氯芬酸钠合用导致毒性相加,需谨慎联合使用。

来氟米特片:①不良反应主要为腹泻、瘙痒、可逆性肝脏酶(ALT 和 AST)升高等。②免疫缺陷、未控制的感染、活动性胃肠道疾病、肾功能不全、骨髓发育不良的患者慎用。如服药期间出现白细胞下降,应调整剂量或中断治疗,原则如下:若白细胞不低于 3.0×10^9/L,继续服药观察;若白细胞在 2.0×10^9/L $\sim 3.0 \times 10^9$/L,减半量服药观察,若复查白细胞仍低于 3.0×10^9/L,中断服药;若白细胞低于 2.0×10^9/L,中断服药,同时建议粒细胞计数不低于 1.5×10^9/L。

(4)营养科:高脂肪食物以及全脂奶、肥肉等富含饱和脂肪酸食物增加患癌风险,尤其是结直肠癌。而膳食纤维可刺激肠的蠕动,促进规律排便,同时有助于维持肠道微生物生态平衡。膳食纤维主要来自天然的蔬菜、水果、谷类及豆类。此类蔬菜包括花椰菜、芥菜、白菜等,而黄色和绿色蔬果中,大都含有丰富的类黄酮,如洋葱、苹果等,多吃有助于预防癌症。

患者可进食,体重偏轻,近 3 个月体重平稳无变化。经饮食评估,每日进食热量为 1 000 ～ 1 200kcal,摄入不足部分每日安素约 58g,蛋白粉约 40g,奶粉约 50g 冲调补充。热量及蛋白质摄入可。患者另每日可补充维生素、鱼肝油、益生菌、铁元、VD 钙片等。营养目标:①保持现有体重,改善炎症反应;②逐步增加体重,目标为每 1 ～ 2 周增重 500g。

【多学科康复方案】

1. 停用呋喹替尼,完善 PET-CT 检查,评估全身转移情况;调整止痛方案,采用盐酸曲马多缓释片替代目前的两种止痛药;同时配以处方二外用止痛。

处方一:茯苓 10g,麸炒白术 10g,炙甘草 6g,制草乌 6g,制川乌 6g,木瓜 10g,川牛膝 10g,豨莶草 10g,炒酸枣仁 15g,土茯苓 15g,漏芦 15g,醋延胡索 15g,白屈菜 15g,醋鸡内金 10g,炒谷芽 10g,炒麦芽 10g,麸炒神曲 10g,预知子 15g,炒山楂 10g,生黄芪 30g,党参 10g,鬼箭羽 15g,石见穿 15g,柴胡 10g。水煎服,日 1 剂,每日 2 次。

处方二:生大黄 10g,芒硝 10g,醋乳香 6g,醋没药 6g。水煎,外洗患处,每日 2 次。

2. 完善骨扫描等检查,排查恶性肿瘤骨转移、副肿瘤综合征导致疼痛。查 HLA-B27、骶髂关节 CT 排查脊柱关节炎,复查 CCP。

3. 洛索洛芬钠和双氯芬酸钠均属于 NSAIDs,不可同服及长期服用,服药期间需监测肝肾功能,密切关注胃肠道反应,对心血管相关症状保持警惕。与风湿免疫科医师商议后,建议患者泼尼松龙、骨化三醇、来氟米特可继续服用,待类风湿关节炎诊断明确后,再调整药物。患者目前服用的多种药物可能引起消化道溃疡,告知患者昂丹司琼、奥美拉唑需要时服用。镇痛药建议调整为盐酸曲马多缓释片(奇曼丁),50mg,每 12 小时 1 次,开始服用。自评疼痛评分,如镇痛效果小于3分,可增加到100mg,每12小时一次,至200mg,每12小时1次,日用量不宜超过400mg。

4. 服用营养补充剂,安素每日8勺,每次混合蛋白粉或奶粉时加入2勺。蛋白粉每日减少1次,每日用1勺,奶粉使用增加1次,每日3次;根据耐受情况增加膳食纤维摄入,增加杂粮摄入,如燕麦、藜麦、荞麦、杂豆,每日适量增加水果摄入量;增加富含ω-3脂肪酸的食用油摄入,建议橄榄油或茶籽油,短期内减少玉米油、大豆油、葵花籽油等使用。根据耐受情况适当增加用油量;减少红肉食用频次,建议每周1次,不超过2次;可尝试深海鱼、虾、鸡肉,建议鸡肉选用去皮鸡胸或鸡腿肉等,补充蛋白质摄入;监测体重。

【多学科协作治疗经过】

第一次门诊:2020年9月8日。

患者Ⅲb乙状结肠癌术后,发现腹腔+肺转移,一线化疗6周期后,切除转移病灶,CEA从术前的200ng/ml降至7.11ng/ml,术后辅助化疗卡培他滨片+贝伐珠单抗注射液×1周期,伊立替康+贝伐珠单抗注射液×1周期,化疗期间肾功正常,呋喹替尼5mg×1周期后改为2.5mg至今。查CEA从7月起迅速攀升至103ng/ml,目前治疗方案无效,故疾病进展。患者诉右胸、后背8级疼痛,白天重,不能仰卧或右卧半年以上,大便不成形,纳差,眠差,双乳头痛8级月余。按多学科方案给予治疗。

第二次门诊:2020年11月17日。

患者复查CCP结果阴性,考虑患者胸、背部疼痛原因很可能与癌症骨转移有关,停用风湿性关节炎相关治疗药物。自诉现口服盐酸曲马多缓释片100mg,每12小时1次,疼痛降至NRS评分5分。睡眠改善,但易醒,醒后难入睡,近期大便不成形。止痛方案改为:盐酸羟考酮缓释片10mg,每12小时1次,辨证配以中药汤药改善睡眠及大便情况。原方去鬼箭羽、石见穿,改为蛇六谷、半枝莲,酸枣仁加量以改善睡眠,火麻仁润肠通便,缓解阿片类药物导致的便秘。

【随访】

随访一:2021年1月11日。

患者主诉右胸、后背疼痛NRS评分3分,PET-CT扫描提示肿瘤出现继发骨转移。于当地医院就诊予唑来膦酸抗骨转移治疗。口服盐酸羟考酮缓释片20mg,每12小时1次,继续服用中药汤剂。睡眠改善,夜间醒的次数为0~1次,大便基本成形。近期出现不欲饮食。

随访二:2021年3月18日。

患者情况基本同前,疼痛仍以右胸、后背为主,盐酸羟考酮缓释片60mg,每12小时1次,疼痛NRS评分3分,唑来膦酸抗骨转移治疗,继续间断服用中药汤剂。睡眠可,二便调,服用甲地孕酮改善食欲。

患者通过多学科诊疗,疼痛、睡眠、排便、食欲等问题有明显改善(表下-1-8),对治疗效果满意。

表下 -1-8　患者治疗期间症状变化表

日期	疼痛（NRS 评分）	夜间睡眠	排便	食欲
2020 年 9 月 8 日	8 分	眠差	不成形	纳差
2020 年 11 月 17 日	5 分	易醒	不成形	—
2021 年 1 月 11 日	3 分	改善	成形	纳差
2021 年 3 月 18 日	3 分	眠可	正常	药物改善

【讨论】

1. 协作组专家点评

肿瘤科许云主任医师:患者主因疼痛、风湿性关节炎就诊肿瘤康复多学科门诊,同时存在用药和营养方面问题。中医治疗以"扶正祛邪"为主,针对患者疼痛、睡眠等情况,内外兼治,配合西药缓解疼痛,改善睡眠。同时采用 PET-CT 等检查,明确疼痛来源,以更好地控制疼痛。

风湿免疫科周彩云主任医师:患者初诊时以疼痛难忍为主诉,怀疑合并类风湿关节炎,既往检查中出现 CCP 阳性和阴性的不同结果,初步治疗以完善检查,明确疼痛原因,避免诊断延误肿瘤治疗。患者复查 CCP 后阴性,基本排除类风湿关节炎,减少"无用"药物的使用。

药学部高善荣主任药师:患者恶性肿瘤药物维持治疗,考虑疼痛与风湿免疫类疾病相关,服用多种药物,包括非甾体抗炎药、糖皮质激素等。患者最多时服用 8 种药物,药师通过整理药物相互作用后提出相应用药建议及注意事项,有效减少药物引起的不良反应。

治未病中心张晋主任医师:患者体重较轻,结肠癌术后消化系统受影响,同时疼痛亦影响患者进食。通过调整饮食方案,从摄入量、谷肉果菜搭配、口味等多方面增加患者食欲,逐步增加体重。

2. 协作组组长点评

杨宇飞主任医师:患者于多学科门诊初诊时整体情况较差,主诉疼痛。结肠癌术后,右胸、后背、关节疼痛,影响患者生活质量,多次查风湿科相关指标结果不一,考虑风湿性关节炎所致,予多种抗风湿、非甾体抗炎药与抗肿瘤药、激素等联合服用,后膝关节疼痛好转。通过多学科肿瘤康复会诊,肿瘤科与风湿科的意见均为首先应当明确疼痛原因,经复查 CCP 阴性,PET-CT 扫描发现患者出现多发骨转移,因此考虑其疼痛原因由前期的风湿性关节炎转为恶性肿瘤骨转移,有针对性地对药物进行调整,缓解疼痛,结合营养师制订个性化饮食方案,增强患者体质,提高生命质量,较好地达到患者家属预期。同时配以中药扶正,改善患者羸弱状态及睡眠、疼痛情况。经过治疗,患者疼痛得到缓解,基本控制在 3 分,取得了不错效果。

3. 名家点评

林洪生主任医师(中国中医科学院广安门医院):癌症患者疼痛的原因可分为癌症引起的疼痛、与癌症相关的疼痛、与癌症治疗相关的疼痛和与癌症无关的疼痛。患者因肿瘤、风湿免疫疾病、疼痛等问题用药较多,多学科团队进行综合分析后,提高了药物的有效性与安全性。患者体形瘦弱,纳差眠差,免疫能力差,通过调整饮食,提高食欲,增强体质,为长期带瘤生存奠定了身体基础。经复诊和随访,患者仍带瘤生存,疼痛、睡眠、饮食、大便等情况均有改善。中医药在该患者的治疗过程中表现出一定优势,不仅增强患者的机体素质,缓解不适症状,同时减少了阿片类镇痛药物的用量和频次,缓解不良反应。该案例所采用的多学科诊疗模式值得推广。

(赵　宁　宁春晖　赖　慧　刘稼玺)

十六、乙状结肠癌、乳腺癌术后上肢麻木伴疼痛案例

【基本情况】

患者许某,女,70岁。身高168cm,体重62.5kg,BMI 22.14kg/m²,KPS评分80分。

【案例背景】

患者为老年女性,乙状结肠癌、乳腺癌双原发恶性肿瘤。目前伴有严重的右上肢麻木、疼痛、潮热汗出、疲乏、头晕,且对两次恶性肿瘤的病史具有紧张焦虑感,于是寻至杨宇飞主任医师门诊处进行中医治疗,针对患者目前中西医结合抗转移复发、改善症状等方面的需求,杨主任推荐肿瘤康复多学科协作模式。

【患者需求】

缓解日常疲乏感,改善肩部活动受限,日常用药情况希望得到指导。

【发起者及需求】

本例多学科肿瘤康复发起者为肿瘤科。

需求:改善患者症状,调节体质,降低肿瘤复发转移及再次新发恶性肿瘤的风险。

【病史】

1. 诊治经过　患者于2017年行肠镜示混合痔,于2018年夏天出现便血及排便次数增加。2019年5月于北京某医院肛肠科行痔疮手术。同年6月发现右乳腺结节。因便血症状无改善,术后3个月后再次复查肠镜示乙状结肠原位癌。2019年9月于北京某医院行结肠癌根治术,术后病理示:乙状结肠溃疡型中低分化腺癌,pT₃N₁M₀,Ⅲb期,术后肿瘤标志物阴性。2019年10月至2020年1月行XELOX方案术后辅助化疗四周期,具体方案:奥沙利铂200mg,第1天 + 卡培他滨片(早1.5g、晚1.5g),第1～14天,每21天为一个周期。第二周期第18天时出现Ⅱ度骨髓抑制,HGB最低为108g/L,伴恶心无呕吐,自觉乏力8级,从第13天起持续腹泻,最多达一天10次,自服整肠生后无缓解,化疗药物未停。第三周期时因消化道不良反应,化疗方案减量为卡培他滨早1.0g、晚1.5g,奥沙利铂150mg,其间出现胃胀乏力,食欲减退,便溏,一天3次,较前好转。2020年7月27日于北京某医院行"左乳腺肿物切除 + 左腋下前哨淋巴结活检 + 左乳腺癌改良根治术",术后病理示浸润性导管乳腺癌,高分化,肿瘤大小2.3cm×1.5cm×1.4cm,免疫组化:P53(+),Ki-67(30%+),ER、PR(＞90%,3+),HER-2(−),前哨淋巴结未见转移(0/7),术后分期T₂N₀M₀,Ⅱa期。术后开始口服依西美坦25mg,每日1次至今。

2. 主要症状　右上肢麻木8级,伴疼痛3级,纳可,潮热汗出,疲乏5级,偶有头晕。

3. 中医四诊　纳可眠差,夜2～4点易醒,大便日行2～3次,便稀不成形,夜尿1次;舌红苔薄黄;脉弦细数。

4. 既往史　患者发病前曾有10余年慢性腹泻史及反复肠炎感染病史;高血压、高血脂、

慢性胃炎、骨质疏松。

5. 个人史　久居北京,无吸烟、饮酒史。

6. 婚育史　育有 1 女,肠镜无异常,配偶未做肠镜。

7. 家族史　2 兄,否认家族肿瘤史。

【相关检查】

2019 年 6 月,右乳腺钙化结节 BI-RADS 2 类。

2019 年 10 月 15 日,WBC 3.30×10^9/L,CA125 44ng/ml。

2019 年 11 月 7 日,WBC 4.8×10^9/L,HGB 112g/L。

2019 年 11 月 11 日,右乳腺钙化结节 BI-RADS 2 类,胸片、盆腔超声未见异常。

2019 年 11 月 28 日,WBC 5.1×10^9/L,HGB 105g/L。

2020 年 7 月,左乳结节 BI-RADS 4b 类,右乳腺钙化结节 BI-RADS 2 类。

2020 年 9 月,WBC 4.4×10^9/L,RBC 3.77×10^{12}/L,HGB 125g/L。

【诊断】

1. 中医诊断　内科癌病;肝郁脾虚,痰瘀互结证。

2. 西医诊断　结肠恶性肿瘤(中分化腺癌,Ⅲb 期);乳腺恶性肿瘤(浸润性导管癌,Ⅱa 期,Luminal B);高血压(极高危);慢性萎缩性胃炎。

【康复目标】

1. 近期目标　改善患者不适症状,通过用药及膳食指导提高生活质量。

2. 远期目标　降低复发转移率,降低新发恶性肿瘤风险。

【多学科讨论】

1. 时间　2020 年 9 月 12 日。

2. 参加讨论人员　肿瘤科杨宇飞主任医师,营养科张凡营养师,康复医学科肖京主任医师,药学部高善荣主任药师。

3. 各学科观点

(1) 肿瘤科:本例是一位Ⅲb 结肠癌根治术后、化疗后,后期发现Ⅱa 期乳腺癌再次行根治术的患者。患者结肠癌术后按照指南推荐应行 8 周期 XELOX 方案辅助化疗,由于骨髓抑制等原因仅完成 4 周期,因此术后复发转移率较高。半年后患者行乳腺癌根治术,术后病理分期为Ⅱa 期,分子分型为 Luminal B 型,目前口服依西美坦内分泌治疗抗复发转移。尽管两个部位原发肿瘤均为早中期,但提示患者体质及机体免疫环境存在一定问题,中医方面除针对患者症状及整体辨证给予中药治疗,还需要针对患者体质进行调整,同时加大对于抗转移复发药物的应用。

(2) 营养科:患者结肠癌、乳腺癌术后,既往有多年慢性腹泻病史,存在长期胃肠功能不良,因此希望提供饮食方面的建议和指导。针对这一问题,对患者营养状态进行了评估:患者目前体重是标准状态,建议进一步做人体脂肪分析,总体热量来说,由于患者活动量不大,基础热量可以设定为 1 000kcal/kg,在营养评估基础上将提供营养膳食方案。此外,患者寻求针对防癌抗癌方面的日常饮食禁忌,以及中医治疗方法。目前针对结肠癌患者而言,指南建议减少红肉摄入、增加蔬菜及膳食纤维摄入,而对于乳腺癌而言,由于患者分子病理类型为 Luminal B,存在雌激素依赖,因此动物激素类饮食应避免摄入。

(3)康复医学科:患者结肠癌术后、化疗后,目前仍然存在便稀不成形的排便功能紊乱,存在康复必要。从中西医结合康复角度来说,首先应增强腹部核心肌肉群的锻炼,从而加强肠道蠕动及消化吸收功能;从中医角度来说,可以用健脾补肾为治则的非药物方法,如针刺及艾灸等。此外,患者乳腺癌术后出现右侧上肢麻木,最严重时达到 8 级,与术后局部神经、肌肉功能受损有关。中医治疗方式以外敷、穴位刺激为主。康复锻炼注重对功能的恢复,包括主动和被动训练。

(4)药学部:此例患者目前口服依西美坦内分泌治疗,合并高血压等基础疾病,用药较为复杂。患者慢性萎缩性胃炎,胃肠功能不佳,药物吸收能力有限,因此将根据患者特殊情况给予综合用药指导。同时针对患者用药的不良反应,尤其是依西美坦所导致的不良反应进行详细介绍,并且告知患者减轻上述不良反应的方法。

4. 多学科康复方案

(1)肿瘤科:经四诊合参,此患者辨证为肝郁脾虚证,中药治疗以疏肝健脾为主,兼化痰散结,采用清热解毒、化痰散结抗肿瘤中成药作为辅助。同时建议患者每 6 月进行全面复查,密切监测可能的复发转移情况。

①中药处方:柴胡 10g,天麻 10g,钩藤 10g,乌梅 10g,高良姜 6g,醋香附 6g,煅牡蛎 15g,生黄芪 15g,黄连 6g,肉桂 3g,土茯苓 15g,珍珠母 15g,预知子 15g,半枝莲 15g,桂枝 6g,赤芍 12g,吴茱萸 3g,橘红 10g,姜半夏 10g,红曲 6g。水煎服,日 1 剂。

②中成药处方:安替可胶囊,每次 3 粒,日 2 次,口服;小金丸 6g,日 2 次,口服。

(2)营养科:患者舌暗苔腻,胃口不佳,大便不成形,这是由于患者脾胃功能较弱,需注意日常饮食分配,谷类要占 55%。避免食用生凉食物,尽量选择温性食物。大便不成形可以做芡实/薏苡仁粥或者醋泡姜。与雌激素相关的食物不建议食用,如雪蛤、蜂蜜、黄鳝等。夜间阳气不足,晚上汤水类食物少吃,避免夜尿次数增加,影响睡眠。可适当食用乌梅,酸温收敛生津,可先通过中药调整肠道功能。建议上下午加餐,患者夜间凌晨两三点易醒,阳不足而阴过盛,牛奶可养阴,因此建议牛奶调整至上午,并可加姜同时饮用。晚间睡前不加餐,鱼虾猪肉尽量更换为牛肉/海虾/羊肉/带鱼等,避免蟹等偏凉食物。建议粥里加肉,米饭更换为馒头。每日膳食处方如下:早餐——粥 50g;午餐——主食 100g+ 青菜;晚餐——主食 100g+ 青菜;下午加餐——酸奶 + 水果 1 个。

(3)康复医学科:患者术后左臂长期维持被动体位,导致肩部术后粘连,简单查体后见左臂外展前伸、后伸及肱骨内外旋皆受限,询问得知患者既往肩周炎病史,建议先完善肩部核磁除外肿瘤因素,之后方可进行康复训练,增加关节间隙、减少静息痛,行神经松动术改善上肢麻木,可做热敏灸改善脾胃虚寒证候。在身体乏力方面,建议评估动态心排量及肌容量,建议有氧锻炼,平时进行定制康复操,中医导引术如八段锦、易筋经等。

(4)药学部:目前口服药物 18 种。建议患者不要有心理负担,放松心态。患者有高血压病史多年,现脉压差大,是血管病变引起,目前血压控制可,氨氯地平不良反应较轻,可继续服用,建议定期监测血压及肝功能。出现潮热盗汗等围绝经期症状,与口服依西美坦相关,建议患者定期监测骨密度并继续口服液体钙。可通过饮食补充钙,患者单纯胆固醇高,可停用血脂康,加用中药红曲6g。患者平日有头晕,建议中药汤药里面加入镇惊安神中药代替艾司唑仑。

5. 多学科协作治疗经过　由医疗助手对上述康复方案进行整理,嘱患者规律口服中药及中成药,按照用药指导执行,积极改善合并疾病并进行监测。营养方面,根据营养处方对日常膳食进行相应调整,并做记录。康复方面,患者对上肢麻木进行功能锻炼,康复医学科进行针灸及外敷治疗。

【随访】

随访时间:2021年1月28日。

患者2020年12月复查肿瘤标志物无异常,超声检查示,右乳腺钙化结节 BI-RADS 2类;甲状腺欠均质改变。血肌酐(Cr)100μmol/L。患者左上肢疼痛好转,稍有恶心,口干口苦,入睡可,大便每日2次,基本成形,食欲可,体重稳定。舌红苔少、脉弦。中药处方调整如下:党参10g,茯苓10g,炒白术10g,炙甘草6g,砂仁6g,陈皮6g,佛手6g,香橼6g,玫瑰花6g,代代花6g,丹皮10g,黄芩6g,酸枣仁15g,女贞子10g,墨旱莲10g,桑白皮12g,地骨皮10g。水煎服,日1剂,分2次服。

【讨论】

1. 协作组专家点评

肿瘤科许云主任医师:本案是一例双重原发恶性肿瘤患者,分别为结肠癌和乳腺癌,尽管两个部位的肿瘤都通过根治术得到了控制,但患者仍然存在复发转移及新发肿瘤风险,同时因肿瘤及治疗的副作用也影响患者的生活质量。虽然结肠与乳腺从中医角度上不存在直接的脏腑关系,但均与痰湿在体内凝聚息息相关,因此中药治疗通过化痰散结针对患者体质进行调节和治疗是十分必要的。

治未病中心张晋主任医师:中西医结合指导下的多学科肿瘤康复门诊对这样一位患者而言,确实有着十分重要的作用和意义。总体以健脾养胃,温阳补气为主,顾护脾胃阳气,兼以清利湿热、理气散结,最终能够帮助患者达到满意的康复效果。

康复医学科董延芬主任医师:乳腺癌手术清扫腋窝淋巴结,会导致患侧淋巴回流障碍,术后患肢出现淋巴水肿,若处理不当,易引起淋巴管炎,使上肢肿胀加剧,而上肢肿胀的加剧又会导致上肢活动减少,两者形成恶性循环,造成患侧上肢活动度减少和功能障碍。患者出现情绪紧张、低落,严重影响其生活质量。现有证据表明,康复训练操、自我护理及中医非药物治疗方法均能对上肢水肿起到很好的作用。

2. 协作组组长点评

杨宇飞主任医师:本例患者具有鲜明的特色,在结肠癌根治术及积极治疗后乳腺癌又"卷土重来"。尽管"癌症体质"这一说法并不明确,但是此患者必然具有促使癌症驱动的危险因素,而这一类人群也正是肿瘤康复的目标人群,因为肿瘤康复所提出的重要目标之一就是预防新发恶性肿瘤。该患者在经历了多学科肿瘤康复门诊以后,随访至今未见肿瘤复发转移及新发肿瘤病灶,取得了满意的康复效果。

3. 名家点评

李萍萍主任医师(北京大学肿瘤医院):现代肿瘤医学将既往恶性肿瘤病史的人群划分为新发恶性肿瘤的高危人群,也就是新发恶性肿瘤一级预防的重点人群。此例患者在结肠癌根治术后再发乳腺癌,1 年内接受 2 次手术,患者出现疲乏、右上肢麻木及药物引起的不良反应,同时患者因所患其他内科疾病服药品种达 10 余种。经多学科会诊,根据症状产生的原因进行了针对性的干预治疗,精简了药物,进行了心理康复、运动康复等综合康复治疗。通过整体调节,使患者的痛苦得到缓解,机体正气得到恢复,在改善生活质量的同时,病情逐渐获得稳定,使患者坚定了战胜疾病的信心。

(孙凌云)

十七、结肠癌术后反复肠梗阻案例

【基本情况】

患者何某,男,77 岁,身高 170cm,体重 67.5kg,BMI 23.4kg/m²,KPS 评分 70 分。

【案例背景】

老年男性患者,性格内向,平素思虑过度。其父亲因肝癌去世后,对自身健康状况格外关注,养成了定期体检的习惯。9 年前被诊断为结肠癌,行右半结肠癌切除术。术后 7 年开始,几乎每年出现 1 次肠梗阻,严重影响了患者的正常生活。近期,患者妻子因脑血栓住院,患者忙于照护、休息欠佳,再次突发急性肠梗阻。自述食肉油腻时易诱发肠梗阻。每次肠梗阻发作,于午饭后出现脐旁两侧不适,夜间腹胀肠鸣,水样便,揉腹后可舒缓许多。2019 年 12 月 3 日,患者就诊于多学科肿瘤康复门诊。

【患者需求】

帮助减少肠梗阻发作次数,在饮食及生活调理注意事项方面得到指导。

【发起者及需求】

本例多学科肿瘤康复发起者为肿瘤科。

需求:通过综合治疗改善患者胃肠功能,降低肠梗阻发作风险。

【康复目标】

1. 近期目标 指导患者饮食及术后康复,保持体重,降低代谢及临床并发症;锻炼患者运动肌群,帮助缓解肠梗阻。

2. 远期目标 帮助患者达到根治目的。

【病史】

1. 诊治经过 2010 年因贫血体检发现便隐血,遂前往医院就诊,2010 年 12 月 3 日肠镜报告提示结肠癌、直肠息肉;盲肠活检病理检查示管状腺癌,中分化。胃镜病理提示胃体炎性息肉,腺体大肠上皮化生(+)、活动性(+)、HP(++)。2010 年 12 月 12 日行右半结肠癌切除术。术中探查病变位于升结肠,质硬,浸透浆膜。术后病理检查结果提示回盲部中分化管状腺癌。B 超提示右下腹少量肠间积液。X 线提示支气管炎表现。术后化疗 4 周期(具体方案:奥沙利铂 + 卡培他滨),无明显不适。术后自 2017 年起每年出现 1 次肠梗阻,2019 年 1 月至 2019 年 12 月出现 9 次肠梗阻,一般住院 2 ~ 3 天后缓解,使用杨宇飞主任医师外用贴脐方,8 小时后大便可通畅。2019 年 11 月 23 日、2019 年 11 月 28 日肠梗阻 2 次,使用外贴方,在当地诊室抗炎营养支持治疗后好转,第二天大便可通畅。肠梗阻考虑为其妻子脑血栓入院,因繁忙、情绪着急等因素诱发。刻下症:纳可,因肠梗阻控制饮食,不吃油炸食物,患者自述食用肉食后易出现梗阻。大便成形,日 1 次,眠可,夜尿 2～3 次。近 1 年体重下降 12.5kg。

2. 主要问题　结肠癌术后反复肠梗阻。

3. 中医四诊　纳可,大便成形,日 1 次,眠可,夜尿 2～3 次。口唇暗,舌苔暗,苔白,脉弦大略数。

4. 既往史　前列腺肥大。

5. 个人史　喜食鱼肉。

6. 婚育史　适龄婚育。

7. 家族史　父亲因肝癌去世。

【相关检查】

2010 年 12 月 12 日,术后标本病理提示回盲部中分化管状腺癌,溃疡型,肿物大小 3.5cm×3cm×0.8cm,浸润至纤维膜,上下切缘均未见癌,肠周淋巴结未见转移(0/18)。

2019 年 11 月 19 日,PET-CT 提示吻合口远端肠管可见肠壁增厚,SUV 5.4,延迟显像 SUV 4.5,未见复发转移情况。邻近腹腔可见多发小淋巴结,大者直径达 0.5cm,考虑炎性增生,SUV 2.6,右髋关节 SUV 3.2 均考虑炎性增生。

【诊断】

中医诊断　内科癌病;肝肾亏虚,痰瘀内结。

西医诊断　结肠恶性肿瘤($T_3N_0N_0$,Ⅲa,术后,化疗后);肝囊肿;前列腺增生;营养不良。

【多学科讨论】

1. 时间　2019 年 12 月 3 日。

2. 参加讨论人员　肿瘤科杨宇飞主任医师、外科贾小强主任医师、营养科张凡营养师、康复医学科庄威主治医师。

3. 各学科观点

(1) 肿瘤科:结肠癌的发病与环境因素,特别是饮食和生活方式密切相关,各种致病因素,无论饮食不节、外邪入侵,还是情志内伤,以至于气滞、血瘀、痰凝、热毒等证候要素出现,各种邪气长期留连于经脉不解时,就会在局部络脉形成绝对优势,即闭阻络脉,使正气不能到达,局部精血、津液不得气化而凝聚,络脉闭阻,从而形成肿瘤。患者过食肥甘,使得脾胃成为生痰之源,脾虚则运化失司,酿湿生痰,气机不畅,大肠为传导糟粕之官,脾虚所生之痰邪均受于大肠,湿痰邪毒,瘀滞积结肠道,渐成癌瘤。

该患者术后肠梗阻症状反复发作,自诉常常会引起呕吐、持续性疼痛,结合 X 线提示可见清楚的气液平面,根据患者的症状和体征,予患者甘遂 1g,大戟 1g,商陆 1g,芫花 1g,4 味中药研成粉末,用蜂蜜调和成直径 3～4cm,厚度约为 0.3～0.5cm 大小的药饼,将麝香放入药饼的中心。将做好的药饼正面贴于肚脐,即神阙穴的位置上,医用胶布固定,3 日换一次。以期通过外用药物帮助患者逐水通便,改善梗阻症状。

(2) 外科:患者回盲部癌行右半结肠切除术后 9 年,近 3 年反复发作肠梗阻,近一年有加重。此患者有以下几个特点:①术后 9 年,复查未发现复发转移征象;②肠梗阻发作诱因多与进食难以消化食物或遇到不开心的事情,情绪苦闷或紧张有关;③肠梗阻发作时以腹胀为主,肠鸣有声,但没有恶心,也没有停止排气、排便,反而会出现大便次数增多,水样便。根据以上特点,此患者所出现的肠梗阻应属慢性不完全性肠梗阻,梗阻位置比较低,在吻合口附近肠段的可能性较大。近期所行 PET-CT 检查等,基本排除复发转移,可以确定肠梗阻为非肿瘤性。综合病史,初步判断此例为粘连性肠梗阻。

粘连性肠梗阻是腹腔术后较为常见的并发症,其发病可早可晚,症状可轻可重。一般而言,只要没有发展为绞窄性肠梗阻,多数情况下可通过保守治疗的方法缓解。中医在治疗粘连性肠梗阻方面具有较好疗效。我们一般采取综合治疗方法,主张提早干预,预防发作为先。主要包括以下几个方面:

1)情志调畅:向患者充分说明情绪对胃肠功能的影响,不良情绪是诱发肠梗阻发作的常见原因。指导患者做好情绪管理,避免情绪出现大起大落,或长时间低落苦闷。

2)饮食调养:粘连性肠梗阻的饮食原则以清淡、富营养、易消化、低渣、低负荷饮食为主。

3)适宜寒温:注意保暖,避免受寒,尤其是腹部要保护好。

4)不宜过劳:劳逸有度,不妄作劳,适度锻炼身体,养成良好的作息习惯,不能熬夜。

5)药物敷贴:药物穴位敷贴是防治肠梗阻的有效措施,尤其是贴敷于神阙穴(肚脐)的药物脐疗,效果更可靠,这方面的临床研究和报道比较多。以上肿瘤科介绍的脐疗方法,是个可行的好办法。

6)中药辨证汤药内服:根据患者的辨证分型,进行口服汤药治疗可以有效防止粘连性肠梗阻。此患者证属肝肾亏虚,痰瘀内结,建议长期应用具有调补肝肾,疏肝健脾,理气活血,宽肠下气的药物。我们的经验是连服 3 周汤药,停药 1 周,连用 3 个疗程,停药 1 个月,如此治疗半年以上,多数情况下可明显预防肠梗阻的发生。必要时可以增加中药汤药保留灌肠进行治疗。

在中药防治的同时,应严密观察病情变化,如出现症状变化,病情加重,应及时让患者来医院就诊,必要时请外科会诊,最大限度地为患者提供安全保障。

(3)营养科:患者体重属正常范围,但自诉近 1 年体重下降 12.5kg,为原体重的 15.6%。2019 年因肠梗阻入院治疗,其中 2 次住院期间行营养支持治疗,具体不详。

经询问患者饮食史得知,患者饮食规律,以糊状食物为主,每餐 250 ～ 300ml 糊状食物(粗细粮混合),佐以少量低纤维蔬菜(少于 300g/d),偶尔进食豆腐或水果。自述因进食肉制品后易出现梗阻,所以日常拒绝进食肉类。经估算能量摄入约为 900 ～ 1 000kcal(约为目标摄入量的 50% ～ 60%),蛋白质摄入量约为 16 ～ 25g(约为目标摄入量的 37% ～ 46%),能量及蛋白质摄入存在严重不足。患者 NRS-2002 营养风险筛查评分 4 分,存在营养风险。

患者自诉肠梗阻与情绪波动及饮食相关,多因食用肥甘厚腻之物后引发肠梗阻,所以拒绝服用肉类。现阶段居家未服用任何营养支持治疗产品。

(4)康复医学科:患者为老年男性,基础疾病较多,但自身精力较好,为提升生活质量,建议选用绿色健康无副作用的运动疗法。另外,患者运动形式较为单一,所涉及运动肌群有限,不能满足患者的日常需要,更不能达到缓解肠梗阻的有效性,因此应为患者设计更富有针对性和时效性的运动模式。

4. 多学科康复方案

(1)中药口服:生黄芪 30g,桂枝 6g,赤芍 6g,白芍 6g,砂仁^(后下)6g,木香 6g,茯苓 10g,麸

炒白术 10g,炙甘草 6g,柴胡 10g,陈皮 6g,防风 6g,香附 10g,高良姜 10g,白花蛇舌草 15g,预知子 15g,石见穿 15g,鬼箭羽 15g,花椒 6g,制草乌^(先煎)6g,制川乌^(先煎)6g,党参 10g。水煎服,日 1 剂,早、晚温服。

(2) 外用中药穴位贴敷:醋甘遂粉 2 袋,醋红大戟粉 2 袋,醋商陆粉 2 袋,醋芫花粉 2 袋,麝香每次 2g。每日 2 次,穴位贴敷。

(3) 中成药:复方斑蝥胶囊 3 粒,每日 2 次,口服。

(4) 营养科:患者三餐规律,能量分配比较平均,但是总能量与蛋白质摄入不足,饮食结构比较单一,以碳水化合物摄入为主,脂肪摄入较低。蛋白质不仅存在不足问题,特别是优质蛋白摄入不足。针对患者饮食情况,营养治疗主要以增加能量和蛋白质摄入为主,特别是增加优质蛋白质的摄入,改善患者营养状况,避免患者体重进行性下降。从长远发展来看,目标是保持患者体重在正常范围内,支持患者长期肿瘤治疗及康复需求。现阶段营养治疗摄入目标量为 1 690 ～ 2 000kcal/d,蛋白质摄入量约为 54 ～ 67g。肠内营养乳剂(TPF-D)1 袋,每日 1 次,口服。

提高患者进食总量,可选择少食多餐,增加进食餐次以补充热量,特别建议家属鼓励患者进食并且陪伴进食,减少其对进食的抵触情绪。另外可以通过增加食物能量密度的方法,提高摄入能量。患者日常多进食糊状食物,且无血糖或血脂问题,建议可于糊状食物中加入适量糖、牛奶或者椰奶一起烹调,全天以增加50g糖和/或100～200ml牛奶(或椰奶)为目标,预计增加能量 300kcal 左右。调整食物能量密度时,少量逐渐增加,以耐受情况为准。

由于患者存在肠梗阻风险,建议目前除主食粗粮外,蔬菜以低纤维蔬菜为主,避免高纤维蔬菜如韭菜、大葱、洋葱等,及十字花科类蔬菜如西蓝花、花菜、卷心菜等。如进食叶类蔬菜,建议蔬菜可多吃嫩叶子,少吃根茎,烹调时可以适量增加用油量,必要时勾芡处理,以减少进食时油腻感。全天用油量建议烹调油 50g 为宜。嫩菜叶也可以放粥里,补充摄入量。避免易产气的食物,如地瓜、萝卜、洋葱等。

增加蛋白质,尤其是优质蛋白质的摄入。作为机体免疫必需原料,建议每日进食 1 个鸡蛋,另选取低脂肪肉类或大豆制品共 100g。烹调方法可以选择低脂的炖、煮、焖、炒、蒸等,避免煎炸。另肉类选择可以短纤维、易消化的白肉(海鲜类、禽类)为主,佐以少量红肉,制作时去掉肉眼可见的脂肪,以自我耐受情况为准。如担心进食肉类引发肠梗阻,可以午餐或晚餐其中一餐以大豆制品(豆腐)代替肉类。

因患者总体饮食摄入存在不足,且蔬菜、水果总量摄入较低,建议适量增加过筛果汁及蔬菜汁(可加适量糖,增加能量密度)代替水,全天少量多次饮用,增加液体摄入量的同时补充营养素,并建议多选用橘子、橙子、桃子等偏温热的水果。

(5) 康复医学科

1)散步:患者晨起活动每日 10 000 步左右,建议减少至每日 7 000 步,并分早中晚 3 次进行为宜。

2)腹式呼吸训练:每次 20 分钟,每日 2 次,以腹部微微酸胀为宜。

3)瑜伽球训练:患者坐于瑜伽球上,保持平衡,如有需要,手握固定位置保持平衡,嘱患者做有规律的自上而下的垂直运动,每日 500 下,分 2 次进行,以微微出汗为宜。

4）自我穴位按摩：为提升患者气血津液，阴阳平衡，嘱患者对双侧足三里、三阴交、阳陵泉、太白、涌泉、天枢、大横、手三里、合谷穴位进行按摩，每日3次，每次2分钟，以穴位出现微微酸痛为宜。

5）功能锻炼：如有条件，嘱患者进行功率踏车训练，初始设置零负重作为适应性训练，循序渐进，每日20～30分钟，以微微出汗并感觉下肢酸痛为宜。

【随访】

2021年8月28日，电话随访，患者经过多学科肿瘤康复会诊后自觉精神状态良好，每日步行1万步。患者自诉饮食遵循医嘱，少吃硬的和难消化的食物，避免肠梗阻的出现。由于疫情关系，未能定期来京复诊，于当地医院定期复查，最近一次复查为2021年6月，患者自述复查结果大致正常。患者按照多学科康复方案进行调理，近一年未出现肠梗阻的情况。嘱其关注饮食情况，荤素搭配，合理饮食，避免肠梗阻。

【讨论】

1. 协作组专家点评

康复科董延芬主任医师：患者为老年男性，基础疾病较多，但自身精力较好，自主选择的运动方式以走路为主，每日1万步左右，不仅强度偏大，而且运动模式较为单一，因此我们选用腹式呼吸训练、瑜伽球训练、自我穴位按摩、功率踏车训练等针对性较强、更为科学的运动疗法，配合口服中药等方案，达到扶正祛邪的目的。

外科贾小强主任医师：Ⅲ期结肠癌根治术治疗后5年存活率可达50%以上。患者术后7年起出现肠梗阻，近1年病情加重，肠梗阻发生频繁。每次肠梗阻发作后，一般住院治疗2～3天即可缓解。治疗中经常使用外用贴脐方，获得较好疗效，一般8小时后即可见效，大便可通畅。2020年疫情期间，因就诊不方便，未能如期就诊，但从患者整个治疗周期上看，使用口服中药汤剂及外敷方，症状改善明显。同时营养师从专业角度给予患者饮食指导，对患者的肠梗阻预防起到了事半功倍的效果。

2. 协作组组长点评

贾小强主任医师：老年男性患者结肠癌术后10余年，达到了肿瘤根治目的，但是反复出现肠梗阻事件。经查除外复发转移因素。随着年龄增长，各脏器功能也会逐渐衰退。因此，老年人容易出现肠道消化、吸收、分泌、蠕动等功能紊乱现象。此外，老年患者的肠道消化液分泌往往不充足，再加上肠道蠕动动力不足，极易出现便秘。如果老年人经常便秘，就容易使肠道中食物的残渣汇聚成粪块阻塞肠道，这也是引起老年肠梗阻的主要原因之一。严重的便秘容易出现腹痛、腹胀等症状，严重时，还会出现肠绞窄、肠坏死、肠道穿孔等后果。此患者77岁，年事已高，肠功能逐渐变差，加之术后肠粘连等因素，容易发生肠梗阻。建议多食用面条、面片、米汤、蔬菜汤、鸡蛋羹等清淡的流质食物，方便老年人充分咀嚼，不仅可促进消化、排便，还可以预防便秘、降低血胆固醇。适度配合运动，调节机体阴阳平衡。

随着我们团队对肿瘤康复医学的深入研究，我们根据患者出现肠梗阻的次数和Deltz团队制订的肠梗阻指数评分法（表下-1-9），对该例患者进行疗效评估。通过明确的评估量表，对比多学科诊疗前后疗效，客观的数据可以更好地帮助患者关注自己病情变化，也让临床医生有信心、有更加明确的主攻方向。

表下 -1-9　患者肠梗阻指数评分

项目	评分	项目	评分
游离气体	10	呕吐	4
弥漫性腹膜炎	10	X 线分期	
肠蠕动消失	10	Ⅰ. 液平开始形成	1
肠蠕动减弱	3	Ⅱ. 液平清楚	3
金属声	3	Ⅲ. 液平明显	5
局部腹膜炎	3	白细胞总数 $> 11.0 \times 10^9/L$	3
持续性疼痛	3	血钾 $\leqslant 3mmol/L$	3

注:X 线分期标准:Ⅰ.液平开始形成:液平短小(≤3cm);Ⅱ.液平清楚:液平宽达 3cm 以上,气柱低扁;Ⅲ.液平明显:液平面窄,气柱高耸,且液平呈阶梯状排列。

3. 名家点评

李萍萍主任医师(北京大学肿瘤医院):随着我国人口老龄化形势日益严峻,老年结直肠癌群体比例逐渐提高。由于老年患者对痛觉不敏感,反应较为迟钝,因此疾病进展较为隐匿,就诊时往往已处于中晚期。术后的恢复较年轻人缓慢,容易出现肠梗阻情况。按梗阻程度不同,可分为完全性肠梗阻与不完全性肠梗阻。不完全性肠梗阻以"痛、吐、胀、闭"为主要表现,病史往往较长,少量排气排便后症状可缓解。完全性肠梗阻在此基础上,往往伴有严重的腹痛、腹胀,病情进展快,短时间内可出现急性腹膜炎、感染性休克等严重并发症。对于完全性肠梗阻患者多采取急诊手术治疗。老年患者基础疾病多,器官储备差,急诊手术死亡风险高。因此,平时应注意起居环境,尽量规避诱发肠梗阻因素。应用中医治疗方法,在防治术后肠梗阻方面具有一定优势。

此例患者为老年男性,术后出现粘连性肠梗阻,且反复发作,严重影响生活质量。多学科协作组的专家,从饮食调整、中药内服、中药外敷、穴位按摩、康复运动等方面给予患者针对性的指导,肠梗阻情况明显改善。此案例充分说明多学科协作康复模式对结直肠癌术后粘连性肠梗阻的治疗效果,对患者术后康复有重要意义。

(赫兰晔　杨宇飞)

十八、晚期结肠癌姑息化疗期腹痛案例

【基本情况】

患者李某,女,64 岁,身高 160cm,体重 57kg,BMI 22.3kg/m²,KPS 评分 90。

【案例背景】

患者为老年女性,知识分子,言语谈吐清晰,思维敏捷,因便血就诊于当地医院,确诊为升结肠癌。现于北京某医院行新辅助治疗,化疗期间体重下降较快,消化道反应剧烈。患者偏爱中医,希望可以通过中医方式缓解自身不适症状,故来多学科门诊寻求中西医结合康复方案。

【康复需求】

缓解饭后、大便前腹部疼痛等不适。

【康复目标】

1. 近期目标

肿瘤科:缓解饭后、大便前腹部疼痛等不适。

外科:预防肠梗阻及肛周感染。

2. 远期目标　提高患者对治疗的耐受力,延长生存周期。

【病史】

1. 诊治经过　患者于 2020 年 5 月 2 日因便血 3 天伴腹泻,就诊于当地医院,经检查诊断为升结肠癌。2020 年 5 月 12 日,于北京某医院治疗时,发现盆腔和腹膜后多发转移淋巴结,少量腹水,决定予新辅助化疗,HGB 54g/L,重度贫血。输血后 HGB 升至 83g/L,2020 年 6 月 2 日行第一周期化疗,XELOXIRI 方案,具体为:卡培他滨 1.5g(1g/m²),第 1 ～ 7 天,奥沙利铂 130mg(85mg/m²),静脉滴注,第 1 天,伊利替康 200mg(150mg/m²),第 1 天,第 14 天。第一周期因 UGT1A1 基因型检测结果未归,将伊利替康改为 100mg,第 1 天和第 8 天。近 1 个月体重下降 5kg。

2. 主要问题　饭后右腹疼痛 4 级,大便前疼痛明显,便后痛减,化疗后疼痛加重,喜按,现便血消失,偶头晕,乏力 6 级,白天重,休息好转,有口臭,流食后消失。

3. 中医四诊　神疲倦怠,头晕,乏力,大便每日 1 ～ 2 次,小便正常。舌淡红,无齿痕,苔薄黄;脉弦数。

4. 既往史　无。

5. 个人史　未见明显异常。

6. 婚育史　适龄婚育。

7. 家族史　妹妹患肝癌,已去世。

【相关检查】

2020 年 5 月 12 日,CEA 225ng/ml,CA19-9 36U/ml,CA242 64U/ml;HGB 54g/L。

2020 年 5 月 14 日,肠镜检查见肿瘤位于结肠肝曲,无法通过。病理提示中分化腺癌。腹部 CT 示:①横结肠近肝曲占位,符合结肠癌,侵犯浆膜,邻近腹膜受累可能;肠系膜上静脉及门静脉、脾静脉癌栓可能。②腹腔、腹膜后多发淋巴结增大,转移可能。③肝脏小囊肿,双肾微小囊肿。④盆腔少量积液。胸部 CT 提示右肺陈旧性病变。

【诊断】

1. 中医诊断　内科癌病;肝郁脾虚痰凝证。

2. 西医诊断　升结肠恶性肿瘤($cT_4N_3M_1$,Ⅳ期);贫血。

【多学科讨论】

1. 时间　2020 年 6 月 9 日。

2. 参加讨论人员　肿瘤科杨宇飞主任医师、外科贾小强主任医师。

3. 各学科观点

(1) 肿瘤科:本病例为老年女性晚期癌症患者,因早期症状不明显,确诊时即为结肠癌晚期,十分可惜。由于病期较晚,放弃手术治疗,选择对症营养支持等治疗。晚期结直肠癌患者中医病机以本虚标实为主,本虚多以脾虚、肾虚、肝阴不足为主,标实多以痰、湿、瘀、毒为主;结直肠癌多虚实夹杂,病机复杂。起初以气滞、血瘀、痰湿、瘀毒等实证为主,继而因病情发展,癌毒消耗人体气血津液,累及脏腑。故晚期肠癌多在乏力、眠差、纳差、便溏、舌边齿痕等虚证基础上,夹杂疼痛、烦躁、口苦、便血、便干、里急后重、舌苔黄腻等实证症状。临床应以辨证论治为基础,辨病与辨证相结合,健脾益气补肾为主,配合清热解毒、活血化瘀之品,并辅以消食和胃之药增进患者食欲,达到控制肿瘤,改善生活质量,延长生存期的目的。

(2) 外科:此患者系结肠肝曲恶性肿瘤,肿瘤分期较晚,$cT_4N_3M_1$、Ⅳ期,已有远处转移;肿瘤较大,肠镜不能通过,如果病情进展,有发生梗阻可能。因此应做好饮食管理和病情观察。饮食管理,在加强营养的同时限制纤维素的摄入,可考虑给予肠内营养剂;病情观察,要求患者定期复查,定期做腹部检查,评估病情变化,一旦有急腹症发生,如绞窄性肠梗阻、肠穿孔等,应急诊手术治疗。患者近期在行化疗,有腹泻等不良反应,需加强肛周皮肤护理,防止发生皮肤感染。

4. 多学科康复方案

处方1:金银花10g,桔梗6g,炒苦杏仁10g,芦根10g,荆芥6g,防风6g,辛夷6g,白芷10g,柴胡10g,黄芩10g,连翘10g,生甘草6g,大枣6g,桑叶10g,菊花10g,薄荷6g,生石膏30g,知母6g,生黄芪30g,姜半夏10g,陈皮10g,党参10g,茯苓10g,麸炒白术10g,炙甘草6g,盐补骨脂10g,生菟丝子10g,阿胶珠10g,酒女贞子10g,墨旱莲10g,黄连3g,黄芩3g,葛根6g,伏龙肝30g,盐车前子$^{(包煎)}$10g。水煎服,日1剂,浓煎100ml,分2次早、晚温服。

处方2:低渣、低纤维半流食。肠内营养乳剂(TPF-D)100ml,每日2次,口服。

处方3:湿毒膏,适量外敷,每日2次。

每周期化疗前复查CEA、CA242、CA19-9,有条件做PET-CT明确转移情况。

【随访】

患者2021年1月14日腹部MRI显示,与2020年6月30日相比,横结肠肠壁增厚较前减轻;肠系膜上静脉及门静脉、脾静脉癌栓较前减少。腹腔、腹膜后多发淋巴结缩小,腹部仍与胰腺、门静脉分界不清;肝脏小囊肿同前;双肾小囊肿同前。提示治疗方案有效(化疗联合贝伐珠单抗)。患者为$T_4N_2M_1$、Ⅳ患者,现已有L_1骨转移,但目前无压迫症状。建议继续原方案维持治疗,同时使用唑来膦酸治疗。后期监测腰椎转移情况,如出现压迫症状,可考虑联合局部治疗。

【讨论】

1. 协作组组长点评

杨宇飞主任医师:结直肠癌早期症状不明显、易发生转移的特点使得50%～60%的患者确诊时即发生转移,五年生存率也仅有13.5%。Ⅳ期结直肠癌患者中,部分人群在经过系统靶向治疗后总生存期可达33个月,但由于基因分型不同,靶向治疗适用人群有限。在目前的真实世界研究中,晚期结直肠癌患者的中位生存期仅为14个月。中医药在改善晚期结直肠癌患者临床症状,延长生存期方面有一定效果。

《中藏经》云:"积聚、癥瘕、杂虫者,皆五脏六腑真气失而邪气并,遂乃生焉。"晚期结直肠癌患者五脏虚损,精元不足,正气亏虚,邪气入里,气滞血瘀、痰湿热毒夹杂,体能状况较差,体内的免疫抑制及免疫功能低下是肿瘤发展的重要原因,此时若继续攻伐,反而促进病情进展。该患者已出现骨转移,中药方剂以补肾为主,通过中药来提升患者正气。

2. 名家点评

李萍萍主任医师(北京大学肿瘤医院):晚期结直肠癌患者正虚邪实,痰瘀气滞,病情缠绵。在行化疗期间,患者的消化道反应明显,伴餐后和便前腹痛,便后痛减,不能除外肿瘤造成的不全肠梗阻。经外科诊治、中医治疗及饮食调整,患者症状得到缓解,并完成化疗,证明中药在化疗中的辅助作用不容小觑。中医辨证治疗,能明显减轻患者临床症状,这对患者完成化疗,改善预后,促进康复有着重要意义。

(赫兰晔　杨宇飞)

十九、升结肠癌术后辅助化疗期手关节僵硬案例

【基本情况】

患者苟某,男,64岁,身高170cm,体重69kg,BMI 23.9kg/m²,KPS评分70分。

【案例背景】

该病例为中老年患者,平素长期处于贫血状态,无其他不适症状,一直未予重视。后在家人建议下去医院体检,肠镜提示为升结肠癌。2020年6月18日行根治术,术后病理诊断:(结肠)黏液腺癌。患者由家属陪同前往中国中医科学院西苑医院多学科门诊就诊,积极寻求中西医结合治疗方案。

【患者需求】

口服化疗药物期间出现手关节僵硬,咳黄痰,希望缓解症状。

【发起者及需求】

本例多学科肿瘤康复发起者为肿瘤科。

需求:通过多学科协作,使患者保持体重,预防治疗期间体重减少;增强核心力量,提高身体机能,以期缓解化疗后的不适症状。最终实现根治目的,达到临床治愈目标。

【病史】

1. 诊治经过　患者因贫血于2020年3月就诊于当地医院,肠镜提示为升结肠癌,CEA 10.6ng/ml,CA72-4 11.8U/ml,CA-125、CA-242、CA-153未见明显异常,术前PET-CT提示:横结肠近肝曲肠壁不均匀增厚,最厚处约2.38cm,累计长度约7.9cm,管腔狭窄,外缘毛糙,放射性摄取增高,SUVmax 12.3,局部对位不良。肠周脂肪间隙内多发小淋巴结,较大者短径约0.6cm,未见异常放射性摄取,扫描所及诸骨未见明确骨质破坏及异常放射性摄取灶。多发椎体边缘及椎间小关节骨质增生改变。双侧头长肌、双侧胸锁乳突肌、双侧斜角肌、双上臂肌肉、双侧臀部肌肉、左侧肩胛区肌肉放射性摄取增高,SUVmax 5.7。2020年6月18日行腹腔镜结肠癌根治术,术后病理诊断:(结肠)黏液腺癌(隆起型,大小10cm×6cm×1.5cm),侵达外膜,未累及手术上切缘、下切缘、环周切缘及肠系膜切缘。阑尾黏膜慢性炎,未见癌。区域淋巴结:肠周(0/19)及送检4组(0/2)、6组(0/2)、14v组(0/0)淋巴结均未见癌转移。病

理学分期 pT_3N_0Mx,免疫组化监测 Topo2(Ⅲ级),S-100 示神经侵犯(+),D2-40 及 CD31 示脉管癌栓(−),MLH1(−),MSH2(+),MSH6(+),PMS2(−),PD-1(−)。特殊染色,弹力纤维染色示后壁血管侵犯(−)。2020 年 7 月开始卡培他滨片(日 0.5×7 片)的单药治疗方案。

2. 主要问题　手关节僵硬,咳黄痰。

3. 中医四诊　神疲乏力,大便每日 3 ～ 6 次,稀溏,纳可,眠可,夜尿 2 ～ 3 次;舌暗红,苔薄;脉弦。

4. 既往史　胃部神经内分泌瘤 G1 病史。糖尿病病史 8 年,现服用二甲双胍治疗,血糖控制尚可,餐后维持在 11mmol/L 左右。

5. 个人史　生活规律,无不良喜好,习惯锻炼,工作精神压力可。

6. 婚育史　适龄结婚。

7. 家族史　兄妹 3 人,1 弟 1 妹做肠镜提示肠息肉;舅舅胃癌病史。

【诊断】

1. 中医诊断　内科癌病;肺脾两虚,痰瘀内结证。

2. 西医诊断　升结肠恶性肿瘤($T_3N_0M_0$,dMMR,KRAS 突变);神经内分泌肿瘤 G1(术后);糖尿病。

【康复目标】

1. 近期目标

肿瘤科:保持体重,避免治疗期间体重减少。

康复医学科:增强核心力量,提高身体机能,缓解化疗后的不适症状。

2. 远期目标　根治,达到临床治愈目标。

【多学科讨论】

1. 时间　2020 年 8 月 11 日。

2. 参加讨论人员　肿瘤科杨宇飞主任医师、康复医学科庄威主治医师、病理科刘炯主任医师。

3. 各学科观点

(1) 肿瘤科:升结肠癌Ⅱb 期根治术后(神经侵犯),$T_3N_0M_0$,免疫组化显示:微卫星高度不稳定,MLH1(−),MSH2(+),MSH6(+),PMS2(−),不建议术后化疗,更不建议单药物 5-Fu 制剂化疗。治疗建议:①外周血胚系监测除外林奇综合征;②定期随诊 5 年,1 ～ 2 年每 3 个月 1 次,2 ～ 5 年每半年 1 次;③中医抗转移复发。

(2) 康复医学科:患者目前活动量较少,半小时太极拳活动后出现疲劳感,另外患者平日易出现乏力、腹泻等症状,考虑为中气不足,阴阳失调。

(3) 病理科:从免疫组化结果看,患者可以确定为微卫星不稳定性,是否具有遗传,是否为林奇综合征,尚待做外周血胚系基因检测确定。

【多学科康复方案】

处方 1:生黄芪 15g,太子参 30g,茯苓 10g,生白术 10g,炙甘草 6g,酒女贞子 10g,墨旱莲 10g,当归 10g,清半夏 10g,化橘红 10g,黄连 6g,盐荔枝核 10g,鬼箭羽 15g,石见穿 15g,土茯苓 15g,马齿苋 15g。水煎服,日 1 剂,浓煎 100ml,每日 2 次早、晚温服。

处方 2：安替可胶囊 3 粒，每日 2 次，口服。

处方 3：①患者目前乏力，体力下降，建议患者增加有氧运动，主要以走路为主，以慢速循序渐进，每日 2 次，每次半小时。②患者大便次数增多，建议患者每日有氧运动后增加靠墙静蹲 10 分钟，每日 3 次。③若患者出现肛周湿疹，建议患者增加肛门坐灸治疗，改善肛周环境，巩固阳气。

【多学科协作治疗经过】

患者接受多学科诊疗会诊意见后，每 2 个月复诊 1 次。

2020 年 9 月 14 日。此次为多学科肿瘤康复会诊后首次复诊，患者本人未至，家属代诉患者停用单药卡培他滨片，手关节僵硬好转，口腔溃疡 1 周，便溏不成形，舌暗红，苔薄。

【随访】

2020 年 11 月 16 日随访，患者诉手关节僵硬好转，晨起咳嗽，痰色灰、质黏，大便每日 1～2 次，成形，矢气多，耳道瘙痒，纳可，眠可，夜尿 2～3 次。

【讨论】

1. 协作组专家点评

康复科董延芬主任医师：患者目前活动量较少，体力一般，日常活动仅以太极拳为主，活动模式较为单一且缺乏针对性，为解决活动后出现的疲劳感，建议患者在每日太极拳基础上增加静蹲训练，进一步增强下肢和核心肌群力量；另外为避免患者因大便增多而产生肛周湿疹，改善脏腑气血环境，建议可采取坐灸治疗，巩固身体阳气，调节阴阳平衡。

外科赵卫兵主任医师：升结肠癌患者，常表现为右侧下腹部疼痛，同时伴有腹胀，很多患者是以贫血为主诉而就诊。也会有排便异常如排便带血、大便不成形或者是腹泻，以及排便有脓血等。查体在右侧下腹部有明显的压痛，并且触及到包块边缘不规则、边界不清晰、有明显的触痛，结肠镜检查可以明确诊断。右半结肠癌应尽早选择手术治疗，因其易并发肠梗阻及重度贫血，早期术后恢复得也比较满意。术后也需要结合病理分期、淋巴结的转移个数，选择合适的辅助治疗方案，通常术后都需要进行静脉化疗，预防肿瘤复发或转移。

2. 协作组组长点评

杨宇飞主任医师：本例患者是结肠癌根治术后，进行辅助化疗时出现了不良反应，我国 2018 年癌症统计报告显示，结直肠癌发病率和死亡率在全部恶性肿瘤中分别位居第 3、5 位，其中新发病例 37.6 万例，死亡病例 19.1 万例。化疗是目前治疗结直肠癌的常用手段之一，但药物高毒性和后续药物选择困境是其治疗瓶颈。维持化疗在一线治疗控制肿瘤之后，可有效延缓肿瘤进展，防止肿瘤复发转移，延长患者生存期，减轻毒副作用。卡培他滨片是广泛应用于临床的维持化疗药，卡培他滨片单一疗法是公认的转移性结直肠癌治疗方法，但其存在手足综合征、腹泻、恶心、呕吐等毒副作用。现有临床研究表明，中医药辅助卡培他滨片维持治疗结直肠癌可提高机体耐受性。本例患者的经历进一步证实中医药协同化疗方案不仅可以提高常规化疗方案疗效，减轻毒性作用，还可改善患者的生存质量、延长生存期。

3. 名家点评

李萍萍主任医师（北京大学肿瘤医院）：卡培他滨片维持化疗可明显提高一线化疗后总有效率，但其产生的毒副作用——脱发、手足综合征、恶心、呕吐、皮肤色素沉着发生率有叠加效果。中医药辅助卡培他滨片维持治疗结直肠癌可明显提高患者生存质量，改善手足综合征,减轻胃肠道反应,减少白细胞降低情况。同时,还可改善结直肠癌患者的免疫功能,增加 T 细胞、NK 细胞数量。机体免疫功能抑制是肿瘤发生发展的重要因素,当免疫功能低下时,免疫系统尽管能识别肿瘤细胞,但无法启动机体抗肿瘤免疫应答,导致肿瘤发病率增加,同时伴随肿瘤细胞生长调控异常及抗肿瘤免疫功能失调等情况,机体内各免疫细胞无法相互作用,不能维持机体的正常免疫功能。

在结直肠癌标准的常规诊疗过程中,无论是围手术期、辅助治疗期、康复期都可以有中医学的方案介入,使患者从中西医结合治疗中获益。

该结肠癌患者在根治术后行辅助化疗期间出现乏力、关节僵硬、便溏等不适症状,多学科会诊后,提出适度活动、加强中医药治疗等建议,帮助患者改善了症状,增强了体力。

(赫兰晔　杨宇飞)

二十、双原发三阴性乳腺癌术后化疗手足麻木、乏力案例

【基本情况】

患者杨某,女,61 岁,身高 164cm,体重 74kg,BMI 27.5kg/m^2,KPS 评分 70 分。

【案例背景】

本病例为左乳三阴性乳腺癌Ⅲa 期,右乳三阴性乳腺癌Ⅰa 期,两次 10 周期紫杉类化疗后导致周围神经损伤。患者 2013 年 12 月诊断为左乳腺Ⅲa 期三阴性乳腺癌,行改良根治术后接受 6 周期 TAC 化疗方案(艾素 120mg+ 吡柔比星 70mg+ 环磷酰胺 1 000mg)并同步放疗。2015 年 6 月再次发现右乳腺癌,再次行根治术后诊为原发Ⅰa 三阴性乳腺癌,术后再次行 4 周期 TC 方案化疗,治疗后出现乏力、手足麻木并持续多年,2015 年 11 月开始于杨宇飞主任医师门诊处服中药,其后规律复诊复查,5 年均未见复发转移征象,但手足麻木仍困扰患者,遂来多学科康复门诊寻求治疗。

一个患者同时双乳发现双原发三阴性乳腺癌很少见,经过多程化疗来中医门诊治疗时非常虚弱,面色晦暗无华,少气懒言,对治疗缺乏信心,在服用中药后,体力明显恢复,对治疗充满信心,坚持服用中药长达 5 年,度过了最危险的时期。但因为手足麻木和乏力症状未能解决,故在杨宇飞主任医师建议下,于多学科康复门诊就诊,因患者对中医治疗充满信心,故配合积极,顺应性极佳。

【患者康复需求】

改善手足麻木、乏力等症状;经过中医综合调理提高体力、免疫力,提高生活质量。

【发起者及需求】

本例多学科肿瘤康复发起者为肿瘤科。

需求:通过神经科、乳腺外科及康复医学科等多学科协作,改善患者手足麻木、乏力症状,促进体能恢复,提高生活质量,抗复发转移。

【病史】

1. 诊治经过　患者 2013 年 12 月体检时发现左乳腺肿块,穿刺诊断恶性,行左乳腺癌改良根治术,术后病理浸润型导管癌,肿瘤 2cm×1.5cm,淋巴结 25/30 转移,T$_2$N$_2$M$_0$,Ⅲa 期,

ER（−）、PR（−）、Cerb-2（−），Ki-67（60%），可见脉管癌栓。术后 TAC 方案 6 周期，同步放疗。2015 年 6 月 30 日 B 超发现右乳肿物，穿刺诊为恶性，行右乳癌改良根治术，术后病理检查结果示右乳腺浸润性导管癌，原发，$T_1N_0M_0$，Ⅰa 期，ER（−）、PR（−）、Cerb-2（−），Ki-67（70%）。术后又行 4 次化疗，紫杉醇 300mg＋卡铂 500mg，紫杉类化疗药剂量接近 2g。后出现乏力、手足麻木症状，持续多年。患者自 2015 年 11 月开始坚持在杨宇飞主任医师门诊处服中药治疗，顺利度过 5 年，未见转移复发。由于多年中药治疗，患者不仅术后乏力疼痛等症状好转，乳腺癌带来的焦虑、悲观、恐惧等负面情绪也得到有效控制，患者更能积极配合治疗。在治疗过程中，手足麻木有所好转，但总是反复，未能根治。现患者手足麻木 7 级，乏力 5～6 级，其他情况尚可，因上述症状严重影响生活质量，患者目前迫切希望手足麻木及乏力问题得到解决。

2. 主要问题　四肢麻木 7 级多年，乏力 5～6 级。

3. 中医四诊　少神，乏力，面色略苍白，纳眠可，大便每日 1 次，成形，夜尿 0 次，体重近期稳定。唇色淡，舌质淡红、苔薄白；脉沉细。

4. 既往史　28 年前患肺结核，已痊愈。1995 年剖宫产。

5. 个人史　无烟酒史。50 岁绝经。

6. 婚育史　适龄结婚，育有一子，配偶及儿子健康。

7. 家族史　姐姐患有乳腺癌，已经去世。

【相关检查】

2019 年 10 月，CA125、CA153、CEA、AFP 均未见异常；血常规无异常；高密度脂蛋白胆固醇 0.87mmol/L；骨密度检查示骨量减少；胸腹部 CT 未见转移复发。

2020 年 5 月，复查骨扫描和胸腹 CT 及肿瘤标志物正常；血常规检查结果示血小板 $102×10^9$/L；血生化检查无异常；骨密度检查示骨量减少。

2021 年 4 月，血常规、肝肾功能、肿瘤标志物均无异常；胸腹部 CT 及骨扫描无异常。

【诊断】

1. 中医诊断　乳岩；肝肾不足，痰瘀内结证。

2. 西医诊断　乳腺恶性肿瘤（双乳三阴性乳癌、双原发术后）。

【康复目标】

1. 近期目标　改善麻木、乏力症状，以提高生活质量为主。

2. 远期目标　通过肿瘤多学科康复门诊合理规范化治疗，防止癌症复发转移，提高生存质量。定期复查，终身随访，且家人监控。

【多学科讨论】

1. 时间　2020 年 11 月 25 日。

2. 参加讨论人员　肿瘤科杨宇飞主任医师、乳腺外科张晓军主任医师、脑病科孙林娟主任医师、康复医学科董延芬主任医师。

3. 各学科观点

（1）肿瘤科：患者双乳三阴性乳腺癌，双原发癌术后，非激素受体依赖，无饮食禁忌，终身随访。患者在门诊中药治疗 5 年，目前肿瘤标志物无异常，多次复查无复发转移，达到抗肿瘤复发转移的目标,充分说明中医辨证论治在肿瘤康复方面具有一定优势。肿瘤科长期中医辨证论治抗转移复发目标达到,但手足麻木改善不理想,需要多学科康复会诊协商解决。患者手足麻木7级,考虑为紫杉类化疗药损伤末梢神经所致,特别需要神经科、康复医学科多学科协助减轻麻木、乏力症状,并通过运用中药汤剂进行整体调理,改善患者乏力症状,以提高患者体力,改善精神状态。

(2)乳腺外科:结合患者病史及检查,考虑手足麻木为化疗所致顽固性末梢神经受损。可予中药内服和外洗结合改善麻木症状,中药外洗活血化瘀,温通经络,通过中药外敷的透皮效应,发挥营养末梢神经作用,改善或消除症状;3个月一个疗程。

(3)脑病科:患者手足麻木考虑为化疗神经毒性所致,可以做神经传导速度检查,观察神经损害程度。加用活血化瘀中药并口服营养神经药物以期改善手足麻木症状。

(4)康复医学科:三阴性乳腺癌是指癌组织免疫组织化学检查结果为雌激素受体(ER)、孕激素受体(PR)和原癌基因 HER-2 均为阴性的乳腺癌。这类乳腺癌占所有乳腺癌病理类型的 10.0% ~ 20.8%,具有特殊的生物学行为和临床病理特征,预后较其他类型差。三阴性乳腺癌内分泌治疗和靶向药物治疗无效,与其他类型乳腺癌相比,三阴性乳腺癌对化疗放疗敏感性较高。中药治疗有独特效果。患者现在的主要诉求为改善麻木、乏力症状。康复对化疗引起的手足麻木及乏力有较好作用。建议完善全面评估后,根据患者病情制订运动康复方案,以全身运动结合肩肘及髋膝等关节运动为主,配合站桩和八段锦。注意循序渐进,避免锻炼过度,需在康复师指导下进行。

【多学科康复方案】

1. 内服汤药　生地 10g,熟地 10g,酒萸肉 10g,山药 10g,附子 6g,酸枣仁 15g,车前子 10g,肉桂 3g,茯苓 10g,泽泻 10g,牡丹皮 10g,桂枝 6g,川牛膝 10g。水煎服,日 1 剂,每日 2 次。

2. 外洗方　透骨草 15g,红花 15g,桂枝 15g,威灵仙 15g,路路通 15g,生艾叶 10g,伸筋草 15g,水蛭 6g,僵蚕 15g。水煎,每日 1 剂,每日泡洗 1 次,3 个月为一个疗程。

3. 西药　甲钴胺 1 片,每日 3 次,口服;维生素 B_{12} 2 片,每日 3 次,口服。

4. 运动处方

(1)快步走或慢跑:每日锻炼半小时至 1 小时,可以分次完成。量力而行,切勿操之过急造成损伤。

(2)肩、腕、髋、膝、踝等关节功能锻炼:包括肩关节外展、外旋、内旋,前臂旋前旋后,腕关节背伸、屈曲,髋关节屈曲并内收,髋关节后伸,膝关节屈曲,踝关节背屈等。每个动作 5 ~ 10 次,运动时间 15 分钟左右。有益于正中神经、桡神经、尺神经、坐骨神经、股神经等的松动修复,改善末梢麻木症状。

(3)手部的功能锻炼:虎口敲击,刺激大肠经合谷穴;手掌侧敲击,刺激小肠经后溪穴;手腕根部敲击,刺激心经及心包经大陵穴;右拳敲击左掌心,左拳敲击右掌心,刺激心经和心包经劳宫穴;手背互相敲击,刺激三焦经阳池穴等,有益于改善末梢循环,减轻麻木症状。

(4)中医功法处方:根据患者四诊情况,建议中医功法以八段锦为主,每日 1 ~ 2 次,每次两遍,半小时左右(其中,双手托天理三焦、左右开弓似射雕、调理脾胃须单举、五劳七伤往后瞧、攒拳怒目增气力、背后七颠百病消可以多做几次)。

【多学科协作治疗经过】

第一次复诊(2020年12月17日)。

患者四肢麻木3级,乏力3级,较前好转,大便一日一行,近期体重稳定。

中药处方:赤芍10g,川芎10g,丹参15g,熟地黄10g,附子6g,当归10g,炒酸枣仁15g,柴胡10g,黄芩6g,川牛膝10g,太子参30g,橘红10g,茯神10g,生白术10g。水煎服,日1剂,每日2次温服。

继续康复锻炼及中药泡脚。

第二次复诊(2021年2月18日)。

手足麻木3级,较前好转,乏力2～3级,纳眠可,大便日1次,成形,夜尿0次,近期体重稳定。无发热、咳嗽、乏力、腹泻等不适症状。予调整中药处方:赤芍10g,川芎10g,丹参15g,黑顺片6g,当归10g,炒酸枣仁15g,柴胡10g,黄芩6g,川牛膝10g,太子参30g,茯神10g,生地黄10g,泽泻10g,淡竹叶10g,麸炒苍术10g,桂枝6g,干姜6g,醋五味子6g,生龙骨15g,生牡蛎15g。水煎服,日1剂,每日2次。

继续康复锻炼及中药泡脚。康复锻炼每日上午快步走1小时,加强肩、髋部功能锻炼。每日下午手部功能锻炼1～2次,八段锦1～2次。

第三次复诊(2021年5月13日)。

手足麻木较前进一步好转,乏力亦好转,手足麻木2～3级,乏力2级,纳眠可,大便日1次,成形,不起夜,近期体重稳定。无发热、咳嗽、乏力、腹泻等不适症状。

予调整中药方:赤芍10g,川芎10g,丹参15g,黑顺片6g,当归10g,炒酸枣仁15g,黄芩6g,川牛膝10g,太子参30g,茯神10g,生地黄10g,淡竹叶10g,泽泻10g,桂枝6g,干姜6g,醋五味子6g,生龙骨15g,生牡蛎15g,白术10g。水煎服,日1剂,每日2次。

继续康复锻炼及中药泡脚。

第四次复诊(2021年8月19日)。

手足麻木维持稳定,乏力症状消失,手足麻木2级,纳眠可,大便每日1次,成形,不起夜,体重近期稳定。无发热、咳嗽、乏力、腹泻等不适症状。

调整中药处方如下:赤芍10g,川芎10g,丹参15g,黑顺片6g,当归10g,炒酸枣仁15g,川牛膝10g,醋五味子6g,太子参30g,茯神10g,桂枝6g,干姜6g,生黄芪15g,生白术10g,蜜桑白皮10g,地骨皮10g,黄连6g,防风6g,熟地黄10g,淡竹叶10g,煅龙骨15g,煅牡蛎15g。水煎服,日1剂,每日2次。

继续康复锻炼及中药泡脚。

第五次复诊(2021年11月8日)。

手足麻木2级,乏力消失,纳眠可,大便日1次,成形,不起夜,体重近期稳定。无发热、咳嗽、乏力、腹泻等不适症状。

调整中药处方如下:附子6g,肉桂3g,生地10g,熟地10g,酒萸肉10g,山药10g,茯苓10g,泽泻10g,丹皮10g,生黄芪30g,酸枣仁15g,党参10g,炒白术10g,姜黄10g,丹参15g,醋鸡内金10g。水煎服,日1剂,每日2次。

继续康复锻炼及中药泡脚。

【随访】

2021年3月10日：患者遵循药物治疗方案，包括口服中药、中药外洗及口服甲钴胺等，在家属监督下坚持每日外出锻炼至少1小时，快步走结合器械锻炼，重点拉伸上下肢，手部功能锻炼随时做，偶做八段锦。手足麻木及乏力等症状逐渐减轻，目前手足麻木3级，乏力2～3级，体重稳定，不影响生活质量。基本达到近期目标，建议患者定期复查，防止肿瘤转移复发。继续坚持运动，结合八段锦更能柔筋壮骨，养气壮力，促进全身血液循环。患者对多学科肿瘤康复会诊表示满意。

无创血流动力学联合6分钟步行试验结果：

6分钟步行总距离：400m；心肺功能分级：3级；最大代谢当量(METs)4，每搏输出量30.2ml，心排血量2.5L/min，心肌收缩力30，Borg分级13～15，步行运动中患者心排血量偏低。

小结：患者心肺功能较差，属于低心排，心脏泵血能力下降，心肌收缩力下降。建议患者有氧运动处方：快步走4km/h，心率控制在110次/min，疲劳程度自我感觉稍微有点累，Borg分级11～12，每周3次。

2021年6月4日：患者遵循药物治疗方案，包括口服中药治疗、中药外洗，每日坚持锻炼，快步走结合器械锻炼，重点拉伸上下肢，坚持手部功能锻炼。八段锦较前熟练，每日至少1次。手足麻木及乏力等症状稳定，麻木目前2～3级，乏力2级，体重稳定，已经不影响生活质量。鼓励患者继续坚持运动，坚持做八段锦，充分达到行气活血、畅通经络、协调五脏六腑之功能，促进全身血液循环。

复查无创血流动力学联合6分钟步行试验结果：

6分钟步行总距离：465m；心肺功能分级：4级，最大代谢当量(METs)4.5，每搏输出量34.4ml，心排血量3.2L/min，心肌收缩力68，Borg分级11～13，步行运动中患者心排血量偏低，较前有进步。

小结：患者心肺功能较前提高，但仍属于低心排，心脏泵血能力较前好转，心肌收缩力明显提高。建议患者有氧运动处方：快步走5km/h，心率控制在95次/min，疲劳程度自我感觉轻松，Borg分级11，每周4～5次。

2021年9月16日：患者遵循药物治疗方案，包括口服中药治疗、中药外洗，每日上午坚持快步走1小时，结合器械锻炼，重点拉伸上下肢；下午手部功能锻炼、做八段锦1～2次。手足麻木及乏力等症状稳定，麻木目前2～3级，无明显乏力症状，体重稳定，已不影响生活质量。

复查无创血流动力学联合6分钟步行试验结果：

6分钟步行总距离：496m；心肺功能分级：4级，最大代谢当量(METs)5.5，每搏输出量41.6ml，心排血量3.52L/min，心肌收缩力75，Borg分级9～10。患者检查各项指标有所进步。

小结：患者心肺功能较前提高，仍属于低心排，心脏泵血能力进一步好转，心肌收缩力明显提高。建议患者有氧运动处方：快步走5km/h，心率控制在90～95次/min，疲劳程度自我感觉轻松，Borg分级9～10，每周5～6次。

经过肿瘤多学科康复，患者麻木、乏力症状明显改善，且疗效维持稳定。患者症状及无创血流动力学联合6分钟步行试验前后对比，见表下-1-10。

表下 -1-10　患者症状及无创血流动力学联合 6 分钟步行试验前后对比表

	2020 年 11 月 25 日	2021 年 3 月 10 日	2021 年 6 月 4 日	2021 年 9 月 16 日
手足麻木	7 级	3 级	2 ～ 3 级	2 ～ 3 级
乏力	5 ～ 6 级	2 ～ 3 级	2 级	无
6 分钟步行总距离（m）	345	400	465	496
心肺功能分级	3 级	3 级	4 级	4 级
每搏输出量（ml）	24.2	30.2	34.4	41.6
心排血量（L/min）	2.2	2.5	3.2	3.52
心肌收缩力	20	30	68	75

【讨论】

1. 协作组专家点评

肿瘤科杨宇飞主任医师：三阴性乳腺癌是近年来被逐渐重视的一种乳腺癌亚型，其恶性程度较高，容易出现局部复发和远处转移，化疗是目前三阴性乳腺癌患者术后的主要治疗手段，由于三阴性乳腺癌患者不表达雌激素受体和人表皮生长因子受体 2，故患者不能从内分泌治疗和靶向治疗中获益。乳腺癌在中医学中属于"乳岩"范畴。中医认为，脏腑亏损、气血不足是乳腺癌的重要病因病机。治疗上以扶正和祛邪相结合，祛邪不伤正，外加调畅情志，从而提高患者免疫力，减轻放化疗的不良反应，减少肿瘤复发转移，延长患者生存期，提高生活质量。中药内服外洗配合康复锻炼能更好地疏通经络，使药物直达病所，提高疗效，缩短治疗周期，从而更快地解除患者病痛。本例患者坚持中药治疗 5 年余，无转移复发，完成了抗肿瘤转移复发的初步目标，还需要终生随访。由于多年中药治疗，患者不仅术后乏力疼痛等多种不适症状好转，乳腺癌带来的焦虑、悲观、失眠、恐惧等负面情绪也得到有效控制，患者更能积极配合治疗。在治疗过程中，手足麻木有所好转，但总是反复，不能根治，多学科肿瘤康复会诊特别是康复科给予的主动康复训练，激发患者主观能动性，效果显著。

乳腺外科张晓军主任医师：患者为三阴性乳腺癌，相继行双侧乳腺癌根治术 7 年余，其间经过 10 周期紫杉醇化疗，后加用卡铂，后遗症为常见的手足麻木综合征，虽经对症及中药治疗，效果不理想。麻木时有反复加重。根据临床经验，中药外治或外敷药渣对手足麻木综合征有较好疗效，可温经通络，直达病所。方中运用桂枝、红花、僵蚕、威灵仙、水蛭温经祛风，活血通络，辅以路路通引药入经，加之透骨草、生艾叶既有温经扶阳，又有透皮发散之功。在实际应用中，药汁或药渣湿热敷洗，更增温通透里功效，从而达到营养末梢神经的作用，改善或消除症状。

脑病科孙林娟主任医师：化疗是乳腺癌重要的治疗手段，手足麻木是化疗药物引起的周围神经损伤的常见症状之一。其主要机制是化疗药物影响神经微小管，使神经传导速度下降，轴索变性，发生脱髓鞘作用，从而引起感觉迟钝，指趾麻木，运动障碍等。中医认为化疗药物引起的手足麻木是由于素体气血不足，经络失养，感受化疗毒邪后，经络失荣，不能濡养四肢百骸,故为手足麻木,感觉障碍,属于"不通""不荣"范畴。在汤药中加用活血化瘀中药是常规治疗,中药口服结合外洗,整体和局部共同调治,可以改善机体微循环,更好地刺激周围神经恢复。

康复医学科董延芬主任医师:化疗是把双刃剑,不仅会杀死病变的癌细胞,也会杀死正常的无病变细胞,影响周围神经功能。最常见的是感觉神经损伤引起的手足麻木,症状重者可严重影响患者生活质量。也不除外手麻木与术后淋巴回流障碍有关。目前研究认为,化疗后运动神经纤维周边的微细血管堵塞,导致神经纤维缺乏养分,造成神经元、神经纤维严重受损,神经传导能力和速度下降,出现手足麻木。乳腺癌术后功能康复是整体康复的重要环节,既要注重肢体功能康复,也要注重全身体能康复,患者有氧运动如快步走,结合肩关节、髋关节等局部功能锻炼,可改善患者的摄氧量和心肺功能,增强体质。

手足麻木属于中医"麻木""不仁""痹证"等范畴,中医认为,导致其症状发生的第一个原因是气血不足,由于化疗药物的作用,影响了机体气血,进而影响脾肾功能,导致气血生化不足、血虚,末梢失去濡养。第二个原因是瘀阻,如果经脉、血脉不通,阳气、营养物质不能达到四肢末端,末端就会失去营养。因此在治疗过程中,要以益气、活血、通络为主。

八段锦是一种小强度的有氧训练,具有舒筋通络,调畅气机,濡养脏腑及四肢百骸之功,通过其"圆活连贯,神与形合"的特点,使关节滑利,舒缩局部肌肉,加快血液循环,进而调理三焦及十二经脉气血,使人体全身气血通达,从而改善麻木及乏力等症状。另外,八段锦"外练筋骨、内调脏腑",在改善肿瘤疲劳综合征方面有独到之处。长期练习八段锦有利于神经功能修复,比如五劳七伤往后瞧动作有利于正中神经、腋神经的修复;双手托天理三焦、调理脾胃须单举对尺神经、桡神经有益;双手攀足固肾腰对坐骨神经压迫有改善,这些动作均有利于改善手足麻木。

通过无创血流动力学联合 6 分钟步行试验前后对比可以看出,患者心肺功能较前提高,但仍属于低心排,心脏泵血能力较前好转。说明患者运动耐受能力、体能状况较前有不同程度的进步。

2. 协作组组长点评

杨宇飞主任医师:三阴性乳腺癌是乳腺癌分子分型中预后相对较差的一种类型,更易出现术后的复发或转移。三阴性乳腺癌患者五年生存率约20%,与其他分子类型相比明显偏低,具体到本例患者,有脉管癌栓和双原发病灶等高危因素,且分期较晚。因此,存在明确的中西医结合康复需求与目标。此外,此类乳腺癌患者往往伴有情绪、心理问题,从中医辨证上以肝郁脾虚、痰瘀内阻为主,如不能通过中西医结合方法改善患者身心困扰及体质,则会进一步影响患者生活质量和战胜疾病的信心。所幸本例患者非常信任中医,长期坚持中药治疗,通过多学科康复门诊,改善了因化疗导致的不适症状。随访后,患者诉轻度麻木、乏力已不影响生活质量,信心大增。

3. 名家点评

李萍萍主任医师(北京大学肿瘤医院):三阴性乳腺癌是乳腺癌的一种亚型,具有易侵袭、复发率高且生存期短的临床特征。所以又称"难治性乳腺癌"。手术与化疗是目前三阴性乳腺癌的主要治疗手段。

化疗药物引起的神经毒性是常见的药物不良反应,除对患者造成生理上的不适外,还会对患者的心理产生影响。手脚麻木是化疗药物所导致的外周神经损伤常见的临床表现。目前对于神经毒性的预防或缓解尚无有效手段,临床上应用的药物主要集中在神经营养类或细胞保护剂,维生素 B_{12}、部分核苷酸类药物参与神经细胞的合成及代谢,补充这些物质可能会加速修复化疗所致的神经损伤。但中医治疗术后和化疗后麻木乏力症状亦可发挥其独特优势,包括中药口服、熏蒸、泡洗、针灸、传统康复手段等。手足麻木属于中医"痹证"范畴,在治疗过程中重点以补血养血、化瘀止痛、疏经通络为治疗原则。熏洗或泡脚疗法借助药力和热力,通过皮肤黏膜作用于机体。熏洗剂具有活血化瘀、疏经通络、改善肌体循环等多种功效,进而达到治疗疾病的目的。功能康复无论是在改善患者麻木不适,还是提高体能方面都起到举足轻重的作用。

本例充分体现了多学科协作在肿瘤康复中的作用。尤其是患者个体化的中医辨证论治及中医传统运动康复贯穿整个肿瘤康复的全过程,形成完整的"康复链",为今后的肿瘤康复模式开辟了新道路。

(董延芬)

二十一、激素受体依赖型晚期乳腺癌肝肾功能不全案例

【基本情况】

患者王某,女,73 岁,身高 162cm,体重 61kg,BMI 23.2kg/m²,KPS 评分 70 分。

【案例背景】

患者为老年女性,近 4 年来一直在与癌症作斗争,先是诊断为右乳浸润性乳头癌,后又发现肾嫌色细胞癌,1 年前又发现骨转移,历经多次手术、化疗、靶向治疗、内分泌治疗等。身心疲惫,万念俱灰,几欲放弃治疗,幸得家人支持,多方寻求救治之法,辗转寻至杨宇飞主任医师肿瘤门诊进行中医治疗,定期复诊。复诊过程中,杨主任了解到患者手足发麻、食欲不振、入睡困难,同时患有糖尿病、肾功能不全、肝功能不全等,便建议患者看多学科肿瘤康复门诊。

【患者需求】

希望提供中西医结合治疗方案,辅助控制癌症发展,减轻西医治疗带来的副作用,减轻患者痛苦。

【发起者及需求】

患者为激素依赖型乳腺癌合并多脏器功能不全,目前存在多重用药,肿瘤科发起多学科肿瘤康复诊疗,希望通过多学科协作,改善患者当前纳差、乏力、手足麻木等症状,调整患者多种用药以保护肝肾功能。远期目标为预防肿瘤复发和控制其转移,延长患者生存期。

【病史】

1. 诊治经过　2014 年初诊断为右乳浸润性乳头癌,2014 年 9 月 11 日于温州某医院行单纯右乳切除术,术后病理分期:$T_1N_0M_0$,Ia 期,ER/PR 阳性,HER-2 阳性,Ki-67(10% ～ 20%),Luminal B 型乳腺癌(HER-2 阳性),前哨及腋窝淋巴结均未见转移。2014 年 9 月 25 日始行

TC 方案 4 周期(具体用药不详),化疗中曾出现骨髓抑制,化疗后服用来曲唑 2.5mg/d 进行内分泌治疗。2015 年 10 月 CT 发现左肾包块,2015 年 11 月 2 日于南京某医院行保肾肿物切除术,术后病理:肾嫌色细胞癌,嗜酸性变异型。2017 年 7 月因左肋下疼痛 3 级行 PET-CT 示:左第 5、6 肋见异常浓聚,T_5、T_7 轻度增高,提示骨转移。2017 年 8 月行恩度(重组人血管内皮抑制素)靶向治疗,1 周期后因发热等不良反应停药,同时改用依西美坦内分泌治疗,并继续在杨宇飞主任医师门诊处进行中西医结合治疗。但患者既往糖尿病、肾功能不全,用药较多,手足发麻、入睡困难困扰较久,遂来多学科肿瘤康复门诊就诊。

2. 主要问题　血糖波动(餐后血糖＞ 7.5mmol/L),偶有腰痛 1 级,手足麻木,下肢抽搐。

3. 中医四诊　食欲不振,纳差,乏力,入睡困难,大便干结;舌淡红,苔薄白,脉沉滑。

4. 既往史　10 年前胆囊切除术。3 年前甲状腺结节切除术,长期服用左甲状腺素钠片。高血压病史,目前服用厄贝沙坦。糖尿病病史,目前服用二甲双胍。

5. 个人史　无烟酒史。

6. 婚育史　已婚,育有 1 女 2 子。

7. 家族史　外甥女患有乳腺癌。

【相关检查】

2018 年 2 月 28 日,ALT 66.2U/L,AST 60.9U/L,TP 86.3g/L,CREA 91.32μmol/L,UA 556μmol/L,TRIG 1.89mmol/L,HDL-CH 1.02mmol/L。

2018 年 3 月 19 日,ALT 60U/L,AST 53U/L。

【诊断】

中医诊断　乳岩,肾癌;肝肾阴虚,痰瘀互结证。

西医诊断　右乳腺恶性肿瘤(乳头状癌,$T_1N_0M_0$,Ⅰa 期,Luminal B 型);左肾恶性肿瘤;骨继发恶性肿瘤;肝功能不全;高血压;2 型糖尿病。

【康复目标】

1. 近期目标　在内分泌治疗基础上,运用中药进行辅助抗癌,同时增加食欲,提高消化功能,缓解腰痛及手足麻木,辅助睡眠,改善精神状态;调整饮食,避免雌激素类食物,辅助控制血糖,保护肝肾功能,维持营养状态;平稳血糖水平,空腹血糖目标 6 ～ 8mmol/L,餐后血糖目标 6 ～ 10mmol/L,糖化血红蛋白(HbA1c)7% ～ 8%;通过指导患者用药减少多重用药,降低对肝肾功能的损伤,确保用药安全。

2. 远期目标　延长肿瘤无进展生存期及总体生存时间。

【多学科讨论】

1. 时间　2018 年 3 月 21 日。

2. 参加讨论人员　肿瘤科杨宇飞主任医师、药学部高善荣主任药师和赵宁主管药师、营养科张凡主管营养师、内分泌科邹本良主任医师、肾病科徐建龙主任医师。

3. 各学科观点

(1) 肿瘤科:患者 2014 年诊断为右乳癌行单纯切除,$T_1N_0M_0$,Ⅰa 期,为 Luminal B 型(HER-2 阳性),根据其术后分期、分型及受体检测,一般预后良好。有研究显示,不论是否给予辅助治疗,T_{1a-b} 期,Luminal B 型乳腺癌患者的 5 年 OS 率均超过 90%。本患者进行了积极化疗和内分泌治疗,但不幸的是2015年又发现左肾恶性肿瘤,2017年出现骨继发恶性肿瘤。且既往有高血压、糖尿病、胆囊切除及甲状腺切除史,合并疾病较多伴有肝肾功能不全,目前食欲不振,纳差,乏力,血糖波动,腰痛,手足麻木,下肢抽搐,入睡困难,便秘等诸多症状,严重影响患者生活质量,对其预后极其不利,因此发起了此次多学科肿瘤康复会诊。

乳腺癌的发生与情志关系甚密,肝主疏泄,喜条达,肝经过双乳,情志不畅而肝气郁结,气滞血瘀,肝脾不和,脾失健运则痰湿内生,气血痰凝则成乳岩;肾癌的发生亦与情志失调,肝气不舒,肾虚精亏有关,冲任隶属于肝肾,肝为气血之海,肾主骨生髓,肝肾不足,冲任失调则气血运行不畅,气滞血凝,患者久站腰部隐痛,休息可缓解,提示肝肾阴虚;患者入睡困难,夜3点方入睡,提示心神失养。患者年龄较大,体形消瘦,近一周乏力纳差,食欲不振,提示脾胃虚弱,正气不足。辨证为肝肾阴虚、痰瘀互结证,治疗以滋补肝肾,涤痰逐瘀为原则,以中药汤剂结合中成药、西药综合治疗。

(2)药学部:患者基础病较多,现规律服用左甲状腺素钠片、厄贝沙坦、二甲双胍、阿司匹林肠溶片、依西美坦、枸橼酸钙、骨化三醇。研究显示,同时服用6～10种药物时,其不良反应发生率为10%。患者目前存在肝肾功能不全的问题,且为激素受体依赖型肿瘤,因此用药需关注以下三个方面:①根据患者肝肾功能情况,协助医生调整用药品种或剂量,以提高用药安全性;②雌激素活性植物中药应权衡利弊,合理使用;③用药种类多,中西药合用,需合理制订用药时间,以减少药物相互作用风险。

(3)营养科:患者为激素依赖型乳腺癌,雌激素受体阳性,饮食中需尽量避免长期、大量摄入雌激素较高的食品及保健品,以配合内分泌治疗,达到抑制肿瘤细胞生长作用。另患者多重脏器功能不全,需饮食调整配合药物治疗,达到控制血糖、降低肝肾损伤的功效。目前患者体重虽控制在正常体重范围(BMI 23.2kg/m^2),但饮食以素食为主,缺少优质蛋白质,且因三餐进食量少,日常不禁水果及零食,因此血糖控制不佳。整体评估患者能量及蛋白质摄入存在不足,饮食结构不平衡,存在营养风险。

(4)内分泌科:调整血糖控制目标,加强血糖监测。结合患者自诉血糖水平和实际年纪(>60岁),治疗方案建议:①患者对血糖进行常规监测并进行记录,定期复查糖化血红蛋白,血糖控制目标为:空腹血糖(FBG)6～8mmol/L,餐后血糖(PBG)6～10mmol/L,HbA1c 7%～8%。②结合肾功能评估,调整用药,减少肾功能损害。建议停用二甲双胍,降糖药改用格列喹酮15mg,每日2次;监测血糖后,据实际情况调整用量,最大量为60mg,每日3次,一般使用45mg,每日3次。③建议复查甲状腺功能,结合检验结果调整左甲状腺素钠片的用量。

(5)肾病科:控制肌酐水平。治疗方案为:①结合检测结果调整用药。ALT及AST检查结果20天内有所下降(2018年3月19日较2018年2月28日检验结果),但数值仍然偏高,建议高血压药物可将硝苯地平即时片更换为缓释片(拜新同),停用厄贝沙坦,以减少肾损害。②建议做肾图监测肾功能,后结合监测结果调整治疗方案。

4. 多学科康复方案

(1)肿瘤科方案

方药1:柴胡6g,酸枣仁20g,鸡骨草15g,黄连6g,垂盆草15g,荔枝核10g,川牛膝10g,

桂枝 6g,赤芍 12g,川芎 6g,茵陈 15g。水煎服,日 1 剂,分 2 次服。

方药 2:为感冒方颗粒剂,感冒时停其他中药,服用本方。金银花 10g,桔梗 6g,苦杏仁 10g,芦根 10g,荆芥 6g,防风 6g,辛夷 6g,白芷 10g,柴胡 10g,黄芩 10g,连翘 10g,生甘草 6g,大枣 6g,桑叶 10g,菊花 10g,薄荷 6g,生石膏 30g,知母 6g。水煎服,日 1 剂,分 2 次服。

乳腺癌的发生与情志关系甚密,情志不畅而肝气郁结,脾失健运则痰湿内生,方中选用柴胡疏肝解郁,黄连清热燥湿,泻火解毒,垂盆草清热利湿,解毒消肿;冲任隶属于肝肾,为气血之海,肝肾不足,冲任失调则气血运行不畅,气滞血凝,患者久站腰部隐痛,休息可缓解,提示肝肾阴虚,以川牛膝补肝肾,强筋骨,逐瘀通经,引血下行,川芎合赤芍、鸡骨草、荔枝核活血行气散结,疏肝止痛,桂枝散寒止痛、通阳化气,茵陈清利湿热;患者入睡困难,夜 3 点方入睡,故予酸枣仁宁心安神。患者年龄较大,体形消瘦,近一周乏力纳差,食欲不振,提示脾胃虚弱,正气不足,为预防外感,故予感冒方颗粒剂进行预防。

(2) 内分泌科、肾病科及药学部结合患者情况,拟定以下西医用药方案:硝苯地平控释片 10mg,每日 2 次,口服;格列喹酮片 15mg,每日 2 次,口服;依西美坦片 25mg,每日 1 次,口服;左甲状腺素钠片 75μg,每日 1 次,口服(复查甲状腺功能后,据检验结果再做调整);阿司匹林肠溶片 100mg,每日 1 次,口服。

药学部建议调整用药指导:①硝苯地平控释片不可咬、嚼、掰开服用,其活性成分被吸收后,空药片会完整地经肠道排出。②食物会影响左甲状腺素钠的吸收,因此左甲状腺素钠片需在早饭前 30 分钟空腹服用;大豆、铁、钙、铝的药品或食物,需与左甲状腺素钠片间隔 4 小时以上服用。③阿司匹林肠溶片应饭前用适量水送服,对于出血体质、严重肾功能衰竭、严重心功能衰竭患者,禁止服用阿司匹林,服用阿司匹林期间需关注胃肠道出血情况。④依西美坦片,每次 1 片(25mg),每日 1 次,饭后口服,中、重度肝肾功能不全者慎用。⑤枸橼酸钙:心肾功能不全者慎用;枸橼酸属于尿液碱化剂,能增加水杨酸类的肾脏清除率,导致水杨酸盐血浓度降低,因此应与服用阿司匹林有一定时间间隔;其为钙制剂,与左甲状腺素钠片间隔 4 小时以上服用。⑥骨化三醇是维生素 D_3 的活性代谢产物之一,促进肠道对钙的吸收,应与钙制剂同时服用。⑦遵内分泌科建议格列喹酮片改为 15mg,每日 2 次,中午和晚上服用。结合内分泌科和肾病科建议,监测血糖、甲状腺功能、肾功能。

用药风险提示:①左甲状腺素钠可降低抗糖尿病药物的降血糖效果,开始服用该药物时,应经常监测血糖水平,如需要,应该调整抗糖尿病药物的剂量。②阿司匹林与硝苯地平合用可能导致毒性相加,有文献推测钙通道阻滞剂抑制血小板聚集,降低出血时正常的血管收缩反应,合用时应注意出血迹象,相应降低水杨酸类药物的剂量。

(3) 营养师予以营养指导,设定营养目标为一个控制(控制体重);两个增加(增加能量摄入、增加蛋白质摄入);三个监测(监测血糖、肝肾功能和体重)。建议:①结合内分泌科降糖药,三餐定时定量,指导患者合理分配热量及碳水化合物分布,增加膳食纤维摄入,辅助控制血糖。②膳食中控制蛋白质摄入总量,补充优质蛋白,确保优质蛋白质摄入 ≥50% 蛋白质总量。③避免可能含有雌激素的食物。建议不吃或少吃蜂产品、河产品(鱼、蟹等)、人工养殖产品(鸡、蛋等)、黄鳝、参及燕窝等补品。④建议控制钠盐摄入,保护肾功能。记录饮食日记,定期监测体重,定期复诊评估营养状况,及时调整治疗方案。

5. 多学科协作治疗经过

第一次复诊(2018年9月17日):患者精神较前好转,纳可,体重得以保持,体力有所增加。睡眠较前改善,便秘症状改善。腰痛频次减少,左肋疼痛消失。双足走窜性疼痛。舌淡红,苔薄白,脉沉滑。2018年9月5日复查,生化:GLU 6.5mmol/L,BUN 8.8mmol/L,Cr 101μmol/L,TC 2.13mmol/L。肿瘤标志物:AFP、CEA、CA724均无异常。B超示脂肪肝倾向,左肾偏小;右侧颈部结节,左侧乳腺无明显异常发现。

经肿瘤康复多学科评价,认为近期目标达到,患者食欲改善,进食有所增加,大便干结情况改善,腰痛频次减少,血糖控制平稳,肝肾功能不全未见恶化。医嘱:多学科治疗方案不变,中医方剂调整,每3个月复查生化,监测血糖及体重。

【随访】

患者地处京外,2020年因疫情影响未能到医院就诊。2020年7月14日,经与患者家属联系进行随访,得知患者病情稳定,精神状态良好,通过多学科门诊诊疗,患者疾病自我管理能力提升明显。患者保持食欲,进食量遵循医生建议,种类多样,体重保持平稳(61kg)。患者遵医嘱用药,服药后无不适,自诉血糖控制平稳,未提供具体血糖数值。患者左肾已切除1/3,1个月前在广州行右肾结石手术,手术成功,具体肝肾功能检测数据未提供。自诉无不适。

患者目前因疫情原因就诊困难,目前停用中药。停用后,睡眠状态比较差,入睡困难,夜3点方入睡。患者腰部隐痛加重,由1级加重至5级,久站后引起疼痛,休息可缓解,未服用镇痛药物。其症状与多学科协作诊疗症状无关。计划通过互联网远程诊疗与杨宇飞主任医师联系,调整中药治疗方案。

【讨论】

1. 协作组专家点评

肿瘤科许云主任医师:该患者为老年女性,右乳癌切除术,分期较早,雌激素、雄激素受体阳性,HER-2高表达,进行了规范化疗和内分泌治疗;左肾癌手术切除;骨继发恶性肿瘤;并发糖尿病和肾功能衰竭。目前出现骨痛、纳差、便秘、乏力、手足麻木、下肢抽搐等症。考虑乳腺和肾双原发肿瘤,与肝脾肾尤关,肝属木喜条达,肝肾同源,肾主骨生髓藏精,肝脾相克,造成气滞血瘀、痰湿凝聚、肾精亏虚,发为肿瘤。治疗以疏肝活血、涤痰祛湿、滋补肝肾为主,由于辨证准确,立法精准,用药合理,故而疗效较好。后期根据患者KPS评分对骨继发恶性肿瘤可以考虑活检,以明确细胞来源,做到有针对性地使用化疗、内分泌治疗、靶向治疗及免疫治疗等;骨痛明显可以考虑局部放疗和唑来膦酸等抗骨转移治疗。最终达到近期改善体质状况,提高生存质量,远期达到预防复发,控制转移,延长生存时间。

治未病中心张晋主任医师:患者是乳腺、肾双原发恶性肿瘤,乳癌术后化疗、内分泌治疗效果明显,肾癌肿瘤切除术后,骨继发恶性肿瘤,治疗过程中需在限制雌激素类食物基础上保证患者饮食均衡,营养充足,特别是兼顾维持体重及保持体力的目标,还需控制血糖及维持肝肾功能。过程中患者经过营养指导,体重保持较好,即使新冠疫情居家期间也没有出现大的波动。同时血糖、肾功能及相关肿瘤标志物指标维持良好。结合中医治疗,饮食选择平补,避免偏性食物"大补",主要以调节食物选择、进食安排,结合患者素食为主的饮食习惯,微调进食食物和进食量,达到控血糖、控肾功、补蛋白质的效果。

药学部高善荣主任药师:患者因存在多种慢性疾病,应用多种药物,虽都为专科基础用药,治疗过程中主要给予患者用药指导,调整用药时间及用量,从而减少药物对消化道的刺激作用及对食欲的影响,减轻肾脏负担,延缓病情加重,辅助控制血糖。治疗结果显示,患者肾功能保持较好,且血糖控制稳定,达到了用药调整的目的。

内分泌科邹本良主任医师:患者虽然空腹血糖水平略高,根据糖尿病治疗指南,结合年龄考虑,血糖控制目标可以适当放宽。同时考虑用药对肾功能损害,最终结合肾病科评估后调整控制血糖用药。

肾病科徐建龙主任医师:肾病科对各科室治疗方案中涉及用药进行了评估,结合患者肾功能水平,提供用药建议以减少对肾脏的损害。同时为营养治疗提供临床判断依据,体现了多学科互助、融合的特点,为患者后续保持良好肾功能提供保障。

2. 协作组组长点评

杨宇飞主任医师:患者是一个乳腺癌老年女性,我们首先制订的远期目标是带瘤生存,近期目标是保持良好的 KPS 评分 70 分以上,生活自理,维持正常体重,保持良好营养状况,减轻临床症状,同时避免药物毒性。患者治疗过程中,营养状况保持相对稳定,其治疗难点在于除肿瘤外,尚伴有多种疾病,如糖尿病、慢性肾功能不全等。从营养治疗角度讲,肿瘤治疗的目的是维持营养状况,而血糖的控制和肾功能的保持又增加了对碳水化合物和蛋白质摄入的限制,从而增加患者营养不良的风险。因此,为达到良好的治疗目的,我们在辨证论治汤药加中成药扶正祛邪的基础上,请求内分泌科和肾病科对患者的血糖及肾功能进行综合评估,营养师对患者营养状况进行评估,药学部对多重用药情况进行评估。通过综合评定明确治疗目标主次,营养师在此评定基础上,将营养治疗的主要目标定为避免营养不良状况,维持健康体重,同时结合血糖和肾功能测定水平,调整患者饮食模式及蛋白质摄入量,最大限度地保证营养摄入。实际治疗中,患者体重一直保持在正常范围,从而达成近期治疗目标。单纯的肿瘤内科治疗无法兼顾血糖调控、肾功能保护、营养维持、合理用药等多重需求,而多学科肿瘤康复协作提供了可行模式。

3. 名家点评

林洪生主任医师(中国中医科学院广安门医院):本例为晚期肿瘤,实施化疗、靶向治疗、内分泌治疗基础上,应用中药滋养肝肾,结合多学科综合治疗方案,持续改善相关症状,使患者生活质量提高,长期带瘤生存。截至最后一次随访,患者已经带瘤生存 6 年,体重维持在合理范围,体力保持正常,生活自理,且精神状态较好,对生活充满希望。此案体现出多学科诊疗模式在此类患者治疗中的作用,特别是在提高患者生活质量方面,展现了极大优势。

(张　凡　蔡　芳　王宪贝)

二十二、激素受体依赖型晚期乳腺癌化疗期严重副反应案例

【基本情况】

患者郑某,女,63 岁,身高 163cm,体重 63kg,BMI 23.7kg/m²,KPS 评分 70 分。

【案例背景】

此为一老年女性 Luminal A 型晚期乳腺癌患者。在经历了乳癌改良根治术后 5 年发现肺转移,化疗期间出现严重副反应,带来极大的痛苦和不适,并且化疗疗效欠佳。患者对治疗失去希望和信心,在家人的劝慰下寻至杨宇飞主任医师门诊处进行中医治疗。杨主任推荐其在多学科肿瘤康复门诊进行综合治疗。

【康复需求】

寻求中西医结合肿瘤治疗方案,在控制乳腺癌转移的同时,减少化疗带来的痛苦;通过中医治疗及多学科综合方法,改善目前不适症状,指导药物使用,改善肝功能及营养状况,调控血糖。

【发起者及需求】

1. 肿瘤科　控制肿瘤进展、延缓远处转移、延长生存期;结合患者体质,给予患者中医综合治疗手段,改善症状、调节体质。

2. 肝病科　给予患者保护肝功能的治疗和预防建议,预防进一步肝转移。

3. 药学部　给予患者用药指导,教会患者进行用药记录,从而实现合理用药。

4. 营养科　结合患者乳腺癌病情、目前食欲下降等不适以及糖尿病病史,为患者提供合理、可行、个性化的日常饮食营养建议。

【病史】

1. 诊治经过　2011 年 1 月患者自行触及左乳腺结节,后于 2011 年 1 月 10 日在温州某医院行左乳改良根治术,术后病理:左乳浸润性导管癌,最大直径 0.8cm,腋下淋巴结未见转移,乳头等未见癌浸润;免疫组化:ER(+),PR(+),HER-2(-),Ki-67(-)。术后分期:$T_1N_0M_0$,Ⅰa 期,Luminal A 型。术前肿瘤标志物 CEA 2.6ng/ml,CA15-3 15.9U/ml,CA19-9 13.7U/ml。2011 年 1 月 18 日开始行 TC 方案化疗(多西他赛 120mg+ 环磷酰胺 0.6g),末次化疗日期为 2011 年 5 月。化疗期间曾出现脱发及纳差,无明显恶心呕吐,曾因白细胞下降接受升白针治疗。化疗后口服来曲唑 1 片,每日 1 次,至 2017 年 3 月改为依西美坦 1 片,每日 1 次。后每 3 个月复查一次,肿瘤标志物及 B 超未见复发转移征象。2016 年 6 月发现 CEA 持续增长(25 ~ 62.9ng/ml),胸部 CT 提示左肺转移。2016 年 10 月 25 日行二代基因测序:PIK3CA、TP53、CDH1ERBE2、APOBEC1、TBXD 突变。2017 年 2 月行 PET-CT 发现左肺下叶基底段 1.5cm,SUVmax 5.2,考虑转移。2017 年 2 月 17 日行肺穿刺提示黏膜慢性炎症。2017 年 3 月 9 日行 4 周期化疗(单药顺铂),因骨髓抑制、纳差、头晕、乏力等不良反应难以耐受,2017 年 6 月 2 日改用 GX 方案(吉西他滨 1.4g+ 卡培他滨片 1.5g,每日 2 次),共行 2 周期,其间第二周期出现骨髓抑制、中度贫血,HGB 最低 60g/L。

2. 主要问题　饭后呃逆,口涎白黏且多,偶尔咳嗽,多白黏痰。

3. 中医四诊　神疲乏力,纳呆,无恶心呕吐,大便日 1 次,软成形,睡眠可。舌淡、无齿痕,苔黄;脉双关尺弱。

4. 既往史　糖尿病病史,血糖控制不佳。

5. 个人史　无吸烟饮酒史。

6. 婚育史　适龄结婚,育有一子。

7. 家族史　否认肿瘤家族史。

【相关检查】

2017 年 7 月 24 日,肿瘤标志物:CA125 55.3U/ml,CEA 90.5ng/ml(较上次增高);餐后 GLU 15.7mmol/L。

2017 年 7 月 29 日,餐后 GLU 13.2mmol/L,ALT 61U/L。

【诊断】

1. 中医诊断　内科癌病;脾肾亏虚、痰瘀内结证。

2. 西医诊断　左乳腺恶性肿瘤(浸润性导管癌,Ⅳ期,Luminal A 型);左乳癌根治术后;肺继发恶性肿瘤;肝功能异常;2 型糖尿病。

【康复目标】

1. 近期目标　制订中西医结合肿瘤治疗方案,缓解不适症状,纠正肝功能异常,改善营养状况。

2. 远期目标　延缓远处转移、延长生存期,改善生活质量,调节患者体质。

【多学科讨论】

1. 时间　2017 年 8 月 2 日。

2. 参加讨论人员　肿瘤科杨宇飞主任医师、肝病科张引强主任医师、药学部赵宁主管药师、营养科张凡营养师。

3. 各学科观点

(1) 肿瘤科:该患者是一例 Luminal A 型乳腺癌经根治术、术后辅助化疗及内分泌治疗后发现肺转移的Ⅳ期患者,目前治疗方案是吉西他滨联合卡培他滨化疗。分子分型为 Luminal A 型乳腺癌患者,由于肿瘤恶性程度及增殖程度相对较低,侵袭性较其他类型乳腺癌弱,疾病进展时可以先以解救内分泌治疗为主,如疾病快速进展或伴有内脏危象可以给予化疗方案。目前 CDK4/6 抑制剂在晚期 Luminal A 型乳腺癌也可以应用,临床试验显示具有较好的疾病控制率。中医治疗方面,在积极配合西医全身治疗方案的基础上,总体以疏肝和胃、化痰散结为主。此例患者伴有多种合并疾病,在中药治疗过程中还需要注重对肝功能的保护。

(2) 肝病科:恶性肿瘤患者伴有肝功能异常,需要排除与疾病本身及治疗相关因素,如肝转移导致的肝功能异常以及化疗药物所致的肝功能损伤。此例患者所使用的卡培他滨片,有临床研究数据表明可能对肝功能造成一定影响。如能排除上述可能性,则需要进一步排除原发性肝脏疾病,如病毒性肝炎,可以通过肝炎病毒筛查进行检测。恶性肿瘤患者如长期伴有肝功能异常,则会进一步影响治疗方案的选择,因此需要给予足够的重视。其他药物导致的肝损伤,如特定的中药、保健品等,也需要在治疗中以及与患者的沟通中进行宣教。

(3) 药学部:本例患者处于晚期乳腺癌积极化疗期,具有较多合并疾病,用药较为复杂,需要给予指导并帮助患者及其家属进行用药管理。患者口服化疗药卡培他滨期间,需注意用药时间及对不良反应的重视与预防。同时患者肝功能异常所需要口服的保肝药,以及 2 型糖尿病所需口服的降糖药,均需通过详细的用药指导进行个体化管理。

(4) 营养科:该患者在营养指导方面的需求主要是三个方面。首先,患者目前处于化疗期间,存在食欲不佳等化疗所致消化道反应问题,因此需要从这一方面对患者的饮食方式以及改善食欲方面进行指导。其次,患者伴有糖尿病,需要通过计算患者每日所需热量给予糖尿病相关的膳食建议指导。最后,患者本人及家属希望得到有关乳腺癌相关饮食禁忌的指导,需要从西医及中医的角度给予介绍。

4. 各学科方案

(1) 肿瘤科

1)西医治疗方案:化疗期建议停用内分泌药物。

2)做 PET-CT 再次确认转移病灶,如果单发肺部病灶,可考虑手术和放疗。

3)建议家属将 CEA 指标按时间做成动态曲线,作为疾病监测指标。

4)控制血糖为目前治疗关键,测 7 段血糖,以及糖化血红蛋白;高血糖与癌症紧密相关,控制血糖,积极运动和控制饮食。

5)中药治疗以健脾理气、柔肝散结为主,具体如下:姜半夏 10g,陈皮 10g,太子参 30g,茯苓 10g,炒白术 10g,炙甘草 10g,炒神曲 10g,炒谷芽 10g,炒麦芽 10g,焦山楂 10g,砂仁 6g,鸡内金 10g,火麻仁 10g,阿胶珠 10g,黄连 6g,荔枝核 10g。水煎服,日 1 剂,分 2 次服。

(2) 肝病科

1)定期复查全面肝功能。

2)排除病毒性肝炎。

3)积极复查肿瘤标志物,做腹部 CT 检查,监测肿瘤转移。

4)保肝治疗:水飞蓟素胶囊 140mg,每日 3 次。

(3) 药学部

1)建议做用药记录(记录表),以便后续治疗。

2)依西美坦需要在饭后服用;水飞蓟素需要饭前服。

3)中药自煎,建议两煎后兑起来浓缩到 100ml,便于服用,服用汤药前不吃辛辣;不建议吃无鳞鱼,可以食用有鳞鱼。

4)建议用血糖记录表。

(4) 营养科

1)鱼的问题:养殖过程中可能含雌激素,不建议吃泥鳅、鳝鱼、鲶鱼。

2)关于蛋糕问题:可以吃,但是量不能大,尤其是黄油、奶油、不饱和脂肪酸。

3)建议烹饪方式以蒸煮为主,因煎炸油温过高会产生致癌物质多环芳烃,蒸煮食物可以减少致癌物质的产生。建议选用富含多不饱和脂肪酸的油进行烹调,并控制烹饪时的油温。

4)建议多吃蔬菜,比如十字花科,选择应季果蔬,血糖不平稳期可暂时不吃水果。

5)肉类:腌制类少吃,猪肉建议瘦肉,并且尽量为有机排酸猪肉。

6)豆制品:有研究显示,食用大豆并不影响乳腺癌的复发,并可能对乳腺癌患者有潜在保护功能。所以乳腺癌患者能吃豆制品,用量遵循《中国居民膳食指南(2022)》即可(每日 25g 大豆或相应分量的豆制品)。

7)营养补充剂:需要慎重,一些营养补充剂中含有大豆提取品;蜂王浆、雪蛤、燕窝等补品由于可能含有动物性雌激素,建议少吃或不吃。

8)蛋类:建议每日一个,以柴鸡蛋类为首选。

【随访】

末次就诊:2017 年 8 月 17 日。

检查 PET-CT 示:左肺下叶背段结节 1.6cm×2.2cm,SUV 8.64,左肺门淋巴结 SUV 3.86。腹部小肠内和乙状结肠内多发代谢性增高,最大 SUV 5.39;2017 年 8 月 10 日复查 CA125 77U/ml,CEA 107ng/ml,CA153 正常。乙肝五项未见异常。症状:口水多而白,其他无感觉异常。饮食睡眠可,大便因水土不服不成形 2 日,在家日 1 次成形,夜尿 1 次。平素易呃逆,饭后频繁。

末次随访:2020 年 8 月 30 日。

目前情况:患者因病情进展于 2020 年初去世。

多学科门诊获益及体验:患者家属(曾陪同患者就诊多学科门诊)表示,患者在多学科门诊后,对自己疾病的情况更加了解,在疾病已经出现进展的情况下,患者的症状、情绪得到了一定程度的稳定,并维持了一段时间,因此对多学科门诊的形式表示满意和感谢。

【讨论】

1. 协作组专家点评

肿瘤科许云主任医师:对于晚期乳腺癌患者而言,由于内脏转移带来的症状负担较重,同时由于乳腺癌患者的心理特点,往往伴有抑郁情况。因此,尽管此例患者为晚期病例,仍然存在康复的必要性。针对本例患者而言,Luminal A 型晚期乳腺癌患者相对而言生存时间较长,因此如何通过中西医结合的多学科康复帮助患者实现具有较高生存质量的生存期是康复过程中的首要目标。此外,该患者伴有多种合并疾病,因此对于这些合并疾病的合理、整体管理与控制对于其恶性肿瘤的治疗及预后具有积极意义。而以疏肝散结为主要治则的中医综合治疗手段则将上述目标进行了有机结合。上述问题均为此类晚期乳腺癌患者在康复中面临的问题,可以通过对本例患者诊治经验的梳理与总结提供良好借鉴。

肝病科郭朋主任医师:肝脏是主要的药物代谢器官,在恶性肿瘤化疗过程中,随着各种各样的抗肿瘤药物,还有分子靶向药物在临床的广泛使用,肝脏经常遭受药物损害。临床上常用的检测肝脏功能的指标为转氨酶、碱性磷酸酶、胆红素、血清白蛋白和凝血时间。这些指标从不同方面客观反映了肝脏活性。急性药物性肝损伤发生率约为 90% 以上,多发生于给药后 5~90 天。急性肝损害临床表现多为转氨酶升高 >3 倍正常值,或血清胆红素升高 >2 倍正常值(黄疸),伴疲劳、恶心、呕吐,右上腹痛或压痛,发热,皮疹等,急性肝损伤多在化疗后 1 周内多见。慢性药物性肝损伤不足 10%,多发生于停药后 3 个月。慢性肝损害如肝纤维化、脂肪性病变、肉芽肿形成。在肝损害发生后,应停用致病药物、加强支持治疗,如卧床休息,密切监测肝功能指标等。停用肝损伤药物如化疗和靶向治疗药物,还包括平时较常用到的止疼药、退烧药、抗结核药、部分消炎药等。应用保肝药物、抗过氧化、解毒、改善肝脏微循环、抗炎等。饮食营养方面,以优质蛋白质、高维生素、低糖、低脂肪饮食为主,优质蛋白质包括蛋、奶、瘦肉、鱼肉、豆制品等,能够为肝脏修复提供必需的能量,维生素特别是 B 族、C 族能够促进肝脏细胞修复,而低糖、低脂肪饮食则是为了减轻肝脏代谢负担。饮酒者应严格戒酒,酒精的代谢产物有肝毒性,会加重肝脏损伤,所以一定要严格控制酒精摄入。

治未病中心张晋主任医师:中西医结合指导下的多学科肿瘤康复门诊对这样一位患者而言确实有着十分重要的作用和意义。营养治疗目前已提升为肿瘤的一线治疗方法,在科学评估基础上,给予患者综合指导。膳食营养评估、心理康复指导以及运动和功能康复训练是一体的,总体以疏肝理气为主,兼以健脾补肾,使患者在有限的生存时间内获得更好的生活质量。

2. 协作组组长点评

杨宇飞主任医师:狭义的肿瘤康复所面向的人群是经过根治手术及治疗的恶性肿瘤患者,然而广义的肿瘤康复人群则包括了从诊断直至生命结束的所有癌症患者以及他们的照顾者、家人等。因此,本团队提出全程肿瘤康复理念,不仅对早中期癌症幸存人群实现功能康复、症状改善以及肿瘤复发转移的预防,还要对晚期肿瘤患者提供综合康复方案,帮助他们实现症状管理、获得更好的生活质量、延长有效生存时间。本例晚期乳腺癌患者便是如此。同时,积极的中西医结合康复方案还能针对患者病情及合并疾病进行管理,有助于患者得到更多的治疗机会。

3. 名家点评

林洪生主任医师(中国中医科学院广安门医院):本案例具有一定特色,晚期恶性肿瘤患者的主要治疗目标是改善生活质量、延长生存时间。针对晚期肿瘤患者的康复是不是就没有意义? 从这例患者的诊疗过程中可以看出,中西医结合多学科康复门诊帮助患者解决了饮食、用药,特别是合并疾病如肝功能损伤等问题的困扰。帮助患者和家属在有限的时间和条件下得到了综合医疗资源的支持,为患者的生存质量提高和生存时间延长争取了更多机会,节省了为寻求各种医疗资源奔波所付出的代价,值得推广与借鉴。

(孙凌云)

二十三、宫颈癌术后辅助化疗期乏力、眠差、下肢水肿案例

【基本情况】

患者吴某,女,40 岁,身高 159cm,体重 40kg,BMI 15.8kg/m²,KPS 评分 80 分。

【案例背景】

吴女士虽然刚刚 40 岁,但已经与癌症斗争了 4 年多。4 年来经历了意外被确诊宫颈癌的打击,术后复发的打击,再手术再复发的打击。患者自觉肿瘤疾病对自身影响极大,虽正值壮年,但性格内向,情绪消沉,谈吐中透露出缺乏自信,但依然抱有对生活的美好向往,对于未完成的事业及生活充满极大憧憬。杨宇飞主任医师在使用口服中药对抗肿瘤转移复发的同时,对患者睡眠障碍产生的焦虑抑郁状态及术后并发症尤为关注,因此在征得患者同意之后启动多学科肿瘤康复门诊。

【患者需求】

希望通过多学科康复会诊,缓解乏力、腹胀、睡眠障碍和下肢肿胀等症状;预防肿瘤的复发和转移;提高生活质量。

【发起者及需求】

本例多学科肿瘤康复发起者为肿瘤科。

需求:通过多学科协作,为患者寻求最佳的肿瘤康复及治疗方案,缓解乏力、腹胀、睡眠障碍和下肢肿胀等问题,改善生活质量,延长生命周期。

【病史】

1. 诊治经过 2015年患者因接触性宫颈出血,查人乳头瘤病毒(human papilloma virus,HPV)阳性(具体不详);病理:宫颈癌Ⅰa期;行宫颈锥形切除术。2016年1月复查发现复发,行根治术,肿瘤大小1.5cm×1cm×1cm;术后病理为浸润性鳞状细胞癌(中分化),深度大于2/3宫颈纤维肌壁,淋巴结未见转移(0/14);肿瘤标志物无异常。2019年4月体检,病理示部分阴道残端鳞状细胞癌P16(95%+),CK7(60%+),Ki-67(60%+),P63(95%+)。2019年4月B超提示术区残端占位性病变,考虑术后肿瘤复发。HPV16弱阳性,HPV56阳性;胸部CT,B超肝胆胰脾肾、输尿管、膀胱均未见异常。2019年5月,开始同步放化疗,DT放疗:2 520cGy/14F,静脉化疗1周期:紫杉醇210mg,第1天+顺铂40mg,第1～3天。化疗期间,第1～7天出现恶心呕吐,脱发严重;血常规WBC $3.0×10^9$/L;PLT $113×10^9$/L;HGB 97g/L。2019年7月15日患者因乏力,食欲差,眠差,便秘,尿频尿急伴左侧下肢自觉肿胀到肿瘤科杨宇飞主任医师处就诊。

2. 主要问题 放化疗期间出现乏力、腹胀、睡眠问题和下肢肿胀等不适症状。

3. 中医四诊 乏力4级2月余,平素腹胀,尤其是饭后腹胀明显,呃逆,口苦,食欲差;眠差,易醒,醒后难以入睡;大便3～4日1次,成形,夜尿2～3次;舌淡苔薄,舌尖红,脉细弱。

4. 既往史 剖宫产1次。

5. 个人史 14岁月经初潮,平素月经规律。

6. 婚育史 流1,产1,孕1女。

7. 家族史 否认家族遗传史。

【诊断】

1. 中医诊断 内科癌病;肝郁脾虚、痰瘀内结证。

2. 西医诊断 子宫恶性肿瘤术后复发。

【康复目标】

1. 近期目标 对患者进行心理疏导,减轻患者心理压力,消除不良的心理反应,帮助其建立积极乐观的心态,增强战胜疾病的信心。改善患者目前的乏力、腹胀、睡眠障碍和下肢肿胀等问题。

2. 远期目标 控制肿瘤疾病进展;提高患者生活质量,延长生命周期。

【多学科讨论】

1. 时间 2019年12月3日。

2. 参加讨论人员 肿瘤科杨宇飞主任医师、营养科张凡营养师、药学部赵宁主管药师、康复医学科庄威主治医师。

3. 各学科观点

(1)肿瘤科:紫杉醇加顺铂化疗方案,患者不适症状严重,建议减少化疗剂量,顺铂改为卡铂;中药辅助治疗以增效减毒、增强体质;嘱吃药前食用米汤护胃,无饮食及雌激素禁忌。

(2)康复医学科:患者为中年女性,乏力4级,饭后腹胀、呃逆、口苦,此为脾胃有失,运化无力所致;另患者眠差,易醒且不易再入睡,建议以和胃调中、补气和中为治疗原则。查体患者下肢水肿,测围度具体如下:踝上1cm处,左20.5cm、右20cm;小腿最隆起处,左31cm、右28.5cm;膝关节处,左35.5cm、右34.5cm;膝上5cm处,左41.7cm、右38.8cm;膝上10cm处,左56cm、右55cm;大腿根处,左57.6cm、右56.6cm。可见患者左侧下肢围度明显高于右侧,围度相差最多的两个部位为小腿最隆起处和膝上5cm处,分别多于对侧8.8%和7.5%。因此,我们的康复方案总体围绕这两个部位开展。近期目标:改善消肿症状及下肢循环。远期目标:改善身体机能,提高睡眠质量,提高生存质量。

(3)药学部:对患者用药过敏史、既往用药情况等进行梳理,患者化疗方案中紫杉醇和顺铂均有常见不良反应。《2015年NCCN宫颈癌临床实践指南》认为卡铂、紫杉醇(2A类)与顺铂、紫杉醇用于转移或复发性宫颈癌时疗效相当,而前者可提高耐受性、便于毒性反应的管理。因此,建议患者在化疗时用卡铂替代顺铂。

患者在化疗期间给予用药教育:用药过程中,需加强用药监护。应密切观察用药反应,发现异常,立即停药,采用积极救治措施。化疗期间及化疗后注意手脚末梢组织保暖,避免严重的末梢神经组织伤害。建议化疗期间及化疗后增加扶正气和改善腹胀、睡眠障碍的中药汤剂,帮助改善患者疲乏、腹胀和睡眠不佳的状态。给予患者服药禁忌教育,注意服药与饮食要间隔半小时左右。服药期间禁食生、冷、辣、凉及引起胃肠胀气的食物和刺激性食物,并记录食用后引起不适的食物种类,尽量少吃或不吃。

(4)营养科:患者体形消瘦,BMI 15.8kg/m²,体重偏轻。患者自诉食欲差,平素腹胀,尤其进食后腹胀加重、呃逆、口苦。经营养评估,患者经口营养摄入不足,建议少食多餐,通过加餐来增加整体摄入量。加餐可选择水果或富含热量的坚果,结合自己饮食习惯进行调整。增加优质蛋白摄入,优先选择鸡蛋、乳制品、鸡肉、鱼肉、大豆类等优质蛋白来源,尤其以易消化的鸡肉或鱼肉为主。必要时考虑用标准型肠内营养粉加强营养支持。注意定期复查生化,进行人体成分分析,监测患者体重及肌肉流失情况。近期目标为保持现有体重,防止体重进行性下降。远期目标为增加患者体重至理想体重范围,维持良好营养状态。

4. 多学科康复方案

(1)肿瘤科治疗方案:姜半夏6g,陈皮6g,醋鸡内金6g,炒三仙6g,炒谷芽6g,太子参15g,茯神6g,生白术6g,佛手6g,香橼6g,玫瑰花6g,代代花6g,砂仁(后下)6g,酒女贞子6g,墨旱莲6g,炒酸枣仁15g,木香3g,盐补骨脂6g,生菟丝子6g,阿胶珠6g。水煎服,日1剂,分2次早、晚温服。

(2)康复医学科治疗方案

1)穿戴单侧全腿弹力袜,抬腿交叉足训练,每日3组,每组30次,并进行中药足浴及腿浴治疗。

2)早中晚分3次进行快走运动,每日步数控制在7 000步以内或微微出汗为宜。

3)艾灸:以肚脐为圆心,5cm为半径的圆面积范围内进行艾灸治疗,改善脾胃功能,提升患者体质。

4)建议患者以自身体力为度,坚持中医功法八段锦,以左右开弓似射雕和摇头摆尾去心火两节为主,每日 2 次,每次 20 分钟,辅助增强体质。

(3) 药学部康复方案:患者无用药过敏史。既往用药如下:

顺铂:①严重肾功能不全、骨髓功能减退、脱水、水痘、带状疱疹、痛风、高尿酸血症等情况禁用。②使用期间需充分水化(静脉滴注水化,或大量饮水,每日 2 000 ～ 3 000ml),以降低肾毒性。③本药可能升高血尿酸水平,与抗痛风药物合用时需调节抗痛风药的剂量。④本药化疗后至少 3 个月方可接种疫苗。⑤本药治疗过程中避免牙科操作,因为该操作可能导致微生物感染的发生率增加、伤口愈合延迟和牙龈出血。⑥定期监测肝肾功能、血常规、电解质及听力等。

紫杉醇:①与铂化合物联用时,应先用紫杉醇(如本药于顺铂后给予,可使本药的清除率降低 33%,并产生更严重的骨髓抑制)。②监测肝肾功能、血常规。③用药前后及用药期间监测有无过敏反应、心血管异常、感觉神经病变、骨髓抑制、胃肠道刺激等。

吡哌酸:①严重肝肾功能不全者慎用。②为减少胃肠道刺激,请与食物同服。③用药期间应避免食用含咖啡因的食物,因含咖啡因的食物(如咖啡、巧克力、茶)可能引起震颤、心动过速、低血压、失眠等症。④长期用药可能会影响肝肾功能,需定期监测。⑤H_2受体阻滞剂(西咪替丁、雷尼替丁)、含多价金属离子的药物(如碳酸钙、硫酸镁)可降低本药药效,如需同用,至少间隔 2 小时。

5. 多学科协作治疗经过

2019 年 12 月 17 日门诊,刻下:乏力 4 级,便秘、尿频尿急均转佳。偶有易醒,醒后难以入睡,大便 1 ～ 2 日 1 次,成形,夜尿 1 次,无发热、咳嗽、乏力、腹泻等不适症状。四诊:面有泽,舌淡苔薄,脉细略数。KPS 评分 80 分。

患者下肢肿胀的原因可能是手术损伤盆底肌周围软组织及淋巴组织,导致下肢淋巴等回流受阻造成。建议患者进行相应下肢淋巴康复,包括手法引流,梯度压力和下肢肌肉训练,以防下肢出现肌肉萎缩,加重患者乏力及肿胀。利用艾灸等疗法可有效改善患者便秘、乏力、睡眠不佳等亚健康状态,在减少药物所致肝肾代谢损伤的同时,提升身体机能,恢复正气。

【随访】

1. 2020 年 3 月 3 日

(1) 一般情况:患者乏力有所减轻,目前为 2 级,运动后稍有乏力,腹胀、睡眠问题均有好转,自觉精气神较前有很大改善,可较好完成日常活动,自述下肢肿胀问题较前也有所改善,肿胀感程度和频率均有所下降,只有在前一天大强度活动后才会出现肿胀感,以大腿为主。

(2) 查体:患者双侧下肢围度。具体数值如下:踝上 1cm 处,左 20.5cm、右 20cm;小腿最隆起处,左 33.5cm、右 32cm;膝关节处,左 36cm、右 35cm;膝上 5cm 处,左 39.5cm、右 39cm;膝上 10cm 处,左 54cm、右 54.5cm;大腿根处,左 56cm、右 56cm。患者双侧下肢围度趋于均衡;和之前比较,小腿最隆起处和膝上 5cm 处,左侧分别多于右侧 4.7% 和 1.3%,相较之前的 8.8% 和 7.5%,有很大改善。

2. 2020 年 9 月 17 日　患者一般情况可,已经将主动康复纳入日常生活中,规律锻炼,目前自觉下肢肿胀症状已经消失,肌肉力量较前增强,乏力情况明显减少,睡眠佳,纳食可,对生活充满信心。

【讨论】

1. 协作组专家点评

肿瘤科杨宇飞主任医师:患者为宫颈癌,肿瘤科专家建议化疗药用卡铂代替顺铂,以减少不良反应的发生,同时开具中药汤剂辅助治疗。药学专家指导患者合理饮食与服药,注意饮食禁忌,帮助患者遵从用药医嘱。营养专家针对患者极度偏瘦的情况,制订合理的营养方案,改善乏力、睡眠等临床症状,避免患者过快进入恶病质状态。康复医学科专家为患者制订康复及中医非药物方案。患者坚持康复与治疗后,临床不适症状明显好转。

治未病中心张晋主任医师:良好的营养状况是保证肿瘤治疗得以实施的前提。此案患者因放化疗引起恶心、呕吐、食欲减退等营养相关性症状,最直接的后果就是体重减轻,日趋乏力,进而影响患者后续治疗及临床结局。通过增加营养摄入,患者在增加康复锻炼的基础上,有效保持体重及肌肉比重,提高了身体免疫力,恢复了自身正气。

康复医学科肖京主任医师:以缓解患者双腿水肿症状,改善下肢循环为主,具体方案为穿戴弹力袜,早中晚 3 次快走运动,艾灸腹部,做八段锦等。

2. 协作组组长点评

杨宇飞主任医师:中医认为宫颈癌多由脏腑虚损、冲脉失约、带脉不固、邪毒瘀阻血络和痰湿内结胞宫所致,与肝、脾、肾关系密切。患者极度消瘦,本就素体不足,可导致五脏虚弱、阴阳失调、气血运行不畅或失常、冲脉失约、带脉不固而发病。宫颈癌是发生于子宫颈阴道部及子宫颈管上皮的恶性肿瘤。HPV 的持续感染被认为是宫颈癌发病的重要原因。患者 HPV 阳性,与其宫颈癌的发病关系密切。HPV 病毒是小 DNA 病毒,主要侵犯鳞状上皮的基底层细胞以及位于宫颈转化区的化生细胞,引起鳞状上皮内病变和癌病。患者在坚持术后化疗的同时,选择肿瘤多学科康复门诊,采用中西医结合治疗,依从性强,疗效较好。

3. 名家点评

林洪生主任医师(中国中医科学院广安门医院):宫颈癌是我国妇女的主要恶性病种之一,近年来,发病率有抬头趋势。虽然宫颈癌根治率较高,但对于绝经前妇女,如何在根治术后解决好因提前进入围绝经期带来的健康问题,及手术引起下肢水肿的副作用问题,是宫颈癌康复面临的重要问题。多学科肿瘤康复门诊团队针对患者的不同治疗阶段,为患者提供多学科肿瘤康复指导和帮助。特别是利用双侧下肢围度数据作为评估依据,增加下肢主动康复运动强度,激发患者自稳状态,降低药物等干预方法的副作用,提升身体机能,开创了一个很好的治疗模式,值得推广。

(庄 威 王宪贝)

二十四、卵巢浆液性腺癌姑息术后营养不良案例

【基本情况】

患者马某,女,58 岁,身高 163cm,体重 44kg,BMI 16.6kg/m²,KPS 评分 60 分。

【案例背景】

患者为老年女性,右侧卵巢浆液性腺癌(Ⅲc)术后6年,术后3年腹腔多发转移,右半结肠组织、肠周系膜及浆膜下结缔组织间可见癌组织,行盆腔肿瘤减灭+右半结肠切除+回肠造瘘术后3年,四线化疗进行中。患者长期多周期化疗引起身体多处不适,包括不欲饮食、消瘦、乏力、腹部胀痛、双下肢麻木等。患者期望通过多学科康复门诊寻求综合性治疗方案,改善目前身体不适症状,支持患者度过后续化疗。

【患者需求】

希望通过治疗,尽可能改善目前身体上的不适,包括乏力、腹部胀痛、双下肢麻木等;保持生活自理状态,减少对家人的依赖,减轻家庭负担。

【发起者及需求】

本例多学科肿瘤康复发起者为肿瘤科。

需求:通过多学科协作,解决手足发麻、慢性肾功能不全、贫血等问题。改善临床症状,提高带瘤生存时间;外科指导造口护理,预防造口感染和造口疝;营养科指导饮食摄入,确保日常营养支持,改善患者营养状态;药学部指导患者用药,避免潜在的药物毒副反应;康复医学科指导患者进行适量的体能训练,帮助患者保持良好的体能状况,改善手足麻木症状。

【病史】

1. 诊治经过　2014年5月患者因腹胀于当地入院检查,经腹部CT、彩超、核磁及肿瘤标志物(CA153 65U/ml,CA125 174U/ml)等检查,诊断为右侧卵巢恶性肿瘤。于2014年5月行"卵巢癌肿瘤减灭术"(全子宫+双侧附件+大网膜+阑尾切除术+盆腔淋巴结清扫术)。术后病理结果示浆液性腺癌,淋巴结转移(3/14),免疫组化Ki-67 40%,诊断为右卵巢浆液性腺癌Ⅲc期。术后2014年6月至12月进行化疗,TC方案:紫杉醇+卡铂×6周期,化疗期间骨髓抑制Ⅱ度(WBC 2.0×10⁹/L)。2015年12月复查CA125升高。2016年1月再次使用TC方案×5周期,因发热不耐受更换化疗方案为TP方案(紫杉醇+顺铂)×2周期,实施后复查CA125正常。2017年6月患者再次因腹胀入院,考虑"肠梗阻",复查CA125升高(1 900U/ml)。2017年8月全麻下行剖腹探查+盆腔肿瘤减灭+右半结肠切除+回肠造口术,术后病理检查结果示,右半结肠组织、肠系膜及浆膜下结缔组织间可见癌组织,淋巴结未见转移(0/9),免疫组化雌激素受体(ER):70%。2017年9月采用多西他赛+顺铂×6周期进行化疗,其间出现骨髓抑制Ⅱ度,手足麻木8级。2018年11月采用六甲蜜胺×6周期治疗(2粒/d,第1天至21天),复查CA125正常。2019年9月患者复查CA125再次升高。2020年1~2月,患者口服依托泊苷×2周期,维持性治疗,复查CA125仍高(760U/ml)。2020年3月更换化疗方案,改为GP方案(吉西他滨+顺铂)×7周期,化疗期间出现骨髓抑制Ⅱ度(WBC 2.0×10⁹/L),Cr 130μmol/L,末次化疗后复查CA125偏高(110U/ml),CT示双肺结节(最大径0.4cm),骨髓抑制Ⅲ度(HGB 66g/L)。2020年8月,血常规及肝肾功能检查提示:WBC 3.5×10⁹/L,PLT 98×10⁹/L,Cr 90μmol/L。患者2020年9月1日就诊于中国中医科学院西苑医院多学科肿瘤康复门诊。

2. 主要问题　卵巢浆液性腺癌(Ⅲc)术后6年3个月,腹腔多发肿瘤术后3年,四线化疗后,全身乏力5级,双下肢麻木7级,伴腹胀腹痛,造口排稀水样便,乏力、不欲饮食,眠可、多梦。自诉近 3 个月体重稳定。

3. 中医四诊　神倦乏力,面白少华,腹胀不思饮食,睡眠稍差,夜尿频,3～4 次/晚,腹部见造口,护理良好,排出稀水样便,触诊无压痛及反跳痛,舌淡红,少苔,脉细弦略数。

4. 既往史　无。

5. 个人史　无烟酒史。

6. 婚育史　适龄结育,育 2 子。

7. 家族史　1 兄患胰腺癌去世。

【诊断】

1. 中医诊断　内科癌症;肝肾不足,痰瘀内阻证。

2. 西医诊断　卵巢恶性肿瘤(浆液性腺癌)术后;肺继发性肿瘤;结肠继发性肿瘤;慢性肾功能不全;贫血(混合型)。

【康复目标】

1. 近期目标　改善患者临床症状,减轻乏力、双下肢麻木、腹痛、胁痛等症状,缓解身体不适,维持肾功能,改善贫血状态。

2. 远期目标　延长无瘤生存期,提高生存质量。

【多学科讨论】

1. 时间　2020 年 9 月 1 日。

2. 参加讨论人员　肿瘤科杨宇飞主任医师、药学部赵宁主管药师、营养科张凡营养师、康复医学科庄威主治医师、外科贾小强主任医师。

3. 各学科观点

(1) 肿瘤科:该患者为晚期卵巢癌(ER 70%,Ki-67 40%)四线化疗后,该病五年生存率仅为 30%,本患者治疗的近期目标为改善临床症状,远期目标为提高无瘤生存期。因长期应用含铂类化疗方案引起肾毒性,导致肿瘤化疗相关贫血。同时,患者 2014 年即诊断为肿瘤,经受肿瘤细胞对患者机体的慢性消耗及长期营养不良引起的消瘦、贫血等,患者现出现乏力 5 级和双下肢麻木 7 级,肿瘤内科予中药汤药,旨在抗肿瘤和改善临床症状。结合患者目前身体状况及各项检测指标结果,建议暂停化疗,进行外周血或肠、卵巢病灶组织的二代测序(next-generation sequencing,NGS),待检测结果出来后,再确定新的治疗方案。同时需要结合药学部、营养科等相关科室意见,为患者制订综合方案。

(2) 外科:患者目前回肠造口状态。因曾出现肠梗阻,且经常性腹胀,当前外科方面的康复问题主要是预防肠梗阻发作。康复要点包括以下几个方面:第一是饮食调适,少食多餐,进食清淡、易消化、寒温适宜、富有营养食物;切忌暴饮暴食,忌食寒凉刺激性食物。第二是保持好大便通畅,每日按时蹲厕大便,切忌强忍大便,如数日无大便,必要时在医生指导下服用缓泻剂。第三是保持心情舒畅,切忌大喜大怒,遇事冷静。此外,应做好造口护理,避免皮肤感染或造口旁疝。

(3) 药学部:患者雌激素受体阳性,用药方面需避免富含雌激素的中草药。但因患者化疗后骨髓抑制,长期服用血速升颗粒、芪胶升白胶囊、利可君,同时服用甲钴胺和中草药汤剂。因血速升颗粒和芪胶升白胶囊均含有当归、淫羊藿,两者都含有雌激素,因此不建议该患者继续使用此类药,建议更换为其他药物。

(4)营养科:患者罹患晚期癌症,目前 BMI 16.56kg/m²,体重偏轻。虽然目前尚未出现恶病质,但需在饮食摄入上进行调整,避免出现严重的营养不良。经对患者饮食评估,目前的问题是:①饮食摄入存在一定不足,仅为目标摄入量的 62% ~ 75%,长此以往会导致营养状况的恶化;②患者平素喜食素食,优质蛋白质摄入不足,长期易造成蛋白质营养不良,不利于免疫调节;③患者雌激素受体阳性,需在饮食中注意避免富含雌激素食物。但患者存在肾功能不全,补充优质蛋白的同时需要注意控制蛋白质摄入总量,避免增加肾脏负担。

(5)康复医学科:康复目标为改善乏力、手足麻木等症状,提高体力。现阶段患者存在上下肢肌力减弱(5-),四肢麻木、周身无力,日常运动量较少,活动稍受限。查体:患者闭目难立征(+),指鼻试验(+),轮替试验(+),精细活动欠规整,需整体规划康复运动。

【多学科康复方案】

1. 以肿瘤内科为主进行辨证论治,结合药学部用药指导,去除当归、淫羊藿等富含雌激素药物,规范用药。

方药 1:熟地黄 10g,生地黄 10g,茯苓 10g,山药 10g,泽泻 10g,牡丹皮 10g,炒酸枣仁 15g,炒山楂 10g,川牛膝 10g,怀牛膝 10g,生黄芪 30g,桂枝 6g,赤芍 12g,地龙 6g,麸炒神曲 10g,阿胶珠 10g,党参 10g,麸炒芡实 10g,金樱子肉 10g,生白术 10g,炒谷芽 10g,炒麦芽 10g,醋鸡内金 10g。水煎服,日 1 剂,每日 2 次,早、晚服用。

方药 2:金银花 10g,桔梗 6g,炒苦杏仁 10g,芦根 10g,荆芥 6g,防风 6g,辛夷 6g,白芷 10g,柴胡 10g,黄芩 10g,连翘 10g,生甘草 6g,大枣 6g,桑叶 10g,菊花 10g,薄荷 6g。日 1 剂,每日 2 次。本方为感冒方颗粒剂,感冒时停其他中药,服用本方。

2. 外科指导日常造口护理,要求患者:①及时清理造口袋内排泄物,不宜超过造口袋容量 1/3;②及时更换造口袋,每日严密观察,有渗漏迹象立即更换,无渗漏时造口袋更换不宜超过 5 天;③避免过于增加腹压,行走时佩戴腹带,并定期到造口门诊复诊。

3. 遵循营养治疗原则,由营养师进行日常饮食指导,以化疗期间保持体重为目标,化疗后力争 3 个月内增加体重 2kg,另增加优质蛋白质摄入量。建议:①改变进食模式,少食多餐,增加饮食摄入量,必要时采用医用食品或肠内营养补充剂进行营养补充;②控制蛋白质摄入总量,增加饮食中肉、蛋、奶、鱼虾、大豆制品的比重以补充优质蛋白质,并适量增加含铁食物如动物肝脏、红肉等的摄入量,确保铁质摄入;③避免雌激素食物,如蜂蜜、蜂王浆等蜂制品,减少人工养殖鱼、虾、蟹、鳝等,避免燕窝等补品;④监测体重变化,定期复查生化,评估营养状况。

4. 在上述方法的基础上,佐以以下康复治疗:①详查头颅 MRI,颈椎及脊髓 MRI,心脏超声,排除心脑血管疾病。②每日踩网球,加强足底周围神经刺激。③增加八段锦锻炼,增强下肢肌力和平衡稳定性。④针对患者四肢麻木,予外用活血化瘀通络药物泡腿治疗,具体方剂如下:红花 15g,川芎 15g,生大黄 15g,醋乳香 15g,醋没药 15g,苏木 15g,当归 15g,赤芍 15g,独活 15g,川牛膝 15g,细辛 15g,花椒 15g,桑寄生 15g,续断 15g,骨碎补 15g,千年健 15g,伸筋草 15g,鸡血藤 15g,路路通 15g。水煎,日 1 剂,每日 2 次,外用,泡洗患处。

建议患者实施上述方案,1 个月后复诊。

【多学科协作治疗经过】

第一次复诊(门诊):2020 年 9 月 17 日。

患者精神状态较前好转,自诉体力有恢复,双下肢水肿、乏力较前好转。臀部及双下肢麻木 7 级,未见明显改善。腹部脐下胀,纳可,饮食模式采取少食多餐,但进食总量未见增长,且仍以素食为主,未调整饮食中优质蛋白质比例。体重保持 44kg,未见明显增长。大便稀水样,小便频。

2020 年 9 月 15 日检测肿瘤标志物 CA125 偏高(122U/ml),血常规 PLT 175×10^9/L,WBC 3.7×10^9/L。NGS 检测提示胚系突变,RAD51D HRR 通路基因突变可致乳腺、卵巢、结直肠癌,MSS,肿瘤突变负荷(TMB):$1.1 \sim 4.2$muts/Mb,奥拉帕利敏感。建议患者考虑应用奥拉帕利。

患者整体生活能力较前两周有所提高,日常活动有所增加。

第二次复诊(门诊):2020 年 10 月 26 日。

患者仍感腹胀,双下肢麻木 7 级同前,仍感乏力,但双下肢水肿消失。饮食尚可。体重较 1 个月前未有变化。KPS 评分 80 分,可以考虑化疗。建议白蛋白紫杉醇 +CBP 化疗或单药白蛋白紫杉醇 +/– 贝伐珠单抗注射液,观察 CA125,指标正常后继续原方案巩固 2 周期。为预防骨髓抑制可于化疗后 48 小时给予细胞刺激因子。

【随访】

患者自 2020 年 10 月开始进行化疗,按营养指导进食后,保持良好食欲,体重略有增长,2021 年 3 月随病情好转体重增加 1kg。但由于患者饮食习惯,优质蛋白质摄入不足,结合患者因化疗引起的肾损伤状况不宜大量补充蛋白质,因此临床予复方 α- 酮酸片补充蛋白质并减轻肾脏负担,同时配合低蛋白饮食,结合患者体重,全天限制蛋白质摄入 < 35g。手脚麻木未见明显改善,考虑与化疗引起的神经损伤相关。患者自诉大便有所改善。中医治疗继续以补肾养血、健脾和胃为治则,调整方药,观察疗效。

【讨论】

1. 协作组专家点评

肿瘤科杨宇飞主任医师:卵巢癌是妇科常见恶性肿瘤,属于中医癥瘕、积聚、鼓胀范畴,其发病机制多为气滞血瘀、痰湿凝聚、湿热瘀毒、气血不足、脾肾亏虚。本患者因卵巢癌和腹腔转移肠梗阻手术 2 次,有肺、盆腔、结肠多发转移,反复更换方案,多次多周期化疗致其出现神疲乏力、腹胀纳差、大便稀薄,及贫血、肾功能异常等症状。中医辨证属脾肾两虚,肾主骨生髓,髓生血,是先天之本,气血生化之源;脾主运化,为后天之本,水谷精微、气血生化之脏,加之久病耗气伤血,导致气血不足出现上述症状。治疗以补肾养血、健脾和胃为大法,方以六味地黄汤加味。六味地黄为补肾之经典方剂,配以川牛膝 10g,怀牛膝 10g,桂枝 6g,赤芍 12g,地龙 6g,以滋阴补肾活血、温阳通络,加用黄芪、党参、白术、阿胶珠益气健脾生血,芡实、金樱子收敛止泻,神曲、山楂、谷芽和胃消食。综上之方可使肾生精、脾生血,胃和肠涩,血行络通,水肿得消,病痛可解。

治未病中心张晋主任:患者为卵巢癌晚期,因卵巢肿瘤减灭术、结肠继发肿瘤术后、肠梗阻术后回肠造瘘、肺继发肿瘤、腹腔转移,长期多周期化疗引起身体多处不适,进食尤其不佳,体重偏轻(BMI 16.56kg/m²),进食量仅为推荐摄入量的六七成左右。营养不良会导致患者无法承受后续治疗,治疗后生存期也明显缩短。而且营养不良会随着癌症发展进行性加重,形成恶性循环。此患者通过多学科诊疗,建立"营养筛查—评估—诊疗"规范化肿瘤康复营养治疗模式,调节饮食,改善贫血状况,有效避免了体重进行性下降,为后续治疗提供了保障。

康复医学科肖京主任医师:患者为老年女性,长期多周期化疗后引起身体多处不适,包括不欲饮食、消瘦、乏力、腹部胀痛、双下肢麻木等。现给予患者:①艾灸治疗:主要以腹部中脘、关元、天枢、气海为主,配以足三里、三阴交、涌泉、阴陵泉、阳陵泉、血海等补气养血,调通经脉;②用中药外洗方对患者双手、双足泡浴,具体方药:赤芍15g、川牛膝10g、当归10g、桂枝10g、鸡血藤30g、伸筋草30g、桃仁10g、铁线透骨草30g、制草乌15g、制川乌15g、醋乳香15g、醋没药15g,早、晚各一次,每次时间不超过30分钟,水温不超过42℃;③给予患者头面部砭石治疗,疏通血脉,提高反应能力,增加气血运行,隔日1次,每次30分钟。1个月后进行复查,对患者进行二次评估及查体,与当前进行对照,按照结果设定二次方案。

2. 协作组组长点评

杨宇飞主任医师:卵巢恶性肿瘤是妇科常见肿瘤之一,临床常以腹胀腹痛、腹部包块、腹腔积液为首发症状,随着疾病的进展可出现神疲倦怠、消瘦乏力、贫血等脾肾亏虚表现。本例患者为老年女性晚期卵巢恶性肿瘤,前期经过多次手术、化疗造成正气不足,脾肾亏虚。根据中医辨证,患者虽有腹胀、腹部肿块等实证表现,却不可用破瘀散结、解毒攻伐之法。因其实为久病耗气伤血及化疗之毒损伤脾肾功能所致之虚证,故以补肾养血、健脾和胃为治则。尽管为晚期患者,但病机分析准确,辨证精准,理法方药运用正确,故一诊即见效果,二三诊随症加减,效果明显,为后期化疗、靶向治疗及免疫治疗创造了条件。

3. 名家点评

林洪生主任医师(中国中医科学院广安门医院):患者经前期手术治疗及化疗后,卵巢癌控制尚可,但因后续治疗出现双下肢麻木、乏力等症状,这也是本案例多学科肿瘤康复诊疗的重点。此类不适症状或与手术相关,或与营养状况相关,或与用药相关,或与康复相关,需要考虑的因素复杂,不是单一学科可以解决的问题。通过多学科协作诊疗,不同专科间相互合作,为患者制订了科学的治疗方案,疗效满意。

(张　凡　王宪贝　唐　末)

二十五、子宫内膜癌根治术后、放疗后下肢水肿案例

【基本情况】

患者王某,女,60岁,身高165cm,体重80kg,BMI 29.4kg/m²,KPS评分80分。

【案例背景】

患者为老年女性,性格好强,退休前为单位部门领导。饮食规律,多以素食为主,喜食甜食。活动多为公园晨练和家务。患者围绝经期开始在当地某美容院做"卵巢保养"项目,使用美容院自制中药膏外敷于腹部并按摩,每周一次,腹部温热自觉舒适,坚持近3年。除偶

尔有类月经出血外,无其他不适。因某次出血较多前往医院就诊,经检查,被确诊为子宫内膜癌。病后患者心态较好,经手术、放化疗治疗后,从病友处了解到中医药治疗和杨宇飞主任医师多学科肿瘤康复门诊,于是定期来京就诊。

【患者康复需求】

希望通过综合调理,缓解下肢水肿,提高生活质量,并且预防肿瘤转移复发。

【发起者及需求】

本例多学科肿瘤康复发起者为肿瘤科。

需求:中医抗转移复发,术后 5 年不出现局部复发和远处转移,最终实现子宫内膜癌的根治。因在西医常规治疗后半年出现下肢水肿,服用抗转移复发汤药 1 年余,需要改善下肢水肿。

【病史】

1. 诊治经过　2016 年 12 月患者阴道出血就诊当地医院,诊断为子宫内膜癌。2016 年 12 月 21 日行腹腔镜下(子宫 + 双侧附件 + 盆腔)淋巴结清扫 + 腹主动脉旁淋巴结清扫术,术后病理:子宫内膜黏液腺癌,弥漫性,4cm × 3.5cm × 4cm,浸润肌壁 > 1/2,可见脉管内瘤栓,未见典型神经侵犯,淋巴结转移(3/46),ER(50%+),PR(35%),Ki-67(20%+),术前肿瘤标志物未查。术后 TP 方案(紫杉醇 + 洛铂)3 周期化疗,期间 I 度骨髓抑制,未出现消化道反应,术后行辅助放疗 30 次。2017 年 6 月到杨宇飞主任医师门诊寻求中医调理治疗。2018 年 11 月寻求肿瘤康复多学科门诊治疗。

2. 主要问题　患者双下肢淋巴水肿 1 年余,小腹部下坠感 1 年余。

3. 中医四诊　面色萎黄,纳可,眠可,大便日行 1 次,偏干,夜尿 3 次;舌暗红苔薄白,脉弦滑。

4. 既往史　原发性高血压,口服降压药头痛头胀明显,自行停用降压药 5 个月,现血压 150/90mmHg。

5. 个人史　无饮酒吸烟史。

6. 婚育史　育有 1 女。17 岁初潮,4 天 /(35 ～ 36 天),50 岁绝经。孕 2 产 1。

7. 家族史　无家族史。

【相关检查】

2018 年 3 月,PET-CT 示甲状腺左右叶及峡部弥漫轻度放射性摄取增高;SUVmax 6.0;右肺中叶及下叶示小结节灶,大者长径约 0.5cm,未见异常放射性摄取;肝内示囊性密度灶,大者 0.8cm,边缘清;左肾上腺示一低密度灶,长径约 2.7cm,SUVmax 3.0;双侧股骨头及股骨颈旁软组织呈异常条形放射性摄取增高,SUVmax 5.8。

2018 年 7 月,肿瘤标志物无异常。肝肾功能检查示,ALP 216U/L;半胱氨酸蛋白酶抑制剂 C 1.0mg/L。MR 检查示,子宫内膜癌术后;下腹部及盆腔周围皮下软组织水肿;盆腔少量积液;肝脏多发异常信号,不除外囊肿;胰尾囊性信号,左侧肾上腺区占位,建议强化;双侧髋关节腔少量积液。B 超检查示,左下肢静脉未见明显异常;左侧股隐静脉瓣反流,反流时间 2 秒。

【诊断】

1. 中医诊断　内科癌病;肝肾亏虚,痰瘀内结证。

2. 西医诊断　子宫内膜黏液腺癌Ⅲc期,术后,放化疗后;原发性高血压。

【康复目标】

1. 近期目标　缓解水肿(大腿围差降到3～4cm),减轻体重(目标体重为75kg),改善不适症状。饮食及用药注意避免雌激素摄入。

2. 远期目标　通过中医抗肿瘤康复治疗,5年不复发转移,达到根治目标。

【多学科讨论】

1. 时间　2018年11月7日。

2. 参加讨论人员　肿瘤科杨宇飞主任医师、外科贾小强主任医师、药学部高善荣主任药师和赵宁主管药师、康复医学科庄威主治医师、营养科张凡营养师。

3. 各学科观点

(1) 肿瘤科:一般情况下,子宫内膜黏液腺癌Ⅲc期,黏液腺癌对放化疗均不敏感,经西医常规治疗后,复发转移率仍有55%。该患者肿瘤浸润肌壁＞1/2,可见脉管内瘤栓,淋巴结3/46可见癌转移,均为主要预后不良因素,因此治疗以抗转移复发为主,争取5年内无复发,达到治愈目的。

肿瘤经过根治术和放化疗等西医规范化治疗后,进入疾病缓解期或相对稳定期,但实际上体内仍有可能存在微小的肿瘤病灶,即中医所谓的"余邪"。如果治疗不充分,有可能成为肿瘤复发转移的根源所在。中医学认为,癌症的复发转移,源自"伏邪""余毒"。因此,在较稳定期,应扶正与祛邪并举,以活血解毒为主结合辨证论治,抵抗肿瘤的复发转移。

1)中医以扶正祛邪为原则,使用中药汤剂,配合一种抗肿瘤功效的中成药,3～6个月更换。曾使用西黄丸、复方斑蝥胶囊、平消胶囊等。使用八宝丹出现灼热痛,停用。初诊时为化疗后导致胃痛,从肝胃角度辨证论治,汤剂中配以三分之一的抗肿瘤中药,治疗后胃部不适消失。根据患者情况,转为肝肾、脾肾角度辨证论治,主要使用黄芪桂枝五物汤以益气温经,滋补脾肾。化疗期间配以中药减毒增效,放化疗后患者肝肾亏虚、痰瘀内结,多使用柴胡剂。六味地黄汤剂可能增加体内雌激素水平,故从肝肾辨证,疏肝补肾。

2)该患者需要长期定时随诊,检查内容包括妇科检查、影像学检查、CA125等肿瘤相关标志物检测。复诊时间为治疗后的2年内每3个月复诊1次,后每年复查1次。子宫内膜癌复发大多数发生在首次治疗后的3年内,这段时间,中西医结合康复治疗,根据其情况,多学科协作,共同提高患者生活水平,减少水肿影响,延缓转移复发。

3)ER(50%+),PR(35%),Ki-67(20%+),属于激素受体依赖型肿瘤,请药学部和营养科指导用药和饮食,避免或减少使用含有雌激素的物质。

4)因手术、放化疗导致下肢水肿,影响生活质量。请外科、康复医学科进行指导并制订方案。

(2) 外科:纵观病史,患者治疗较规范。下肢水肿考虑与疾病本身及手术、术后放疗等因素有关。下肢淋巴水肿一旦发生,治疗手段有限、难度较大,治疗周期长。治疗多以对症为主。患肢功能锻炼、中医外治法有助于症状改善,此外佩戴弹力袜有助于控制病情进展,必要时可接受淋巴引流手法治疗。综合当前患者各项检查结果,尚无需要外科干预问题。

(3) 药学部:对治疗中可能用到的药物进行梳理。根据患者的病情、过敏史、用药史、临床检查指标等信息,结合多学科门诊开具的处方,进行用药指导。

1)雌激素活性植物中药,是指含有植物雌激素(PE)成分并整体呈现雌激素活性,能与雌激素受体(ER)特异性结合的植物中药。PE成分可分为异黄酮类、木酚素类、黄豆素类及真菌雌激素类。无论摄入天然或合成的外源性雌激素,都可能与内源性雌激素共同作用而对靶组织产生累加效应,从而促进乳腺癌或其他雌激素依赖型肿瘤细胞的增殖。但也有人认为PE能够与雌激素受体结合,在不同条件下可呈现雌激素活性和/或抗雌激素活性,人们称之为"双向"作用。

常用的含有雌激素的中药以补益类药物居多,如葛根、熟地黄、淫羊藿、补骨脂、墨旱莲等。在治疗激素依赖性肿瘤疾病时,权衡利弊,合理使用,以减少药物对疾病的影响。

2)患者高血压,并伴有双下肢水肿,曾使用苯磺酸氨氯地平出现头痛,自行停药。患者应监测血压,在降压药选择方面,尽量不要使用钙通道阻滞剂,减少该类药可能导致的水肿不良反应,加重病情,推荐选用缬沙坦胶囊,80mg,每日1次。

(4)康复医学科:根据《NCCN癌症生存者临床实践指南(2022)》,该患者淋巴水肿为Ⅰ期,自发可逆。①与癌症治疗同侧部位的肿胀是淋巴水肿的普遍症状,初始症状可能包括沉重感、疲劳感、皮肤充盈感、紧绷感或疼痛,后期阶段可能出现关节活动范围减少或力量减弱和皮肤增厚。②肥胖(BMI > 30kg/m^2)、局部感染、切除的淋巴结数量增加,以及初始肿瘤的范围较大,都会增加发生淋巴水肿的风险。③淋巴水肿可能导致或加剧心理困扰。对该患者在给予下肢消肿、提升循环的同时,应逐步加入下肢肌力训练,从而整体提升患者核心和下肢力量,维持正常功能,改善水肿症状。

(5)营养科:患者素食为主,早餐250ml牛奶,约80g馒头,配自制咸菜。午餐、晚餐相同,每餐粥一份(约200ml),约80g馒头,素菜一份及咸菜。因担心食品中雌激素问题,自主拒绝进食肉制品及蛋类,既往每日服用海参。无其他口服营养补充。放疗后左侧下肢水肿较重,于他院检测,左侧下肢较右侧下肢重3kg。

患者目前体重80kg(含水重量≥4kg),身高165cm,BMI 29.4kg/m^2,属肥胖范围,目标体重为60～65kg。经估算目前进食能量约为1 440kcal,蛋白质约为30g,饮食结构不均衡,热量及蛋白质摄入不足,口味喜咸,下肢水肿严重且伴有高血压。营养治疗应主要围绕饮食结构调整、食物用量及饮食禁忌等内容予以指导,控制血压,降低癌症复发、转移的饮食相关风险因素,辅助临床治疗改善水肿情况,延缓肿瘤进展。

【多学科康复方案】

1. 中医辨证施治,口服中药汤剂+中成药

处方一:关黄柏6g,麸炒苍术10g,天麻10g,钩藤10g,赤芍12g,生龙骨30g,生牡蛎30g,桂枝6g,桑枝10g,柴胡10g,黄芩6g,清半夏10g,半枝莲15g,芦根15g,白茅根15g,三七粉(冲服)3g,大蓟10g,小蓟10g,红景天6g,伏龙肝30g。水煎服,日1剂,分2次服。

处方二:平消胶囊,每次4粒,每日2次,口服。

2. 缓解下肢水肿

(1)芒硝外敷:取适量芒硝外敷于腹股沟淋巴处及肿胀明显处。被动抬高下肢,腘窝处放一个枕头,脚后跟处放两个枕头。低弹力绷带,梯度压力包扎。

（2）床上八段锦：子宫内膜癌发于腹部，虽然按摩与肿瘤转移的关系存有很大争议，但应尽量减少腹部按摩的动作对疾病可能带来的影响。简化床上八段锦：①侧身单手浴背部：侧转身体，以单手背按摩背部，上下以手背最大动作为度，应擦至背部微热感为止。②叩齿兼搅舌尖：在做上述按摩的同时，上下牙齿不断叩击几十下，以利固齿、健齿；然后舌尖在齿内外、上下不断搅拌，待以上各项动作完成，口腔内应有满口唾液。然后平躺着放松全身，意念集中，将唾液分几小口下咽送达丹田。

3. 药学指导及监护

（1）缬沙坦胶囊：降血压，口服，每次80mg，每日1次。①固定在每日同一时间服药，食物不影响药效，服药时进食或不进食都可以。②用药期间密切监测血压和心率，以评估药物影响。③用药期间，常见的不良反应包括超敏反应，罕有血管性水肿，肝酶水平升高，以及报道极为罕见的肝炎，肾功能损害，高钾血症，脱发，血管炎，曾在接受血管紧张素Ⅱ受体阻断剂治疗的患者中收到过发生横纹肌溶解的罕见病例报告。④监测肝功能，必要时需调整剂量。

（2）平消胶囊：抗肿瘤。口服，每次4粒，每日2次。①用药期间忌辛辣、刺激食物。②出现恶心、药疹、头晕、腹泻等，需告知医生。③药品成分里含有五灵脂、郁金，慎用参类、丁香。

4. 营养指导

（1）调整饮食结构，饮食中增加肉类及蛋类摄入量，每日鸡蛋1个，肉类50～75g，补充优质蛋白及热量，谷类、奶制品、蔬菜等用量无须调整。日常增加时令水果，每日200～400g。

（2）控制盐的摄入，减少咸菜进食量及进食频次，每日个人用盐量控制在5g，减少应用含盐类调味品或用其代替食用盐。

（3）服用中药期间禁食辛辣刺激食物，如辣椒、咖喱、胡椒，及辛香味重的食品如韭菜、大蒜、香菜等，辛香食物仅可偶尔进食。

（4）患者雌激素受体阳性，建议避免含有雌激素类食物，如黄鳝、蜂产品、燕窝、雪蛤、人工养殖产品（鱼、湖蟹、鸡蛋等）等。

（5）建议定期、长期监测体重，结合康复运动方案锻炼下肢，促进淋巴血液回流，定期评估水肿情况。结合反馈情况评估体重，调整营养治疗方案。

【多学科协作治疗经过】

患者接受多学科诊疗会诊意见后，按时复诊及随访。

第一次复诊：2019年2月21日。

患者因婆婆去世劳累晕厥后于2019年1月住院，检查提示脑缺血，住院治疗后好转。同年2月21日复诊时小腹坠胀好转，纳可。下肢淋巴水肿治疗以穿弹力袜外力加压包扎等物理手段，饮食控制摄盐量，配合康复八段锦等中医理疗方法，水肿部分缓解；遵循药学部及营养科指导用药及饮食，减少雌激素物质的摄入。眠差，入睡困难，夜尿2次，大便1～2天一次，便臭成形，近期体重稳定，尿隐血（+）。

第二次复诊：2019年5月12日。

患者自诉食纳可，睡眠改善，口苦，夜尿2次，大便不干，血压控制较好，尿隐血（+），自述怕热、燥热、易汗出，舌淡红苔白，有齿痕，脉滑数。中药（2019年5月12日至2019年8月1日）以六味地黄丸加减为主，柴胡疏肝理气，石见穿、鬼箭羽清热解毒，炒薏苡仁健脾利水，盐荔枝核行气散结,黄连清火,马鞭草活血化瘀利水;中成药斑蝥胶囊抗肿瘤。嘱患者按照医嘱适量运动,促进淋巴血液回流,继续控制饮食,定期监测体重,关注水肿情况。

第三次复诊:2019年11月11日。

患者左下肢水肿较前减轻,右下肢轻度水肿,大便不爽,质黏,日1行,纳眠佳,体重77kg。面少华,舌淡红苔薄,有齿痕,脉沉数。复查前10月21日PET-CT提示甲状腺体积增大,放射性摄取增高,SUVmax 6.5,左侧颈部淋巴结伴发射性摄取轻度增高,SUVmax 2.8,考虑炎症或反应性增生;左侧肾上腺区可见等 T_1 稍高 T_2 信号影,1.9cm×2.9cm,放射性摄取轻度增高,SUVmax 2.5,考虑腺瘤,双侧髂周局限性放射性摄取增高,SUVmax 3.5,考虑炎症改变。10月28日,尿隐血(+),ALP 148U/L,CA125(−)。中药(2019年11月11日至2020年2月9日)以五苓散加减为主,生黄芪、党参益气固表行水,赤芍、川牛膝、地龙活血化瘀,丹参、酸枣仁清心安神,马齿苋、土茯苓清热凉血解毒;中成药斑蝥胶囊抗肿瘤。

第四次复诊:2020年6月29日。

患者自诉大便质黏情况改善,晨起口苦便干,舌红苔薄,口唇红,形胖。近期纳可,体重75kg,腰疼 NRS 评分3分。2020年3月B超提示,左下肢皮下组织水肿2～7cm。中药(2020年6月29日至2020年8月19日)以小柴胡汤加减为主,酸枣仁、茯苓、泽泻利水安神,白术健脾燥湿,马鞭草、半边莲清热利水,生地、丹皮滋阴清热,预知子疏肝行气。

【随访】

随访一:2020年11月25日。

患者双下肢水肿情况改善,小腿和脚水肿已消,恢复正常,左大腿围58cm,右大腿围54cm,纳可,体重74kg。夜尿1次,起夜后可继续入睡。肿瘤指标等常规检查结果显示均在正常范围,整体满意。

随访二:2021年5月10日。

患者近期检查结果提示肿瘤无转移复发,水肿基本同前,采用弹力袜配合多学科康复方案,控制稳定,非常满意。患者于2016年12月发现病情,至今近5年,通过定期复诊及检查,肿瘤无复发转移,远期目标基本完成。嘱患者在发病5年后可1年复查1次,同时,直系亲属应检查相关肿瘤问题。

患者疗效评价详见表下-1-11。

表下-1-11　患者疗效评价表

日期	水肿	肿瘤标志物等相关检查	其他
2018年11月	大腿围差7cm,小腿水肿	(−)	夜尿2次,眠差
2019年5月12日	大腿围差5cm,小腿水肿基本消失		夜尿2次,睡眠改善
2020年11月25日	大腿围差3cm	(−)	夜尿1～2次
2021年5月10日	大腿围差3cm	(−)	夜尿0～1次

【讨论】

1. 协作组专家点评

肿瘤科许云主任医师:患者主因双下肢水肿就诊肿瘤康复多学科门诊,同时存在用药和营养方面问题,组织了由肿瘤、外科、康复、药学和营养专家参与的多学科门诊,综合解决双下肢水肿和肿瘤问题。中医治疗以"扶正祛邪"为主则,辨证论治,施用方剂,配合各科专家提供的康复方案,整体提高了患者的治疗水平和安全性,取得一定成果。

外科贾小强主任医师:患者双下肢水肿是目前亟待解决的问题,也是多学科诊疗发起的主因。综合评估后,给予对症处理及治疗,尤其是康复科专家的方案在本案例治疗中发挥了主导作用,有效地缓解了水肿情况。

药学部李培红主任药师:患者用药依从性佳,按时按量用药,未出现明显不良反应。在使用中药治疗时,临床专家综合考虑患者子宫内膜癌激素依赖型的病情及中药药性等因素,选择药物时谨慎、安全。

康复医学科肖京主任医师:根据多学科方案,患者尝试了药物外敷、被动抬高患肢、穿弹力袜、药物治疗等方式以缓解水肿,取得较理想的效果,促使患者能够继续坚持多学科门诊方案,实现改善水肿的治疗目标。

治未病中心张晋主任医师:患者依从营养指导建议,调整饮食结构,素食为主基础上增加肉类摄入量,进行了优质蛋白质的补充,减少了饮食中盐的摄入。近半年体重明显下降,考虑主要为水肿消除导致的体重下降。目前 BMI 27.5kg/m^2,属超重范围,监测体成分,了解水、脂肪及肌肉含量的变化,减脂增肌。建议 6 ～ 12 个月内,通过饮食控制,结合运动减至目标体重范围(65 ～ 75kg)。

2. 协作组组长点评

杨宇飞主任医师:本案例患者为Ⅲc 期子宫内膜黏液腺癌,化疗不敏感,复发转移率高。发病和美容有关,治疗目标为 5 年无转移复发,治疗的前 3 年属于关键期。患者就诊前期辨证主要为肝肾亏虚,痰瘀内结,用药时应避免用雌激素的药物,治则为扶正祛邪,七分扶正,三分祛邪,祛邪从痰瘀角度出发,每 3 个月更换抗肿瘤中药,每 3 ～ 6 个月专科复查,治疗以腰疼、水肿、小腹下坠为评价指标。

患者术后、放化疗后有治疗引起的功能问题,下肢淋巴水肿是盆腔术后常见并发症,恢复需要一定时间,主要以对症治疗为主,因此肿瘤科发起多学科诊疗,制订康复目标、治疗原则、提示用药及饮食禁忌,从针对疾病治疗转为针对人的治疗,采用中医辨证治疗、抬高患肢、穿弹力袜、捆绑疗法、中药外敷相结合的方法,配合饮食限制水盐摄入、药物的精细化选择,同时中药调理,延缓肿瘤复发,经多学科 2 年多的治疗,患者下肢水肿基本康复,腰疼控制在 3 分,小腹下坠感消失,病情无进展,取得一定疗效。

3. 名家点评

林洪生主任医师(中国中医科学院广安门医院):子宫内膜癌多发生于绝经后的女性,发病率呈上升趋势,特别值得关注。根据该患者的生活背景,其发病可能与长期持续的雌激素刺激有关,经过规范的西医手术、放化疗治疗后,病情处于较稳定的状态。除了担心复发之外,术后的水肿、围绝经期的问题,都使得患者的生活质量明显下降。多学科肿瘤康复团队为患者在肿瘤康复期制订了明确的个体化的康复目标及治疗效果观察指标,通过协同努力,缓解了患者因手术及放疗导致的下肢水肿,改善了整体状况;在用药和营养方面也提供了较全面的指导和关注。该患者生存状态明显改善。此案例充分体现了多学科"以人为本"的康复治疗理念,是多学科肿瘤康复的成功案例,中医药在肿瘤康复阶段起到了积极作用。

(赵　宁　宁春晖　赵福兰　王宪贝)

二十六、膀胱癌术后运动障碍案例

【基本情况】

患者孟某,男,80岁,身高169cm,体重63kg,BMI 22.1kg/m²,KPS评分70分。

【案例背景】

患者为老年男性,就诊时已年过七旬。穿戴整洁,性格内向,言谈举止透着严谨,对于病后的生活质量要求高,因此有着较强的缓解现有症状及抗肿瘤复发转移的康复需求。患者已于2010年7月在北京某医院行膀胱癌微创切除术,之后行膀胱灌注化疗。2017年8月因游泳呛水出现蛛网膜下腔及多部位脑出血,出血后出现左侧肢体行动不便,走路不稳,记忆力及反应力下降。其后在瑞典做肢体功能训练。患者术后未出现复发转移,肿瘤科治疗目标已基本达到。患者出于对杨宇飞主任医师团队的信任与迫切的康复需求,前来多学科肿瘤康复门诊就诊。

【患者需求】

借助中医药调理,改善目前症状,合理用药,减轻排尿症状,尽量达到行动康复,大脑功能康复,抗复发转移。

【发起者与需求】

本例多学科肿瘤康复发起者为肿瘤科。

需求:通过多学科协作,为患者寻求最佳的肿瘤康复及治疗方案,改善患者排尿症状,行动障碍,促进大脑功能康复,提升患者生存质量,改善生活能力;联合多学科肿瘤康复会诊,共同提出诊疗方案。

【病史】

1. 诊治经过　2010年6月13日因尿血至北京某医院行B超发现膀胱肿瘤。2010年7月16日,在北京某医院行膀胱癌微创切除术(TUR-BT),术后病理检查示,乳头状移行细胞癌,G2(低级别尿路上皮癌),未见浸润性生长,pTa,基底平滑肌组织未见癌细胞。2010年7月19日至2011年10月行膀胱灌注化疗(吡柔比星60mg)。2010年8月至2016年5月坚持于杨宇飞主任医师门诊口服中药抗肿瘤复发治疗,治疗期间患者情况稳定,术后5年内每半年复查膀胱镜,5年后每年复查膀胱镜,每年2次体检复查肿瘤标志物PSA、CEA、AFP均未见异常,膀胱癌未复发转移,肿瘤科治疗目标已达到。2017年8月因游泳呛水出现蛛网膜下腔及多部位脑出血,其后立即于瑞典做肢体功能训练,出血后出现左侧肢体行动不便,走路不稳,记忆力及反应力下降,健忘。2018年12月5日,自述反应迟钝,乏力,左侧肢体行动不便,走路不稳。

2. 主要问题　左侧肢体行动不便,反应慢。手指、膝关节及腰关节偶有疼痛2级数月,乏力5～6级,双下肢酸软乏力,左侧肢体行动不便,走路不稳,尿急、尿痛、尿不畅,夜尿4～5次。食欲下降。

3. 中医四诊　大便日1次,软便,夜尿2～3次,尿频尿急,易腰酸,腿无力,记忆力下降,偶有头痛、多梦,睡眠质量不佳。伸舌左偏,舌红,苔黄腻,无齿痕。双寸弱,脉滑大,左>右。

4. 既往史　2017年8月脑出血,保守治疗,遗留左侧肢体行动不便,反应慢。血压不稳3年,不规律口服降压药,现血压137/80mmHg。椎动脉细,肢体功能训练数年(跑步机、按摩)。现用药包括保健品、辅酶Q10、盐酸美金刚片、匹伐他汀钙片、银杏叶胶囊、硫酸氢氯吡格雷片等。

5. 个人史　无烟酒史。

6. 婚育史　育有1子1女。

7. 家族史　母亲患淋巴癌,在世;父亲痴呆史,85岁去世。

【相关检查】

2018年5月膀胱镜检查未见明显异常。

【诊断】

1. 中医诊断　内科癌病;肝肾亏虚,痰瘀内阻证。

2. 西医诊断　膀胱恶性肿瘤(电切术后,化疗后);脑出血后;阿尔茨海默病;前列腺增生。

【多学科康复需求】

1. 近期目标　改善患者反应迟钝,乏力,肢体行动不便等症状;改善尿频尿急等症状;提高患者生活质量,建立信心。

2. 远期目标　提升患者身体机能,建立身体代偿模式,抗肿瘤复发转移,延长患者生命周期。

【多学科讨论】

1. 时间　2018年12月5日。

2. 参加讨论人员　肿瘤科杨宇飞主任医师、神经内科孙林娟主任医师、康复医学科庄威主治医师。

3. 各学科观点

(1) 肿瘤科:患者为80岁老年男性,本次多学科就诊时膀胱恶性肿瘤电切术后已9年,灌注化疗后已8年。自2010年8月至2016年5月坚持于杨宇飞主任医师门诊口服中药抗肿瘤复发,在膀胱灌注治疗期间,杨主任以辅助化疗、减毒增效为原则进行中医药治疗,方剂为六味地黄汤,滋阴补肾,防治化疗带来的不良反应与肝肾损伤;化疗后患者正气亏损,肝肾亏虚,痰瘀内结,以滋补肝肾、涤痰逐瘀、扶正祛邪为原则进行治疗,方以六味地黄汤合抗肿瘤药物,增强人体正气的同时抗转移复发,治疗期间患者病情稳定,身体及精神状态良好,KPS评分可达90分,术后5年内每半年复查膀胱镜,5年后每年复查膀胱镜,每年2次体检复查肿瘤标志物PSA、CEA、AFP,均未见异常,膀胱癌未复发转移,肿瘤科治疗目标已达到。

本次就诊,自述2017年8月因游泳呛水导致蛛网膜下腔及多部位脑出血后,出现左侧肢体行动不便,走路不稳,记忆力及反应力下降。在中医药治疗方面,辨证为肝肾亏虚,痰瘀内阻,以补益肝肾、涤痰开窍、逐瘀通络治疗原则,方用六味地黄丸加减。

(2) 康复医学科:患者为 80 岁老年男性,本次多学科就诊急需解决的问题是肢体功能不利,记忆力减退,反应敏感性下降,时有头晕发蒙等症状。卒中量表(NIHSS)初测评 7 分;关节活动度 Fugl-Meyer 评测 11 分;四肢感觉功能评测 8 分;下肢运动功能评测 16 分;上肢运动功能评测 12 分;平衡功能评测 8 分。根据评估分数,康复医学科近期目标为改善上下肢功能,提升记忆力,提高反应能力,周期 2 个月。治疗原则主要以增强肢体肌力,降低肌张力,增加关节活动度,增强记忆力及反应能力为主。具体方法以上下肢力量锻炼,平衡性锻炼为主要训练模式,头面部刮痧按摩提升脑部供血,利用接球抛球训练提升反应能力。

(3) 神经内科:患者目前不规律服药,血压控制不稳定,建议在家属的看护下规律服用降压药物,避免血压过大波动;患者目前痴呆状,交流不充分,服用抗痴呆药物盐酸美金刚片,注意痴呆药物的副作用,比如幻觉,及时给予调整。另外,注意患者营养状况,保证营养供给,避免发生走丢、外伤、营养不良、呛咳、肺部感染等。匹伐他汀钙片、银杏叶胶囊、硫酸氢氯吡格雷片做好二级预防。患者出血部位位于右侧基底节与颞叶之间,脑多部位出血考虑血管淀粉样变性导致,积极康复训练,尤其是智能和肢体功能的训练。

4. 多学科康复方案

(1) 六味地黄丸加减。生黄芪 30g,当归 10g,熟地黄 10g,酒萸肉 10g,山药 10g,茯苓 30g,泽泻 10g,制远志 6g,石菖蒲 10g,酒女贞子 10g,墨旱莲 10g,天麻 10g,红景天 30g,钩藤[后下]10g,制巴戟天 12g,生龙骨[先煎]30g,生牡蛎[先煎]30g,煅磁石[先煎]30g,盐益智仁 10g,郁金 10g。水煎服,日 1 剂,分 2 次服。

(2) 康复运动方案

1)上下肢运动功能踏车和等速肌力训练装置:下肢踏车以仰卧位、坐位为主,上肢等速肌力训练装置以坐位为主。训练期间要充分考虑到患者 80 岁高龄的事实,不要过度劳累,循序渐进,先以小力量、小转速、小负重为主。在训练过程中,需时刻关注患者状态,以微微出汗为佳,有必要时运用指夹式血氧仪监测患者心率和血氧,把安全性作为第一要务。

2)接球抛球训练:改善患者反应力和平衡性。让患者站在平衡训练仪上,双脚站稳,医生与患者距离 1m,持球抛向患者,让患者分别用左手或右手进行接球;在患者达成 90% 成功率以后,分别让患者抬起左脚或者右脚继续进行接球抛球训练。在操作中,首先要保证患者的站立安全问题,防止患者由于失稳而跌倒,在保证患者安全的基础上,逐渐增加训练量。

3)砭石疗法:先用温水浸泡砭石,使其达到合适温度,按照头项部阳经的循经顺序,分别使用归、和、顺、散等砭石技术进行治疗。每周 3 次,每次 40 分钟。

(3) 神经内科:继续服用盐酸美金刚片,建议中药加红景天、菖蒲、郁金、益智仁,促进细胞携氧,醒脑开窍填髓;定时监测血压,规律服药,血压维持稳定是预防脑出血的重要方面。

5. 多学科协作治疗经过

第一次复诊:2019 年 2 月 1 日。

患者自觉反应能力有所改善,肢体功能有所恢复,现已能自行散步,无走路不稳情况,二便正常,夜尿 1 次,记忆力尚有待恢复,偶有多梦,睡眠质量尚可。

【随访】

2019年2月14日随访：

患者对于多学科门诊的认可程度很高，表示不仅大大减少了因各种疾病往来奔波的时间，而且提升了治疗效率，应继续推广以造福更多患者。康复医学科近期治疗目标已经达到，拟按患者意愿与实际情况继续制订下一步治疗方案。

患者基本情况良好，各项评分均有所下降，特别是平衡功能，评分降为4分，上下肢运动功能评测各下降3分。患者自我感觉良好，记忆力明显改善，走路、上楼梯等可自主完成，反应能力有所提升，患者对此效果比较满意，并打算继续坚持治疗。

【讨论】

1. 协作组专家点评

肿瘤科杨宇飞主任医师：此例为老年膀胱癌患者，通过中西医结合治疗已实现抗转移复发目标。然而对于老年癌症幸存人群而言，在常规的中西医结合康复目标如抗转移复发、改善症状及功能障碍之外，还需要注重对于合并疾病的治疗。如本例患者既往高血压病史，新发脑出血伴有肢体活动不利等后遗症，对患者生活质量造成了较大影响。传统神经内科及康复医学科的功能锻炼诊疗模式容易因为患者的恶性肿瘤史而掣肘，因此在多学科协作下，经过肿瘤专科参与到康复计划中来，加强了其他科医生对于康复治疗的把握，同时增强了患者的治疗获得感与安全感。在中医内科治疗方面，可以共同制订中药处方，如在常用活血通络基础上联合使用清利湿热、抗肿瘤中药，发挥中医疗效。

康复医学科肖京主任医师：脑出血后面临的主要问题是肢体运动障碍和认知障碍。如何改善脑出血患者的肢体运动能力，提高患者认知功能，是康复医学应关注的问题。规范的康复治疗对脑出血患者肢体运动功能的恢复有重要作用。康复训练有利于中枢神经系统内的功能重组；大脑皮质环路经康复治疗后可重新形成，原因在于大脑皮质缺血损伤区经过康复训练后，缺血区周围神经细胞兴奋性增加，大脑内适应性和自身恢复的敏感性增加。从患者主观上看，中医砭石疗法对患者改善很大，砭石疗法采用无创性的温和刺激，扶正祛邪，以调动机体本身的防御能力，调和阴阳、气血功能，使失衡的内部稳定，从而恢复身心健康。同时，我们利用卒中量表和关节活动度Fugl-Meyer评测法等对患者进行全方位评估，对患者各项功能有一大致了解，根据康复前后数据对比为患者制订更加个性化的康复方案。患者在肿瘤康复期间，对于各项康复技术非常满意，患者的反应能力、肢体功能，以及尿频、尿急等症状的改善非常明显。

神经内科孙林娟主任医师：本例患者是血压不稳3年，不规律口服降压药，后继发蛛网膜下腔及多部位脑出血，之后出现左侧肢体行动不便，走路不稳，记忆力及反应力下降，健忘。血压控制不良是导致此次脑出血的重要原因，因此，监测血压对于预防脑血管的再发生具有重要作用。另外，营养状况是患者维持正常身体功能的基本保障，营养是否良好决定患者在后期康复中的恢复程度和速度。应注意患者营养状况，保证营养供给。

2. 协作组组长点评

杨宇飞主任医师：从这个病例我们可以看出，一个早期的膀胱癌，手术以后造成的损伤是尿频尿急，但是因为肿瘤专科治疗的目标是抗转移复发，所以一直到抗转移复发结束以后,患者康复的目标并没有完全达到,肿瘤科也没有关注其他症状。出于对我们团队的信任,在根治术9年后出现脑卒中的并发症,仍然来找我们治疗,而在治疗过程中发现,中医砭石对于患者提升脑部供血、恢复记忆功能、改善肢体协调性等方面优势明显,给我们很大启发。中医是针对人的治疗,西医是针对病的治疗,两方面相结合,就有可能让患者的生活质量大幅提高,所以这样的模式是值得推广的。

膀胱癌分为浸润型和非浸润型两型。对于非浸润型,在局部治疗以后进行膀胱灌注化疗1年,采用长期随访,复发转移率相对较低,生活质量很好。治疗造成的损害主要就是尿频、尿急,即膀胱炎的一些症状。如果能在早期关注这个问题,由多学科团队共同参与,就有可能使膀胱癌患者的生活质量进一步提高。对于浸润型膀胱癌,容易出现全身转移,主要治疗目标就是抗转移复发,这是另一个层面的治疗。近年来,全球和中国膀胱癌的发病率逐年提高,这是一个需要我们高度关注的恶性肿瘤,希望本团队的经验能够进一步推广。

3. 名家点评

李萍萍主任医师(北京大学肿瘤医院):本例为老年男性患者,膀胱癌术后,曾接受膀胱灌注化疗。患者一直配合中医综合治疗,通过治疗减轻了因灌注化疗引起的排尿不适等症状。患者因脑出血后遗症存在肢体行动不便、记忆力减退等功能障碍。经多学科评估,提出针对患者所存在问题的综合康复方案。经过康复治疗,患者的功能障碍得到改善,肿瘤病情也趋于稳定。此案例体现了多学科肿瘤康复的整体思路,在关注肿瘤疾病的同时,组织相关学科专家,对患者存在的共病进行一体化调理,取得满意疗效,实现了预期目标,受到患者好评。

(庄　威　王宪贝)

二十七、肾癌术后化疗期严重副反应案例

【基本情况】

患者王某,男,63岁,身高170cm,体重65kg,BMI 22.5kg/m²,KPS评分80分。

【案例背景】

此为中老年男性肾癌患者,其本人得知患恶性肿瘤后出现抑郁状态,口服抗抑郁药,但仍然情绪低落,同时因化疗和靶向药物造成腰背酸痛、皮疹、乏力、肢体麻木等情况影响其生活质量,出现排尿困难、睡眠不佳、体重减轻等症状,希望通过多学科治疗防止疾病进展、减少痛苦。

【患者需求】

希望通过治疗,缓解化疗及靶向治疗期间的不适症状,减少药物对肾功能的损伤,保护心脏,提高生活质量。

【发起者及需求】

本例多学科肿瘤康复发起者为肿瘤科。

需求:通过多学科协作,对患者进行整体调整,控制肿瘤进展,延长生存期,改善症状。

肾病科从药物和饮食禁忌等角度出发,保护肾功能;药学部通过调整用药方案,减少药物引起的肾功能损害;心内科降低患者心脏疾病进一步加重的风险。

【病史】

1. 诊治经过　患者于 2017 年出现体重下降,未予重视。2018 年 9 月 9 日出现尿血,超声提示占位性改变。2018 年 9 月 18 日于北京某医院行左肾切除术,术后病理提示左肾低分化腺癌,部分区域细胞透明,部分肉瘤样分化,肿瘤侵及肾实质及肾窦,淋巴结转移。2018 年 10 月 1 日至 2019 年 1 月行白介素治疗。2019 年 1 月始服中药治疗。2019 年 1 月 24 日,PET-CT 发现淋巴结多发转移。2019 年 2 月开始化疗,GP 方案 + 甲苯磺酸索拉非尼(吉西他滨 0.6g,第 1、8 天;顺铂 40mg,第 2、3 天;甲苯磺酸索拉非尼 0.4g,第 1 ～ 28 天)。2019 年 2 月,于北京某医院进行手术切片会诊,结果示低分化集合管癌。2019 年 5 月 31 日于北京某医院行 GP 方案 + 甲苯磺酸索拉非尼第 4 周期化疗,出院后甲苯磺酸索拉非尼 0.2g,每日 2 次,维持。

2. 主要问题　化疗期间皮疹,Ⅱ度骨髓抑制;乏力 4 级,尿频、排尿困难加重。近半月体重下降 2.5kg。心脏摄血分数 45%。

3. 中医四诊　神疲乏力,双眼干涩,视物模糊;右侧腹部闷感不适;大便每日 1 次,小便正常。面暗滞,舌暗红,苔薄黄,口中异味;脉弦细。

4. 既往史　高血压 10 余年,口服硝苯地平控释片,最高可达 180/110mmHg,现规律服药;2018 年 7 月诊断冠心病,口服富马酸比索洛尔、普伐他汀钠片;2018 年诊断抑郁症,口服佐匹克隆。

5. 个人史　吸烟、饮酒 30 余年,2018 年 7 月开始戒烟酒。

6. 婚育史　育有一子。

7. 家族史　父亲心衰去世,母亲及一兄冠心病去世,一弟健在。

【相关检查】

2018 年 9 月 18 日,左肾切除术后病理:左肾低分化腺癌,部分区域细胞透明,部分肉瘤样分化,未见神经侵犯及脉管癌栓,肿瘤侵及肾实质及肾窦,浸润但未突破肾被膜,肾周围脂肪囊内淋巴结转移(1/11)。

2019 年 1 月 24 日,PET-CT:淋巴结多发转移。

2019 年 4 月 24 日,肺部 CT:双肺多发小结同前,较大约 0.4cm,纵隔、肺门、锁骨上未见肿大淋巴结;左肾切除术后,肝门及腹膜后多发转移淋巴结较前略缩小,现约 2.9cm×2.4cm(原较大者约 3.1cm×2.6cm)。

【诊断】

1. 中医诊断　内科癌病;肺肾两虚,余毒内阻证。

2. 西医诊断　左肾低分化腺癌Ⅲ期,根治术后;淋巴结继发恶性肿瘤;集合管癌;高血压 3 级;冠状动脉粥样硬化性心脏病。

【康复目标】

1. 近期目标　降低化疗不良反应,减少肾功能损伤,改善心功能。

2. 远期目标　延长生存期。

【多学科讨论】

1. 时间　2019 年 6 月 11 日。

2. 参加讨论人员　肿瘤科杨宇飞主任医师,肾病科徐建龙主任医师,药学部高善荣主任药师、赵宁主管药师、心血管科蒋跃绒主任医师。

3. 各学科观点

(1) 肿瘤科:患者为Ⅲ期肾癌,首选根治性肾切除,术后行全身治疗及局部放疗并不能降低复发风险,故术后以随访观察为主。如出现复发,以靶向治疗为主,配合放射治疗。该患者为化疗联合靶向治疗,口服甲苯磺酸索拉非尼为一线治疗靶向药物。肾癌是典型的具有多药耐药的肿瘤,所以化疗对肾癌的疗效很差,有效率低于 5%,目前仅用于复发或不能手术切除的Ⅳ期非透明细胞型肾癌患者。

化疗期三阶段中医治法治则不同:第一阶段,化疗前患者整体状态较好,中医药积极配合,改善患者生存质量,提高免疫力,对手术、化疗等创伤性治疗措施起到“减毒增效”之功;第二阶段,化疗中出现不同程度恶心呕吐的患者,中医治疗以和胃降逆为主,减少或避免化疗所致恶心呕吐,提高身体正气,加强体质进行化疗;第三阶段,化疗后体质虚弱,出现骨髓抑制等不良反应,中医治疗以缓解不良反应症状,减少化疗药的毒性反应,改善生活质量为主。

该患者以疲乏为主要症状,目前还没有特效的西药治疗药物。疲乏,中医多辨证为脾气亏虚、脾虚湿困、脾肾阳虚、气血两虚,可通过用药调理身体机能状态。患者合并心脏疾病,应尽量避免使用对肾功能损伤大的化疗药,可考虑将顺铂改为卡铂。尽量避免增强 CT 检查,可用核磁或 PET-CT 替代。控制好血压,临时血压增高可用硝苯地平缓释片舌下含服。

(2) 肾病科:保护剩余肾功能。血压应保持在合适程度,过高过低都会造成肾损害;日常感冒药应谨慎使用;短效降压药对肾血管影响大;血管紧张素转换酶抑制剂 / 血管紧张素Ⅱ受体拮抗剂(ACEI/ARB)类药物对肾功影响大,硝苯地平缓释片对肾功能比较安全,降压效果比较理想;饮食应保持低蛋白饮食,蛋白摄入小于 1g/(kg·d);海参高蛋白,建议少吃,小于 50g/d;樱桃、香蕉、橘子含钾量高,建议少吃;建议不要食用豆制品,如豆腐脑、豆腐干等。

(3) 心血管科:综合病史及各项检查结果,患者目前存在冠状动脉粥样硬化性心脏病,主动脉中度关闭不全,心功能不全(NYHA Ⅱ～Ⅲ级),化疗前已出现心功能问题,心脏负荷试验阳性;2018 年 9 月 12 日冠状动脉 CT 血管造影(CTA)提示局部管腔狭窄约 70%,左旋支近中段见散在钙化斑块或软斑块,局部管腔狭窄程度约 50%～70%。可诊断为冠状动脉粥样硬化心脏收缩功能减低,伴有心衰症状。

(4) 药学部:该患者肾功能受损,使用药物时应权衡利弊,尤其是对肾功能有损害的药物,需调整剂量或禁用。甲苯磺酸索拉非尼最常见的不良反应有腹泻,乏力,脱发,感染,手足皮肤反应,皮疹,充血性心力衰竭,消化道出血,实验室检查示淀粉酶升高、脂肪酶升高、转氨酶短暂升高,体重减轻,肾衰,感染,耳鸣,胃肠道反应,间质性肺炎。可影响卡培他滨、多西他赛、伊立替康、阿霉素等药,应谨慎联用。可能增加高血压发病率,合用华法林,注意监测凝血酶原时间的改变、国际标准化比值(INR)及出血迹象。轻度、中度或不需要透析的重度肾功能损害无须调整剂量,建议检测体液平衡和电解质平衡。

【多学科康复方案】

1. 以肿瘤内科为主导进行辨证论治。中药汤剂扶正祛邪抗肿瘤,调理不适症状,处方如下。芦根15g,白茅根15g,淡竹叶10g,盐车前子^(包煎)15g,党参10g,茯苓10g,麸炒白术10g,炙甘草6g,姜半夏10g,陈皮10g,盐补骨脂10g,生菟丝子10g,生黄芪30g,酒女贞子10g,墨旱莲10g,天麻10g,钩藤^(后下)10g。水煎服,日1剂,分2次服。

2. 西药

(1) 甲苯磺酸索拉非尼:①每日2次,每次0.2g,空腹或伴低脂、中脂服用,早上或中午饭前,几口饭后以一杯温开水吞服;②出现腹泻、乏力、脱发、感染、手足皮肤反应(麻木、手足红斑和肿胀、脱皮、溃疡、手足起疱、疼痛)等症状时需告知医师或药师,必要时调整用药剂量;③建议监测体液平衡和电解质平衡;④高血压为常见不良反应,需监测血压;⑤服药期间免疫力下降,建议勤洗手,减少去易感环境的次数;⑥用药期间避免打疫苗以防止感染,停药3个月后才能接种疫苗。

(2) 富马酸比索洛尔:①每日1次,每次5mg,早晨进餐时服用,用水整片送服,不应咀嚼;②常见的不良反应包括头晕、头疼、肢端麻木、低血压等,偶见体位性低血压、呼吸短促等,罕见甘油三酯升高、肝酶升高、听力障碍等;③如血压控制不佳可增加螺内酯,每次40mg,每日2次。

(3) 普伐他汀钠:①每日1次,每次20mg,临睡前服用;②重大不良反应包括横纹肌溶解症、肝功能异常、血小板减少,但发生率不详,如出现肌肉痛、乏力、血尿、黄疸、紫癜、皮下出血等情况立即联系医生。

(4) 佐匹克隆:①每次7.5mg,临睡前30～60分钟服用,肾功能不全者无须调整剂量;②常见的不良反应有嗜睡、口苦、遗忘,有些人出现异常的易怒、好斗,易受刺激。长期服药后突然停药会出现戒断症状,可能有较轻的激动、焦虑、肌痛、恶心呕吐等。

3. 查肾血管B超,明确有无狭窄;血压控制在(110～130)/70mmHg为宜,查脑钠肽、心肌酶、低密度脂蛋白胆固醇,注意血小板低时不可服用阿司匹林;监测肾功能。

4. 限制饮水量;控制蛋白质的摄取,每天1杯牛奶、1个鸡蛋。

【多学科协作治疗经过】

第一次复诊:2019年8月22日。

2019年8月完成化疗,手足干裂起皮,皮疹,乏力6～7级,无消化道反应,无骨髓抑制。中上腹觉紧不适,白天尿少,排尿困难,夜尿5～6次,大便日行1次,干燥难下,纳一般,入睡困难,易醒,醒后难以再次入睡。体重与6月门诊相比下降不明显,血压控制较好,药物引起常见不良反应,通过中药改善预后。舌红,苔中裂、黄腻,脉弦细缓,辨证为肺肾两虚,湿热下注。中药处方(2019年8月22日至2019年9月21日):在原方基础上,增加酒苁蓉润肠通便,酸枣仁、丹参清心安神,高良姜温中止呕,香附疏肝解郁,防风、黄芪益气固表。继续嘱患者按照肾内科、心内科、药学部医嘱要求进行药物服用和饮食,注意营养均衡,减少高蛋白食品,降低肾脏负担,并注意监测心功能。

第二次复诊:2019年10月10日。

患者乏力6级,化疗后中上腹觉紧不适,排便后症状消失,白天尿少,排尿困难同前,夜尿 4～5 次,大便日 2～3 次,睡眠改善,但易醒,醒后难以再次入睡,下肢麻木 6 级。皮疹、大便干涩等不良反应情况有所改善,食欲一般,体重下降不明显,现阶段根据新发症状进行中医联合体质调理。舌暗中裂,少津苔薄,口中异味,脉细数,辨证为肺肾两虚,余毒凝滞。

处方:生黄芪 30g,柴胡 10g,陈皮 10g,防风 6g,麸炒白术 10g,黄芩 6g,酒女贞子 10g,墨旱莲 10g,炒酸枣仁 15g,三七粉(冲服)3g,党参 10g,白芍 12g,川牛膝 10g,怀牛膝 10g,黄连 3g,葛根 6g,浙贝母 10g,醋莪术 10g,盐车前子(包煎)10g,地龙 6g。水煎服,日 1 剂,分 2 次服。

第三次复诊:2020 年 11 月 26 日。

2020 年 5 月查肝脏新发病灶,1 周期肝动脉化疗栓塞治疗后因血管畸形未继续,口服阿昔替尼维持治疗。乏力 4～5 级,下肢麻木好转,减轻至 4 级,眠尚可,夜尿 1～2 次,近 3 个月体重减少 2kg。

处方 1:酒女贞子 10g,墨旱莲 10g,太子参 30g,茯神 10g,麸炒白术 10g,炙甘草 6g,麸炒芡实 10g,金樱子肉 10g,酒黄精 30g,全蝎 6g,白屈菜 15g,醋延胡索 30g,炒酸枣仁 15g,鬼箭羽 15g,石见穿 15g,黄芩 6g,芦根 5g,白茅根 15g,醋鳖甲 30g。水煎服,日 1 剂,分 2 次服。

处方 2:平消胶囊 6 粒,每日 2 次,口服。

【随访】

访视一:2020 年 4 月 7 日。

患者自诉整体状况较好,睡眠能保证每日 6～7 小时,夜尿 2～3 次,排尿困难自觉有所改善,大便日 1～2 次,继续服用中药汤剂。自诉在化疗期间不适症状较就诊前减轻。

访视二:2020 年 9 月 15 日。

患者甲苯磺酸索拉非尼治疗至 2020 年 5 月,后改为阿昔替尼,乏力 6～7 级,无骨髓抑制,2020 年 8 月行 1 周期肝动脉化疗栓塞,顺铂 120mg+ 吉西他滨 1.6g,因血管畸形未继续。近期肝区觉紧不适,腰背酸痛,不能左侧卧,影响睡眠,需安眠药辅助,纳一般,下肢麻木 6 级减轻至 4 级,夜尿 1～2 次,大便日 1 次,不成形。近 3 个月体重减少 2kg。

访视三:2021 年 4 月 12 日。

患者于 2021 年 1 月改为依维莫司,2021 年 2 月复查时肝门病灶较前缩小,乏力 4 级,排尿好转,大便 2 日一行,基本成形,纳可眠可,整体情况较满意。随访情况及疗效评价详见表下 -1-12。

表下 -1-12　患者随访情况及疗效评价表

日期	乏力	排尿	排便	睡眠	食欲	下肢麻木
2019 年 6 月 11 日	6～7 级	困难	—	—	纳差	—
2019 年 8 月 22 日	6～7 级	困难,夜尿 5～6 次	干燥难行	入睡困难	纳一般	—
2019 年 10 月 10 日	6 级	困难,夜尿 4～5 次	2～3 日 1 次	改善	纳一般	6 级
2020 年 9 月 15 日	6～7 级	改善,夜尿 1～2 次	日 1 次	药物辅助	纳一般	4 级
2020 年 11 月 26 日	4～5 级	夜尿 1～2 次	—	尚可	—	4 级
2021 年 4 月 12 日	4 级	好转	2 日 1 次	眠可	纳可	无

【讨论】

1. 协作组专家点评

肿瘤科许云主任医师:患者为肾癌伴有心脏疾病等问题,主要存在排尿、排便、睡眠等症状需改善,通过中西医结合治疗,肿瘤医生关注转移复发问题,进行用药方案调整,配以中药改善化疗导致的常见不良反应,在不同阶段选择不同治疗方案,取得了较好效果。

肾病科徐建龙主任医师:此为肾低分化腺癌患者,行外科根治术后进行化疗加靶向治疗,治疗中应注意药物的选择和饮食控制,保护剩余肾功能。通过多学科协作,使患者血压一直保持稳定,药物不良反应对肾功能影响较小,症状得到一定改善。

心血管科蒋跃绒主任医师:患者有心脏基础疾病,包括冠状动脉粥样硬化性心脏病,主动脉关闭不全,心功能不全,化疗前已出现心功能问题,化疗应选择对心脏负荷较低的药物;同时患者患有高血压,血压过高使肾脏负担重,通过多学科协作,有效做到了改善心功能、保护肾功能,使患者全力应对化疗带来的不良反应。

药学部高善荣主任药师:患者基础疾病较多,服用药物种类多,通过多学科协作,对患者进行药物梳理,做好用药指导,有助于减少药物引起的不良反应,保护患者剩余肾功能。

2. 协作组组长点评

杨宇飞主任医师:患者肾恶性肿瘤,淋巴结多发转移,进行 6 周期化疗加靶向治疗,且有高血压、心衰、冠心病、抑郁症等基础疾病,治疗需从生理、心理、日常饮食等多角度出发。药物种类较多,联合用药需避免相互作用,日常饮食合理搭配以减少肾脏负担,增强患者体质,以接受化疗,同时通过中药调理,在缓解化疗和靶向药物引起的不良反应方面取得了显著疗效。肾病科、心血管科及药学部的加入,在改善患者肾功能、心功能、提高用药安全方面,发挥了专业优势,结合肿瘤专科医生针对肿瘤的中西医结合治疗,使患者获益明显。

3. 名家点评

李萍萍主任医师(北京大学肿瘤医院):本例为左肾癌切除术后化疗和靶向治疗的患者。因同时患有冠心病、心功能不全,治疗较复杂。化疗期间出现排尿困难、纳差、眠差等症状,心理上对治疗产生抵触情绪,并有抑郁表现。因此,治疗在稳定血压、改善心功能的基础上,保护剩余肾功能、控制肿瘤进展、改善身体症状是维持治疗阶段的重点内容。通过肿瘤科、肾病科、心内科、药学部的多学科协作,从药品选择、饮食教育、重点监测等方面,有针对性地为患者设计保护肾脏、心脏的治疗方案,同时应用中药汤剂扶正祛邪、保护脏器,采取综合方法,降低化疗及靶向药物的不良反应,取得了满意疗效。

(赵　宁　宁春晖　王宪贝　金　锐)

二十八、晚期输尿管恶性肿瘤姑息术后反复肠梗阻案例

【基本情况】

患者张某,男,65 岁,身高 173cm,体重 85kg,BMI 28.4kg/m²,KPS 评分 80 分。

【案例背景】

本例是一位 Ⅲ 期输尿管浸润性上皮细胞癌幸存患者,男性,形体较丰,平素与老伴住

在一起,家庭氛围很好。2012 年发现输尿管肿物,腹腔镜术后,2014 年发现膀胱转移,进行开腹手术,随后在杨主任门诊长期服用中药治疗。服中药期间,2015 年肠系膜转移后曾行 30 次放疗,2019 年做 PET-CT 示肠系膜病灶无异常摄取,考虑肿瘤无活性。通过中西医结合治疗,患者的肿瘤已得到较好控制,但其于 2017 年(即患者第二次术后第 3 年)起,开始反复出现不完全性肠梗阻。虽然家中十分注意患者的饮食情况,但其仍然反复发作,常常需要住院治疗,严重影响患者的生活质量。因此,患者于 2020 年 11 月求助肿瘤康复多学科门诊,希望通过多学科康复指导,分析肠梗阻原因,通过对用药、饮食、锻炼的指导,配合中医药,减少肠梗阻次数,从而提高生活质量,实现真正的康复。

【患者需求】

希望解决肠梗阻反复发作的问题。

【发起者及需求】

本例多学科肿瘤康复发起者为肿瘤科。

需求:通过肿瘤科与泌尿外科、营养科、药学部、康复医学科的合作,在延长患者无病生存期的同时,分析肠梗阻原因,减少发作次数,提高患者的生活质量。

【病史】

1. 诊治经过　患者于 2012 年 2 月因血尿前往医院,行 CT 检查发现输尿管肿物,2013 年 7 月于北京某医院手术,术后病理:输尿管浸润性尿路上皮癌,见肿瘤转移,侵透输尿管全层达外膜,输尿管周围脂肪组织检查淋巴结 1 枚,见肿瘤转移,CA19-9 超过 10 倍,术后行化疗膀胱灌注吡柔比星(THP)1 年,GP 方案 4 次后改为 TP 方案(具体用药及剂量不详),骨髓抑制Ⅱ度。2014 年行 CT 检查提示膀胱转移,同年 7 月 30 日于北京某医院行开腹手术。同年 9 月开始于肿瘤科杨宇飞主任医师门诊规律服中药。2015 年 1 月行灌注化疗,PET-CT 示盆腔淋巴结转移,右侧肠系膜下腔静脉肿物 3.3cm×2.4cm,伴代谢,SUVmax 3.0。2015 年 3 月于我院行盆腔 30 次放疗,60Gy/30f,CA19-9 稍高,放疗后下腔静脉肿物缩小。2017 年 8 月起发作第一次不完全性肠梗阻,一年发作 2 次,2018 年 20 次,2019 年 16 次,2020 年至今 8 次,常为进食过快、过硬后发作,有时可在家中自行缓解,有时需住院灌肠治疗。

2. 主要问题　肠梗阻发作频繁。

3. 中医四诊　大便日 2 次,成形,夜尿 0～1 次,纳眠可。近 3 个月体重无明显变化。舌淡苔薄白,脉缓。

4. 既往史　前列腺增生 10 余年,目前规律服用甲磺酸多沙唑嗪(可多华)1 粒,每日 2 次;高脂血症 5 年余,规律服用阿托伐他汀 10mg,每日 1 次。

5. 个人史　吸烟史 30 余年,最多每日 1 盒(20 支),现偶尔吸烟。饮酒 30 余年,每日 100～500g,戒 7 年余。

6. 婚育史　已婚,1 女儿,配偶及女儿体健。

7. 家族史　否认肿瘤家族史。

【相关检查】

2018 年 5 月,核磁:下腔静脉肿物 2.6cm×2.7cm,无异常信号。

2019 年 1 月 4 日,PET-CT 检查示,右侧肠系膜肿物 3.3cm×2.2cm,无 SUV,回盲部

SUV 4.9,前列腺 SUV 3.3,双侧颈部淋巴结 SUV 3.6,直径 0.8cm,均考虑炎性。

2020 年 7 月生化检查结果示,总胆固醇(TC)2.68mmol/L,高密度脂蛋白(HDL)0.85mmol/L;肿瘤标志物 CA19-9 无异常。

【诊断】

1. 中医诊断　内科癌病;脾肾两虚、痰瘀内结证。

2. 西医诊断　输尿管恶性肿瘤($T_3N_1M_1$,Ⅳ期)术后;前列腺增生;放射性肠炎;肠梗阻。

【康复目标】

1. 近期目标　改善患者目前不适症状,提高生活质量;针对患者体质状况及肠梗阻疾病特点,结合患者饮食习惯,制订营养建议、饮食推荐,努力减少肠梗阻发作次数;结合患者反复肠梗阻病史,针对患者口服药物情况,提供药学建议;给予锻炼及理疗建议,以促进肠蠕动,提高胃肠功能;分析肠梗阻的可能原因,给出具体的治疗建议。

2. 远期目标　延长生存期,提高生活质量。

【多学科讨论】

1. 时间　2020 年 11 月 20 日。

2. 参加讨论人员　肿瘤科杨宇飞主任医师、营养科张凡营养师、药学部赵宁主管药师、康复医学科肖京主任医师、泌尿外科高瞻主任医师。

3. 各学科观点

(1)肿瘤科:患者老年男性,素嗜烟酒,损伤脾胃,痰湿内生,病程较久,累及肾脏,痰瘀凝聚于输尿管而成肿物,辨证为脾肾两虚、痰瘀内结。患者已行两次手术,目前存在盆腔淋巴结转移,长期中医治疗,PET-CT 提示控制尚可,仍需继续中医治疗,在辨证论治的基础上,以扶正祛邪为主要思路,控制疾病进展,延长患者生存期。同时,患者反复出现肠梗阻,考虑与脾胃虚弱有关,多次手术后气血不通,气滞血瘀痰阻,加之脾胃无力运化水谷,饮食内停而发病。治疗时应兼顾健脾行气,改善症状,提高患者生活质量。

(2)泌尿外科:结合病理及影像学,患者输尿管恶性肿瘤诊断明确。患者术后放疗规范,目前 PET-CT 显示肠系膜代谢增高,考虑到输尿管壁较薄,容易转移,其肠梗阻的原因首先需排除转移可能,应密切随访。

患者经历手术两次,第一次为腹腔镜手术,造成肠梗阻可能性较小,第二次为开腹手术,可能会造成粘连性肠梗阻。粘连性肠梗阻在手术后第 1～3 年发作较多,随后逐年减少。患者肠梗阻以胀为主,考虑为低位肠梗阻,虽从术后第三年开始反复出现,但三年内发作次数存在逐渐减少的趋势,考虑仍与手术有一定相关性,可采用保守治疗,积极处理症状。

(3)康复医学科:首先应当解决患者的原发疾病。在此基础上,康复医学科可以为患者的症状缓解发挥辅助作用,结合患者体质,指导患者进行一些与调理脾胃、促进胃肠蠕动相关的运动锻炼。与此同时,也可以使用针灸、按摩、敷脐等方式预防或缓解肠梗阻发作。

(4)营养科:患者自述吃得多、快,食物硬时,肠梗阻容易发生。预防及减少肠梗阻的发生,饮食尤为重要。患者目前在家饮食结构较为合理,但自诉常有外出就餐情况,需注意进食量和食物选择。除此以外,患者自述喜欢食用冬枣,因冬枣富含较多膳食纤维,建议减少使用。饮食应以细粮为主;水果作为加餐,应注意去皮去核;少食刺激性、粗纤维、油腻、坚硬、容易产气的食物;发作期应以肠内制剂为主,佐以流食。

(5) 药学部:患者目前服用的甲磺酸多沙唑嗪具有胃肠刺激作用,有过肠梗阻的报道,为减低肠梗阻发生可能,应在医师指导下尝试更换药物。

4. 多学科康复方案

(1) 肿瘤科

1)中药汤剂:目前主要解决患者肠梗阻问题,肿瘤科及泌尿外科各予患者中药汤剂7服,肠梗阻发作前服用,观察疗效。

中药汤药以行气健脾,滋阴益肾为法,具体如下:柴胡10g,麸炒枳实10g,厚朴10g,熟大黄10g,醋延胡索30g,麦冬10g,生地黄10g,玄参10g,炒川楝子6g,炒莱菔子10g,白芍30g,生甘草10g。水煎,餐后温服,日1剂,2次分服。

用药组方思路:患者病程日久,又多次手术,损伤正气,脾肾亏虚,无力运化水谷,因此稍饮食不慎,则食停气滞发为肠梗阻,故予麦冬、生地、玄参滋阴益肾,白芍健脾,治疗本虚之症,由于患者情绪紧张时也容易发作肠梗阻,故予柴胡、川楝子疏肝理气。同时,由于本方主要在患者肠梗阻发作前应用,故加用枳实、厚朴、莱菔子、熟大黄等行气通便的药物,以促进饮食消化,减轻肠梗阻程度,延胡索止痛,减轻症状。生甘草调和诸药药性,同时亦有缓急止痛功效。全方以脾肾为主,兼顾疏肝,祛邪扶正,标本兼治。

2)肿瘤科康复指导计划

①继续规律口服常规中药汤剂,配合中成药华蟾素片及平消胶囊以控制疾病进展。

②在肠梗阻发作前服用本药物,以减少肠梗阻发作频率及程度。

③推荐在康复医学科进行综合评估后,辅以康复治疗。

(2) 营养科

1)基本原则:以低膳食纤维、软食为主。

2)具体建议:饮食遵循《中国居民膳食指南(2022)》,保证营养提供充足、均衡,同时顾及较弱的胃肠功能,注意食用易消化食物。

①少食多餐,定时定量,细嚼慢咽,注意外出就餐时进食量和食物选择,尽量和平日饮食结构相同(控制量,少油)。

②食物选择:主食细粮为主,避免粗粮,建议每日200～250g;水果作为加餐进食,减轻胃肠负担,注意进食量,每日100～200g,建议去皮、去籽、去核,日常可以进食新鲜水果,不适或进食量大时建议蒸、煮后食用。不建议过食冬枣这类富含较多膳食纤维的水果。

③根茎、皮厚、不易嚼烂、豆类食物建议少用。

④少食刺激性食物,忌辛辣、饮酒,少咖啡。

⑤不建议食用粗纤维类饼干。

⑥饮食制作方法建议切细、做软、煮烂,注意少油,避免煎炸等制作方法。

⑦发作期建议以肠内制剂为主,佐少量流食,6平勺+195ml温水。饮食逐渐增加时,肠内营养液可逐渐减少。

⑧减少进食腌制、坚果类食物。

⑨避免精神紧张。

⑩避免过甜的蛋糕类食品,避免一次大量摄入,容易产气,可能诱发肠梗阻。

(3) 药学部

1) 针对肠梗阻:患者目前服用甲磺酸多沙唑嗪 5 年余,本药具有胃肠刺激,有过肠梗阻的报道,为减低肠梗阻发生可能,与泌尿外科高主任商量后,建议换为坦索罗辛片 0.2mg,每晚一次,口服。

2) 其他药物

①阿托伐他汀,每晚睡前服用,定期监测肝肾功能,注意避免与葡萄柚、西柚同服。

②平消胶囊、华蟾素片可与中药同用。

③摩罗丹等行气通便的中成药,因考虑到目前中药汤剂里已有相关功效药物,建议可逐渐减量,观察情况变化。

(4) 泌尿外科

1) 排除转移所致肠梗阻:肠梗阻的原因首先需排除转移可能,应密切随访。若 PET-CT 显示仍为转移,可以考虑二线化疗加用帕利珠单抗等免疫治疗。

2) 考虑手术所致肠梗阻:患者曾行开腹手术,可能会造成粘连性肠梗阻。在饮食上注意,勿暴饮暴食,适度运动,会逐渐缓解。若不缓解,且有明确手术指征,可以再次手术治疗。

(5) 康复医学科

1) 预防:患者身体状况较好,建议中医导引功如八段锦立式锻炼,重点练习调理脾胃需单举。另外,还可进行摩腹、腹式呼吸等动作,帮助肠蠕动。

2) 发作期:予中药敷脐,如附子饼隔物灸。首先应解决原发病问题,若原发病不解决,其余辅助措施效果可能不明显。

3) 腹针治疗。

【多学科协作治疗经过】

患者接受多学科诊疗的会诊意见后,按时复诊。

第一次复诊:2021 年 1 月 4 日。

患者 2020 年 11 月 20 日行多学科诊疗后,采纳康复医学科八段锦、摩腹、伸腿等治疗及营养师建议,但是自觉效果一般。12 月 5 日、13 日、20 日频繁发作不完全性肠梗阻 3 次,输液、口服药物后缓解。2020 年 12 月 24 日查血常规 / 肝肾功能,均未见明显异常,甘油三酯(TG)3mmol/L,HDL 0.9mmol/L,肿瘤标志物前列腺特异性抗原(PSA)0.47ng/ml。刻下:近 1 个月频繁发作肠梗阻 3 次,2020 年共发作 11 次。眠可,因反复不完全性肠梗阻,食欲近期下降,近 3 个月体重下降 2kg,大便日 2 次,基本成形,夜尿 0 ～ 1 次。体重 83kg。

第二次复诊:2021 年 3 月 18 日。

2021 年 1 月 24 日、2 月 25 日各出现一次肠梗阻,症状减轻。双手关节肿胀活动受限,纳眠可,但因反复肠梗阻不敢多食,大便日 1 ～ 2 次,成形,夜尿 1 ～ 2 次。体重稳定,KPS 评分 70 分。

后续复诊:2021 年 5 月 27 日、8 月 9 日、10 月 28 日。

2021 年 5 月腹部 MRI 示右侧腹腔 3.2cm × 2.8cm 结节影,DWI 信号不高,轻度强化。每次复诊症状基本同前。于中药方稍做加减,调整治疗。

【随访】

2021年1月4日对患者进行第一次随访,患者听从多学科专家意见,甲磺酸多沙唑嗪替换为坦索罗辛,日常进行八段锦锻炼以强身健体,通过摩腹等动作以帮助肠蠕动。2022年12月5日、13日、20日频繁发作不完全性肠梗阻3次,且因反复肠梗阻而食欲下降,近3个月体重下降2kg。

2021年3月18日对患者进行第二次随访,患者2021年1月24日、2月25日各出现一次肠梗阻,症状减轻,食欲恢复,但仍不敢多食,近期体重稳定。

2021年5月27日对患者进行第三次随访,患者2021年4月7日、5月7日各出现一次肠梗阻,症状较前减轻。食欲、体重等同前。

2021年8月9日对患者进行第四次随访,虽然肠梗阻仍有发作,但频度和程度都有减轻,不需住院治疗就能缓解。食欲、体重等同前。

2021年10月28日对患者进行第五次随访,肠梗阻症状较前减轻,食欲、体重等同前。

患者多学科肿瘤康复门诊后2个月随访时,虽采纳部分专家意见进行治疗,但不完全性肠梗阻仍频繁发作,且胃口下降,自觉多学科诊疗尚未起到明显作用。后随访半年,患者自觉肠梗阻次数逐渐减少,症状减轻,无须住院即可缓解,生活质量得到一定提高。

【讨论】

1. 协作组专家点评

肿瘤科王建彬主任医师:本案例中患者的肠梗阻,除了需排除肿瘤及外科手术所致外,还需要营养科、药学部、康复科共同参与。多学科肿瘤康复会诊请营养科参与的目的在于,明确食物等对肠梗阻发作的影响,通过多学科配合进行指导饮食,减少肠梗阻发生的次数;药学部能够发现药物的罕见不良反应,考虑到与患者症状或疾病的关联,指导调整药物,同时对其他药物的用药时间及注意事项进行指导;康复科则能够通过积极指导,促进肠蠕动的功能康复锻炼。

外科贾小强主任医师:此例患者先后经历两次手术,其中一次为开腹手术。开腹手术后肠粘连的发生率很高,其中部分肠粘连可引起临床症状,表现为肠梗阻。此患者通过多学科会诊排除了肿瘤因素导致肠梗阻,考虑系粘连性肠梗阻,并且为低位、不完全性肠梗阻。针对这一情况,所采取的保守治疗方案发挥了较好的治疗作用。但保守治疗缓解后仍容易发作,患者长期受病痛折磨,若病情有加重,甚至出现绞窄性肠梗阻则应选择手术治疗。

2. 协作组组长点评

杨宇飞主任医师:上尿路上皮癌是一种少见的恶性肿瘤,占所有肾脏肿瘤的10%,占所有尿路上皮肿瘤的5%。相较膀胱部位发生的尿路上皮癌,其恶性程度更高、预后相对更差。肾输尿管全长切除+膀胱袖套状切除术是上尿路上皮恶性肿瘤治疗的"金标准",但术后相较膀胱肿瘤容易出现局部进展或复发。复发的最常见部位是膀胱,约占所有复发部位的22%～47%。

本例患者出现肠梗阻,考虑两种可能性较大:肿瘤转移或者术后粘连性肠梗阻。患者2015年1月PET-CT示盆腔淋巴结转移,右侧肠系膜下腔静脉肿物3.3cm×2.4cm,伴代谢,

SUVmax 3.0,放疗后下腔静脉肿物缩小,2019 年 1 月行 PET-CT 显示已无异常摄取。考虑在中西医结合治疗以后,肿瘤已经得到较好控制。肠梗阻更可能为粘连所致。

随访发现,本例患者在多学科肿瘤康复治疗后 3 个月内并未获得满意疗效,其原因可能与多学科的方案指导性仍不够清晰、肠粘连所致肠梗阻自然病程较长、患者对多学科方案的实施度不够等有关。

多学科团队应重视随访中患者的反馈,及时了解患者实施方案时遇到的具体问题,针对随访所反映出的情况,进行集体讨论分析,对方案效果不佳的部分进行修改,对方案过复杂的部分进行精简,强化其可操作性,提高患者的依从性,从而提高疗效。

患者接受多学科诊疗近半年后的随访反馈肠梗阻症状减轻,已无须住院治疗,生活质量得到一定提高;近一年的随访显示肠梗阻次数较前一年逐渐减少。一方面,针对病程较长、较难好转的疾病和症状,需要考虑到其病情反复的可能性,进行较长时间的干预与随访;另一方面,需要能够区分出其短期波动与长期向愈或恶化。因此,针对不同的肿瘤康复情况,具有针对性的疗效评价标准具有重要意义。

3. 名家点评

李萍萍主任医师(北京大学肿瘤医院):粘连性肠梗阻是外科手术后较为常见的并发症,开腹手术后发生概率又高于腹腔镜手术。多数粘连性肠梗阻经治疗后可以缓解,但容易反复发作。多学科协作组专家针对患者的具体情况,从饮食、运动、药物调理和针灸治疗等方面提出了综合康复方案。虽然在治疗的近期并未显现出特别效果,但经随访一年后可以看出,肠梗阻发作情况逐渐减少。随着肿瘤诊疗技术的进步,患者的生存期不断延长,但在注重延长生存期的同时,还要充分重视患者的生活质量,重视改善术后并发症所造成的功能障碍和痛苦症状。使患者延长生存期的同时,拥有更加健康的生活状态,是我们所有从事肿瘤临床工作的医务人员应该共同努力的方向。

(彭蓉晏　孙凌云)

二十九、晚期胰腺癌伴胃脘痞满、乏力案例

【基本情况】

患者徐某,女,76 岁,身高 154cm,体重 60kg,BMI 25.3kg/m²,KPS 评分 80 分。

【案例背景】

患者为老年晚期胰腺癌,是在家人非常绝望的情况下前来就诊。此时的患者病况已非常复杂和严重,家属选择放弃有创和高风险的治疗方法,寻求中医帮助。家属的愿望非常明确,尽量使患者少受痛苦,维持得时间长一些。患者本人,头脑很清楚,虽沉闷寡言,但求生欲很强。家属因担心其心理难以承受,选择对其隐瞒真实病情。患者育有一子,经济宽裕且有孝心,尽心尽力为其母寻求医疗帮助。当知晓其母罹患肿瘤已属晚期,无法手术切除肿瘤,只能带瘤生存、姑息治疗的情况下,决定不告诉患者本人真实病情,放弃放化疗,寻求中医治疗,遂慕名前来我院肿瘤多学科康复门诊就诊。患者和家属对中医充满信任,顺应性很好,能够积极配合。

【患者需求】

尽量实现居家治疗;尽可能延长生存期,保持生活自理状态,减少包括疼痛在内的症状;希望在有生之年享有较好的生存质量。

【发起者及需求】

本例多学科肿瘤康复发起者为肿瘤科。

需求:通过多学科协作,对患者进行整体调理,以提高消化功能,恢复正常进食,消除腹部不适,保持大便通畅,改善精神状态;营养科通过饮食指导,延缓其进入恶病质状态;药学部通过调整用药方案,避免发生药物的毒副反应;康复医学科帮助患者达到体能康复目标,保持良好的体能状况。

【病史】

1. 诊治经过   2019 年 5 月患者出现皮肤出血、巩膜黄染、尿色变深、大便变白,2019 年 6 月 10 日彩超提示胰头癌并胆系扩张,2019 年 6 月 18 日行 PET-CT 提示胰头部放射性摄取增高,2019 年 6 月 20 日行剖腹探查发现:门静脉右侧壁被肿瘤侵犯,被侵犯节段横跨脾静脉汇入点,中止手术。术后病理提示胰头腺癌。2019 年 7 月 10 日行胆总管支架术,2019 年 7 月 19 日出现高热,抗感染治疗后体温恢复正常。2019 年 7 月 23 日就诊于中国中医科学院西苑医院肿瘤多学科门诊。

2. 主要问题   发现胰头腺癌 1 个月余,胆总管支架术后 12 天,周身乏力 5 ~ 6 级,胃脘痞满,食后加重,食欲可,近 1 个月进流食为主,高热 3 天。

3. 中医四诊   偶口干,大便黄色,软便,日一次,小便正常,夜尿 0 次。睡眠可。面色晦暗少华,舌红,苔薄白;脉细弦数,右脉寸关弱,左脉寸尺弱。

4. 既往史   房颤病史;硝酸甘油过敏性休克史 1 次。

5. 个人史   无烟酒史。

6. 婚育史   适龄结育,有 1 子 1 女。

7. 家族史   否认肿瘤家族史。

【相关检查】

2019 年 6 月 10 日,彩超提示胰头癌并胆系扩张。

2019 年 6 月 18 日,PET-CT 检查示胰头部发射性摄取增高,大小 2.9cm × 2.4cm × 2.8cm。

2019 年 6 月 20 日,病理(术后)检查示,胰头肿物找到瘤细胞,腺癌;胰颈穿刺找到瘤细胞。

【诊断】

1. 中医诊断   内科癌病;肝胃不和,痰瘀内结证。

2. 西医诊断   胰头恶性肿瘤(腺癌);胆总管支架植入术后;房颤。

【康复目标】

1. 近期目标   恢复日常饮食及活动,以提高生活质量为主。

2. 远期目标   带瘤生存 1 年。以门诊治疗为主,尽量不住院治疗,以居家治疗为主。

【多学科讨论】

1. 时间   2019 年 7 月 23 日。

2. 参加讨论人员   肿瘤科杨宇飞主任医师、药学部赵宁主管药师、营养科张兰凤主任医师、康复医学科董延芬主任医师。

3. 各学科观点

(1) 肿瘤科:胰腺癌晚期中医调理,可祛邪扶正,增强机体抵抗力,减轻临床症状,提高生活质量。患者主要问题是疼痛和乏力。中医认为不通则痛,消化道梗阻尤其是胆道梗阻、肠梗阻常常是疼痛的原因。因此,胰腺癌应以通为主,防止出现梗阻,疏通消导即为治疗核心,同时祛湿散结抗瘤治疗。本患者是胆道梗阻支架术后,更要注意预防二次梗阻的发生。乏力主要是营养摄入不足或代谢异常引起的营养不良。中药还可通过改善消化功能,提高代谢功能,促进食欲,增加摄入。

(2) 药学部:胰腺癌晚期患者,服药时需注意药物之间的相互作用及药物对消化道的刺激作用。中药正确的煎煮方法、服用方法,中西药共用时如何服用,有哪些不良反应都是应该考虑的细节问题。

(3) 营养科:胰腺癌晚期患者在营养方面需要特别注意。终末期患者营养不良甚至是恶病质极为常见。根据化验指标,目前患者还未进入恶病质期,主要问题是:①刚刚经历手术,术后恢复,胃肠功能弱,还不能像正常人一样饮食;②患者每日摄入能量小于 800kcal,能量绝对不足,体重在发病到术后共下降 10kg,出现营养不良的风险极高。

1) 近期目标:从流食逐渐变为软食、正常饮食。能量的不足需要营养补充剂,每日能量摄入至少达到 1 000kcal。而且进食后观察胃肠道的接受情况,现患者家属已经为患者购买了安素及氨基酸,也一直在服用。

2) 中医饮食切入点:本患者的特点为老年女性,癌病术后,乏力,胃脘胀满为主,不喜凉饮食,偶口干,眼睛模糊干涩,流泪。以上问题属脾虚,肝疏泄不足,湿、瘀内伏。根据患者的特点制订营养原则与饮食结构。

3) 营养原则:①循序渐进,在患者脾胃所能受纳与运化的基础上进行,先制订每日 1 000kcal 热量的食物;②按照中医饮食搭配,调整每日餐食;③每日 5～6 餐,以食后舒适为度。

4) 饮食结构:谷为养,米以粳米(大米)为主,加少量麦芽、谷芽为饭,促进消化。面以发面为主,健脾疏肝养五脏;适量胡萝卜、南瓜、栗子,色黄入脾,助土为辅,很少量新鲜水果如苹果、橘子为助,以大白菜、冬瓜、豆芽、菜花、油菜等为补充,适量蛋、奶、豆为增益。以上蒸煮清炒即可,不用煎炸法。在能食入同等体积量的情况下,保证尽可能多的营养物质种类和量。

5) 饮食禁忌:忌寒凉、生冷、辛辣、油腻;忌过饱过饥。慎食:蛋白质的摄入非常重要,但对于胰腺癌并骨转移、肝转移的患者,尽量素食优先,慎食荤腥之品。

6) 观察指标:①体重变化;②血液生化指标:血红蛋白、白蛋白、血糖、血钾、血钠、血肌酐;③饮食量增加情况;④大、小便情况。

(4) 康复医学科:康复目标为改善乏力气短、心悸等症状,提高体力。在上述方法的基础上以静养为主,练习站桩、坐桩,每日 1～2 次,每次 5～10 分钟。散步,每次 5～10 分钟,每日 2～3 次。配合腹式呼吸训练,进行以大腿根部为主的肝脾胃经按摩。

【多学科康复方案】

以肿瘤内科为主导进行辨证论治。

1. 本例辨证为肝胃不和,痰瘀内结证;治疗原则为"以通为补",施以"疏肝健脾,开胃消导"兼"解毒散结抗瘤"之法,以达胃能纳、脾能运、肝能疏、肠能通,无痛,不乏之目的。处方以大柴胡汤合三仁汤加减,而不用人参、黄芪等补药,以防补而滞邪。茵陈15g,炒枳实6g,厚朴6g,杏仁10g,南方红豆杉6g,白蔻仁10g,酸枣仁15g,柴胡10g,黄芩6g,石见穿15g,鸡内金10g,炒三仙30g,焦槟榔10g,炒谷芽10g,半枝莲15g,生薏苡仁15g,蛇六谷15g。水煎服,日1剂,分2次早、晚温服。

八宝丹胶囊1粒,日2次,口服;复方消化酶胶囊2粒,日3次,口服。

2. 在肿瘤内科开具药物后,由药学部对所开药物进行评估,把握中西药、汤药与成药共用时相互之间可能出现的作用,建议恰到好处地服用方法。两种胶囊可饭后服,或与汤药一起服。

3. 在药物治疗的基础上,把控日常饮食与运动,以达治养结合,体现三分治七分养,由营养师进行日常饮食指导、康复医学科指导日常活动练习。以循序渐进为原则,从软食到正常食物的过渡,加必要的肠内营养补充剂。具体以800kcal/d逐渐到1 200kcal/d的热量为目标,膳食合理搭配,每日碳水化合物55%～65%、蛋白质20%～30%、脂肪5%～10%,同时从五谷为养、五果为助、五菜为充、五畜为益的搭配角度,所食食物有健脾祛湿、疏肝助运的作用。以防为保证营养,出现食而不化、郁滞阻塞的现象。

【多学科协作治疗经过】

第一次复诊(门诊):2019年8月28日。

患者精神状态明显好转,面色较前有光泽,体力有所恢复,周身乏力逐渐好转,饮食少,胃脘痞满较前减轻,近1个月胃痛发作2次,纳食可,无明显厌油腻,眠可,大便成形,日1次,夜尿0次。近期体重稳定,体重60kg,KPS评分80分。舌淡红,苔白;脉细,右大于左。生活能力提高,日常活动有所增加。

肿瘤内科经过评价,认为近期目标已达到,患者进食功能增强,疼痛次数极少,也非梗阻性疼痛,乏力减轻,体力增加。中药处方略有加减,加桂枝、白芍,有桂枝汤之意,也有建中之法,中成药不变。继续服药1个月。医嘱:每2个月查一次腹部CT,每月查一次腹部B超,患者既往有糖尿病病史,饮食上需稍加警惕,注意监测血糖。

药学部经过综合评估,认为近期目标也已实现,患者服药未出现不适反应。但是患者一日中间断服药,基本没有时间进行加餐。

营养科经过综合评估,认为近期目标部分达到,体重未减,未出现营养不良情况,但能量摄入仍不足,营养不良的风险仍在。饮食方面,每日能量定在1 000～1 200kcal,食物种类多样化,进食软、易消化食物,少食多餐,尽可能做到加餐,逐渐增加摄入量。可添加山药、芋头、胡萝卜等食物,适度增加蛋白质,如鸡蛋,尝试脱脂牛奶,避免对胃肠道刺激的食物。寒凉的食物暂不吃。

康复医学科经过综合评估,认为近期目标部分达到,患者散步,每日约半个小时,腹式呼吸目前还训练不好,也有按摩大腿根部的练习。下一步康复目标:体力进一步提高,提高生活质量。计划:①站桩、坐桩适当延长时间,每日1～2次,每次10～15分钟。快步走,每次20分钟,每日2～3次。②加强腹式呼吸训练。③继续肝脾胃经按摩,活血疏肝,健脾和胃。有压痛点处则重点按摩。也可做一些开髋动作,比如蝴蝶式:坐姿,挺直后背,不要低头,两脚跟贴紧,双手抱住两脚,膝盖向两侧打开,双膝有节奏地向两边地板振动。

2019年8月14日复查:腹部CT检查结果显示,胰头部见斑点致密影及类圆形低密度灶,直径在1.2cm以内,较前低密度灶有所缩小,胰头部斑点致密影,术后改变? 血生化指标结果显示,白蛋白:37g/L,前白蛋白144g/L,余指标未见明显异常。肿瘤标志物CEA 6.16ng/ml,CA19-9 1.56U/ml,CA125 50.58U/ml,TPA(组织多肽抗原)111U/L。

第二次复诊(门诊):2019年10月15日。

患者乏力消失,胃脘痞满消失,纳食可,睡眠可,大便日一次,成形,近期体重基本稳定,稍有减轻(58kg),KPS80分。舌暗红,苔薄白。2019年9月15日复查PET-CT:胰腺头摄取增高SUVmax 9.3,大小3.0cm×2.6cm,甲状腺右叶代谢增高,大小1.2cm,SUVmax 4.7,肝右叶摄取增高SUVmax 5.9,大小6.4cm×3.7cm,左侧颞骨摄取增高SUVmax 3.6。

肿瘤内科经过综合评估,认为患者的临床症状表现是好转的,服药期间无疼痛发作,疲乏的情况逐渐恢复中,体力在好转,心理状态也不错,大、小便正常,睡眠也好。但复查提示:有肝转移、骨转移。在继续服用中药、中成药的基础上,加服金龙胶囊,破瘀散结,解郁通络,每次3粒,日2次,口服。带瘤生存,但是生活质量尚可。

药学部提出,金龙胶囊气味微腥,需观察有无过敏现象,如有不适,立即停药即可。

营养师认为,患者的精神状态与上次就诊相当,体重有减轻,但是体力是增加的,与患者进食不足有关,还需要增加摄入,尽可能地让患者少量加餐。目前饮食状况,可加应季食物,板栗、莲藕、莲子等食材,健脾补肾,同时这些食物碳水化合物含量较高,可适当增加能量。进食少量多餐,低脂饮食,避免喝含油脂多的汤水。

第三次复诊(门诊):2019年11月12日。

患者纳食可,体力逐渐恢复至发病前50%,每日家务劳动及走路1小时左右无特殊不适,未发作腹痛,无胃脘胀满,大便成形,日一次,小便正常,夜尿0次。睡眠可。既往白内障手术后,近日出现双眼视物模糊,伴流泪,分泌物少,热敷后可缓解。面色少华,有瘀斑,舌质暗,苔薄白,脉沉细缓。无发热。体重略有下降(56kg),KPS 70分(可连续行走2小时)。2019年11月6日复查,AFP、CA19-9、CA125、尿常规、肝肾功能未见明显异常,CYFRA21-1 3.61mg/ml。

肿瘤内科经过综合评估,认为患者这次复诊面色少华,较上次差些,体重较初诊时下降4kg,但体力尚可,还在恢复上升阶段。患者消瘦一方面有摄入不足的原因,另一方面,与肿瘤消耗、代谢异常有关。这是带瘤生存的趋势,但目前患者自我感觉还是好的,效果还是在我们的目标范围内。中医继续健脾疏肝治疗,同时加补肾阴肾阳之品,以使元气生发,增加抵抗力。中药处方在原方基础上加淫羊藿、女贞子、墨旱莲,肾阴阳双补。成药不变,继续服用。

营养师经过综合评估,认为患者从面色看不如上两次就诊的情况,体重略有下降,体力有所增加。饮食方面,需根据患者的理化指标进行调节,要点如下:①监测血糖、血红蛋白、白蛋白;②体重变化;③加强营养,目前摄入量明显不足,体力活动较前明显增加;④在目前饮食基础上,尽可能加餐,上午10点、下午3点各加一次,同体积食物中增加营养与能量;⑤可服用营养蛋白粉,保证白蛋白摄入。

康复医学科经过综合评估,认为可适当运动;建议动静结合,散步、慢跑结合八段锦、太极拳等,可行站桩、坐桩、六字诀,最好是每日有运动,每次 20 分钟,每日 2 ～ 3 次,以自己不感觉太过劳累为原则,在阳光下运动更好。肝脾胃经按摩,大腿内侧是肝脾经循行路线,注意有痛点的部位重点按摩;增加耳穴:神门、胰胆、脾、胃、腹、内分泌。

【随访】

由于临近春节,再加上疫情影响,患者未到医院就诊,之后患者家属于 2020 年 1 月 16 日、2 月 18 日、3 月 5 日与杨宇飞主任医师联系,远程会诊开药。患者于 2020 年 4 月去世。

对患者家属进行随访,患者家属表示,对多学科肿瘤康复比较满意,认为癌症治疗是一个全身免疫力提高的问题;局部的肿瘤,只治疗局部不能彻底解决问题。而中医综合治疗,从整体上进行全面干预,多方面康复,具有积极的意义与价值。认为多学科诊疗除肿瘤内科中药之外,营养、药剂、康复对患者均起到了重要作用,缺一不可。

【讨论】

1. 协作组专家点评

肿瘤科许云主任医师:胰腺癌是一种恶化程度极高的消化系统肿瘤,预后差。但患者经过几次多学科肿瘤康复会诊,从卧床到基本正常做家务及外出适当运动,达到了改善症状、增强体质、提高生活质量的短期目标,体现了多学科协作诊治的有效性。从康复方面总结如下:

由于癌细胞消耗、消化功能失调,患者体质弱,免疫力低下。运动康复能很好地提高人体心肺功能,增强免疫力,还可以消除烦恼,增进心理健康。胰腺癌患者的运动宜选择动作缓慢柔和、全身得到活动的方式,避免剧烈运动。患者早期乏力,卧床,心率快,以静养为主,选择坐桩、腹式呼吸为主,可以适当站桩,在家属帮助下活动四肢。随着体质的改善,推荐散步、快步走,同时防止运动过量消耗体能,防止运动损伤等。其中,太极拳、八段锦、站桩等中医传统运动康复发挥很好的作用,患者喜欢并且能很好地执行是取得疗效的关键,这些运动可调理脏腑气血、练筋骨、养元气,有利于精气神的恢复。

《素问·至真要大论》:"诸湿肿满,皆属于脾。"患者肿瘤、腹部胀满皆需从脾论治。《灵枢·邪客》:"脾有邪,其气留于两髀。"患者胃脘痞满,乏力气短,脉细数,提示脾虚气滞。脾胃有病,必然有邪气滞留于两髀。两髀,即两侧大腿根部,有肝、脾、胃经通过,按摩此处可疏肝健脾和胃。患者在大腿内侧肝、脾经循行路线上有多个结节、压痛点,嘱其按摩此处可通经络、养脾胃。

由于患者胰腺癌晚期,肝转移、骨转移,且家属对患者隐瞒病情,预后差,患者家属表示理解。

营养科张兰凤主任医师:患者虽是胰腺癌晚期,合并肝转移、骨转移,但是并无发生疼痛,而且整个治疗过程中不适症状逐渐好转,脘腹胀满消失,无腹痛,大便通畅,体力也在逐渐恢复,体重虽有所下降,但是极其缓慢,体重下降的同时,体力并无下降,反而逐渐好转,活动量增加,有生之年的生活质量是提高的。这主要归结于多学科专家提供的治疗方案。在中药方面,杨宇飞主任医师注重疏导为主,未加人参、黄芪等补气药物,经消导疏通治疗之后,患者消化功能转好。脾胃为后天之本,气血生化之源,同时结合营养指导,根据患者脾胃虚弱、受纳有限的问题,制订合理的热量与饮食结构,虽肿瘤未消,但气血尚有续生,气机通畅,疼痛未再发作,这对于胰腺癌晚期的患者来说也是少见的。经药学部指导,患者未出现药物对胃的刺激作用,故患者服药非常配合,疗效也比较理想。另外,通过康复医学科对运动方面的指导,患者未出现活动后损伤情况,老年患者经常在活动中出现筋骨损伤,甚至不慎摔倒骨折也是屡见不鲜。这也体现了多学科在肿瘤康复中的重要作用。

2. 协作组组长点评

杨宇飞主任医师:这是一位老年女性晚期胰腺癌做过支架的患者,需要 3～4 天住院一次,进行化疗和免疫治疗。家属强烈要求隐瞒病情,并且不接受住院治疗,只希望居家治疗为主,主动选择中医综合治疗。我们制订的远期目标为生存期超过 1 年,近期目标是保持良好的 KPS 评分 70 分以上,生活自理,维持正常体重,保持良好食欲,避免再次梗阻引起的黄疸,减轻临床症状,如乏力、胃胀满等,注意中医抗肿瘤多药治疗的同时避免药物毒性,保持生活质量较好的居家治疗。要达到这个目的,我们在辨证论治汤药加中成药扶正祛邪的基础上,请求营养科、药学部和康复医学科联合会诊。在营养师的指导下,患者始终保持良好的食欲,体重维持在一个正常状态;在药学部的指导下,我们给过两种以上的中成药配合辨证论治汤药治疗,未出现明显的药物毒性;在康复医学科的指导下,患者进行适当运动,KPS 评分始终保持在 70 分左右,患者及其家属对治疗结果很满意。单纯的肿瘤内科治疗是顾及不了营养、药剂、康复等多方面的需求,而联合会诊则使患者的康复目标初步达成。

3. 名家点评

刘鲁明主任医师(复旦大学附属肿瘤医院):胰腺癌在全球癌症致死率排名第四,其发病率与病死率几乎相当,具有进展快、病程短、病死率高等特点,大约 50% 的患者在初次就诊即被诊断为晚期,丧失了手术根治的机会。因而其治疗难度较大,预后不良,未接受化疗的晚期胰腺癌患者预期中位生存期仅为 2～4 个月,五年生存率不足 6%。

此例患者年老体弱,罹患晚期胰腺癌,经历突发黄疸、剖腹探查和胆总管支架手术等诊治过程,身心承受极大痛苦和磨难,无论患者本人还是家属,都对未来没有奢望。对于晚期胰腺癌的康复,需要有明确而且切合实际的目标。晚期胰腺癌患者治疗的目的主要在于延长生存时间和改善生活质量。此案例中,针对此患者的特点,将肿瘤康复的目标定在延长生存期 1 年,维持体重,延迟出现恶病质。实现上述目标有一定难度,但通过努力有望达到。

此例患者在就诊时最为突出的问题是乏力和腹胀。通过多学科肿瘤康复会诊,各学科明确第一阶段的主要目标就是改善患者乏力和腹胀问题,并围绕主要问题制订康复方案。针对乏力问题,肿瘤内科并未按照惯性思路把重点放在应用滋补之法上,而是将乏力与腹胀联系起来,通过采用祛湿疏肝、健脾开胃之法,以通为补,消除腹胀,增加食欲,为营养的摄入创造条件,通过加强营养,达到改善乏力的目的。营养科为患者量身定制了改善乏力和腹胀的膳食方案,配合药物治疗发挥协同作用;在药学专家的指导下,控制药物剂量和品种,减少药物对胃肠功能的副作用,为恢复消化吸收功能、改善营养状况创造条件;康复医学科设计康复方案,也将循序渐进提高体能、增加胃肠蠕动、消除腹胀作为重点。上述各科通过现场会诊和充分讨论制订的康复方案,在此患者康复过程中发挥了重要作用。初诊后仅 1 个月,患者的乏力、腹胀症状即得到明显缓解。

如何使患者感受到医疗支持的力量,如何让患者的身心痛苦有所缓解,依靠任何单一专业都难以做到,多学科协作可以为晚期胰腺癌患者提供全面帮助,对本例患者来说,多学科协作康复具有非常重要的意义。多学科肿瘤康复根据患者病情、临床具体情况,将学科的各自为战转化为协作并进,通过面对面研讨,制订符合患者情况的康复方案,充分体现了以人为本的肿瘤康复理念,以最低成本提供最优质的康复医疗服务。

(张兰凤 唐 末 王宪贝)

三十、晚期胰腺癌伴疼痛、便秘案例

【基本情况】

患者李某,女,80 岁,身高 158cm,体重 45kg,BMI 18.0kg/m²,KPS 评分 70 分。

【案例背景】

此患者为老年女性,家境较富裕,孑然一身,有一养子。养子长期在海外,由侄儿照顾其起居,并全程陪护其前来就诊。患者系浙江温州人,体形偏瘦小,精神面貌佳,着装考究,虽年迈体弱,但言谈举止从容淡定,知书达理,相信中医,沟通起来比较容易。患者知道自己身患肿瘤,但不知晓有肝转移。2017 年 5 月开始在杨宇飞主任医师门诊就诊至今,现进一步寻求多学科肿瘤康复门诊帮助。

【患者需求】

寻求中医治疗,缓解疼痛、便秘症状,维持体重或减缓体重下降,延长生存期,提高生活质量。

【发起者及需求】

本例多学科肿瘤康复发起者为肿瘤科。

需求:通过多学科协作,缓解患者后背疼痛;改善体重下降趋势,控制恶病质的进展,提高患者生活质量。

【病史】

1. 诊治经过 2017 年 5 月 16 日首次就诊于杨宇飞主任医师门诊,首诊后症状缓解,为求综合康复治疗,申请肿瘤康复多学科门诊。

2. 主要问题 胰腺占位 4 个月余,上腹疼痛向后背放射 2 个月,进行性加重半年,疼痛喜按,饭后及进食油腻加重,NRS 评分 5 分,近 10 天开始间断服用盐酸吗啡片 10mg 镇痛。

3. 中医四诊 面色萎黄,眠可,大便 2～3 日 1 次,偏干数年,黑便情况减轻,夜尿 1 次,体重每月减轻约 1.5kg。舌淡暗、苔白腻,脉弦细,右大于左。

4. 既往史 糖尿病 2 年,已用胰岛素近 8 个月,每晚 10 个单位,空腹 7 个单位。

5. 个人史 原籍出生,无外地久居史,无血吸虫病疫接触史,无地方病或传染病流行区居住史,无毒物、粉尘及放射性物质接触史,生活较规律,无吸烟史,无饮酒史,无冶游史。

6. 婚育史 已婚,结婚 40 余年,未育,领养 1 子;月经情况:已绝经。

7. 家族史 否认家族遗传病史及类似疾病史。

【相关检查】

2017 年 4 月 25 日,PET-CT:胰体尾明显肿胀伴周围淋巴结肿大。淋巴结 0.7cm×0.4cm,SUV 4.5。

2017 年 4 月 25 日,CEA 18.89μg/L,CA19-9 1 200U/ml。

2017 年 5 月 5 日,CEA 19.75μg/L,CA19-9 大于 1 000U/ml。

2017 年 6 月 21 日,CEA 23.9μg/L,CA19-9 1 200U/ml,BUN 2.51mmol/L,Cr 36μmol/L。

2017 年 7 月 19 日,腹部彩超示,胰尾厚 1.3cm,胰尾部低回声,考虑异常淋巴结。

2017 年 7 月 24 日,CEA 36.32μg/L,CA1-99 1 200U/ml。

【诊断】

1. 中医诊断　内科癌病;肝胃不和、瘀血内结。

2. 西医诊断　胰腺癌($T_4N_1M_1$,Ⅳ期);糖尿病;高血压;疼痛。

【康复目标】

1. 近期目标　缓解疼痛,改善便干便秘,维持体重或减缓体重下降,控制患者恶病质的进程,提高患者生活质量。

2. 远期目标　延长患者生存期,带瘤生存一年,且保持较好的生活质量。

【多学科讨论】

1. 时间　2017 年 7 月 20 日。

2. 参加讨论人员　肿瘤科杨宇飞主任医师、药学部高善荣主任药师和赵宁主管药师、营养科张凡营养师、心理专家庞英助理研究员。

3. 各学科观点

(1) 肿瘤科:该患者为老年女性,胰腺癌肝转移,相比于肺转移、骨转移等,肝转移预后最差,中位生存期不足 6 个月,现行的标准治疗方案为系统性治疗。虽然近年来化疗方案较之前的吉西他滨单药有所进步,但仍未能带来生存期的明显延长,且手术仅对高度选择后的患者才有意义。根据患者情况,拟扶正祛邪并配合中成药和中药注射剂如康莱特注射剂等治疗,控制肿瘤生长,减轻症状,提高患者生活质量;制订近期及远期康复目标为维持体重,延长生存期 1 年。治疗以中医药内服外治,配合西药疼痛管理及营养管理。中药汤剂扶正祛邪;外用贴剂减缓疼痛;必要时使用西药镇痛。

(2) 药学部:疼痛是胰腺癌最常见的症状,卧位及晚间加重,坐、立、前倾位或走动时可减轻。针对患者疼痛进行评估及用药指导;根据评估结果,制订镇痛方案;辅以揿针等外治;临床药师应给予疼痛用药方面的教育和指导,可做随访。如无用药禁忌,可规律服用镇痛药物:如中度疼痛可使用盐酸曲马多缓释片(50 ～ 100mg,每 12 小时一次);重度疼痛可使用硫酸吗啡缓释片(10 ～ 20mg,每 12 小时一次)或盐酸羟考酮缓释片(10mg,每 12 小时一次);同时配以盐酸吗啡片控制暴发痛。根据疼痛分级情况调整药物剂量。

(3) 营养科:鼓励胰腺癌晚期患者进食高蛋白、高热量、高维生素、低脂肪饮食,少量多餐。及时评估营养状态,以维持和增加体重为目标。在现阶段饮食基础上增加进食量,改善营养状态,延长生存期。对于胰腺癌患者,饮食结构和饮食量对延缓疾病的进展至关重要。患者体重下降明显,营养师需结合患者情况和营养评估结果制订个体化的营养计划。

(4) 心理专家:胰腺癌晚期预后差,及时做好患者护理指导;患者后期会出现严重的疼痛、焦虑、体重下降,及黄疸、感染、出血、胆瘘、胰瘘等并发症情况。首先要做好患者的心理护理:患者常产生恐惧、焦虑、紧张等不良情绪,影响治疗进程。因此,护理人员应积极鼓励患者;有针对性地向患者解释治疗的意义与过程,对待患者态度要诚恳,要有耐心,关心患者,使之感到温暖,减少顾虑,振奋精神,增强信心,积极配合治疗,有良好的用药依从性。另外,阻塞性黄疸是胰腺癌的主要症状,呈进行性加深,并伴有皮肤瘙痒,嘱患者避免搔抓,以防抓破皮肤引起感染,可用温水沐浴,涂抹炉甘石洗剂。

4. 多学科方案

(1)中医辨证论治,中药汤剂为主,配以中成药达祛邪目的,可选外用中药贴剂以缓解疼痛,减少西药镇痛药物的使用。

(2)药师根据处方进行用药指导,排除用药禁忌,提高用药安全性;对患者疼痛评估,参与制订镇痛方案。

(3)营养师对患者进行营养评估,制订个体化饮食方案,以维持患者体重,减缓恶病质的出现。

【多学科协作治疗经过】

第一次复诊(门诊):2017 年 7 月 5 日。

1. 肿瘤科　查患者舌淡暗,苔白腻;脉弦细,右大于左。辨证:肝胃不和、瘀血内结。

处方 1:太子参 30g,生黄芪 30g,桔梗 6g,苦杏仁 10g,生白术 20g,当归 10g,制草乌 10g,制川乌 10g,延胡索 30g,川楝子 10g,南方红豆杉 6g,鸡内金 10g,焦三仙 30g,炒谷芽 10g,白芍 30g,桂枝 10g,柴胡 15g,黄连 6g,荔枝核 10g,预知子 15g,拳参 15g,蛇六谷 30g,三七粉 3g,生大黄 10g,肉苁蓉 30g,淫羊藿 6g,白屈菜 15g,半枝莲 30g。水煎服,日 1 剂,分 2 次服。

处方 2:外用穴位贴,药物组成为醋商陆、醋大戟、醋甘遂、醋芫花,各 2g,麝香适量。

处方 3:醋酸甲地孕酮分散片、肠内营养乳剂(TPF-T)、华蟾素片、复方 α- 酮酸片、八宝丹胶囊、康莱特注射液。

2. 药学部　药学指导及监护主要围绕中药汤剂煎煮服用方法、外用贴剂的使用方法、西药、中成药的服用注意事项等内容,以提高患者用药安全性,监测用药疗效,并指导患者进行用药自我监测,特别是疼痛的控制。

药物治疗监护:中药汤剂中含蛇六谷,因其成分问题,煎煮后汤汁会黏稠,属于正常现象,多搅动,防止糊锅;制川乌和制草乌第一煎时先煎 30 分钟左右;大黄后下,在第一煎出锅前 10 分钟左右下大黄;三七粉药汤冲服。

醋酸甲地孕酮分散片:改善食欲。每次 1 片,每日 2 次,口服。定期随访患者食欲是否改善。

肠内营养乳剂(TPF-T):给予患者营养支持。适量,口服;使用前摇匀。服用香豆素类抗凝剂(如华法林)请告知医生;请 25℃以下保存,不得冰冻,密闭保存,开启后可在冰箱内保存 24 小时。

华蟾素片:解毒、消肿、止痛。每次 3 片,每日 2 次,口服。避免与剧烈兴奋心脏药物配伍;服用初期可能有腹痛、腹泻等刺激反应,如无其他严重情况,不需停药,继续使用,症状会减轻或消失。

复方 α- 酮酸片:每次 5 片,每日 3 次,口服。随餐服用,使其充分吸收并转化为相应的氨基酸;配合低蛋白饮食;监测血钙、氨基酸代谢;如果同时服用氢氧化铝,监测血磷;与以下药物服用至少间隔 2 小时:四环素、喹诺酮类如环丙沙星、诺氟沙星,及含铁剂、氟化物或雌莫司汀的药物。

八宝丹胶囊:清利湿热、活血解毒、去黄止痛。每次 1 粒,每日 2 次,口服。

康莱特注射液:益气养阴,消癥散结。注意监护用法用量:每日 100ml,每日 1 次,静脉滴注。控制滴速:前 10 分钟,20 滴 /min;20 分钟后持续增加;30 分钟后可到 30 ～ 60 滴 /min。如出现脂过敏现象,如寒战、发热、轻度恶心,静脉炎,皮疹等请告知医生。

外用贴剂:穴位贴制作方法及用法:将醋商陆、醋大戟、醋甘遂、醋芫花,各2g,放入干净器皿中,混匀;在药粉中先加入少量蜂蜜,搅拌调匀,再逐渐加入蜂蜜,调匀至膏药状;取调好的膏药制成饼状,置于敷料表面,取适量麝香放于药饼中间;将制好的穴位贴贴于肚脐。一般一次穴位贴使用 1 ～ 3 天,如有不适,及时将穴位贴摘除。嘱患者定期监测血压、血糖、血钙、肝功能。

疼痛评估及分析、建议:

评估结果:患者上腹部及后背呈持续性放射痛,NRS 评分 6 分,每天 19 点至 20 点较重,外用中药穴位贴及口服盐酸吗啡片(近 10 日开始间断口服吗啡片,每次 5mg,1 ～ 2 日 1 次)后,疼痛时间缩短,疼痛程度无明显变化。

分析及建议:该患者属于中度疼痛,以神经病理性疼痛表现为主,根据 NCCN 成人癌痛指南等建议:可使用盐酸曲马多缓释片 50mg,每晚 1 次,持续控制疼痛;若疼痛控制不佳,可调整为 50mg,每 12 小时一次,或 100mg,每 12 小时一次,每日量不超过 400mg。及时进行疼痛评估,同时监测肝肾功能,有无恶心、呕吐、头晕等症状。

结果:因已使用外用中药贴剂,中药汤剂中增加了镇痛相关中药,盐酸曲马多缓释片在门诊暂时无药,患者不愿过早接受规律的镇痛药物等原因,对患者先给予止痛片,必要时口服以控制疼痛,继续观察。

3. 营养科 经询问患者饮食史得知,患者近期纳差,进食后有腹部疼痛感。因进食油腻后疼痛加重,每日清淡饮食,素食为主,每餐约 100g 主食配清炒蔬菜,偶尔进食瘦肉(具体用量不详)。另每日口服肠内营养乳剂 TPF-T 500ml 补充营养,未服用其他保健品或营养补充剂。近期因为口味难服,暂停口服肠内营养乳剂。

患者体重 45kg,BMI 18.0kg/m²(体重偏轻),近 3 个月体重进行性下降约 4.5 ～ 5kg(体重丢失＞ 10%),属轻度营养不良。经估算患者能量输入约为 1 220kcal(约为目标摄入量的65% ～ 76%),蛋白质约 40g(约为目标摄入量的 75% ～ 95%)。主要存在能量及蛋白质摄入不足问题。结合患者营养评估状况,建议目前以保持现有体重为首要目标,增加进食量,补充优质蛋白。具体措施如下:①少食多餐,原有进食量无法增加基础上,每日增加 3 次加餐(上午、下午、睡前)。如食欲差,可将芹菜汁、水果等不去渣做成果蔬汁,配合营养剂作为加餐服用。用蔬菜平衡水果中的糖分,每次约 200g(蔬菜和水果各半),补充热量。②添加营养补充剂,推荐选择针对糖尿病患者的全营养素,每次 6 勺,冲调 1 杯(水 190ml,成品约 250ml),补充热量 250kcal。每日 2 ～ 3 杯。③控制油脂,每日炒菜用油等少于 20g,鸡蛋黄、肥肉、鸡皮等脂肪含量高的食物应注意不在饮食中出现,减少对胰腺刺激及进食后疼痛感。增加优质蛋白质摄入,建议每日最少50g瘦肉(里脊、去皮鸡胸肉、去皮剔骨的鱼柳等),制作以蒸、炖为主。④监测体重,定期复查营养相关生化指标。

第二次复诊(门诊)就诊时间:2017年9月5日。

1. 肿瘤科 查体:腹软,未触及明显包块,移动性浊音(-);四诊:口唇暗,舌质可,苔薄白,脉弦大略数,右大于左。检查:CEA 41μg/L。辨证:肝胃不和、瘀毒内阻。

处方1:太子参30g,生黄芪30g,生白术30g,当归10g,制川乌5g,制草乌5g,桂枝10g,白芍30g,淫羊藿10g,白屈菜15g,熟大黄20g,三七粉3g,延胡索30g,蛇六谷30g,半枝莲30g,火麻仁30g,枳实6g,厚朴6g,陈皮6g,木香6g,乳香3g,没药3g,黄连6g,荔枝核10g,全蝎6g,川楝子6g。水煎服,日1剂,分2次服。

处方2:中成药和西药。康莱特注射液、华蟾素片、八宝丹、复方α酮酸片、盐酸曲马多缓释片。

2. 药学部 中药处方中加用乳香、没药。乳香:对胃肠道有较强刺激性,可引起呕吐、腹痛、腹泻等症状,还可引起胃脘不适、乏力、发热、卧寐不安、皮肤潮红、红疹瘙痒、烦躁不安、耳部红肿等过敏反应。常规剂量(3g)内水煎服即可能有不适反应。剂量大于3g水煎服,常有恶心、胃痛反应,故不宜长期服用和大剂量服用。没药:主要不良反应为过敏,表现为周身不适、面部潮红、全身皮疹、瘙痒等,胃弱者慎用。如出现不良反应,应立即停药,必要时给予抗过敏等对症处理。

盐酸曲马多缓释片:镇痛。每次1片,每日2次,口服;按时按量服用,每12小时服用一次,一天不超过400mg;如出现恶心、呕吐、便秘、谵妄等症状,请告知医生。

营养科:患者饮食规律,可继续保持。

【随访】

随访一:2017年8月25日。

患者病情稳定,乏力好转,食欲好转,体重稳定,仍有上腹疼痛,NRS 5分,自行间断服用盐酸吗啡片止痛,疼痛发作无规律,大便稍干,2~3日1次。用药未出现明显不适或不良反应。饮食规律,根据自身情况调整饮食,特别是肉类的添加,多以白肉为主。体重维持较好。

随访二:2017年10月10日。

患者自诉改为口服曲马多缓释片100mg,每12小时1次,NRS 2分,较满意。体重无明显变化。2017年9月28日复查全腹部增强CT示,胰腺体部占位,直径6cm,考虑胰腺癌伴周围血管侵犯及淋巴结转移,肿瘤大小3.5cm×3.3cm,微量腹水;肝脏多发囊肿,双肾囊肿、腰椎异常改变。未行病理检测。

随访三:2017年11月1日。

患者自诉近一周进食较少,食欲较差,营养情况较差,体力明显下降,为求进一步治疗拟入院接受中西医治疗。治疗方案:PD-1治疗,结合中药汤剂、中药注射剂、外用中药贴剂、中药泡洗。

随访四:2019年1月20日。

患者后续定期接受中西医结合治疗,分别于2017年11月6日、2017年12月5日、2018年

1月6日、2018年3月14日、2018年5月15日、2018年8月17日、2018年10月14日、2018年12月15日共行8个周期PD-1 140mg治疗,未见明显不适。镇痛药物最后调整为盐酸羟考酮缓释片40mg,每12小时一次,NRS评分4分。一直配合中医药治疗,未出现明显的阿片类药物导致的便秘等不良反应。体重无明显下降。后疾病进展,自2017年1月确诊后总生存期2年,随访情况见表下-1-13。

表下-1-13　患者随访统计表

	疼痛	肿瘤标志物	药物不良反应	营养、体重
2017年7月25日	7分	CEA 36.32ng/ml	无	食欲差,45kg
2017年8月25日	5分	CEA 29ng/ml	无	食欲改善,45kg
2017年10月10日	2分	CEA 26.64ng/ml	无	食欲改善,43kg
2018年8月17日	4分	CEA 38.23ng/ml	无	食欲一般,42kg
2019年1月20日	4分	CEA 45.52ng/ml	无	食欲一般,42kg

【讨论】

1. 协作组专家点评

肿瘤科许云主任医师:胰腺癌是消化道常见的恶性肿瘤,中医认为,本病病位在肝脾,其发生与脾胃关系较大。常因外感湿邪、忧思恼怒、嗜食肥甘厚腻,导致肝气郁结,痰湿蕴聚,瘀毒内结,日久不散,积聚成瘤。本病以脏腑气血亏虚为本,病机为本虚标实。该患者为胰腺癌晚期,采用中医综合治疗后基本达到设定的近期及远期目标,治疗过程患者整体满意。特别是在前5个月(2017年5～10月),以中医治疗为主,患者获益良多,体重维持在45kg左右没有下降,疼痛得到缓解,推迟了阿片类药物的使用时机。且CEA出现下降趋势:2017年5月29日至7月21日CEA持续增高(29.54～36.32ng/ml),同年8～10月CEA缓慢下降(29～26.64ng/ml)。

药学部李培红主任药师:患者具有较好的用药依从性,能按照多学科康复门诊的要求煎煮中药,对中药的作用了解,对中药的疗效满意,能按时按量用药,服药期间未出现明显不良反应。中成药与西药的联合应用,及中药外贴剂的止痛作用,有效缓解了患者疼痛,减少了西药镇痛药的服用剂量和频率,对患者疼痛管理效果明显,使患者晚期的生活质量得到有效保障。

治未病张晋主任医师:患者为胰腺癌晚期,在康复治疗过程中,饮食结构和营养支持是重要内容。通过康复过程中对患者的饮食调整和指导,鼓励患者进食高蛋白、高热量、高维生素、低脂肪饮食,少量多餐。在患者食欲不佳或进食量少的一段时间内,给予肠内营养支持。患者后期体重维持较好,基本达到预期目标。

2. 协作组组长点评

杨宇飞主任医师:该患者为晚期胰腺癌,肝转移。研究表明,约83%的晚期胰腺癌患者会出现恶病质。因此,提高患者生存质量即为主要的短期及长期目标,具体要求为维持体重、控制疼痛、改善食欲、降低药物治疗的不良反应等。

该患者就诊时已经进入晚期，癌细胞扩散转移，出现了食欲降低、消瘦等恶病质症状。在多学科康复门诊就诊过程中坚持中医综合治疗，有效控制了恶病质进程，缓解了疼痛，后续使用中西医结合治疗（免疫＋中医综合治疗），达到了远期目标延长生命期一年以上。患者对自身疾病知晓，并可以积极乐观地面对，从最初只接受中医治疗，到后续接受中西医结合治疗，为患者争取到更长的生存时间。患者对生活质量整体满意。

3. 名家点评

李萍萍主任医师（北京大学肿瘤医院）：胰腺癌是一种恶性程度高，诊断和治疗都很困难的消化道恶性肿瘤，五年生存率＜1%，是预后最差的恶性肿瘤之一。一般诊断后的胰腺癌患者经过治疗，生存期基本维持在 1 ～ 2 年。本案例是一位老年胰腺癌晚期患者。经多学科肿瘤康复门诊会诊，根据老人的主要症状和需求，从改善患者疼痛、便秘等症状入手，采用中西医结合方法，使患者症状得到有效改善。同时，通过加强营养，维持体重，控制肿瘤进展，不仅提高了生活质量，而且延长了患者的生存时间。此案例充分说明晚期肿瘤姑息治疗中，多学科康复模式能够为患者提供及时有效的干预，使患者生存获益。

本例胰腺癌肝转移患者的生存期达到了 2 年，并且患者对自己的生活质量整体满意，这是令人欣喜的。生存期的延长是治疗有效最具说服力的证明。希望更多胰腺癌晚期患者可以从多学科肿瘤康复诊疗中获益。

（赵　宁　宁春晖　赫兰晔　刘稼玺）

三十一、晚期鼻咽癌放化疗后吞咽困难案例

【基本情况】

患者沈某，男，44 岁，身高 173cm，体重 68kg，BMI 22.7kg/m²，KPS 评分 80 分。

【案例背景】

患者中年男性，浙江温州人，生活经济较宽裕。2013 年 6 月出现鼻衄伴右耳听力下降，行鼻咽喉镜及活检病理，诊断为鼻咽非角化性未分化癌，放化疗后基本情况恢复较好。2014 年 3 月肿瘤复发，病程中一直伴有吞咽困难，饮水呛咳及右耳耳鸣，近 5 年体重下降明显，患病前体重 85kg，放化疗期间体重最低达 45kg，目前维持在 70kg 左右。患者还患有慢性乙型肝炎，目前服用恩替卡韦抗病毒治疗。抗病毒治疗是一个长期持续的过程，鉴于患者肿瘤基础病，属于特殊的乙肝人群，虽然 2019 年 3 月服用中药后门诊复诊吞咽困难减至 8 级，饮水呛咳同前，但由于吞咽及呛咳临床症状改善欠佳，且存在对于复发转移的恐惧与焦虑，遂建议患者进行多学科诊治。

【患者康复需求】

希望通过多学科肿瘤康复会诊，帮助解决吞咽困难、饮水呛咳及体重下降等问题，提高生活质量。

【发起者及需求】

本例多学科肿瘤康复发起者为肿瘤科。

需求:希望通过多学科协作,康复医学科改善患者吞咽困难和饮水呛咳。营养科改善营养摄入,保持体重;调整饮食质地,降低吸入性肺炎风险。药学部能进行用药重整,评估患者用药依从性、安全性,进行用药指导。肝病科能维持肝肾功能在正常范围。

【病史】

1. 诊治经过 2013年6月出现鼻衄伴右耳听力下降,行鼻咽喉镜及活检病理提示鼻咽非角化癌,未分化型。2013年7月9日行8次尼妥珠单抗靶向治疗,同时2013年8月9日行放疗31次,顺铂化疗9周期。2014年3月鼻咽癌复发。顺铂+吉西他滨方案2周期后白细胞下降,不耐受停化疗。2018年6月鼻咽部MRI增强示鼻咽腔硬化变形,鼻顶后壁及右侧壁深部弥漫性软组织增厚。双颈部散在小淋巴结。2019年3月至今于中国中医科学院西苑医院肿瘤科杨宇飞主任医师处服中药治疗。

2. 主要问题 吞咽困难、饮水呛咳及右耳耳鸣,伴随有体重不稳定下降。

3. 中医四诊 面色无华,吞咽困难,饮水呛咳,发声乏力8级,午后休息后可好转。唇干口干味重,右耳鸣如蝉,伸舌偏左,舌头灵活。纳可,眠可,大便日2次,质黏不成形,小便色黄,夜尿2~3次。舌嫩红,多津多液,少苔。脉弦细数,左大于右,二尺弱。

4. 既往史 慢性乙肝病史,长期口服恩替卡韦。

5. 个人史 饮酒史20余年,吸烟史18年,平均每日20支,戒烟酒5年余。

6. 婚育史 适龄婚育,育有1儿1女。

7. 家族史 否认肿瘤家族史。

【相关检查】

2013年6月,鼻咽喉镜:鼻咽右侧后顶壁见溃疡状新生物,触之易出血,活检病理:鼻咽非角化癌,未分化型。

2018年6月,鼻咽部MRI增强:鼻咽腔硬化变形,鼻顶后壁及右侧壁深部弥漫性软组织增厚,增强内部可见斑片状不均匀强化,边界不清。双颈部散在小淋巴结,以左侧颌下小淋巴结稍大,1.5cm×1.3cm。

2019年3月,颈部超声:颌下淋巴结肿大。

【诊断】

1. 中医诊断 内科癌病;肝肾不足、痰瘀内结证。

2. 西医诊断 鼻咽非角化性未分化癌,放化疗后。

【康复目标】

1. 近期目标 解决吞咽困难、饮水呛咳及体重下降问题,提高生活质量。

2. 远期目标 延长生存期。

【多学科讨论】

1. 时间 2019年5月8日。

2. 参加讨论人员 肿瘤科杨宇飞主任医师、康复医学科董延芬主任医师和曹晁炎医师、营养科张凡营养师、药学部赵宁主管药师、肝病科张引强主任医师。

3. 各学科观点

(1)肿瘤科:鼻咽癌病位在鼻,与肺、脾、肾关系密切,正虚于内,脏腑功能失调,致邪毒乘虚而入,凝结成癌肿;患者反复肺部感染,"肺开窍于鼻",邪热扰肺,肺失宣肃,痰湿凝结,热邪又灼伤阴液,炼而成痰,痰热互结,日久成岩。患者放疗后出现唇干口干等阴虚表现,选用麦冬、天冬、南北沙参、黄精滋阴养肺生津;西洋参、石斛、芦根清热生津;浙贝、胆南星清热化痰。患者化疗后脾虚湿盛易生痰,用茯苓、白术、清半夏等健脾化痰,从源头上杜绝痰饮的产生。患者吞咽困难,加用石上柏、威灵仙、路路通、金荞麦改善症状。患者病史长,肺阴逐渐耗伤,金水相生,不能下济肾阴,阴不制阳,虚火上灼肺金,选用女贞子、墨旱莲滋补肾阴。拟通过多学科肿瘤康复会诊帮助患者进一步改善吞咽困难、饮水呛咳及耳鸣等症状,肿瘤内科继续通过中药汤药帮助患者延长生存期。

(2) 康复医学科:患者表面肌电图结果显示,右侧受测肌肉发力时肌电募集普遍低于左侧,以右舌骨下肌群更明显,考虑以右侧牙齿咀嚼、张大口伸舌等动作改善。患者受测肌肉发力顺序紊乱,考虑以紧闭口唇、屏气吞咽等动作改善。患者吞咽相关肌肉发力后无法有效放松,以双侧舌骨下肌群更明显,考虑以下颌前伸、屏气、下颌向两侧运动等动作改善。建议根据表面肌电图结果,训练患者和吞咽相关的舌骨上肌群和舌骨下肌群的肌力和发力顺序,到当地医院康复医学科坚持做相关肌肉的训练。

(3) 营养科:经询问饮食史得知,患者近期纳差,以糊状食物为主(谷物为主,全天配有肉糜 150 ～ 200g),一日三餐每餐 2 小碗(400 ～ 500ml),平素未进食其他营养补充剂或加餐,每日服用鱼胶,间断服用海参(不知具体用量)。患者前期因放疗导致明显咀嚼和吞咽食物困难,味觉和食欲下降,进食量严重不足,导致体重下降 50kg(放疗期间体重最低 45kg,患病前体重 95kg)。放疗后食欲下降、恶心呕吐等胃肠道反应逐步改善,进食量逐渐提高,同时行口服营养补充,每日予肠内营养乳剂 1 000ml,每日 1 次,补充热量及蛋白质摄入,增加体重。

目前体重 70kg,BMI 23.4kg/m² (处于正常体重范围)。经估算患者目前进食能量 1 100 ～ 1 300kcal(为目标量的 52% ～ 62%),蛋白质 30 ～ 40g(为目标量的 42% ～ 53%)。主要问题为经口进食量不足,热量及蛋白质摄入不足,伴有体重不稳定下降。进食量不足主要与吞咽问题相关,经评估患者目前吞咽困难 8 级,饮水呛咳 7 级,发声乏力 7 级,因进食呛咳导致吸入性肺炎,反复肺部感染每年 2 ～ 3 次,多次住院治疗。

(4) 药学部:恩替卡韦为鸟嘌呤核苷类似物,对乙型肝炎病毒(HBV)多聚酶具有抑制作用,用于病毒复制活跃、血清丙氨酸氨基转移酶(ALT)持续升高或肝脏组织学显示有活动性病变的慢性成人乙型肝炎。每日 1 次,食物会影响恩替卡韦的疗效,因此需要空腹服用(餐前或餐后至少 2 小时)。恩替卡韦主要通过肾脏清除,需监测肾功能,肌酐清除率 < 50ml/min 的患者应调整用药剂量。肝功能不全无须调整用药剂量,用药后如出现头痛、疲劳、眩晕、恶心等症状,请及时告知医生。

患者属于有肝部基础疾病的特殊人群,在使用药物时,应综合评估后再使用,并监测肝肾功能。《肝病中医治疗合理用药与常用中药肝损伤》中提到有可能造成肝损伤的中药有:①卫矛科:雷公藤、昆明山海棠(片);②菊科:苍耳子、款冬花、千里光;③天南星科:石菖蒲;④豆科:番泻叶、苦参、山豆根(广豆根)、野百合(野百合碱);⑤蓼科:虎杖、何首乌;⑥其他科:天花粉、粉防己(碱)、五倍子、贯众、黄药子、石榴皮、夏枯草、苦楝皮、川楝子、马钱子、鸦胆子、巴豆、罂粟壳、土茯苓等;⑦动物药:鱼胆、蛇胆;⑧矿物药:汞类(朱砂)、铅类(密陀僧)、砷类(砒霜、砒石、雄黄);⑨中成药:小柴胡片、千柏鼻炎片、牛黄解毒丸、六神丸、双黄连注射液、壮骨关节丸、克银丸、鱼腥草注射液、复方青黛丸、白蚀丸、穿琥宁注射液、葛根素注射液等。

(5)肝病科:患者既往慢性乙型肝炎病史,目前服用恩替卡韦抗病毒治疗。慢性乙型肝炎抗病毒是一个长期持续的过程,鉴于患者肿瘤基础病,属于特殊的乙肝人群,需要关注以下四方面问题:

1)抗肿瘤治疗过程中药物性肝损伤的发生:患者前后经过尼妥珠单抗靶向治疗、放疗、顺铂化疗、顺铂+吉西他滨等治疗,以上治疗均有药物性肝损伤发生的可能,需要关注患者的肝功能情况,一般要监测 ALT、AST、GGT、ALP、DBiL、TBiL、PTA、INR 等反映肝功能衰竭的指标。

2)要警惕患者免疫力低下乙肝病毒反弹:恩替卡韦虽然属于一线推荐抗病毒药物,但也有文献报道肿瘤及白血病患者治疗过程中病毒学突破的发生,所以一定要定期随访乙肝病毒复制的指标(HBV DNA),特别是高精确度的 HBV DNA(检测值下限小于 10IU/ml)。同时,要定期关注患者估算的肾小球滤过率(eGFR)情况,如果肾功能受损,恩替卡韦可能也需要调整剂量。目前仍可以睡前 0.5mg(1 片)口服,注意服药前两小时禁食,保持空腹状态。

3)需要关注患者有无肝纤维化或肝癌的发生:慢性乙型病毒性肝炎,抗病毒是非常关键的治疗措施,但仍有部分患者病情进展,出现肝纤维化或肝硬化,所以建议患者要监测肝脏硬度变化情况(瞬时肝脏弹性成像检测),如果发现有肝脏弹性值上升或超过 7.5kPa 时,需进行必要的抗肝纤维化治疗,可于中药处方中加醋鳖甲、生牡蛎、丹参、龟甲、桃仁、生黄芪等药物,软坚散结、活血化瘀。同时,应该定期监测甲胎蛋白、CA19-9 及甲胎蛋白异质体(ALP-L3)等,并随访腹部超声,若肿瘤标志物异常,必要时行增强 MRI 明确诊断。

4)是否使用保肝药物,预防药物性肝损伤:目前肝病专家认识尚存在分歧,根据个人科室临床经验而言,倾向于推荐使用保肝药预防,一般选择一种药物即可,可予水飞蓟素制剂口服。若治疗过程中肝功能出现异常,必要时可联合使用 2～3 种保肝药,但尽量选择作用机制不同的药物,不推荐同种类型药物的联合使用。

【多学科康复方案】

1. 处方　太子参 30g,生黄芪 30g,酒黄精 30g,西洋参片 5g,茯苓 10g,麸炒白术 10g,甘草 6g,天冬 10g,麦冬 10g,南沙参 10g,北沙参 10g,化橘红 10g,清半夏 10g,威灵仙 10g,路路通 15g,石斛 10g,芦根 15g,石上柏 15g,金荞麦 15g,浙贝母 10g,蛇六谷 15g,炒酸枣仁 15g,酒女贞子 10g,墨旱莲 10g,白芷 10g,柴胡 10g,黄芩 6g,红景天 20g,胆南星 6g。水煎服,日 1 剂,分 2 次早、晚温服。

2. 康复锻炼　鼻咽癌放疗后吞咽困难、饮水呛咳考虑与放射性损伤有关,累及吞咽、构音的神经会引起吞咽困难,声嘶,逐渐加重会影响发声,讲话费力或模糊,难以听清。也不除外鼻咽部病变引起口咽部疼痛导致吞咽困难。患者多次肺部感染,考虑为进食中食物呛入肺内引起吸入性肺炎。患者需加强相应的康复锻炼,循序渐进。

(1)吞咽训练(改善吞咽困难)

1)做鼓腮、伸舌动作和双侧面部肌肉轻轻按摩。每次 5～10 次,每日 2～3 次。

2)吸吮训练:患者食指戴上胶套放于口中,模仿吸吮动作,体验吸吮的感觉 10～20 次,每日 2 次以上。

(2) 构音训练(改善发声费力)

1)呼吸训练:鼻吸气,嘴呼气,逐渐增加呼吸时间,在呼气时试发摩擦音、元音;每日练习 2 ～ 5 次,每次 5 ～ 10 分钟。循序渐进。

2)发声训练:尝试发出喉音,并抬高音调,并尽量以最大音量维持数秒。

(3) 张口训练(改善张口受限)

1)张口运动及伸下巴动作:慢慢张嘴,再慢慢合起。将下巴向前伸到底,再回到原来位置。每次 5 ～ 10 次,每日 2 ～ 3 次。

2)下颌侧移运动:将嘴巴微张,下颌向左缓慢移动到底,回到中线,向右做同样的动作。每次 5 ～ 10 次,每日 2 ～ 3 次。

3)手指张口运动:将食指及中指分别卷上纱布,放在上下牙齿中间,再将食指及中指尽量分开,拉开口腔。开始时先做 5 秒,逐渐增加拉伸运动的时间。

(4) 加强颈部训练:目的在于改善颈项部肌肉僵硬情况,同时有利于吞咽困难、呛咳的改善。

1)做缓慢颈部前屈、后仰及左右转动,3 ～ 5 次。

2)缩下巴运动:将下巴内收向胸部靠拢,再缓慢回到原来位置,做 5 ～ 10 次。

3)做缓慢颈部旋转运动:将颈部沿顺时针方向缓慢转一圈,再沿逆时针方向转一圈;或做"米"字运动,3 ～ 5 次。

(5) 加强颈部拉伸运动

1)后颈部拉筋运动,将头下垂,双手指交叉置于头顶上,双手及头部自然下垂,用手的重量自然牵拉后颈部。

2)侧颈部拉筋运动,将左边的耳朵向左肩靠拢,左手置于头顶上,用手的重量将右侧颈部肌肉拉长;再向右做同样的动作。

3. 营养指导　结合患者营养评估情况,给予以下营养指导:

(1) 调整食物质地,以浓流质及糊状食物为主,增加食物黏稠度以减少呛咳风险。食物可选择如黏稠米糊、藕粉、菜糊、蛋羹、浓稠肉糜等,避免直接饮用稀流质食物如水、牛奶、果汁等。固体食物、半流食等可能因食物黏性(如糯米饭),或食物坚硬松散(如饼干),或存在混合性状(如汤泡饭中有稀质汤水),容易引起呛咳,吞咽功能经评估未恢复时避免以上食物。

(2) 调整制作方法,日常可将固体食物或半流食用搅拌机加工成浓流质饮食或糊状食糜后进食,黏稠程度以蜂蜜质地为参考。稀质流食(如水、牛奶、果汁、汤等)可以食用增稠剂增稠,使之呈均质胶冻状后服用,降低呛咳风险。

(3) 增加进食量,建议少食多餐,增加餐次,每日 5 ～ 6 餐,选择高热量、高蛋白糊状食物,根据患者饮食习惯,可采用肉糜粥、鸡蛋粥、牛奶粥等方式增加蛋白质,另粥中可以加入色拉油(每 200ml 加入 10ml 色拉油)或加入奶粉(每 200ml 加入 10g 奶粉)。

(4) 进行口服营养补充,予肠内营养乳剂(TPF-T)500ml,每日 1 次,口服,补充热量及蛋白质。如患者经口进食量无明显改善,可增加至 800ml,每日 1 次。如患者进食量明显改善,可依少食多餐建议,逐步增加进食量,同时逐步减少肠内营养液摄入量直至停用营养液。

(5) 建议长期、定期监测体重,定期复诊。复诊前记录 3 天饮食日记,包含进食食物、进食量和制作加工方法。复诊时对营养状态进行再评估,结合实际情况调整营养治疗方案。

4. 用药指导

(1) 恩替卡韦每日 1 次,需要空腹服用(餐前或餐后至少 2 小时),如发生头痛、疲劳、眩晕、恶心等不良反应请告知医师或药师。

(2) 恩替卡韦与中药也需间隔 2 ~ 3 小时服用,不可同服。

(3) 定期检测肝肾功能,如肌酐清除率 < 50ml/min,需调整用药剂量。

(4) 不建议自服保健品,如有需要请咨询医师或药师。

5. 保肝治疗

(1) 抗肿瘤治疗时需密切监测肝功能,防止化疗对肝脏造成进一步损伤。

(2) 定期监测乙肝病毒复制指标;同时关注 eGFR 情况,一旦出现肾功能不全务必告知医师。

(3) 监测肝脏硬度变化情况。

(4) 监测甲胎蛋白、CA19-9 及 ALP-L3 等,并随访腹部超声,若肿瘤标志物异常,必要时行增强 MRI 明确诊断。

【多学科协作治疗经过】

2019 年 8 月 5 日(第一次复诊):患者吞咽困难 8 级减至 7 级,饮水呛咳 7 级减至 5 级,生活质量得到提高,达到多学科康复门诊制订的近期目标。

2020 年 1 月 9 日(第二次复诊):患者吞咽困难 7 级减至 5 级,饮水呛咳 5 级减至 2 级,未再出现肺部感染。治疗过程中的疗效评价见表下 -1-14。

表下 -1-14　患者疗效评价表

日期	吞咽困难	饮水呛咳
2019 年 3 月 13 日	9 级	7 级
2019 年 5 月 8 日	8 级	7 级
2019 年 8 月 5 日	7 级	5 级
2020 年 1 月 9 日	5 级	2 级

【随访】

2020 年 4 月对患者进行随访,患者表示经过康复训练后饮水呛咳症状较前明显改善,未再出现肺部感染情况,吞咽情况尚可,仍持续康复训练;定期复查肝肾功能,维持平均水平,未出现较明显的肝肾功能损伤;身体机能、精神状态、饮食状态、睡眠状态等,患者自觉总体情况比较满意;通过营养调理,近期体重有所增加,体力好转明显,日常患者可进行一定时间的康复训练和有氧运动,形式主要为步行。患者初期目标已经达成,需坚持康复训练,进一步改善吞咽困难情况。

【讨论】

1. 协作组专家点评

肿瘤科许云主任医师:鼻咽癌是中国常见的头颈部肿瘤,放疗是当前治疗鼻咽癌的主要手段,其在杀灭癌细胞的同时,会不可避免地照射到病灶周围正常组织,如口咽、颞颌关节及咀嚼肌群等,从而导致上述组织出现不同程度的放射性损伤,出现张口困难、吞咽困难、饮水呛咳等症状,痛苦不堪,是导致患者生活质量下降的重要原因。该患者为复发鼻咽癌,在局部治疗的基础上加用化疗有助于提高生存率,但患者因化疗不耐受,未完成相应的化疗周期,遂寻求中医药治疗。但是单一药物疗法很难发挥最大疗效,而多学科康复团队针对患者病情,充分发挥各学科优势,最大限度地为患者提供合理、有效、便捷的医疗服务,团队合作不仅能提高医疗效率,还能使医疗资源得到最大化利用,值得进一步推广。

康复医学科肖京主任医师:吞咽障碍是鼻咽癌放疗后常见的并发症,发病率可达到70% ～ 80%,对患者的危害很大,不仅影响患者对水和营养物质的摄取,严重的还会引起吸入性肺炎、窒息等后果。晚期放射性损伤多发生在放疗 2 年后,食管上括约肌(upper esophageal sphincter,UES)纤维化、会厌卷曲、迷走神经损伤等导致参与吞咽动作的咽缩肌功能减退。因 UES 的破坏为常为不可逆性,临床治疗上存在极大困难。对此,基于表面肌电引导的生物反馈疗法正受到越来越多的关注。采集吞咽相关肌肉的肌电信号特征,可以有效识别吞咽动作的缺陷,使常规的吞咽行为训练更具针对性,在训练过程中,通过视、听觉信号的反馈,使其形象化、具体化,更有利于患者掌握训练方法。本案患者通过这一方式训练后,效果良好,有必要推广使用,积累经验,进一步优化训练方案。吞咽康复训练需长期坚持,漫长的病程常导致患者存在抑郁及焦虑情况,为便于患者居家训练,并促进康复效果,可以根据患者病情,编制个性化的康复训练保健操,便于患者记忆,可有效提高口轮匝肌、咀嚼肌、舌肌及颊肌力量,形成协调、流畅的吞咽反射,减少误咽。训练过程中还可配合肿瘤科的五行音乐疗法,有助于患者放松心情、配合治疗,无论从机体还是精神方面都能得到促进作用。

治未病中心张晋主任医师:本例患者,多学科肿瘤康复会诊的作用非常有效。营养指导方面,营养师根据患者的日常饮食情况,分析其营养摄入存在的问题。一方面根据患者身高、体重、活动量等,调整日常能量摄入;另一方面,结合患者吞咽困难,优化食物加工方法和食物状态,便于吞咽。经过营养指导,患者的一日总进食量明显改善,因食物诱发呛咳现象减少,体重有所增加。

药学部高善荣主任药师:①该患者有乙肝病史,并长期服用恩替卡韦,药师主要从患者用药安全、依从性等角度进行指导和药学监护。在抗肿瘤治疗中,关注药物对肝功能的影响,避免药物性肝损伤的发生,参考《肝病中医治疗合理用药与常用中药肝损伤》等资料,对影响肝功能的药物谨慎选用,并随时监测评估。建议定期复诊或随访。②患者基础病(乙肝)对其肿瘤治疗用药的选择有明显影响,药师本着"共病评估"的原则,对患者既往用药与刻下肿瘤用药的选择进行分析、评估、干预,确定监护目标,提高患者用药依从性和安全性。

2. 协作组组长点评

贾小强主任医师:患者鼻咽癌复发时间为术后放化疗后 1 年,病程较短,其间一直伴有吞咽困难、饮水呛咳及右耳耳鸣,痛苦不堪。多学科肿瘤康复门诊不仅从中医药、饮食营养、用药、康复等方面给予患者指导,也缓解了患者对于复发转移的恐惧与焦虑,体现出深厚的人文关怀与温情。

3. 名家点评

林洪生主任医师(中国中医科学院广安门医院):该病例为晚期鼻咽癌患者,因放化疗等西医常规治疗后,出现吞咽困难、饮水呛咳、反复肺部感染、体重下降等相关不良反应,寻求中医综合治疗。治疗目标是延长患者生存期,改善临床症状。中医辨证治疗可以使患者因放疗所造成的损伤得到改善,但造成患者出现功能和体能问题的原因很复杂,治疗具有一定难度。通过多学科肿瘤康复团队为患者制订康复方案,采取综合调理,使患者获益。值得推荐。

(唐 末 蔡 芳 杨宇飞)

三十二、晚期鼻咽癌放化疗后张口困难及构音障碍案例

【基本情况】

患者李某,男,31岁,身高181cm,体重85kg,BMI 25.9kg/m²,KPS评分80分。

【案例背景】

患者青年男性,9岁时罹患鼻咽癌,曾同步实施放化疗,效果较好,但治疗后两年发现左锁骨上淋巴结转移,又行放化疗治疗。在控制转移复发后,患者考入某医学院学习护理,积极投身祖国医疗卫生事业。患者在接受放化疗后出现张口困难、伸舌向左歪及说话含糊不清,感到非常痛苦。患者曾自行间断练习张、闭口,练习至最大宽度时能伸进一个拇指,但之后未再坚持练习。自2001年至今,长期于中国中医科学院西苑医院肿瘤科杨宇飞主任医师门诊处口服中药治疗,虽然在复诊过程中一直未出现复发转移,但张口困难及言语含糊不清仍因缺乏专业的康复指导与合理有效的康复方案而未完全恢复,遂至多学科肿瘤康复门诊寻求帮助。

【患者需求】

希望通过治疗,促进舌体功能恢复,解决张口困难及说话含糊不清问题。

【发起者及需求】

本例多学科肿瘤康复发起者为肿瘤科。

需求:通过多学科协作,寻求最佳的肿瘤康复及治疗方案;促进舌体功能恢复;解决张口困难及说话含糊不清问题;从多维度对患者进行康复管理。

【病史】

1. 诊治经过　患者2001年于北京某医院行左锁骨上淋巴结活检,病理提示恶性肿瘤,具体病理不详,后开始行同步放化疗,化疗方案不详,放疗约40次(具体计划不详)。2003年发现鼻咽癌伴左锁骨上淋巴结转移,在某医院行放化疗(具体不详)。2011年6月于杨宇飞主任医师门诊口服中药,2014年生一子。2015年诊断为甲状腺功能减退。2019年10月31日,血常规示 RBC 5.73×10¹²/L,CEA(−),肝肾功能、血脂、EB病毒定量未见异常;促甲状腺激素(TSH)6.86μIU/ml;2019年11月7日,腹部+腹腔淋巴结彩超检查示,肝 S6 结节,较

前变化不大。头颈部 CT 检查示,左侧鼻咽至口咽软组织增厚,甲状腺右叶多发低密度结节同前。胸部 CT 平扫检查示,左肺下叶肺不张。

2. 主要问题　张口困难、伸舌向左歪及说话含糊不清等。

3. 中医四诊　面色萎黄,饮食量少,睡眠可,大便日 2 次,成形,夜尿 0 次;舌尖暗紫,苔少,脉弦细数。

4. 既往史　高血压 3 年余,口服苯磺酸氨氯地平降压,血压控制在(130～160)/(100～120)mmHg;甲状腺功能减退 4 年,口服左甲状腺素钠片,每日半片,服 2 年后改成间断口服 1 片,2 年。

5. 个人史　否认吸烟史;社交性饮酒。

6. 婚育史　配偶体健,育有一子。

7. 家族史　姥爷患有肺癌,有一弟健康。

【诊断】

1. 中医诊断　内科癌病;肝肾两亏、痰瘀内结证。

2. 西医诊断　鼻咽恶性肿瘤;颈部继发恶性肿瘤(双侧颈部);甲状腺功能减退。

【康复目标】

1. 近期目标　帮助患者舌体功能恢复,解决张口困难及说话含糊不清等放化疗后的副反应。

2. 远期目标　抗复发转移,提高生活质量。

【多学科讨论】

1. 时间　2019 年 12 月 3 日。

2. 参加讨论人员　肿瘤科杨宇飞主任医师、康复医学科庄威主治医师、针灸科张路副主任医师、内分泌科邹本良主任医师。

3. 各学科观点

(1) 肿瘤科:患者自幼患病,长期服用中药十余年,现从事医疗卫生工作。患者诊断为鼻咽癌伴颈部继发恶性肿瘤,因放疗后长期张口困难及说话含糊不清。放疗所用的各种射线皆属中医"热毒"之邪,可损害肌肤、黏膜、脏器、筋脉等;放疗由外入内,耗伤气阴,患者常出现阴虚表现。故中医维持治疗过程中应重视养阴药物的使用。患者病史长,肺阴逐渐耗伤,金水相生,不能下济肾阴,阴不制阳,虚火上灼肺金,选女贞子、墨旱莲等滋补肾阴。患者久病体虚,主要表现为肾阴亏虚,方以六味地黄汤为主。按五行学说,水生木,肾不足,易"母病及子",若肝不足,则"子盗母气",肾精亦不固,因此治疗上需肝肾同补,加上放化疗等热邪耗伤气血津液,加重火热状态,故在六味地黄丸中加入知母、黄柏以清热泻火。又配以肉桂、黑顺片温补肾中阳气,达到"益火之源,以消阴翳"的目的。患者长期口服中药,病情稳定,拟通过多学科进一步改善张口困难等临床表现,故请康复医学科、针灸科及内分泌科参与制订下一步的康复计划。

(2) 康复医学科:评估患者舌功能受限,颈部活动度受限,在防止复发转移的基础上,给予康复方案。患者舌体活动度 4 级,舌体不能完全伸出,颈部双侧肌电信号降低,肌肉易疲劳程度、可延展性均降低。康复方案以恢复舌体功能、颈部活动度为主,锻炼患者口唇部、发音及呼吸训练为辅。

（3）针灸科：患者颈部僵硬伴活动受限，查局部肌肉僵硬、变薄，考虑为放疗后并发症，完全解决该问题有很大难度，需长期治疗并配合主动功能训练。针刺治疗以处理局部挛缩瘢痕化筋膜为主，穴位选择以局部阿是穴为主，对于此病例，可使用多针排法，分别松解颈后、颈前筋膜。

（4）内分泌科：患者甲状腺功能减低可能与鼻咽癌放疗有关，放射线破坏甲状腺滤泡上皮细胞，造成的甲状腺功能减退为永久性损伤，需终生服药，剂量根据甲状腺功能水平适当调整，青年人 TSH 控制在 $2 \sim 3\mu IU/ml$ 为宜，随着年龄增长，TSH 指标可逐渐放宽，老年人没有心血管病史可控制在正常高限，即 $4\mu IU/ml$ 左右。

4. 多学科康复方案

（1）肿瘤内科

处方 1：肉桂 3g，天冬 10g，南沙参 10g，麦冬 10g，北沙参 10g，熟地黄 10g，山药 10g，酒萸肉 10g，牡丹皮 10g，茯苓 10g，酒女贞子 10g，墨旱莲 10g，防风 6g，炙甘草 6g，生黄芪 15g，党参 10g，炒白术 10g，天麻 10g，钩藤 10g，醋鸡内金 10g，丹参 15g，知母 6g，黄柏 6g，蜜桑白皮 10g，地骨皮 10g，黑顺片 6g。水煎服，日 1 剂，分 2 次早、晚温服。

处方 2：西黄丸，每次 1 袋，每日 2 次，口服。

（2）康复医学科

1）唇部练习

①压唇练习：身体坐直，双手轻轻平放在两侧大腿上，双唇相互挤压，尽量用力，维持 3 秒，然后突然松开，张嘴，同时发"po"音。

②松弛运动：身体坐直，闭上双眼，平静呼吸后，双手轻轻平放在两侧大腿上，双肩缓慢向上耸，同时做深吸气动作，屏住呼吸 3 秒，然后慢慢呼气，呼气的同时双肩缓慢往下沉，放松双肩。

2）呼吸训练：身体坐直，双手上下对掌，平放在大腿之间，双唇轻轻闭上，用鼻子缓慢深吸气，吸气同时双手掌慢慢往上抬至胸前，吸气完紧闭双唇，停止呼吸 3 秒，缓慢用嘴呼气，呼气同时双手慢慢放下，尽量使整个动作时间延长。

3）口部运动（舌部练习）

①弹舌练习：身体坐直，双手轻轻平放在两侧大腿上，轻松闭唇，然后微微张开嘴巴，使舌头卷曲，舌尖用力抵住上腭后缘，然后迅速弹至齿间，缩回，闭唇。

②绕舌练习：身体坐直，双手轻轻平放在两侧大腿上，轻松闭唇，然后慢慢张开嘴巴，舌头向外伸出，尽量伸长，使舌头从左到右顺时针绕唇周一圈，缩回舌头，闭唇。

③伸舌练习：身体坐直，双手轻轻平放在两侧大腿上，轻松闭唇，慢慢张开嘴巴，舌头向外伸出，尽量伸长，然后慢慢缩回，闭唇。

④张口练习：身体坐直，双手轻轻平放在两侧大腿上，轻松闭唇，然后慢慢张开嘴巴，在张开嘴巴的同时向外缓慢呼气，发拉长的"啊"音，维持 6 秒。

⑤鼓腮练习：身体坐直，双手轻轻平放在两侧大腿上，双唇紧闭，鼓起腮部，使口内充满气体，维持 3 秒，然后缓慢用嘴呼气。

以上各组动作可重复做 5 次,每次间隔 10 秒。

(3) 针灸科:建议颈后及颈前分部位隔日轮换治疗,对于针刺频率,如患者可接受,每周 6 次,周一、三、五针刺颈后筋膜;周二、四、六针刺颈前筋膜。因考虑患者中医病机为津伤,故远端取穴可选择下肢阴经穴位,如太溪、复溜、三阴交等。综合治疗建议为:①局部针刺松解颈部筋膜配合足部阴经远端取穴;②理疗科进一步就诊,配合主动训练。

(4) 内分泌科:若口服左甲状腺素钠片 50μg,每日 1 次,出现甲状腺功能亢进症状,则调整为 50μg、25μg 隔日交替口服,1 个月后复查甲状腺功能。若 TSH 仍升高,则调整为周一至周五 50μg,每日 1 次,周六、周日 25μg 每日 1 次,缓慢增加,4 周调整一次,直至 TSH 控制达标。

【多学科协作治疗经过】

患者接受多学科诊疗会诊意见后,每 3 个月复诊 1 次。

【随访】

随访时间:2020 年 3 月 11 日。

患者自诉舌体功能较前改善,张口困难及说话含糊不清等放化疗后的副反应有所缓解,生活质量较前提高。达到多学科康复需求的近期目标。随访结果详见表下 -1-15。

表下 -1-15　随访情况统计表

就诊时间	张口困难	说话含糊不清
2019 年 12 月 3 日	8 级	8 级
2020 年 3 月 11 日	8 级	7 级
2020 年 6 月 22 日	7 级	7 级
2020 年 9 月 8 日	7 级	6 级

【讨论】

1. 协作组专家点评

肿瘤科许云主任医师:鼻咽癌是我国南方及东南亚地区常见的头颈部肿瘤,与其他头颈部肿瘤相比,鼻咽癌对放疗更为敏感,但是对于局部晚期或者转移性鼻咽癌,仅靠放疗无法提升患者的长期生存。该患者幼年时即诊断为鼻咽癌伴淋巴结转移,放化疗后长期口服中药门诊治疗。但因西医常规治疗后的不良反应,如张口困难、说话含糊不清等严重影响患者生活质量,遂请求多学科协作诊治。经过治疗后,患者达到了肿瘤康复的近期目标,对诊治满意。目前多数专家认为,应尽量提高患者生活质量,避免致死性后遗症的发生。每一位鼻咽癌患者的情况均不相同,因此需要强调多学科配合,针对不同情况,提供个体化方案,让患者得到更好的医治。

康复医学科董延芬主任医师:张口困难是鼻咽癌根治性放疗后的晚期严重放射反应之一。颞颌关节、张口肌群(翼外肌、舌骨上肌群)和闭口肌群(嚼肌、颞肌、翼内肌)在神经的支配下共同完成张闭口运动。一般认为,鼻咽癌患者放射治疗后发生张口困难的原因可能是由于颞颌关节及张闭口肌群直接暴露于照射野,放射线对机体组织引起创伤性效应,颞颌关节处吸收剂量高,发生关节硬化;而肌肉经相当剂量照射后可发生退行性变,出现肌肉萎缩纤维化致使颞颌关节障碍,出现张口困难,影响进食和语言表达。应进行康复训练,使头和颈部各向被动牵伸,恢复其活动功能,同时树立终身训练观念:自行进行口舌、颈部主动训练操,长期在家自行锻炼。必须经过详细的检查和评估,在康复治疗师的指导下进行康复治疗。未经评估自行进行非专业的康复有可能发生牙齿断裂、下颌骨骨折、血管斑块脱落引发脑栓塞等严重后果。

2. 协作组组长点评

杨宇飞主任医师:患者幼年时罹患肿瘤,证属肝肾亏虚,精髓不足,治疗当从肝肾双补,益精填髓,顾肾气,护先天之本入手。虽然患者病史长,但因长期于我门诊坚持服用中药汤药,成年后身高181cm,适龄结婚生子。该病例为长期中药治疗效果佳的典型病案。更体现出早期中医康复干预的重要性,已达到延长生存期的远期目标。但患者经放化疗后出现张口困难、说话含糊不清、颈部僵硬等相关不良反应,影响生活质量,此次多学科协作诊治后,患者以上症状均有不同程度改善。患者对该模式十分满意。

3. 名家点评

林洪生主任医师(中国中医科学院广安门医院):鼻咽癌是发生于鼻咽部黏膜上皮处的恶性肿瘤,病变的上皮细胞对放射线敏感度高,故在临床上放疗手段是除外科手术切除的首选治疗方案。放射线不仅作用于肿瘤细胞,对周围正常组织也会有影响,导致术后产生吞咽困难等并发症,影响患者营养摄入,故减少术后并发症的发生至关重要。本患者为疾病早期通过中医干预而获得显著疗效的典型案例。患者接受放疗后,出现张口困难、说话含糊不清及颈部僵硬等不良反应。这些都给患者生活带来了困扰,不可避免出现一些社会心理问题,使患者整体生活质量下降。医学的根本目的是服务病患,以人为本,而不仅仅是诊疗某一疾病,这就需要整合各专科的资源与信息,该鼻咽癌病例很好地印证了患者的最优治疗在于个体化治疗。希望多学科协作成为鼻咽癌肿瘤康复中的主流模式。

(唐 末 杨宇飞)

三十三、舌癌根治术后构音障碍、吞咽困难及放疗并发症案例

【基本情况】

患者陈某,男,42岁,身高172cm,体重62.5kg,BMI 21.1kg/m²,KPS评分80分。

【案例背景】

患者中年男性,职业为程序员,因工作性质及压力原因经常熬夜,情绪易波动,性急易怒。规律运动健身,喜爱踢足球。因患舌癌经历两次手术,术后患者口腔、舌体功能受到明显影响,表现为言语不清,构音障碍,张口受限,口腔溃疡疼痛,影响进食,营养状况不佳,患者痛苦不堪。原计划1个月后行放射治疗,患者担心放疗副反应带来的痛苦,对放疗产生了焦虑与抵触,遂于2020年1月到多学科肿瘤康复门诊就诊。

【患者康复需求】

缓解术后舌体功能障碍及口腔症状;减轻放疗副作用;获得饮食和用药的健康指导。

【发起者及需求】

本例多学科肿瘤康复发起者为肿瘤科。

需求:促进舌体功能恢复,缓解言语不清、构音障碍等症状;解决张口受限,溃疡疼痛,无法正常饮食带来的营养问题,保持体重不减;辅助放疗正常进行,减少放疗副作用,如口腔溃疡、口干等。

【病史】

1. 诊治经过　患者于 2018 年 2 月因右舌反复溃烂,行右舌肿物切除及右颈淋巴结清扫,术后病理示舌黏膜重度不典型增生,未行放化疗。2019 年 8 月因右舌肿胀服用抗生素,未显效。2019 年 10 月自觉右舌疼痛处变硬,于 2019 年 12 月 11 日在北京某口腔医院门诊取活检:右舌鳞状细胞癌。2019 年 12 月 26 日行右舌恶性肿物扩大切除术 + 邻位瓣转移修复术,肿物最大直径为 1.5cm。术后病理:(右舌)鳞状细胞癌 Ⅰ～Ⅱ 级,肿瘤局部明显浸润性生长,侵犯肌组织,四周及基底选择性边界未见肿瘤,Ⅲ 期($T_2N_1M_0$)右舌鳞状细胞癌。2020 年 1 月多学科肿瘤康复会诊,2020 年 2 月 4 日在北京某医院接受放疗。

2. 主要问题　术后舌体功能受损,张口伸舌困难,言语不利,味觉受损。因治疗易引发口腔及牙龈溃疡影响进食,目前主要进食流质饮食,存在营养风险,患者即将行放疗,对于放疗副反应存在担忧与焦虑。

3. 中医四诊　面色㿠白,语声轻微,纳呆,大便每日 2 次,夜尿多;右侧舌体缺如,余舌红、苔厚腻;脉弦细数。

4. 既往史　既往体健。

5. 个人史　平素偶尔饮酒,无吸烟史,因工作原因经常熬夜。

6. 婚育史　34 岁结婚,育有 1 子 1 女。

7. 家族史　母亲因胃癌去世。

【相关检查】

1. 查体　右舌体缺如,表面可见缝线,呈菜花样,表面黏膜可见血管扩张,双侧颈部未触及肿大淋巴结,颈部右侧可见约 10cm 术后瘢痕。

2. 构音障碍检查　舌外伸减少,偏右,舌笨拙,速度减慢,范围减小,舔唇左右侧不充分,下颌可正常下拉上抬,咀嚼范围减少;噘嘴缩拢范围、咂唇力量及示齿范围正常,口角对称。

3. 辅助检查　2019 年 12 月 26 日,病理(术后)检查结果示,(右舌)鳞状细胞癌 Ⅰ～Ⅱ 级,肿瘤局部明显浸润性生长,侵犯肌组织,四周及基底选择性边界未见肿瘤。

2019 年 12 月 23 日,术前 PET-CT 检查结果示,舌右侧中部略高密度结节影,边界不清,SUVmax 8.6,大小 0.9cm × 0.7cm × 0.4cm,右侧颈部 Ⅰ 区及左侧颈部 Ⅱ 区小淋巴结放射性轻度增高,SUVmax 2.5。

2020 年 5 月 7 日,胸部 CT 平扫检查结果示,未见明显占位征象。双肺尖索条影,良性,随诊观察。

2020 年 5 月 7 日,头颈部增强 MR 检查结果示,舌癌术后及放疗后,术区异常信号,考虑疗后改变,请结合临床。双侧上颌窦炎。双侧颈部淋巴结。

2020年5月7日,腹部+双颈部、双锁骨上淋巴结+颈内静脉B超检查结果示,脂肪肝,双颈部、双锁骨上未见异常肿大淋巴结。

【诊断】

1. 中医诊断 舌癌;肝肺热盛、痰瘀内结。

2. 西医诊断 右舌鳞状细胞癌($T_2N_1M_0$,Ⅲ期)术后。

【康复目标】

1. 近期目标 恢复术后舌体功能;减轻放疗毒副作用;改善全身营养状况,保证体重不减。

2. 远期目标 抗肿瘤转移复发,帮助患者达到根治目的。

【多学科讨论】

1. 时间 2020年1月17日。

2. 参加讨论人员 肿瘤科杨宇飞主任医师、营养科张凡营养师、药学部赵宁主管药师、康复医学科董延芬主任医师和庄威主治医师。

3. 各学科观点

(1)肿瘤科:患者目前处于舌癌术后1个月即将行放疗的阶段,就短期康复需求而言,患者舌体功能因手术受损,吞咽功能、构音功能都受到影响,饮食减少而导致体重降低。另外,患者即将进行放疗,在放疗过程中患者唾液分泌功能可能受损,造成永久性口干,患者也因此产生抗拒心理。因此,恢复患者舌体功能、预防因放疗导致的副作用是其短期目标,中医可以减少放疗导致的副反应,有增效减毒的作用;临床诊断为$cT_{1\sim2}N_0M_0$的早期舌鳞癌预后较好,因此中西医结合抗复发转移,争取治愈为远期目标。治疗方面,患者平素烦躁易怒,舌红苔厚腻,辨证为肝肺热盛、痰瘀内结,从肝肺论治,养肺胃之阴,兼以疏肝理气,清热解毒,扶正祛邪并举,标本兼顾,辅助患者放疗正常进行,汤药应坚持服用至术后5年。

有研究表明,近20年来舌鳞癌五年生存率为45%～50%,临床诊断为$cT_{1\sim2}N_0M_0$的早期舌鳞癌预后较好,其原发灶处理更重视功能的保存或修复,放疗是术后辅助治疗的关键步骤。

(2)康复医学科:患者舌体功能障碍为手术引起,可以逐步康复,根据目前舌癌康复最新进展,患者治疗后,除需要进行舌体功能康复外,还需全身体能康复,包括增加体力,提升心功能、肌肉力量等,建议结合针灸和发音器官锻炼进行康复训练。根据患者康复评估结果,其舌体短缩右偏,需要进行发音器官锻炼指导及术后功能训练,主要是增加舌的活动度和灵活性,使舌前伸及左右运动,说话、进食及吞咽对其有一定代偿作用。

(3)营养科:舌癌术后患者舌体功能障碍,因伤口疼痛、张口困难及味觉异常,进食受很大影响,营养状况堪忧,因此,饮食营养评估应及早进行并予营养指导。患者目前以流食半流食为主,饮食极为清淡,营养水平较低,饮食结构不平衡,碳水化合物摄入过多,是目前能量主要来源,而果蔬摄入量较少,存在微量元素及维生素不足的风险,因此需要结合患者当前饮食结构进行调整,建议患者可保持现阶段进食量,调整饮食结构,减少营养风险,定期进行饮食营养评估及人体成分分析,另外戒酒、戒烟,禁食辛辣、甜品、油腻食物等值得鼓励与坚持。

(4)药学部:患者目前口服汤药,无药物及食物过敏史,每日自熬中药,因此应当根据患者情况提供煎药指导,指导中药煎煮方法,调整用药时间。除此之外,由于患者当前舌体功能障碍,张口不利,因此服用汤药及中成药可能会有困难,考虑减少不必要的用药,减轻患者用药负担,如果口腔持续溃疡,可考虑加入复合维生素。

【多学科康复方案】

1. 汤药及中成药

处方1:沙参麦冬汤合小柴胡汤、二至丸加减。清半夏10g,黄芩6g,黄连3g,南沙参10g,北沙参10g,酒女贞子10g,墨旱莲10g,柴胡10g,芦根15g,白茅根15g,薄荷(后下)6g,天冬10g,麦冬10g,石见穿15g,鬼箭羽15g,金银花10g,大枣6g,火麻仁10g,生甘草15g。水煎服,日1剂,分2次早、晚温服。

处方2:西黄丸,每次1袋,每日2次,口服。

2. 针灸治疗　选择任脉、肝经、胃经、脾经等,以腕踝针为主,取合谷、承浆、地仓、内庭、天突、翳风、内关、足三里、太冲、心俞、脾俞、颊车、下关等穴位,补泻兼施。可1周2次,2～3周以后,改为1周1次。

3. 舌体功能锻炼

(1) 基础锻炼:①唇部练习:压唇练习、松弛运动;②呼吸训练;③舌部练习:弹舌、绕舌、伸舌、张口、鼓腮。以上各组动作可重复做5次,每次间隔10秒钟。

(2) 发音锻炼:①发"xu";②舌翻滚:舌依次向左、向右翻滚,以向左侧为主;③下腭平移:微张口,下颌依次向左、右平移;④张嘴至最大后,尽可能向前伸舌;⑤舌尖顶上腭:吸气舌尖顶上腭,吸气后略停顿,呼气时落舌;⑥日常发音:zh、ch、sh、r、z、s、c、d、t、q。以上练习每项半分钟,每日3～4次。

4. 营养建议

(1) 饮食禁忌:忌食辛辣生火助阳之物,如羊肉、狗肉,脂肪过多的食物如鸡皮、肥肉等。同时避免辛辣刺激之物,如麻辣烫,煎炸食物,过于甜腻的食物。减少食用容易上火的水果如龙眼、荔枝等,可选用平性水果如橙子、苹果等。

(2) 食物选择:根据舌体功能恢复情况及个人饮食习惯,尽量选择软烂、容易消化吸收的食物。食物尽量多样化,主食谷物、瓜果蔬菜、肉蛋奶等不可或缺,每日选取种类多于12种的食物进食。避免乙醇、咖啡、碳酸饮料、烟草的摄入,避免干、粗糙、坚硬的食物,选择无乙醇的漱口水。烹调方法以炖、煮、蒸为主,可以适量加入汤汁或肉汤增加食物的黏稠度,锻炼吞咽功能。

(3) 调整饮食结构:增加杂粮比例,通过加工使之容易进食吸收,补充膳食纤维及维生素。增加果蔬摄入量,可水果蔬菜各半做成果蔬汁,去渣后服用,补充热量及维生素,必要时可加入蜂蜜、糖或奶油提高能量密度,或配合营养补充剂以保证营养摄入。

(4) 饮食中蛋白质摄入充足,可停服蛋白粉。

5. 用药指导　用药时间建议上午9点和下午4点。西黄丸可饭后口服或与汤药一起服用,注意观察有无过敏等不适;忌食辛辣刺激食物或喝碳酸饮料,因其会影响药物发挥。

【多学科协作治疗经过】

患者接受多学科诊疗会诊意见后,按时复诊。其间于外院行放疗30次,坚持按照康复方案配合治疗。患者通过饮食营养调整,成功度过了术后放疗期间张口进食困难、营养流失严重、体重不稳时期,不仅保持了体重,更按照规定剂量成功完成了放疗计划,为后续继续口服药物治疗打下基础。

在患者完成放疗后,舌体功能损伤因放疗又有所加重,言语不清较前虽缓解,但缓解缓慢,因此康复重心转移到了舌体功能锻炼方面。康复医学科一边进行疗效评价,一边调整康复方案,循序渐进,逐渐形成正反馈的积极康复模式。

药学部的会诊意见也在患者不同的治疗阶段发挥作用,放疗期以保护口腔黏膜用药为主;放疗后日常用药以抗肿瘤转移复发及提高体质水平为主。因此,药学部康复的侧重点也不同,但在中药煎服方面的指导是一以贯之的,为患者长期服药提供了保障。

肿瘤科自始而终为患者缓解症状、辅助放疗、抗转移复发、尽快康复做出不可替代的贡献与作用,联合康复医学科、药学部、营养师给患者打造了极为详尽的多学科可持续进行的康复方案,患者在康复过程中的配合与支持也是多学科康复方案能够如此顺利开展的前提,患者也多次对多学科康复方案的效果及多学科康复团队的服务团队进行了赞美。

【随访】

患者进行放疗之初,口腔溃疡、口干、张口困难影响饮食等副反应并不明显,直到放疗第23～30次时才出现3级口腔溃疡和3级口干,疼痛影响睡眠及进食,体重由62.5kg下降到57.5kg,但不超过10%,且未影响放疗的完成。

放疗结束1周后患者口腔溃疡疼痛基本消失,由3级降为0级,舌肿不显,舌根部疼痛减轻,牙龈肿痛消失;放疗2周后口干由3级降为2级,见轻微口角干燥,食欲可,疼痛消失后,张口困难及吞咽障碍亦好转,饮食改为半流食为主,体重稳定在57.5kg。

2020年5月7日随访,口干已降为1级,仅有口腔和喉咙容易发干,已从流食转换成粥、面,食欲正常,每日进食结束后清理口腔,用漱口水漱口,体重增加1.5kg,口腔溃疡再未复发,构音功能恢复良好,言语流利,语音清晰。

2021年8月2日随访,患者口腔溃疡及口干均降为0级,可正常三餐饮食,食欲佳,营养搭配合理,体重稳定维持在62.5kg左右,BMI 21.1kg/m²,言语清晰,交流完全无障碍,平时踢球锻炼,生活基本恢复正常,其间规律复查头颅核磁、肿瘤标志物,均未见复发转移征象。患者口腔症状变化见表下-1-16。

表下-1-16 患者口腔症状变化表

就诊时间	舌功能障碍	口干	口腔溃疡	体重 kg	干预措施
2020年1月17日	10	0	0	62.5	多学科康复 + 放疗
2020年3月26日	8	3	3	57.5	多学科康复 + 放疗
2020年5月7日	5	1	0	59.0	多学科康复
2021年8月2日	2	0	0	62.5	多学科康复

注:症状评分0～10,数字越大症状越严重。

【讨论】

1. 协作组专家点评

肿瘤科许云主任医师:对舌癌或者很多口腔肿瘤患者来说,手术和放疗几乎是必经的治疗阶段,但是两者会带来口腔及舌体功能破坏,并发的张口困难、构音障碍、口腔黏膜炎及口干症状常使很多患者痛苦不堪。同时,由之所引起的饮食营养问题使患者机体免疫力下降,有可能导致肿瘤复发而影响生存期。是临床中无法由单一学科解决的复杂问题,也有很多患者会寻求中医药治疗,但是单一药物疗法亦很难发挥最大疗效。在这个典型病例中,我们看到多学科协作为这类患者带来的巨大益处,肿瘤科以中医学整体观念为主导,统筹兼顾,辨证论治,以中药汤剂、中成药联合放疗,康复医学科、营养科、药学部专家为患者制订最适合的康复方案,充分发挥了多学科康复门诊的特色与优势,使患者能够快速从手术和放疗的不良反应中康复,值得进一步推广。

康复医学科肖京主任医师:患者舌癌术后,舌体功能受损,语言不利,舌体活动困难。舌为功能器官,对患者的发音、吞咽、咀嚼等功能均有较大影响,术后康复训练至关重要,目的是增加舌的活动度和灵活性,舌体左右运动,并使舌体尽量前伸起到延展作用,这些对促进患者讲话、进食、吞咽等都有积极作用。方式主要有伸舌、缩舌、顶舌、舌体旋转及翘舌、卷舌等训练。这些训练每日 3～5 次不等。需要注意的是,不可操作过度,强度要适中,循序渐进。

治未病中心张晋主任医师:此案为中年舌癌患者,接受常规手术治疗后,因舌体功能受损,导致张口伸舌困难,言语不利,味觉受损。因舌体本身所承担的咀嚼、吞咽功能受到较大影响,患者进食量明显减少,体重快速下降,致使其发生营养不良风险更高。持续治疗过程中,又因治疗经常引起口腔及牙龈溃疡,导致长时间进食流食及半流食,摄入食物种类受限,营养状态进行性下降。同时因舌体又承担发音功能,对患者生活质量造成的影响尤为突出。在肿瘤多学科治疗过程中,由于重视营养支持治疗,营养师根据患者舌体伤口恢复程度,及时调整饮食性状,通过增加饮食能量密度的方式,改善了患者营养状况,体重明显增加。其中,口服营养补充和肠内营养支持都起到了积极改善患者营养状态的作用。《素问·至真要大论》提到"诸痛痒疮,皆属于心",心主火,舌为心之苗,饮食需减少热性、辛辣刺激食物,以免生湿生热。之后最好能检查人体成分,关注增加的体重中,脂肪和肌肉、水分的比例,以调整患者饮食中蛋白质、脂肪及蔬菜水果的摄入量。

药学部高善荣主任药师:①患者治疗以中药汤剂和口服中成药为主,中药汤剂可浓缩以减少每次服用量,温服避免对口腔黏膜的刺激。②药师针对患者特殊情况,给予相应的用药方法指导,提高患者依从性,更加利于肿瘤康复。

2. 协作组组长点评

贾小强主任医师:患者病状为舌鳞癌,前期有慢性损伤,一直注意跟踪,仍形成了癌变。具体而言,患者从癌前病变到癌变时间为 1 年半,基本反映了肿瘤增殖生长周期规律。根据多年临床经验,此类病变术后 1～5 年为复发的高峰,因此抗复发转移为肿瘤治疗的远期目标。故采用中药扶正抗瘤,应坚持服药,时长应超过复发的高峰期即术后 1～5 年,抗复发转移作用逐渐发挥,1 年以上中药能够明显发挥抗复发转移作用。患者术后 1 个月就来我处就诊,舌体功能因手术受损,吞咽、构音功能都受到了影响,饮食减少导致体重降低。另外,患者将要进行放疗,口腔舌体部的结构较为复杂,分布着众多肌肉、神经、血管、骨骼等组织,其间各种重要器官相互交错。因此,临床上除手术外,对于舌癌的治疗方法多以放射性治疗为主,主要是利用放射线对局部肿瘤细胞进行照射,来杀死、破坏肿瘤细胞,但在放疗过程中患者唾液分泌功能可能受损,造成永久性口干,因而存在心理抗拒。多学科肿瘤康复会诊在对患者进行心理建设的同时,及早对放疗副作用做预防性康复,对促进舌体功能整体恢复,改善患者构音障碍、吞咽障碍、口干等症状有着极其明显的疗效。经过多次随访,患者术后伤口愈合良好,放疗期间遵循营养师指导,体重控制良好,只减轻 3kg,低于自身体重 5%,舌体功能恢复良好,除胃口差以外,患者近期目标基本达到。在最近一次的随访中,患者反馈多学科诊疗效果很好。

此病例充分体现了肿瘤康复多学科合作及早干预,进行预防性康复的优势。其中,由中医肿瘤专科主导,予以中医药调理,在改善患者生活质量的同时,发挥抑制肿瘤复发的作用。营养科膳食补给为患者体质恢复提供了有力支持,尤其是舌鳞癌患者,术后进食困难,及时调整进食方式和营养补充,并配合药物吸收消化,取得了较好效果。药剂科悉心指导患者正确煎药和服药,使中药能够有效地发挥作用。康复医学科针对患者术后舌根部缺陷,引导患者进行不同的功能恢复训练,使舌体功能得以良好恢复。针灸科根据经络理论,采用腕踝针,收到很好效果。以上多学科协同治疗,相辅相成,及早干预,疗效显著。

3. 名家点评

林洪生主任医师(中国中医科学院广安门医院):在舌癌的放疗过程中,放射线杀灭肿瘤细胞的同时,会引起口腔黏膜炎、涎腺炎、口腔干燥,加剧吞咽障碍、张口困难、味觉减退等不良反应,患者无法正常饮食,造成营养不良,降低机体抵抗力。同时,五官缺损、语音障碍令患者无法进行正常社交,带来社会心理问题,患者的整体生存质量下降。运用单一方式对舌癌患者进行治疗和康复,效果并不理想。本案例的优点在于,在放疗之前为患者提供多学科协作的肿瘤康复干预,对患者进行心理建设,以患者为中心,多个学科共同参与,全程康复管理,充分发挥中西医结合特色与优势进行预防性康复,联合营养科、药学部、康复医学科等制订出针对患者的最佳治疗与康复方案,值得推广与借鉴。

(王宪贝　周竹琇　杨宇飞)

三十四、舌癌根治术后放化疗后构音障碍伴呛咳案例

【基本情况】

患者莫某,男,58 岁,身高 182cm,体重 79.5kg,BMI 24.0kg/m²,KPS 评分 80 分。

【案例背景】

患者中年男性,性情豪爽,幽默健谈,体形高大,酷爱运动,年轻时曾是单位篮球队的主力,上了年纪仍然保持每天参加户外运动的习惯。患者一直身体都很好,除了曾做过胆囊手术,基本没和医院打过交道。这次生病对他打击很大,家人说他就像换了个人似的,虽然在外人眼里,表面上看还是那么开朗幽默,但在背地里再也没有昔日的乐观大度。一年前的手术,让他言语表达的能力大受影响,有时他会为家人听不明白他的表达而大为光火。

【患者康复需求】

尽快摆脱说话不清、进食困难的困扰;获得饮食营养指导,控制体重。

【发起者及需求】

本例多学科肿瘤康复发起者为肿瘤科。

需求:希望通过多学科协作,改善患者口腔症状;促进患者舌体功能恢复;指导其合理饮食,控制体重超重状态。

【病史】

1. 诊治经过　该患者于2017年舌体右侧鱼刺扎伤后出血,3个月后出现绿豆大小肿物,当地医院诊断为舌鳞癌,自行服用含硒药品7个月,未见明显效果。2018年7月PET-CT检查结果示,右侧舌下软组织肿物,SUVmax 40.6,右颌下、右上颈部深肌肉间隙多发软组织结节,SUVmax 5.5,考虑转移。活检结果示,中分化鳞癌。2019年4月行切除术+淋巴结清扫,病理:右舌鳞状细胞癌Ⅰ级,选择性边界未见肿瘤,右Ⅱ区1/6,右Ⅰ、Ⅱ、Ⅳ区(-),右颈清剩余腺体及纤维脂肪组织未见癌,$T_2N_1M_0$,术后体重下降5kg。术后开始于我处中医治疗,2019年5～7月于北京某医院行局部放疗33次+化疗,洛铂60mg,每21天为一个周期,3周期。2020年8月11日头颈部MR检查结果示,双侧腮腺区、左侧颌下、双侧颈深链散在多发小淋巴结,较前缩小。

2. 主要问题　患者目前口腔环境不佳,口干喜热饮,上火易眼痒,鼻干,偶有呛咳;右侧舌体损伤较重,影响进食,言语欠清晰;2019年4月术后体重下降5kg,近半年体重增加4kg。

3. 中医四诊　面色萎黄,神疲乏力,入睡困难,易醒,偶有胃部不适,进食后好转,大便每日一次,小便清长;右侧舌体缺如,可见手术瘢痕,左侧舌偏红,有裂纹,苔薄白;脉沉缓。

4. 既往史　胆囊摘除术10余年。

5. 个人史　吸烟每天约20支,戒烟10余年,偶饮酒。

6. 婚育史　适龄婚育,育有2子,体健。

7. 家族史　母亲肺癌。

【相关检查】

构音障碍检查:舌笨拙,外伸右偏,速度较慢,范围减小,舔唇左右侧不充分,咀嚼范围及噘嘴缩拢范围正常,咂唇力量、示齿范围、唇力度正常。

【诊断】

1. 中医诊断　内科癌病;痰瘀内结、肝郁脾虚痰凝证。

2. 西医诊断　右舌鳞状细胞癌($T_2N_1M_0$,Ⅲ期);放化疗后。

【康复目标】

1. 近期目标　缓解口干、眼痒、鼻干等诸多易上火症状;恢复舌体功能损伤;改变饮食营养习惯,减重。

2. 远期目标　抗肿瘤转移复发,帮助患者达到根治目的。

【多学科讨论】

1. 时间　2020年10月13日。

2. 参加讨论人员　肿瘤科杨宇飞主任医师、口腔科路丽副主任医师、康复医学科庄威主治医师、营养科张凡营养师。

3. 各学科观点

(1) 肿瘤科:本案例为Ⅲ期舌癌术后患者,有较高的复发转移风险,术后 1 个月就在我门诊中西医结合治疗,患者最初仅有右侧脸颊轻微麻木,放化疗后并发症逐渐严重,虽然错过了术后放化疗期间多学科肿瘤康复干预的最佳时机,但在汤药治疗下,一直未复发转移。现需多学科肿瘤康复指导,解决并发症相关问题。

(2) 口腔科:患者舌癌术后,吞咽困难,伴有口腔溃疡、口苦、饮食受限等症状。建议注意口腔卫生,如定期洗牙、早、晚刷牙等。

(3) 康复医学科:患者发音尚可,舌头短缩向右偏斜,舌体欠规整,口唇功能尚可,颈部活动欠佳,无压痛,颈部僵硬,建议进行发音器官锻炼,不建议局部按摩,不可使用暴力方式锻炼,建议主动锻炼,和缓拉伸,逐渐恢复各项舌体功能。

(4) 营养科:从患者饮食情况看,食物摄入量可,有饱腹感,主食、蔬菜、水果、鱼肉、奶等搭配也可,体重保持可以,手术后体重增加 3.5 ~ 4kg,提示营养较充足,但目前口腔症状较多,需要在饮食方面进行调整以达到食疗功效。

【多学科康复方案】

1. 汤药　百合汤、六味地黄丸合二至丸加减。百合 30g,生地黄 10g,黄芩 6g,炒酸枣仁 20g,酒黄精 30g,蜜桑白皮 10g,地骨皮 10g,熟地黄 10g,酒萸肉 10g,山药 20g,茯苓 10g,泽泻 10g,太子参 30g,麸炒白术 10g,酒女贞子 10g,墨旱莲 10g,黄连 3g,鬼箭羽 15g,石见穿 15g,夏枯草 15g,枸杞子 10g,牡丹皮 10g。水煎服,日 1 剂,分 2 次早、晚温服。

2. 口腔卫生护理指导

(1) 口腔定期洗牙(牙周洁治),早、晚刷牙。

(2) 口腔内若有异味,可用西帕依固龈液等含漱液漱口。

(3) 若口干明显伴舌灼痛,要排查有无真菌感染。

3. 舌体功能锻炼

(1) 基础锻炼:①唇部练习:压唇练习、松弛运动;②呼吸训练;③舌部练习:弹舌、绕舌、伸舌、张口及鼓腮练习。以上各组动作可重复做 5 次,每次间隔 10 秒钟。

(2) 发音锻炼:①发清亮的 "si" 舌尖音;②两手合十相对用力,发出 "yi" 的音;③发 "xu" 的音;④将嘴张到最大后伸出舌头,舌头不碰触牙齿;⑤搅舌:舌在口腔内沿顺时针方向依次碰上腭、右侧牙齿、下腭、左侧牙齿 9 次,再改为逆时针方向 9 次;⑥日常发音:zhi、chi、shi、di、li。以上练习每项半分钟,每天 3 ~ 4 次。

4. 营养建议　患者饮食营养尚可,但目前口干,唾液少,容易上火,鼻子、眼部发痒,睡不好。因此,饮食方面可增加清肺健脾养心食物,同时大便稀注意伤脾。将百合、梨、银耳和山药混合蒸熟,捣烂为泥状,作为患者目前饮食方面的营养补充。患者喜喝小米粥,建议加大米做成大米小米粥更好。

【多学科协作治疗经过】

多学科肿瘤康复会诊后 3 个月:患者坚持服用汤药,积极锻炼,合理安排三餐饮食,注重口腔清洁,防治感染,其呛咳、舌体功能、脖僵硬等症状缓解明显,呛咳症状积分已由 5 分减轻至 2 分,舌体功能障碍评分由 6 分减轻至 5 分,脖僵硬症状积分由 8 分降低为 5 分,体重稳定,康复效果明显,患者十分满意。

多学科肿瘤康复会诊后 7 个月:患者正常饮食,味觉恢复,唾液较前增多,右侧舌体影响进食,舌体功能 4 分,言语欠清晰,脖僵硬好转,由 5 分变为 3 分,睡眠改善,易睡易醒,醒后可快速入睡,口干喜热饮,偶有胃部不适,进食后好转,近 3 个月体重增加 1kg。

【随访】

多学科肿瘤康复会诊后 10 个月:右侧舌体功能评分 2 分,言语较前清晰,脖僵硬症状积分由 3 分降低为 2 分,体重稳定,现体重 80.5kg,复查头颈/胸/上腹部增强 CT 及头颈部核磁,均未见复发转移征象。患者口腔症状及舌体状态变化见表下 -1-17。

表下 -1-17　患者口腔症状及舌体状态变化表

就诊时间	舌功能障碍	呛咳	脖僵硬	体重 /kg
2020 年 10 月 3 日	6	5	8	79.5
2021 年 1 月 15 日	5	2	5	79.5
2021 年 5 月 13 日	4	0	3	80.5
2021 年 8 月 2 日	2	0	2	80.5

注:症状评分 0 ～ 10,数字越大症状越严重。

【讨论】

1. 协作组专家点评

肿瘤科许云主任医师:患者在术后及放化疗期间仅进行中医药治疗,虽然抗复发转移目标达到,但舌体功能恢复效果较差。在多学科肿瘤康复方案指导下,患者坚持服用汤药,积极锻炼,合理安排三餐饮食,注重口腔清洁,其呛咳、舌体功能、颈项僵硬等症状缓解明显,说明多学科肿瘤康复方案有着明显优势,值得推广与借鉴。

康复医学科肖京主任医师:舌癌术后对患者的发音、吞咽、咀嚼等功能均有较大影响,术后康复训练至关重要。需要注意的是,该患者康复心切,对康复方案存在过度积极心态,因此嘱患者要循序渐进,不可使用暴力、强力方式锻炼,不建议局部按摩。患者依从性较好,经过 3 个月的主动锻炼和缓慢拉伸后,症状缓解明显,逐渐恢复进食及言语功能。

治未病中心张晋主任医师:患者食物摄入量可,主食、蔬菜、水果、鱼、奶等搭配较好,术后体重增加 3.5 ～ 4kg,但患者 BMI 为 24.0kg/m²,属于较高水平。评估体脂肪比例,在保持原有饮食营养搭配的基础上,减少高热量食品的摄入,合理饮食,配合康复医学科全身及舌体功能锻炼,才能更好地达到营养康复目标。患者目前口干,易上火,鼻眼部发痒,眠差,饮食方面增加百合＋梨＋银耳＋山药等食物蒸熟稀烂作为饮食营养补充,非常合理。其中,百合养阴润肺,清心安神;梨止渴生津,润肺化痰;银耳开胃健脾,养心安神,益气清肠,清热养阴;山药益气养阴,补脾肺肾,四者合用清肺健脾养心。随后的就诊过程中,患者体重稳定,营养状况良好。

口腔科路丽副主任医师:患者经过多学科肿瘤康复门诊治疗后,症状大为缓解。根据当前病情,建议患者保持良好的口腔环境,这样不仅有利于改善口腔黏膜症状,减少口腔损伤,还有利于饮食营养的摄取与康复锻炼的进行。

2. 协作组组长点评

杨宇飞主任医师:患者 2020 年 10 月 13 日就诊于多学科康复门诊,距离其术后初次就诊已 1 年半左右,虽然错过了术后放化疗期间多学科肿瘤康复门诊的最佳时机,但在肿瘤科、口腔科、康复医学科及营养科提供的康复方案指导下,其呛咳、舌体功能、颈项僵硬等症状缓解明显,患者十分满意。若在放化疗期间行多学科康复诊疗,舌体功能恢复得更快,中药的主要目标为抗转移复发,在舌功能康复方面,肿瘤内科并没有太多办法,运用多学科肿瘤康复的各种方法激发体内自我修复能力,效果比单纯服汤药要好。另一例舌癌患者在放疗期间就进行多学科肿瘤康复干预,其舌体功能恢复较好,且放疗期间体重未减轻,这说明对于此类舌癌患者,多学科肿瘤康复门诊进行得越早,患者受益越明显。

3. 名家点评

申文江主任医师(北京大学第一医院放射治疗科):舌癌术后,放化疗引起的不良反应如口腔溃疡、口干等,与患者口腔环境密切相关,由于患者专注于抗肿瘤复发转移,极易忽视口腔问题,因此口腔卫生护理与对症用药,对于缓解口腔症状有着重要作用。多学科肿瘤康复门诊联合营养科、口腔科、康复医学科,制订出针对患者的最佳治疗与康复方案,以患者为中心,多学科共同参与,全程康复管理,充分发挥中西医结合特色与优势,且康复的时机很重要,越早干预,患者恢复得越好,这种模式值得推广与借鉴。

(王宪贝　杨宇飞)

三十五、甲状腺乳头状癌术后肩痛、咳嗽案例

【基本情况】

患者王某,女,42 岁,身高 163cm,体重 62kg,BMI 23.3kg/m^2,KPS 评分 80 分。

【案例背景】

本例为一中年女性甲状腺乳头状癌患者,每年定期进行常规体检,体检发现甲状腺结节,开始未予重视,后来出现双肩部疼痛、经常性咳嗽,到医院进行系统检查,确诊为甲状腺乳头状癌,并接受射频消融术治疗。术后患者仍存在双肩部疼痛、咳嗽、情绪急躁等问题,且对于甲状腺癌复发和转移具有极大恐惧感,遂寻至杨宇飞主任医师门诊进行中医治疗。杨主任考虑到甲状腺癌疾病特点和中西医结合抗转移复发治疗优势,为患者安排多学科肿瘤康复会诊。

【患者需求】

改善目前症状,预防复发转移;希望得到针对个人体质及疾病特点的生活、饮食、服药、运动等康复建议。

【发起者及需求】

本例多学科肿瘤康复发起者为肿瘤科。

需求:希望药学部、营养科、内分泌科对患者术后抗转移复发、改善症状、提高生活质量提供多学科建议。

【病史】

1. 诊治经过　患者于 2015 年行颈部 B 超提示双颈部结节,约 0.6cm,未予系统诊治。2018 年 3 月因双肩部不适就诊于某医院,行 B 超示甲状腺多发含钙化结节,恶性可能性大,左叶上极外侧,0.7cm×0.8cm×0.5cm,右侧 0.9cm×0.9cm×0.6cm。后行超声造影提示,左叶上极外侧低回声结节,良性可能性大;右中下极内侧结节,恶性可能性大。进一步行右侧甲状腺结节穿刺活检,病理提示乳头状癌,BRAF 基因突变。2018 年 7 月于北京某医院行右侧甲状腺乳头状癌射频消融术。术后病理分期为Ⅰ期。术后接受口服左甲状腺素钠片(优甲乐)治疗。

2. 主要问题　近 1 个月两侧下颌处酸痛 3 级,两侧肩胛骨疼痛 3 级。咳嗽有痰,量多黏稠,色白黄,受刺激性气味后咳嗽加重。

3. 中医四诊　平素情绪急躁,偶有胸闷气短,稍有烘热,易上火,咽干咽痛,纳可眠可,眠浅,大便日 1 次,成形,夜尿 1 次;舌红苔薄白,脉沉细弱。

4. 既往史　曾诊断为"冠状动脉肌桥"。

5. 个人史　否认烟酒史,无不良生活史。

6. 婚育史　月经:13 岁初潮,28 天 1 次,行经 7 天。

7. 家族史　父母均有甲状腺结节。

【相关检查】

2018 年 7 月 20 日颈部超声检查:右颈部Ⅳ区多发低回声结节,淋巴结,反应性增生可能性大。术前甲状腺功能检查示,TSH 4μIU/ml,T_3 4.56pg/ml,T_4 16.41ng/dl。

【诊断】

1. 中医诊断　内科癌病;肝郁肺虚,痰瘀内阻证。

2. 西医诊断　甲状腺乳头状癌(Ⅰ期)。

【康复目标】

1. 近期目标　改善患者目前不适症状,提高生活质量;制订营养建议、饮食推荐,尤其是患者所关心的"忌口"等问题;针对甲状腺多发结节状态提出复查、治疗建议。

2. 远期目标　降低复发转移风险。

【多学科讨论】

1. 时间　2018 年 7 月 30 日。

2. 参加讨论人员　肿瘤科杨宇飞主任医师、营养科张凡营养师、药学部赵宁主管药师、内分泌科邹本良主任医师。

3. 各学科观点

(1) 肿瘤科:患者中年女性,平素情绪急躁,致肝气郁结,气滞血瘀;肝郁不疏,脾失健运则湿痰内生,随上逆之肝气凝结于项部而成瘿肿,日久遂生恶变。其Ⅰ期右侧甲状腺乳头状癌行射频消融术后,目前规律服用甲状腺素片,以预防甲状腺功能减退及抑制 TSH,定期测定血浆 T_4 和 TSH 水平来调整用药剂量,使体内甲状腺激素维持在一个略高于正常但低于甲状腺功能亢进的水平之间。

本例患者辨证为肝郁肺虚,痰瘀内阻,以疏肝理气,滋养肺胃之阴,涤痰逐瘀为治疗原则。另外,射频消融术目前在甲状腺癌根治治疗的临床应用中仍存在一定争议,有复发和转移风险,因此中药治疗应重视扶正与祛邪并举。在随访复查方面,建议患者 2～3 个月复查甲状腺功能(TSH、T_3、T_4)及甲状腺、颈部淋巴结超声。

(2) 营养科:患者目前饮食结构比例中粗粮过多,在合理膳食方面,建议患者不需过度进食粗粮,可以控制在每日 1/3 主食为粗粮;同时加强新鲜蔬菜、水果的摄入;蛋白质方面,需要以瘦肉为主,河虾鱼每周进食 2～4 次,奶制品争取每日 300g 左右。针对甲状腺癌的疾病特点,不建议进食碘食物如海带、紫菜等部分海产品。此外,红肉过度烹饪方法,如煎糊可能会导致癌症。酸奶含碘量高,建议少食;减少盐的摄入;不建议进食过多补品,如燕窝等;雌激素的食材少摄入。

(3) 药学部:为保证药物更好吸收,建议中药在早餐前半小时空腹服用,服汤药期间应以清淡饮食为主,尽量减少服用海产品。

(4) 内分泌科:含碘中药治疗甲状腺疾病,含碘超标没影响,不会造成甲状腺癌及甲状腺结节。针对患者多发甲状腺结节状态,对于小于 2cm 的结节可先观察或接受保守治疗。

4. 多学科康复方案

(1) 肿瘤科

1)汤药:通过中医辨证论治汤药减轻临床症状,根据甲状腺癌的疾病特点定期复查。汤药以滋阴润肺、健脾益气化痰、疏肝理气、标本兼治为法,予沙参麦冬汤合六君子汤加减,具体如下:柴胡 6g,黄连 3g,肉桂 1.5g,炙甘草 3g,天冬 10g,麦冬 10g,南沙参 10g,北沙参 10g,木蝴蝶 6g,橘红 10g,姜半夏 10g,丹皮 10g,太子参 10g,茯神 10g,生白术 10g,大枣 6g,酸枣仁 15g。水煎服,日 1 剂,分 2 次温服。

患者甲状腺素片需加量以控制 TSH,容易出现阴虚阳亢表现,故予天冬、麦冬养阴润燥,清肺生津、南沙参、北沙参养阴清热,润肺化痰,是为君药;方中太子参、茯神、生白术、炙甘草取四君子汤之意,顾护中焦脾胃,太子参益气健脾,生津润肺,茯神合白术、大枣健脾益气,是为臣药,另以橘红散寒、燥湿、利气、消痰、半夏燥湿化痰,降逆止呕,消痞散结,取二陈汤方义健脾理气化痰;患者平素情绪急躁,偶有胸闷气短,稍有烘热,易上火,故选用柴胡疏肝解郁,温通经脉,合丹皮清热凉血,活血化瘀,是为佐使之药;根据标本缓急的原则,以酸枣仁宁心安神,助患者入睡,取交泰丸方义,以黄连、肉桂清热燥湿,泻火解毒,引火下行,防患者早醒,治失眠之标,全方沙参麦冬汤滋阴润肺,六君子汤健脾益气化痰,肺胃为本,疏肝理气为次,标本兼治。

2)心理康复:嘱患者心态乐观,根据自己喜好,借助音乐、琴棋书画等活动,产生移情效果。

3)健身锻炼:不仅增强体质,还可愉悦心情。要求患者根据自己的兴趣爱好和身体状况,选择适合的健身锻炼方式,如游泳、打球、跳广场舞、散步等。建议患者习练易筋经和八段锦。易筋经专求易筋,八段锦专求气血,筋骨健壮则气血运行更加顺畅。

4)按摩刮痧:颈背部刮痧,脚底反射区按揉等,以足大趾上的脑垂体反射区 + 甲状旁腺反射区 + 甲状腺反射区为主。

(2) 营养科

1)基本原则:根据患者饮食习惯制订一份食物计划表。食物种类丰富,多食新鲜果蔬,减少加工类食物,保证营养均衡;进餐时保持良好心情,有充足时间享用制作精良、丰富多样、美味可口的食物;针对自身症状,如口腔黏膜炎症、吞咽困难、食欲减退等,采取相应的营养管理策略,对饮食进行调整,如少食多餐、进食清淡淀粉类食物、避免刺激性饮品等。

2)食物选择:饮食遵循《中国居民膳食指南(2022)》,保证营养提供充足、均衡,同时顾及受损的甲状腺功能,注意碘的摄入量。

①全天进食谷物 200～400g,以精细谷物为主,少量添加粗粮(≤ 1/3),减少进食有机糙米、高粱米、荞麦面等。

②果蔬选择宜以新鲜为主:日常进食选择适量新鲜蔬菜和水果,以应季果蔬为佳,不食腐烂变质食物。每日蔬菜 + 水果共要求摄入 5+2 份,蔬菜 1 份 =100g,全天约 500g;水果 1 份(150～200g),每日 2 份。可以多食十字花科蔬菜,如菜花、甘蓝(圆白菜)、芥蓝、萝卜等,瓜果类蔬菜,如冬瓜、丝瓜、豆角、西葫芦、番茄等。总体要求色彩缤纷,种类繁多,控制绿叶蔬菜摄入(100～200g/d),尤其富含碘的蔬菜如茴香、苋菜、小白菜、生菜、菠菜等。避免辛辣刺激食物,如干辣椒。

③保证优质蛋白质的摄入,其中乳、蛋、鱼、肉、豆是优质蛋白质来源。每日 1 个鸡蛋,不建议鸭蛋、鹅蛋,尤其鹌鹑蛋。另,瘦肉或禽肉约 150g。进食肉制品的时候以瘦肉为主,如进食鱼肉,建议海鱼选择罗非鱼、平鱼、海鲈鱼、黄花鱼(小)、鲅鱼;淡水鱼可选胖头鱼、鲤鱼、草鱼、白鲢鱼。尽量避免和减少其他海产品的摄入,如鲍鱼、贝类、鳕鱼、多宝鱼、蛏子、蛤蜊、梭子蟹、基围虾等,尤其海米及虾皮。同时避免长期摄入含碘类的藻类,如海带、海苔、紫菜等。

④奶制品摄入推荐量为 300g/d,可根据自己进食习惯进行安排,选用一般牛奶及酸奶,避免含有添加剂的奶制品。

⑤控制用盐量,建议每日用盐量≤ 6g,不建议用碘盐,日常使用无碘盐。

(3) 药学部:根据患者诊断及所用药品,结合临床检查结果等资料,制订自我用药档案表,主要包括药品使用、注意事项及自我监测等内容。

患者目前用药:左甲状腺素钠片,口服,每日 1 次,每次 25μg。建议:①于早餐前半小时,空腹将一日剂量一次性用适当液体,例如半杯水送服;②定期监测甲状腺功能;③尽量避免与其他药物同时服用;④长期服用建议补钙,钙剂应与此药相隔 2 小时服用,避免影响药物吸收。

(4) 生活习惯:嘱患者根据自身情况适当运动;定期复查;保持理想体重,使之不低于正常范围的下限值,每 2 周定时(早晨起床排便后空腹)称重一次并记录。任何不明原因(非自主性)的体重丢失＞ 2% 时,应该及时回医院复诊。

【多学科协作治疗经过】

由医疗助手对上述康复方案进行整理,嘱患者按照用药指导规律口服中药及中成药,积极改善合并疾病的情况并进行监测。营养康复方面,根据营养处方对日常膳食进行调整并记录。

【随访】

随访时间:2020 年 8 月 30 日。

患者目前术后 2 年,规律复查未发现复发转移征象,一般状况良好,下颌处酸痛、肩胛骨疼痛均消失。偶有咳嗽,但较治疗前明显减轻,身体没有明显不适症状。

多学科肿瘤康复门诊获益及体验:患者表示 2 年前刚刚手术结束,对于恶性肿瘤存在着很大的焦虑和恐慌,情绪也比较抑郁。在多学科门诊就诊之后,各科医生针对其病情及个人情况进行了详细介绍,并帮助患者更好地理解康复方案的实施方法,从而使得恐惧不安的情绪得到缓解,很好地帮助她度过了术后的难关。

【讨论】

1. 协作组专家点评

肿瘤科王建彬主任医师:甲状腺癌分为甲状腺乳头状癌、甲状腺滤泡癌、甲状腺髓样癌以及甲状腺未分化癌。其中,甲状腺乳头状癌最为常见,约占全部甲状腺癌的 85% ~ 90%,而甲状腺乳头状癌和甲状腺滤泡癌合称分化型甲状腺癌。分化型甲状腺癌生物行为温和,预后较好。美国相关数据显示:乳头状癌 5 年和 10 年总生存率分别为 96% 和 93%。随着医学检测手段的进步,甲状腺癌发现时间越来越早,有逐渐年轻化的趋势。由于大部分患者生存时间较长,因此在今后的漫长岁月中会持续存在着较高的康复需求,主要体现在抗复发转移、预防新发第二肿瘤、改善生活方式、缓解治疗所带来的不良反应等,因此需要根据甲状腺癌的疾病特点及特殊的康复需求进行评估与实施。

药学部李培红主任药师:所有进行甲状腺切除的甲状腺癌患者均需要服用甲状腺激素,一方面可以纠正甲状腺切除术后的甲状腺功能减退,另一方面可以降低 TSH 的分泌,抑制甲状腺癌的生长或复发。该患者治疗过程中以西医甲状腺素片治疗为主,中药不可替代,但是当患者 TSH 降低,会出现轻度甲状腺功能亢进状态,表现为阴虚阳亢,中药的应用以减毒增效为原则,减轻甲状腺素片抗转移复发引起的阴虚阳亢状态,此时患者为射频消融术后,已经属于无瘤状态,不能用清热解毒的方法,若患者症状改善可以不服用中药。

治未病中心张晋主任医师:多学科肿瘤康复会诊请营养科参与的目的在于,确切搞清楚食物、药物等对甲状腺素的影响,通过多学科配合进行饮食指导,避免摄入激素,调整甲状腺功能的同时找到平衡点,营养科起到了重要作用;药学部对所有药物时间点进行把握;内分泌科积极指导 TSH、甲状腺激素控制标准;通过中西医结合心理康复调整,移情易性,合理锻炼,减轻焦虑情绪。心理健康与免疫力提升是甲状腺癌康复的重要条件,保持心态乐观,增强体质有着重要意义。加强体育锻炼,既能增强体质,又能获得愉悦心情,可练习太极拳、八段锦、五禽戏、易筋经等,调节体内阴阳平衡;加强营养饮食,另外可尝试颈背部刮痧、脚底反射区按揉等。

2. 协作组组长点评

杨宇飞主任医师:甲状腺癌虽然预后较好,但通过此病例我们发现,甲状腺癌患者在根治治疗以后仍存在较强的康复需求,而疾病本身及治疗带来的不良反应同样需要认真对待和关注,最重要的是如何以疾病为契机,正视自己的健康,改变不良生活方式,达到康复目的。本例患者经多学科门诊治疗后,确实能够更好地认识自己的疾病,了解如何管理健康。

3. 名家点评

林洪生主任医师(中国中医科学院广安门医院):甲状腺癌是我国目前发病率增长十分快速的肿瘤,并且呈现年轻化趋势,尽管恶性程度低、治愈率较高,但仍然对我国国民整体健康水平带来一定影响。也正是由于甲状腺癌的年轻化,帮助这些患者尽快回归家庭、回归岗位、回归社会具有重要的现实意义。本案例通过中药调理、膳食调理与健康指导,恢复得很好。从中也可以看出,中西医结合多学科肿瘤康复模式对于甲状腺癌术后康复效果较好,可以进一步总结、推广。

(孙凌云　吴冠莹)

三十六、晚期肺癌伴咽痒、干咳、乏力案例

【基本情况】

患者宋某,女,76岁,身高155cm,体重48kg,BMI 20.0kg/m²,KPS评分80分。

【案例背景】

本例是一位经PET-CT及肿瘤标志物初步诊断为肺恶性肿瘤的老年女性患者。由于基础疾病较多,且个人及家属不愿行进一步有创诊断性操作及西医治疗,因此寻求中医药治疗。在就诊过程中,我们认为患者存在一定程度的多学科康复需求,因此组织召集多学科门诊为其提供全方位的康复服务。

【患者需求】

缓解目前咽痒、干咳、乏力症状,提高生活质量,实现带瘤长期生存,了解合并疾病药物使用方式。

【发起者及需求】

本例多学科肿瘤康复发起者为肿瘤科。

需求:制订针对老年肺恶性肿瘤的中西医结合方案,控制病情进展;通过中医综合治疗方法,缓解症状;针对患者各种合并用药情况,帮助患者制作用药记录,实现合理用药;为患者提供日常饮食营养建议,提高其营养状态及综合生活质量。

【病史】

1. 诊治经过　2016年体检发现肿瘤标志物升高,未系统诊治。2020年5月因"冠心病"住院治疗,行胸部CT筛查时提示肺内占位。2020年6月行PET-CT示,①右肺上叶尖段混杂磨玻璃影,实性成分,SUV 2.4,最大截面3.0cm×2.0cm;②纵隔及双侧肺门稍高密度淋巴结,SUV 4.1,老年炎症考虑;③双锁骨区小淋巴结SUV 1.3,大者0.6cm×0.4cm;④右肩胛骨下条状软组织影,SUV 2.5,大小4.19cm×0.9cm,左肩软组织SUV 2.6,考虑炎性。2020年8月于北京某肿瘤医院复查肿瘤标志物:CEA 5.36ng/ml,NSE:15.92μg/L,CA19-9、CA125、SCC、CYFRA21-1均未见异常。

2. 主要症状　咽痒、干咳、长期服用助眠药物。

3. 中医四诊　乏力,食欲可,睡眠差,大便每日一次,小便可;舌淡红中有裂纹,苔薄少津;右脉结代、弦,寸脉细,左脉弱。

4. 既往史　既往高血压30余年,高压最高180mmHg,日服苯磺酸氨氯地平片2.5mg,每日1次,血压波动较大,进食多或进食热食快时血压波动明显;冠状动脉粥样硬化性心脏病4年余,未置入支架,口服β受体阻滞剂,无特殊不适症状;血糖升高1年,未系统治疗,未药

物干预。

5. 个人史　久居北京,无吸烟、饮酒史。

6. 婚育史　适龄结婚,育有一子,配偶因心脏病去世,子健康。

7. 家族史　否认家族遗传史。

【诊断】

1. 中医诊断　肺癌;肝脾气郁证。

2. 西医诊断　肺占位性病变;高血压 2 级;冠状动脉粥样硬化性心脏病。

【康复目标】

1. 近期目标　改善患者咽痒、干咳、乏力等症状,改善体质及营养状态,针对合并疾病进行中西医结合治疗,指导患者用药。

2. 远期目标　争取积极治疗机会,改善生活质量,延长生存时间。

【多学科讨论】

1. 时间　2020 年 1 月 27 日。

2. 参加讨论人员　肿瘤科杨宇飞主任医师,营养科张凡营养师,药学部赵宁主管药师。

3. 各学科观点

(1) 肿瘤科:患者为老年女性,目前发现右上肺占位,临床诊断为肺恶性肿瘤。由于患者基础疾病较多且不愿接受有创的诊断性操作,因此无法进一步明确肺占位的病理性质,对于进一步针对肿瘤的规范化诊疗存在阻碍。尽管如此,中医可给予扶正祛邪治疗,以缓解症状、提高生活质量为目标。适时复查随诊(建议 2～3 个月复查一次),如病情快速进展,仍需积极讨论制订中西医结合治疗方案。

(2) 营养科:患者自诉平日饮食规律,血糖控制可,随机血糖 7.8mmol/L,偏高;糖化血红蛋白正常,具体数目不详。近期体重无变化。饮食评估,每日进食热量 1 140～1 320kcal,蛋白质约 21g。针对该患者制订的近期营养目标为保持体重,长期营养目标为控制血糖、抗肿瘤。

(3) 药学部:本例老年患者,合并疾病较多、合并用药复杂是限制其接受肿瘤专科治疗的主要影响因素。患者现使用西药及中成药近 10 种,肝肾功能正常,根据情况调整用药方案,争取实现合理用药,并且能够将合并疾病控制在满意程度,为进一步的肿瘤治疗提供可能性和机会。

4. 多学科康复方案

(1) 针对肺恶性肿瘤病灶,建议胸外科会诊,考虑微创手术可能性。中医治疗方案为扶正祛邪并举,其中扶正以补益肺肾为主,祛邪以化痰散结、疏肝解郁为主,采用清热解毒抗肿瘤中成药作为辅助。同时建议患者每 2～3 个月做一次胸部 CT 平扫,肿瘤标志物 CEA、NSE,双锁骨上淋巴结、腹膜淋巴结超声等检查,监测肿瘤进展情况。

处方 1:天冬 10g,麦冬 10g,南沙参 10g,北沙参 10g,桔梗 6g,炒杏仁 10g,柴胡 10g,黄芩 6g,黄精 30g,红景天 6g,鬼箭羽 15g,石见穿 15g,延胡索 12g,太子参 30g,肉苁蓉 30g,百部 10g,茯苓 10g,三七粉 3g(冲服),女贞子 10g,炒白术 10g,炙甘草 6g,墨旱莲 10g,天麻 10g,钩藤 10g,石上柏 15g。水煎服,日 1 剂,分 2 次服。

处方2:威麦宁胶囊6粒,日2次,口服;金水宝片3片,日2次,口服。

（2）饮食方案

1）规律饮食,辅助控制血糖,减少血糖波动,控制每日进食水果量,建议每日150～200g,不得超量。

2）增加蛋白质摄入,建议每日增加摄入鸡蛋或瘦肉50g,如增加鸡蛋或瘦肉困难,可以选择增加无蔗糖酸奶配合水果进食。

3）定期监测体重、血糖及相关肿瘤指标。

（3）用药指导

1）患者服用甲磺酸倍他司汀片(敏使朗)已1年余,每次2片,每日2次。现无眩晕等症状,调整为1片,每日2次,并观察。

2）甲钴胺服用后无明显改善,先暂停使用。

【多学科协作治疗经过】

由医疗助手对上述康复方案进行整理,嘱患者按照用药指导规律口服中药及中成药,积极改善合并疾病的情况并进行监测。营养康复方面,根据营养处方对日常膳食进行调整并记录。

【随访】

随访时间:2020年12月21日。

2020年8月于外院胸外科行右肺占位射频消融术,手术顺利,术后病理:腺癌,基因检测:EGFR19外显子突变。后接受盐酸埃克替尼125mg,每日3次,口服靶向治疗,出现少量皮疹,耐受可。末次复查为2020年10月,未见明确局部复发及转移征象。咽痒消失,干咳消失,乏力较前减轻,食欲可,睡眠差,药物控制可,大便每日1次,小便正常。血压控制在140/80mmHg左右,血糖稳定,最近一次空腹血糖为7.2mmol/L。

调整中药处方如下:天冬10g,麦冬10g,南沙参10g,北沙参10g,桔梗6g,炒杏仁10g,黄精30g,红景天6g,鬼箭羽15g,石见穿15g,太子参30g,肉苁蓉30g,百部10g,茯苓10g,浙贝母20g,女贞子10g,炒白术10g,炙甘草6g,地肤子10g,车前子20g。水煎服,日1剂,分2次服。

【讨论】

1. 协作组专家点评

肿瘤科何斌主任医师:本例是一位老年肺恶性肿瘤患者,初诊时个人及家属考虑合并疾病较多,不愿接受有创性诊断操作及治疗,对于后续规范化西医治疗造成了阻碍。经过多学科康复门诊协作治疗后,患者症状得到缓解,生活质量及体质得到明显提升,合并疾病取得了较好控制,后期争取到了宝贵的外科手术机会,进一步通过基因检测发现了靶向治疗的靶点,并从口服靶向治疗中获益。这一系列治疗均得益于多学科肿瘤康复门诊的帮助。

药学部高善荣主任药师:合并用药是老年恶性肿瘤患者的常见问题,在用药管理与用药细节方面需要指导,以最大限度地发挥药物治疗作用。

治未病中心张晋主任医师:营养管理对老年恶性肿瘤患者而言至关重要,尤其是肺恶性肿瘤,容易发生肿瘤相关食欲不振及恶病质。本案例中,我们根据患者病情及饮食习惯,给予相应营养处方,为患者的康复需求提供了支持与帮助。同时,注重从中医角度对其营养状态提供支持,如在不同阶段给予以疏肝或补肾健脾为主的中医食疗建议等。

2. 协作组组长点评

贾小强主任医师:高龄肺恶性肿瘤患者在临床中较为多见,由于患者及其家属治疗意愿,往往选择保守治疗。传统中医诊疗思路以口服中药及中成药改善症状、提高生活质量为主,而多学科肿瘤康复门诊为这类患者提供了更多的治疗可能以及更全面的生命照护,最终帮助患者取得了满意疗效。

3. 名家点评

李萍萍主任医师(北京大学肿瘤医院):此例为一老年肺癌患者,合并内科疾病。经多学科肿瘤康复诊疗后,病情逐渐稳定,后经病理检查明确诊断,并根据基因检测结果采用靶向药物治疗,收到较好效果。此案例体现了多学科专家团队综合诊疗的优势。通过心理疏导和有效沟通,消除患者顾虑,得到患者对诊治措施的理解和配合;通过内科干预,使内科疾病得到有效控制和改善,在肿瘤治疗中也发挥了重要作用。此案例告诉我们,对于肿瘤合并内科疾病患者,要处理好两者之间的关系。同时,我们也可以看出,康复在肿瘤诊疗过程中的作用可以前移。针对这样一例老年恶性肿瘤患者,由于年龄、合并疾病及治疗意愿的限制,导致肺癌初始诊断存在一定障碍,通过中西医结合康复干预,患者最终接受了诊断性操作,为后续治疗提供了宝贵的机会。

(孙凌云　蔡　芳)

第二章

肿瘤康复郑州基地临证实录

第一节 基 地 简 介

中国老年学和老年医学学会肿瘤康复郑州基地由郑州市卫生健康委员会牵头,挂靠在郑州市第三人民医院和郑州市中医院。2017 年 3 月 4 日,中国老年学和老年医学学会为这两家医院挂牌。

一、郑州市第三人民医院基地

郑州市第三人民医院建有南北两个院区,总占地 360 亩,是郑州市癌症中心、河南省癌症中心郑州市分中心、郑州市肿瘤诊疗质量控制中心、郑州市肿瘤防治办公室、郑州市抗癌协会所在地。肿瘤学科包含内、外、放疗、介入、病理、核医学等 16 个临床科室,其中泌尿肿瘤学、血液肿瘤学是河南省医学重点专科,肿瘤治疗学是郑州市医学重点专科。基地建立以来秉承"防治结合,预防先行,重视干预"的宗旨,先后承担了 10 万人结直肠癌早期筛查、早期干预项目,15 万人肺癌、1 万人前列腺癌早期筛查项目等。

二、郑州市中医院基地

郑州市中医院连续三年进行结直肠癌筛查,承担了全市适龄居民近 10 万人结直肠癌早期筛查、早期干预项目。郑州市中医院投入人力、物力用于基地人才培养和学科发展,建立了肿瘤康复病区,从心理、躯体、营养等多方位对肿瘤患者进行康复治疗。

第二节 临 证 实 录

一、晚期食管癌放化疗后吞咽困难案例

【基本情况】

患者侯某,男,72 岁,身高 173cm,体重 60kg,BMI 20.0kg/m²,KPS 评分 70 分。

【案例背景】

患者老年男性,退休,经济状况一般,性情乐观,性格坚韧。食管癌术后3年余,复发放化疗后半年余,肿瘤晚期,既往曾行多次放化疗,但病情持续进展,纵隔淋巴结肿大、肝、骨等转移,出现吞咽困难,声音嘶哑,营养不良,严重影响生活质量。

【患者需求】

改善吞咽困难,可正常进食,解决营养不良问题。

【发起者及需求】

本例多学科肿瘤康复发起者为肿瘤科。

需求:通过多学科协作,解决患者吞咽困难、胸闷、消瘦等问题,提高生活质量,延长生存时间。

【病史】

1. 诊治经过　2016年体检发现纵隔淋巴结肿大,2016年12月在某医院行PET-CT示食管中段癌伴纵隔、肺门、腹膜后多发淋巴结肿大。2016年12月至2017年1月行2个周期DP方案(多西他赛联合顺铂)新辅助化疗(具体用量不详)。2017年3月9日于该院行"食管中段鳞癌切除术",术后病理:(食管)中分化鳞状细胞癌伴局灶坏死,侵犯全层,伴右喉返神经旁淋巴结转移(2/2),术后诊断为食管中下段中分化鳞癌 $pT_3N_1M_0$,术后继续DP方案化疗两周期。2017年8月在该院行食管癌局部放疗(GTV 5 600cGy/28f,CTV 5 040cGy/28f)。2019年1月15日在某医院行胸部CT检查示食管癌术后,后纵隔胸主动脉旁淋巴结转移首先考虑。2019年1月26日、2月16日、3月15日行白蛋白紫杉醇化疗3周期,复查MRI提示肝右后叶异常信号灶,腹主动脉旁膈肌旁肿大淋巴结,多考虑转移,部分胸椎可见骨质破坏,多考虑转移所致。2019年7月16日开始行放疗,CTV Dt 50Gy/28f,实际执行24F,2019年7月26日开始替吉奥同步化疗。2019年9月29日MRI提示,肝右后叶异常信号,考虑转移瘤,较前(同年7月22日)稍增大,胸腹主动脉旁膈肌旁肿大淋巴结,多考虑转移。2019年9月27日、10月29日行吉西他滨单药化疗,第2周期因耐受差推迟至11月16日。后复查MRI及CT提示病情进展。2019年12月30日至2020年1月10日行椎体放疗(CTV Dt 30Gy/10f),同期2019年12月31日、2020年1月7日行尼妥珠单抗治疗2次(具体不详)。2020年4月14日因胸闷气促于郑州市第三人民医院复查CT,结果示食管及胃贲门部管壁增厚;右肺上叶及胸膜下多发实性结节影,转移可能;两肺散在慢性炎症,两肺肺气肿;双侧锁骨上窝、纵隔内多发肿大淋巴结;心包增厚,肺动脉主干稍增宽;右侧叶间胸膜包裹性积液;左侧胸腔积液并左下肺部分膨胀不全;肝、脾内片状稍低密度影,建议增强扫描;右侧第3、5肋骨及部分胸椎椎体骨质形态失常,部分呈溶骨性改变。给予胸腔穿刺置管术引流积液,后给予白介素-2胸腔灌注。2020年4月22日行肝动脉造影、化疗药物灌注栓塞术及肺动脉造影+化疗药物灌注术,手术顺利。2020年4月24日至8月28日行特瑞普利单抗针免疫治疗6周期。后患者出现乏力,间断咳嗽,咳白黏痰,纳差,吞咽不利,胸背部疼痛,NRS评分3分。发病以来,患者神志清,精神一般,食欲正常,大、小便正常,夜眠可,体重下降4kg。

2. 主要问题　吞咽不利,吞咽困难,饮水间断呛咳,有食欲,常感饥饿,声音嘶哑,消瘦。

3. 中医四诊　乏力,口渴,每日饮水3 000ml,吞咽困难,主要是饮水偶有呛咳,进食流质或稍稠厚食物时症状不明显,间断背部疼痛。舌质瘀暗,苔白厚,脉沉细。

4. 既往史　否认高血压、糖尿病。

5. 个人史　进食较快,喜热饭,饮酒 30 余年,一次 50～100g 白酒,吸烟 30 余年,日 5～6 支,现吸烟、饮酒均已戒除。

6. 婚育史　适龄结婚,育有 4 女。

7. 家族史　家中无遗传病史,无肿瘤相关病史。

【相关检查】

2020 年 8 月 29 日,喉镜示右侧声带麻痹,左侧声带活动度差,声带闭合时中间可见一缝隙。

2020 年 8 月 29 日,胸部 CT 示:①食管癌术后改变,术区较前变化不大;②两肺内结节、斑片影,较前增多、增大;右肺上叶支气管壁结节状增厚,对应管腔较前改变;③右侧锁骨上窝、纵隔内多发肿大淋巴结,新发粒子植入影;④右侧肋骨及部分椎体转移,较前变化不大;⑤两肺散在慢性炎症,两肺肺气肿,较前变化不大;⑥心包积液,较前变化不大。右侧胸腔包裹性积液,较前增多。

2020 年 8 月 30 日,喉部 CT 示:①双侧梨状窝不对称,喉室局部稍扩大;②两侧颈部淋巴结、Ⅴ 区及左侧锁骨下窝多个小淋巴结。

【诊断】

1. 中医诊断　内科癌病;阴虚津亏,痰瘀内结证。

2. 西医诊断　食管中下段鳞癌术后多发转移(纵隔淋巴结、双肺、骨、肝),$T_4N_1M_1$,Ⅳ 期。

【康复目标】

1. 近期目标　通过多学科协作,解决患者口干、消瘦、营养不良、吞咽困难及呛咳等问题,提高患者生活质量。

2. 远期目标　延长患者生存期。

【多学科讨论】

1. 时间　2020 年 9 月 5 日。

2. 参加讨论人员　肿瘤内科王海存主任医师、肿瘤微创科曹旸主任医师、中医康复医学科覃霄燕副主任医师、康复科陈俊峰主治医师、营养科侯喜信副主任护师。

3. 各学科观点

(1) 肿瘤内科:患者食管癌晚期,既往曾行多线化疗、放疗,多线化疗对于食管癌治疗效果有限,毒副作用明显,患者整体预后较差,很难达到生存的进一步延长。与此同时,食管癌目前尚未发现明显的驱动基因,靶向药物在消化道肿瘤的治疗中也差强人意。而近年来免疫治疗的出现,似乎为晚期食管癌患者带来了新的希望。食管癌是一种免疫原性强的肿瘤类型,细胞程序性死亡受体配体 1(programmed death-ligand 1,PD-L1)表达较高,为食管癌免疫治疗探索提供了理论基础。2019 年,KEYNOTE-181、ATTRACTION-3、ESCORT 三大研究结果相继发布,一致显示免疫治疗相比化疗具有优效性,确立了免疫治疗在食管癌中二线治疗的地位。《NCCN 食管癌和食管胃结合部癌指南 2020》和《中国临床肿瘤学会(CSCO)食管癌诊疗指南 2020》对免疫治疗进行了更新,均推荐帕博利珠单抗作为 PD-L1 综合阳性评分(combined positive score,CPS)≥ 10 的晚期食管鳞癌患者的二线治疗方案,标志着食管癌治疗进入了免疫时代。最新研究数据表明,卡瑞利珠单抗对于晚期食管鳞癌的一线治疗也获得 1A 类推荐。患者现一般情况尚可,家属拒绝穿刺再次活检,因经济条件原因选择特瑞普利单抗进行免疫治疗。治疗后未见免疫相关性不良反应,肿瘤情况稳定。但患者纵隔淋巴结压迫喉返神经,出现声带麻痹,声音嘶哑,吞咽困难,饮水呛咳,后期可能出现呼吸困难、肺部感染等,需要气管切开及胃肠营养管植入,从改善患者症状角度出发,可考虑在局部淋巴结治疗,以提高肿瘤局部控制率,尽可能减少气管切开及胃肠营养管植入的概率。

(2)肿瘤微创科:患者晚期食管癌,既往因淋巴结转移、骨转移等多次进行放疗,对放疗敏感,局部缓解情况良好。患者现纵隔淋巴结肿大挤压气管、食管,并出现吞咽困难、声音嘶哑等症状。结合 CT,患者纵隔转移淋巴结周边紧邻血管、气管及甲状腺,如进行三维适形调强放疗,局部出现放射性气管炎、食管炎、皮炎等不良反应发生率大,患者生活质量差。可以考虑在 CT 或 B 超引导直视下,利用特殊穿刺针将放射性的缓释粒子植入肿瘤内或受肿瘤浸润侵犯的组织中,通过药物持续释放的功效,在一定时期内连续不间断地作用于肿瘤,抑制和杀灭肿瘤细胞(半衰期 60 天),从而使局部肿瘤得到最为有效地控制。同时,由于放射性粒子只对局部有持续作用,因此对肝肾及全身脏器功能影响较小,不良反应较轻,对周边组织影响小。

(3)中医康复医学科:食管癌古代多称为"噎膈""噎""膈"等。早在《黄帝内经》时代,就对本病有相当的认识,如《素问·通评虚实论》曰:"隔塞闭绝,上下不通,则暴忧之病也。"对其病因病机,张介宾指出噎膈一证,必以忧愁、思虑、积劳、积郁或酒色过度损伤而成。患者既往多年吸烟、喝酒,进食辛辣厚味之物,助湿生热,酿生痰浊及津伤血燥,出现口干、消谷善饥、乏力等症,中医辨证为阴虚津亏,痰瘀内结,可予一贯煎联合会厌逐瘀汤加减,配合平消片、鸦胆子油乳、西黄丸等中成药。局部行针灸或火针治疗。

(4)营养科:消化道肿瘤患者营养不良发生率高,需进行 NRS2002 营养筛查及 PG-SGA 营养状态评估。患者在进行抗肿瘤的同时需要营养治疗保证机体状态,以改善临床结局。该病例为晚期食管癌患者,PG-SGA 评分 22 分,为重度营养不良。肿瘤患者一般情况下可将 20 ～ 30kcal/(kg·d)作为能量供给目标。非荷瘤状态患者建议补充 1.0 ～ 1.2g/(kg·d)蛋白质目标摄入量,荷瘤状态患者每日建议补充蛋白质目标摄入量适度提升,而对于中重度营养不良代谢紊乱者可达到 1.8 ～ 2.0g/(kg·d)蛋白质目标摄入量,乳清蛋白制剂和短肽更易消化利用。同时注意补充充足的热量。推荐接受肠外营养支持治疗的肿瘤住院患者的脂肪供能为非蛋白质热卡的 50%。肿瘤患者可考虑在药理范围内补充 ω-3 脂肪酸,可能具有消除患者机体炎性状态、改善临床预后的作用。肿瘤患者存在营养不良或营养风险时,可在饮食基础上补充医用食品,以改善营养状况,但并不影响饮食摄入量。医用食品每日至少 400 ～ 600kcal 和 / 或 30g 蛋白质,餐间分次口服。

(5)康复科:患者现需要改善吞咽功能及营养状态。吞咽障碍是食管癌患者的常见症状,与食管癌术后吻合口瘢痕狭窄、放疗后组织纤维化、喉返神经受侵犯、纵隔淋巴结受压等有关,发生率为 22% ～ 65%,常对患者的生理、心理健康造成严重影响。正常吞咽过程分为口腔感知期、口腔准备期、口腔期、咽期、食管期。吞咽障碍指由于下颌、双唇、舌、软腭、咽喉、食管等器官结构和 / 或功能,不能安全有效地把食物输送到胃内的过程。临床常见:①流涎,低头明显;②饮水呛咳,吞咽时或吞咽后咳嗽;③进食时发生哽噎,有食物黏着于咽喉内的感觉;④吞咽后口腔食物残留,在吞咽时可能会有疼痛症状;⑤频发清嗓动作,进食费力、进食量减少、进食时间延长;⑥有口、鼻反流,进食后呕吐;⑦说话声音沙哑;⑧反复发热、肺部感染;⑨隐性误吸。

可用饮水试验等进行吞咽困难评估。

【多学科康复方案】

1. 纵隔淋巴结 I^{125} 粒子植入术。

2. 吞咽困难康复方法

(1) 咽和喉部功能训练

1)经鼻咽深吸气;

2)深吸气后闭气 5 秒,双上肢屈曲,两手交叉置于胸前,呼气时双手用力挤压胸部;

3)重复训练数次,令患者发"啊"音;

4)重复第 3)项 5 次后,令患者突然张口闭气喊"啊"5 次;

5)闭气 5 秒钟,反复 5 次后咳嗽。

(2) 呼吸训练

1)通过提高呼吸控制能力来控制吞咽时的呼吸,如吹蜡烛、吹哨子及使用呼吸训练器等,循序渐进,分级训练,同时运用腹式呼吸,并延长吹的时间;

2)强化腹肌,学会迅速随意咳嗽;

3)腹式呼吸;

4)缩口呼吸。

(3) 口、舌训练

1)下颌、面颊部练习:最大范围张口,下颌左、右移动,鼓腮,下颌肌牵张,抗阻张口和闭口,咬合训练等。

2)唇部练习:包括露齿、嘟嘴、主动闭唇、抗阻闭唇,发出"ba""ma"等音,吹气、唇肌按摩等。

3)舌训练:包括训练舌肌的前伸和侧方运动,练习舌尖和舌体向口腔背部升起,面颊吸入,舌体卷起、抗阻等动作,也可借助舌肌康复器进行舌的主被动训练。

4)腭咽闭合训练:①冰刺激腭咽弓;②发"ka"或"a"音(可结合推撑法);③口含住一根吸管(封闭另一端)做吸吮动作。

3. 针灸治疗 3 寸针向喉结方向刺翳风、完骨,可加捻转手法,以患者感觉达舌根或咽喉为度。配合点刺廉泉、风池、风府、大椎。

4. 食疗 五汁饮。

组成:梨汁 30g,藕汁 20g,荸荠汁 20g,麦冬汁 10g,鲜芦根汁 30g。

制作方法:以上鲜品先切小块(若应用干品,需提前浸泡 30 分钟),用厚纱布包裹,置于瓷罐中蒸制 10 ~ 15 分钟以缓和药性,蒸软后用木槌捣烂,最后纱布收口绞汁,即可饮用;家中如备有榨汁机,蒸熟后直接榨汁即可;破壁机应用搅碎、加热功能,滤网过滤亦可。

5. 辨证施治　生地 30g,麦冬 15g,玄参 15g,浙贝母 15g,炒桃仁 15g,红花 15g,甘草 9g,桔梗 9g,当归 6g,柴胡 6g,枳壳 6g,赤芍 6g,全虫 6g,瓜蒌 15g,猫爪草 30g,石上柏 15g。水煎服,日 1 剂,分 2 次早、晚饭后服用。

【随访】

2020 年 11 月对患者进行随访,患者表示饮水呛咳消失,咳痰较前减少,口干减轻,无胸闷气促,步行 2 ~ 3km 无明显不适,接受本康复治疗以来体重增加约 3kg,每日到湖边拉板胡 2 小时。复查肿瘤情况稳定,在症状方面改善明显,患者较为满意,近期康复目标已基本达成。针对患者仍有声音嘶哑,体质营养状态改善后是否仍需联合治疗,待下一次多学科肿瘤康复会诊继续进行评估和方案讨论,综合给出康复计划。

【讨论】

1. 协作组专家点评

王海存主任医师:该患者为晚期食管癌,肿瘤侵犯纵隔淋巴结、骨、肝、肺等,压迫喉返神经后引起吞咽困难、呛咳、声音嘶哑,尚有营养不良等,治疗较为棘手,传统意义而言,该患者放化疗获益小,且可能需要进行气管切开、营养管植入等,丧失经口进食的愉悦感,生活质量差。免疫治疗起效慢,但患者一般情况每况愈下,快速改善患者症状有利于提高治疗效果,同时可规避感染等并发症,提高患者生活质量。通过局部粒子植入控制淋巴结生长;给予食疗、汤药养阴生津、解毒散结、活血化瘀等,改善口渴、消谷善饥症状;通过针灸局部刺激及口咽、呼吸康复锻炼,促进吞咽功能康复。医生、患者及家属密切配合,使得患者近期的康复目标顺利完成。但仍遗留声音嘶哑、背部不适等问题,下一步多学科肿瘤康复会诊可通过穴位贴敷、刮痧等手段治疗,最大限度地缓解患者不适。

2. 协作组组长点评

曹旸主任医师:食管癌康复可被定义为一个帮助患者获得最大限度的身体、社会、心理和职业功能恢复的过程,是通过对食管癌患者的全面评估,根据需求制订康复和治疗计划。该患者术后给予多周期化疗、局部放疗及免疫治疗后,病情呈持续进展趋势,且因肿瘤导致吞咽困难,呛咳,声音嘶哑等并发症,生活质量差,后期治疗应以改善生活质量、促进功能康复为目的。此次结合内科、微创、中医、营养、康复等多学科协同综合治疗,患者症状及生理功能均得到改善,生活质量明显提高。

3. 名家点评

姬卫国教授(河南中医药大学第三附属医院):我国是食管癌高发国家,发病率与病死率一直居高不下。食管癌早期症状不明显,多数患者发现时已出现远处转移。对于食管癌,除了要加强预防、早期准确诊断、针对性治疗和姑息治疗外,康复治疗也极为重要。该患者因为肿瘤进展出现吞咽不利等问题,这不是单纯放化疗等常规抗肿瘤手段能够缓解的。多学科肿瘤康复会诊从微创介入、中医、营养及康复等不同角度入手,缓解局部肿瘤情况,改善患者口渴、消谷善饥症状,恢复吞咽功能,改善焦虑、悲观的心理状态,提高患者生活质量。这种多学科参与的康复模式,中西医并重,中西医协同治疗,可令患者最大限度获益。

(曹　旸)

二、晚期肺癌伴咳嗽咳痰、肩背痛案例

【基本情况】

患者王某,男,69 岁,身高 165cm,体重 65kg,BMI 23.8kg/m^2,KPS 评分 80 分。

【案例背景】

患者老年男性,家庭经济状况一般,性情稍急躁。确诊右肺鳞癌 4 个月余,4 周期"多西他赛 + 奈达铂"方案化疗后,病情稳定,但 CT 示右肺病灶变化不大,其后患者因消化道反应较重,自行放弃治疗,出现咳嗽、咳痰明显,夜间咳嗽剧烈,影响睡眠,呈进行性加重,并间断肩背部疼痛,NRS 评分 5 分,食欲差,不适症状致使患者处于易怒、焦虑状态,消瘦明显,严重影响生活质量。

【患者需求】

改善咳嗽、咳痰症状,缓解肩背部疼痛,改善食欲。

【发起者及需求】

本例多学科肿瘤康复发起者为肿瘤科。

需求:通过多学科协作,解决患者咳嗽、咳痰、肩背部疼痛、食欲差等问题,提高患者生活质量。

【病史】

1. 诊治经过　2021 年 4 月初无诱因出现间断肩背部疼痛,4 月 3 日至郑州市某医院行 CT 检查发现右肺上叶胸膜下软组织密度结节,于 4 月 6 日在 CT 引导下行"经皮右肺上叶肿瘤穿刺取病变组织活检术",病理诊断倾向于鳞状细胞癌。完善检查未见其他远处转移灶。基因检测未检测到基因突变。明确诊断为右肺鳞癌 $T_{2a}N_3M_0$,Ⅲb 期,于 4 月 14 日开始给予"多西他赛 120mg+ 奈达铂 120mg"全身化疗 4 周期,在第 4 周期时出现Ⅲ度消化道反应,调整用药剂量,多西他赛减量为 100mg,奈达铂减量为 100mg,减量后消化道反应仍然较重,患者强烈拒绝继续化疗治疗。2 周期末疗效评价稳定,4 周期末复查提示右肺上叶胸膜下结节较前似稍增大,提示病情基本稳定。现咳嗽、咳痰症状明显,尤以夜间咳嗽剧烈,间断性肩背部疼痛,影响睡眠,NRS 评分 5 分,情绪急躁易怒,生活质量较差。发病以来,患者神志清,精神状态一般,纳差,二便正常,夜眠可,体重较 1 个月前减少约 5kg。

2. 主要问题　咳嗽、咳痰明显,夜间咳嗽剧烈,间断肩背部疼痛,影响睡眠,情绪急躁易怒,食欲差。

3. 中医四诊　神清,神疲乏力,面赤,语声洪亮。舌红苔黄腻,舌体两侧散在瘀斑,脉滑。

4. 既往史　有"高血压"病史 7 年余,血压最高达 179/120mmHg,口服"硝苯地平缓释片、缬沙坦片",血压控制尚可;有"糖尿病"病史 4 年,口服"格列齐特、二甲双胍、阿卡波糖"治疗中,血糖控制尚可;2 年前患"脑梗死",口服"阿司匹林肠溶片、阿托伐他汀钙片"治疗中,病情稳定。

5. 个人史　吸烟 30 余年,每日 5 ~ 6 支,戒烟 4 个月,仍偶尔吸烟。

6. 婚育史　适龄结婚,育有 2 女。

7. 家族史　家中无遗传病史,无肿瘤相关病史。

【相关检查】

2021年4月3日,CT检查:右肺上叶膜下软组织密度结节,周边伴短粗毛刺,邻近胸膜凹陷,较大截面积约2.3cm×2.6cm,考虑恶性。左肺下叶背段实性粒结节,纵隔内多发淋巴结增大,大者约1.8cm×2.1cm。

2021年4月8日,病理检查:(肺肿物穿刺标本)倾向于鳞状细胞癌。免疫组化结果显示:CK7(灶+),NapsinA(−),P40(+),TTF-1(−),CD56(−),SYN(−)。

2021年5月29日,CT检查:右肺叶胸膜下结节,较前略缩小;纵隔内肿大淋巴结,同前;左肺下叶背段实性粟粒结节,较前相仿;两肺肺气肿合并两肺慢性间质性炎症;纵隔内大管壁及冠状动脉部分钙化,两侧胸膜增厚,肝内多发结节低密度影,囊肿可能,胆囊结石,双侧肾周丝络影,右侧侧脑室体旁、左侧基底节区腔隙性梗死,两侧额部蛛网膜下腔增宽,局部脑萎缩。

【诊断】

1. 中医诊断　肺积;痰热蕴肺证。
2. 西医诊断　右肺鳞癌,$T_{2a}N_3M_0$,Ⅲb期。

【康复目标】

1. 近期目标　解决患者咳嗽、咳痰、肩背部疼痛、食欲差等问题,提高患者生活质量。
2. 远期目标　延长患者生存期。

【多学科讨论】

1. 时间　2021年8月20日。
2. 参加讨论人员　肿瘤微创科曹旸主任医师、肿瘤内科王海存主任医师、中西医结合科乔炳礼主治医师。
3. 各学科观点

(1) 肿瘤微创科:现代医学对本病主要采用手术、放疗和化疗等方法。手术切除是各种治疗方法中疗效最佳的一种。然而,大约80%的肺癌患者在确诊时已不满足手术条件,在可手术的20%病例中,术后五年生存率仅有30%~40%;对不能手术而有症状的病例可进行姑息性放射治疗,小细胞癌较敏感,鳞癌及腺癌不够敏感,五年生存率一般在7%左右。化疗适用于无法手术切除、术后辅助治疗,或复发而无法再手术的患者,只能取得近期缓解率,不能明显延长生存期,五年生存率很低,现在主张综合治疗以提高五年生存率。

该患者化疗4周期后,右肺肿瘤持续存在。肺鳞癌对放疗较为敏感,由于胃肠道反应明显,患者强烈拒绝放化疗。肿瘤靠近胸膜,牵拉致使肩背部疼痛,可采取局部微创治疗、绿色治疗等方法延缓疾病进展,消灭肿瘤细胞,缓解疼痛不适等症状。康博刀是我国自主研发的一项创新型复合式冷热消融技术,通过将一根直径约2mm的复合式冷热消融探针,经皮穿刺进入肿瘤靶向部位,冷灌增压至400kPa,输出液氮在康博刀刀尖工作区开始制冷,使周围组织温度下降形成冰球;热罐增压至200kPa,输出无水乙醇蒸气,使周围组织温度上升。以此实现对局部瘤灶的深度冷冻和加热的物理刺激,使肿瘤细胞肿胀、破裂,肿瘤组织病理学呈现不可逆的充血、水肿、变性和凝固性坏死。

(2) 肿瘤内科:我国肺癌发病率和死亡率分别占全球的 37.0% 和 39.8%。50% 以上的肺癌患者在诊断时已有咳嗽症状。咳嗽常为中央型肺癌的早期症状,周围型肺癌患者早期咳嗽较少。肺癌相关性咳嗽发生率为 51% ~ 75%,咳嗽是肺癌患者最常见的症状。36.2%的肺癌相关性咳嗽患者在癌症诊断后才开始出现咳嗽症状;而确诊肺癌前出现咳嗽症状的患者,其咳嗽症状存在的中位时间为 12.4 周,但个体间差异大。反复剧烈咳嗽可引起呼吸、循环、消化、泌尿生殖、骨骼和神经等系统的各种并发症,咳嗽并发症发生率可达 20% ~ 30%。咳嗽对肺癌患者的生理、心理及社会生活等方面均会造成影响,可加剧疼痛、疲劳、失眠、呼吸困难等症状。接受支持治疗的肺癌患者中,咳嗽是发生率最高且对患者生活质量影响最严重的症状之一。15% 的肺癌相关性咳嗽患者自诉因咳嗽导致明显睡眠障碍。肿瘤患者的长期慢性咳嗽影响睡眠,加重焦虑情绪,影响治疗依从性。改善肺癌患者咳嗽等呼吸道症状,对提高患者及其家属 / 照护者的生活质量同样具有重要意义。针对该患者,西医应用镇咳药物减轻症状,而从根本上解决问题则需控制肿瘤情况,对于Ⅲb 期肺鳞癌患者,无手术适应证,且无明显驱动基因,患者与家属商议后拒绝放疗,选用多西他赛联合奈达铂方案化疗,4 周期后未能达到降期手术目的,建议联合免疫治疗,或更换化疗方案如吉西他滨等。患者脾气急躁易怒,可联合应用舍曲林片、氟哌噻吨美利曲辛片等抗焦虑药物。

(3) 中西医结合科:本病类属于中医学"肺积""咳嗽""胸痛"等范畴。参照表下 -2-1,评估患者一般状况,制订相应治疗方案;参照表下 -2-2 评估患者改善情况。中医治疗可给予二陈汤合瓜蒌薤白半夏汤加减,并配合康莱特注射液、康莱特软胶囊等中成药,局部行中药贴敷、针灸、推拿等治疗,予舒肝解郁胶囊中成药口服调畅情志。西医治疗上给予止咳化痰平喘药,如磷酸可待因、氨溴索、多索茶碱等。

表下 -2-1 原发性肺癌中医症状分级量化表

症状	无	轻度	中度	重度
咳嗽	无(0 分)	偶有咳嗽(1 分)	时有咳嗽(2 分)	咳嗽持续不缓解(3 分)
痰白质稀	无(0 分)	偶有白痰,量少易咳(1 分)	时有白痰,量多需深咳(2 分)	痰多质稠不易咳出(3 分)
乏力	无(0 分)	偶有乏力(1 分)	时有乏力,休息后可缓解(2 分)	经常乏力,休息后不缓解(3 分)
腰膝、下腹冷痛	无(0 分)	偶有腰膝、下腹冷痛(1 分)	时有腰膝、下腹冷痛,用药可缓解(2 分)	持续腰膝、下腹冷痛,用药后不缓解(3 分)
小便清长	无(0 分)	偶有小便量多、色淡(1 分)	时有小便量多、色淡(2 分)	经常小便量多、色淡(3 分)
尿频	无(0 分)	小便次数 8 ~ 10 次 /d(1 分)	小便次数 10 ~ 15 次 /d(2 分)	小便次数 > 15 次 /d(3 分)
完谷不化	无(0 分)	排便偶有未消化食物残渣(1 分)	排便时有未消化食物残渣,夹杂少量完整未消化食物(2 分)	排便经常有完整未消化食物(3 分)

症状	无	轻度	中度	重度
泄泻	无(0分)	大便不成形,2～3次/d(1分)	便溏4～5次/d,(2分)	水样便,＞3次/d(3分)
便秘	无(0分)	大便干,1～2日一行(1分)	大便秘结,2～3日一行(2分)	大便少或带血丝,数日一行(3分)

表下-2-2　肺癌中医症状积分评价表

改善情况	症状、积分改善
显著改善	症状消失,或症状积分减少≥2/3
部分改善	症状减轻,积分减少≥1/3,＜2/3
无改善	症状无减轻甚或加重,积分减少＜1/3

【多学科康复方案】

1. 西医方案　行"右肺肿瘤康博刀消融治疗"。

2. 中医方案

(1) 中医处方:二陈汤合瓜蒌薤白半夏汤加减。其中,二陈汤理气燥湿化痰,瓜蒌薤白半夏汤行气祛痰、宽胸散结。若见胸脘胀闷、喘咳较甚者,可加用葶苈大枣泻肺汤以泻肺行水;痰郁化热,痰黄稠黏难出者,加海蛤壳、鱼腥草、金荞麦根、黄芩、栀子清化痰热;胸痛甚,且瘀象明显者,加川芎、郁金、延胡索行瘀止痛;神疲、纳呆者,加党参、白术、鸡内金健运脾气。

(2) 耳穴、针刺、推拿治疗。

(3) 中医外治法:患者肩背部疼痛,中医辨证为寒湿痹阻。可以生川乌、生草乌等制成四生搽剂外敷痛处,以散寒除湿,缓解局部疼痛。

(4) 情志护理:全程做好患者的心理疏导,护理人员要主动与患者进行深入交流,鼓励患者倾诉内心的不安、焦虑,再根据实际情况对患者的心理状态进行疏解,帮助患者建立信心,提高治疗依从性。

(5) 饮食指导:药物为治病攻邪之物,其性偏,五谷杂粮对保证人体的营养不可或缺,水果、肉类、蔬菜是必要的补充剂。因此,合理的膳食有助于肿瘤患者康复。

【多学科协作治疗经过】

肿瘤微创科:综合评估后,于2021年8月23日予右肺肿瘤康博刀消融术。

中西医结合科:患者目前肿瘤控制基本稳定,但不适症状较明显,以咳嗽、咳痰、肩背部疼痛为主,且情绪急躁易怒,严重影响生活质量,中医症状积分为咳嗽3分(咳嗽持续不缓解),咳痰3分(痰多质稠不易咳出),总积分6分。针对不适症状,于康博刀治疗后序贯进行中医药治疗,具体时间为2021年8月30日至2021年9月13日,给予中草药口服配合针灸、推拿、耳穴压豆理疗及药物外用等改善不适症状。其中针灸、推拿2周为1个疗程。

中药处方:瓜蒌15g,薤白10g,半夏10g,茯苓15g,厚朴10g,藿香15g,丹参15g,苍术 15g,蒲公英 15g,黄芩 15g,莱菔子 15g,鸡内金 10g,黄连 10g。15 剂,每日 1 剂,水煎 400ml,早、晚温服。

耳穴压豆:取肺、气管、皮质下、神门、交感。采用棉棒在耳部进行探查,确定上述耳穴的敏感点,标记并以 75% 乙醇消毒,以医用胶布固定王不留行籽于上述耳穴,并适当进行按压,以患者有酸、麻、胀、痛或发热等得气现象为宜,嘱患者每天自行按压 4～5 次,每个穴位每次按压 1 分钟左右。隔日更换,两侧耳穴交替进行。

针刺、推拿:选取足三里、云门、定喘、肺俞、内关、合谷等穴位进行针刺治疗,在足三里处使用注射用维生素 B₁₂行穴位注射,以毫针针刺上述穴位,患者得气后留针半个小时。取针后在这些穴位轻柔按揉,力量由轻到重,慢慢将力道渗透进去,以患者能够忍受为度,按揉 10 分钟左右,每日 2 次。

四生搽剂外敷肩背部疼痛处,每日 1 次,每次 4 小时。

第 1 次复诊(2021 年 11 月 15 日):

患者术后 2 月余复查 CT,示肿瘤局部液化坏死,咳嗽、咳痰及肩背部疼痛较前好转,中医症状积分为咳嗽 1 分,咳痰 1 分,总积分 2 分,疼痛评分 0～1 分,情绪较前平和,依据肺癌中医症状积分评价表,提示症状显著改善。继续原中药方剂不变,连服 15 日,并增加食疗。

食疗方:鱼腥草 100g,雪梨 250g,白糖适量。

制法:先将新鲜雪梨洗净,晾干后,连皮切成碎小块,梨核部分可弃去,备用。将鱼腥草拣杂,洗净,晾干后切成碎小段,放入砂锅,加水适量,煮沸后用小火煎煮 30 分钟,用纱布过滤,去渣,收集过滤液汁再放入砂锅,加入生梨碎小块,视需要可加适量清水,调入白糖,用小火煨煮至梨块完全酥烂,即可食用。早、晚 2 次分服,吃梨,饮汤汁。

【随访】

2021 年 12 月 15 日对患者进行随访,患者表示咳嗽、咳痰较前减少,中医症状积分为 2 分,且食欲转好,体重 4 个月增加约 2.5kg,肩背部疼痛较前减轻,NRS 评分由 5 分降至 0～1 分,情绪趋于平和。复查肿瘤情况稳定,在症状方面改善明显,患者较为满意,近期康复目标已基本达成。针对患者是否仍需继续联合治疗,待下一次多学科会诊进行评估和方案讨论,综合给出康复计划。

【讨论】

1. 协作组专家点评

王海存主任医师:该患者为右肺鳞癌Ⅲ b 期,肿瘤侵犯纵隔淋巴结,右肺肿瘤邻近胸膜凹陷,牵拉致使肩背部疼痛,咳嗽、咳痰不适,依据相关诊疗指南,建议行同步放化疗,但因患者及其家属拒绝放疗,且 4 周期化疗未达到降期手术目的,患者不适症状未见明显好转,为改善症状,遂给予中草药调服,配以针灸、推拿、局部消融治疗,使得患者近期的康复目标得以顺利完成,下一步多学科会诊可通过穴位贴敷、刮痧等手段治疗,最大限度缓解患者不适。

2. 协作组组长点评

曹旸主任医师:本病在中医临床中属"肺积"范畴。主要是由于正气虚损,阴阳失调,六淫之邪乘虚入肺,邪滞于肺,导致肺脏功能失调,肺气阻郁,宣降失司,气机不利,血行受阻,津液失于输布,津聚为痰,痰凝气滞,瘀阻络脉,于是痰气瘀毒胶结,日久形成肺部积块。因此,肺癌是一种全身属虚、局部属实的疾病。其虚以阴虚、气阴两虚为多见;实则不外乎气滞、血瘀、痰凝、毒聚等病理变化。根据患者体质情况,联合中草药口服及微创治疗,达到改善不适症状,控制肿瘤发展的目的。

3. 名家点评

姬卫国教授(河南中医药大学第三附属医院):我国是肺癌高发国家,发生率与死亡率一直居高不下,多数患者确诊早期即可出现咳嗽症状,并发有纵隔、肺门淋巴结、远处转移等。对于肺癌,应行早期干预、筛查。该患者确诊时即为中晚期,且戒烟不彻底,易诱发肺功能减退,治疗期间中西医并用,同时对患者进行心理疏导,取得满意疗效。

(曹　旸)

三、肺癌术后脑转移靶向治疗期严重副反应案例

【基本情况】

患者王某,男,57 岁,身高 166cm,体重 55kg,BMI 19.9kg/m²,KPS 评分 40 分。

【案例背景】

患者为中年男性,维修工人,性格内向,家庭关系和睦,肺癌术后脑转移。2019 年患肺癌并手术治疗,术后辅助化疗,2020 年发现脑转移,并行放疗。目前患者精神不振,乏力,四肢及躯干部多发红斑、肿胀伴脱屑、瘙痒、疼痛,影响走路及日常生活,口干,纳少,睡眠不安,严重影响生活质量,四肢及躯干红斑瘙痒、疼痛及睡眠障碍导致患者心理焦虑明显。为改善临床症状,提高生活质量,尽可能延长生存时间,寻求多学科肿瘤康复团队的帮助。

【患者需求】

通过综合治疗,尽量减轻四肢及躯干红斑肿胀、瘙痒、疼痛,改善手足综合征、皮疹、纳差、睡眠障碍等临床症状;能够下床活动,达到基本生活自理,提高生活质量。

【发起者及需求】

本例多学科肿瘤康复发起者为肿瘤内科。

需求:为患者寻求整体康复方案,改善抗肿瘤治疗带来的副反应,缓解心理压力,进而更好地支持患者后续抗肿瘤治疗的完成,有效控制病情进展。

【病史】

1. 诊治经过　患者 2019 年 12 月 10 日因双膝酸痛不适至郑州市中医院检查,发现右肺上叶肿块,无气喘、胸闷、胸痛、声嘶、呛咳等伴随症状,就诊于某医院,经完善相关检查确诊为肺癌,并于 2019 年 12 月 19 日在全麻下行"胸腔镜下右肺上叶切除加系统淋巴结清扫术"。术后病理示右肺上叶浸润型腺癌(实体型,腺泡型),未侵及肺膜,侵及支气管。诊断为肺腺癌术后,ⅡA 期($T_{2b}N_0M_0$),ALK、EGFR 基因检测阴性。术后行"顺铂 + 培美曲塞"方案化疗 4 周期,末次化疗时间为 2020 年 5 月 15 日。2020 年 9 月 18 日因耳鸣至郑州市中医院检查头颅 CT 平扫发现脑转移,2020 年 10 月 2 日于郑州某医院行脑转移灶伽马刀治疗,照射总剂量 3 000cgy,分次剂量 300cgy×10f。放疗后在郑州某医院行"替吉奥 + 阿帕替尼 + 卡瑞利珠单抗"治疗,具体不详。2021 年 4 月患者因左侧肢体无力、发热至我院就诊,结合

实验室检查考虑脑转移病灶水肿明显,肺部感染,予脱水降颅压、抗感染等对症治疗,经治疗好转出院。2021 年 5 月 14 日、2021 年 6 月 11 日行"卡瑞利珠单抗＋多西他赛注射液＋卡铂注射液"化疗 2 周期,其间患者左侧颌下肿块较前增大明显。2021 年 5 月 28 日行左侧下颌部肿块穿刺活检及冷冻消融术,术后病理结果示左下颌淋巴结腺癌。术后肿块逐渐缩小出院,院外予阿帕替尼口服靶向维持治疗。2021 年 6 月 29 日患者出现全身乏力,四肢及躯干部多发红斑,肿胀伴脱屑、疼痛,为求进一步系统治疗收治住院。为改善患者临床症状,提高生活质量,寻求多学科肿瘤康复团队的帮助。

2. 主要问题　患者肺癌术后脑转移,现神志清楚,精神不振,乏力,四肢及躯干部多发红斑,肿胀伴脱屑、瘙痒、疼痛,影响走路及日常生活,口干,纳少,睡眠不安。

3. 中医四诊　患者卧床,精神不振,乏力,四肢及躯干部多发红斑、肿胀伴脱屑、瘙痒、疼痛,影响走路及日常生活,口干,纳少,睡眠不安,大小便正常。舌质红,苔少,脉滑数。

4. 既往史　高血压病史 3 年,最高 170/90mmHg,口服苯磺酸氨氯地平片,血压控制可。

5. 个人史　无长期外地居住史,无特殊生活习惯。有吸烟史,吸烟 30 年,每日约 20 支,2019 年 12 月至今已戒烟,少量饮酒史,无药物嗜好。

6. 婚育史　25 岁结婚,配偶健康,育 1 子,健康。

7. 家族史　父母健在,2 姐 1 妹均体健,家族无类似疾病,无传染性疾病、遗传性疾病。

【相关检查】

2019 年 12 月 19 日某医院术后病理:右肺上叶浸润型腺癌,实体型,腺泡型,未侵及肺膜,侵及支气管。神经侵犯(−),脉管癌栓(+)。肿物大小 5cm×4cm×3cm。支气管切缘未见癌。2、4 组淋巴结 0/4;4 组淋巴结 0/3;7 组淋巴结 0/5;9 组淋巴结 0/2;10 组淋巴结 0/3。免疫组化结果:CK7(+),TTF-1(+),NapsinA(−),P40(−),CD56(−),SyN(−),CK(+),Vimentin(灶 +),Ki-67(50%+),PD-L1(SP263)阳性肿瘤细胞 TPS:95%。

2021 年 6 月 1 日穿刺术后病理:左下颌淋巴结腺癌。

2021 年 4 月 28 日胸部 CT 示:右肺上叶切除术后改变;右肺下叶实性结节,边界清,直径约 0.5cm;左肺上叶纵隔旁结节直径约 0.3cm。结节性质待定,建议结合原片。

2021 年 7 月 2 日胸部 CT 示:右肺上叶切除术后改变;右肺下叶结节及左肺上叶结节,直径分别约 0.6cm、1cm。考虑两个结节为肺部转移瘤可能,结节较上次增大。

2020 年 9 月 18 日脑 CT 示:双侧大脑半球多发低密度灶,结合病史考虑脑多发转移瘤伴水肿。

2021 年 4 月 18 日脑 CT 示:双侧大脑半球多发低密度灶,右侧额叶病灶范围较上次增大,可见右侧脑室结构受压变形。考虑脑多发转移瘤伴水肿,右侧额叶病变较上次进展。

2021 年 7 月 6 日脑磁共振平扫＋增强检查示:脑内多发大小不等结节,增强呈环形强化及结节样强化,周围可见片状水肿带。考虑脑多发转移瘤伴瘤周水肿。

2021 年 5 月 22 日腮腺区 CT 平扫＋增强检查示:左侧颈部可见一软组织密度肿块,内可见多个囊状低密度区,病灶边界不清,增强扫描实性部分可见明显强化,内可见低密度不强化坏死区,病灶与左侧胸锁乳突肌分界不清,肿块大小约 5.6cm×4.1cm。考虑左颈部转移瘤并胸锁乳突肌侵犯。

【诊断】

1. 中医诊断　肺积;肺阴亏虚证。

2. 西医诊断　右肺腺癌术后Ⅳ期,脑转移,多发淋巴结转移;手足综合征 3 级;剥脱性皮炎;全身炎症反应综合征;原发性高血压 2 级(高危)。

【康复目标】

1. 近期目标　改善患者纳少,乏力,四肢及躯干部多发红斑,肿胀伴脱屑、疼痛、瘙痒等症状,改善手足综合征、皮疹、纳差、睡眠障碍、焦虑等临床症状;提高患者生活质量,帮助患者建立治疗信心。

2. 远期目标　控制病情进展,延长生存期。

【多学科讨论】

1. 时间　2021 年 7 月 7 日。

2. 参加讨论科室及人员　曾宝珠主任医师(肿瘤康复基地执行主任),影像科、脑病科、康复医学科、皮肤科、肿瘤内科、介入科、心理和睡眠医学科、营养科、中医康复护理。

3. 各学科观点

(1)影像科:根据患者既往检查结果,肺腺癌脑转移诊断明确。

(2)脑病科:若为肺部原发肿瘤,可以手术切除,如果脑部的转移灶只有一个,建议手术切除转移灶,效果大多不错。如果其他部分都没有转移,仅仅是脑部转移瘤,可考虑放疗,因脑转移瘤对放疗较为敏感,也可选择伽马刀进行治疗。两者的治疗深度有别,但是大多数情况下可以通用。放疗容易造成周围正常组织水肿,伤害很难避免,有可能引发并发症,但是也要尽早进行。若脑水肿明显,可予脱水降颅压药物,也可考虑放疗配合抗肿瘤中药治疗,加强疗效的同时,减轻放疗副作用,防止复发转移。中药对晚期恶性肿瘤及扩散转移有独特疗效,可减轻患者痛苦,延长生存期。

(3)康复医学科:患者 2020 年 9 月发现肺癌脑转移,目前四肢活动不利。专科查体:神清,精神差,表情淡漠,反应迟钝,查体欠配合,高级智能活动下降;简易精神状态检查量表(minimental status examination,MMSE)评分为 11 分;言语清晰,听理解尚可,言语流畅,复述可,额纹对称,双侧瞳孔等大等圆,对光反射存在,视力减弱,视野基本正常,左鼻唇沟浅,左口角低,伸舌欠灵活,洼田饮水试验:2 级;被动关节活动度(PROM):左肩前屈 120°,外展 150°,旋前 70°,旋后 60°,余正常;肌张力(改良 Ashworth):未见明显升高。徒手肌力评定(manual muscle test,MMT):左侧肩前屈、后伸、内收、外展肌群:4 级,伸肘、屈肘肌群:4- 级,伸腕、屈腕肌群:3+ 级,屈指、伸指肌群:4- 级,髋前屈、后伸、内收、外展肌群:4 级,伸膝、屈膝肌群:4 级,踝背伸、跖屈肌群:3+ 级;右侧肩前屈、后伸、内收、外展肌群:4- 级,伸肘、屈肘肌群:3+ 级,伸腕、屈腕肌群:3 级,屈指、伸指肌群:4- 级,髋前屈、后伸、内收、外展肌群:4- 级,伸膝、屈膝肌群:4- 级,踝背伸、跖屈肌群:3 级。双侧肢体深、浅感觉正常,左侧指鼻试验、跟膝胫试验稳准,右侧指鼻试验欠配合,右侧跟膝胫试验稳准,坐位、卧位头部偏向右侧,坐位平衡 2 级不充分,立位平衡 1 级不充分,双侧肱二头肌反射、肱三头肌反射、桡骨膜反射、膝腱反射、跟腱反射(++),双巴氏征(+);日常生活活动量表评分(Barthel 指数):30 分(控制大便 5 分,控制小便 5 分,吃饭 5 分,穿衣 5 分,转移 5 分,修饰 5 分,余 0 分)。患者目前存在认知功能障碍、运动功能障碍、日常生活活动能力下降三个主要问题,康复以解决这三个问题为主。

(4) 皮肤科:患者形体消瘦,手掌、足跖部位可见红斑、肿胀、肤色鲜红,自觉灼热、疼痛不适,手掌部位较为明显,躯干、肘关节等处可见大小不等红色斑疹,四肢远端皮肤干燥、脱屑,甲纵沟明显,余未见明显异常。初诊意见:因患者既往行化疗及靶向药物联合免疫治疗,考虑:①药疹;②手足综合征。

(5) 肿瘤内科:患者目前出现严重皮疹,四肢及躯干多发红斑,伴肿胀、疼痛、瘙痒,考虑为阿帕替尼副作用,已建议停用。患者目前体质差,皮肤症状明显,乏力明显,应以改善患者皮疹、手足综合征等症状为主,暂不建议行全身治疗,可口服中药以辅助康复治疗。

(6) 介入科:患者肺癌脑转移诊断明确,目前意识清,精神不振,胸部 CT 发现右肺下叶结节及左肺上叶结节,直径分别为 6mm、10mm,考虑肺部转移瘤可能。目前全身体质状况较差,主要问题为四肢与躯干多发红斑,伴肿胀、疼痛、瘙痒,肺部结节可动态观察,如果结节明显增大可考虑局部射频或冷冻消融治疗。

(7) 心理和睡眠医学科:患者查体合作,意识清楚,定向力完整,思维正常,应答切题,有明显焦虑情绪。自诉入睡困难、睡眠持续时间短,结合患者病史,考虑其睡眠障碍与患病后引起的焦虑情绪、皮肤瘙痒、原发及转移疼痛等综合因素有关。建议在治疗皮肤瘙痒、疼痛等基础上,给予生物反馈治疗、耳穴压豆(心、内分泌、神门、肾、脾等)、穴位贴敷(双侧涌泉穴)等,以缓解焦虑情绪,配合睡前腹式呼吸法,达到安神助眠、稳定心神的目的。如果焦虑缓解不明显,可加用阿普唑仑片(0.4mg,每晚 1 次),还可起到镇静安神作用。

(8) 营养科:患者目前主要存在的营养相关问题为食欲减退、进食量少、体重持续下降。营养相关检测及实验室检查:小腿围 25.5cm、血红蛋白 99g/L、血清白蛋白 28.4g/L。营养问题:①有营养风险(NRS2002);②体形正常(BMI);③中度营养不良(PG-SGA);④中度低蛋白血症;⑤轻度贫血;⑥患者有肌肉减少的可能与风险。考虑与肿瘤代谢及全身炎症反应、疼痛、焦虑状态导致的消耗增加,长期卧床、放化疗治疗、抑酸剂应用、情绪低落、依从性差等因素导致的食欲下降、胃肠道消化吸收功能减退,以及整体营养摄入不足有关。建议在充分筛查评估的前提下,在强化营养教育的基础上,进行序贯营养治疗,在合理膳食的同时增加口服营养补充(ONS)及膳食补充剂,必要时联合部分肠外营养(PPN)、腹部按摩、穴位按压及中医食疗等综合措施,改善患者胃肠道功能及机体营养状况。

(9) 中医康复护理:①给予心理护理,避免情绪焦虑、紧张,勿抓挠皮肤,避免皮肤破溃;②加强皮肤护理,预防皮肤感染,嘱患者穿棉质舒适衣服,减少衣物摩擦的不适感,给予自制紫草油中药涂擦,以清热解毒止痛;③予穴位贴敷及艾灸足三里、关元以益气健脾;④饮食上予益气健脾食物,如山药、小米红枣粥等;⑤协助患者翻身拍背,按摩受压部位,防压疮。

4. 多学科康复方案

(1) 皮肤科:①针对患者皮肤情况,暂停用一切可疑致敏药物,鼓励患者多饮水,加强护理,预防感染。②给予抗组胺药物依巴斯汀片(10mg,每日 1 次,口服),维生素 C 片(100mg,每日 3 次,口服),连续用 1 周;同时应用无刺激、收敛抗炎,具有保护作用的药物"炉甘石洗剂",及我科院内制剂"紫归解毒膏"养血润肤,解毒止痛。使用方法:嘱患者早、晚对手足部位进行清洁后,交替外用上述药物,轻轻按摩 5 分钟,促进药物吸收,随后休息 1 ~ 2 小时,每日 3 ～ 4 次,同时保持局部干燥。③其他部位如躯干、肘关节等处外用炉甘石洗剂,每日 3 ～ 4 次,同时预防感染。

(2) 肿瘤内科:停止口服阿帕替尼,予塞来昔布胶囊止痛,维生素 E 口服,中药口服,中药外用温水塌渍及熏洗以改善症状;予营养支持等对症治疗,待患者皮肤症状好转后进一步调整全身治疗方案。

(3) 康复医学科

1)针对认知功能障碍的康复治疗:结合 MMSE 量表,患者记忆力、时间定向力、执行力、计算力、思维能力等方面下降。认知功能训练建议每周实施 5 ～ 6 次,每次 1 小时,强调以患者为主体,时间和强度遵循个体化原则。如患者在训练中出现错误,用鼓励的方式正确示教,避免责备,不强迫患者选择和回忆。

①记忆力训练:包括短时记忆训练、延迟记忆能力训练、长时记忆训练、维持远期记忆训练。短时记忆训练:记忆图片或物品,增加识记图片或物品的数量、时间及保持时间。延迟记忆能力训练:通过出示数种日常用品如钢笔、眼镜、钥匙等,5 分钟后让患者回忆之前所出示的物品名称,或引导患者记忆一段信息,按一定间隔复述信息,反复进行并逐渐延长间隔时间。长时记忆训练:引导患者回忆几天前发生的事情或看过的电视节目内容,有针对性地进行记忆训练,由简单逐渐增加困难程度,并在训练过程中经常给予指导和鼓励等语言反馈。维持远期记忆训练:陪患者一起看老照片、回忆往事、鼓励讲述自己的故事等方式帮助患者。

②定向力训练:将强定向力训练融入日常生活中,选择患者与之有感情的、感兴趣的时间、地点、人物的常识性记忆,进行训练和强化。

③执行能力训练:参考日常生活活动能力量表,结合生活技能相关的条目进行针对性训练,如穿脱衣服、进食、如厕、洗脸、梳头、刷牙、出行、服药等。

④计算能力训练:根据患者病情选择难易程度,由易到难,循序渐进,以简单算数运算为佳。

⑤思维能力训练:包括逻辑推理、分析和综合理解表达能力,如要求患者读报,内容不限,阅读后要简要复述;一些需要自己动手动脑的活动,如拼图、按图纸堆积木等;对许多单词卡片、物体图片和实物进行归纳和分类。

⑥针灸治疗:运用石学敏院士的醒脑开窍法,提高认知功能。

2)针对运动功能障碍的康复治疗

①仰卧位下躯干旋转训练(PNF)。

②仰卧位双桥(节律性稳定)训练。

③坐位下上肢动态、下肢稳定训练,上肢稳定、下肢动态训练(拮抗肌反转 - 动态)。

④坐位下 Bobath 球训练。

⑤动作整合、分解训练。

⑥针灸:主要是针刺阳经,加强肌肉力量为主。对患者背俞穴点刺放血以活血化瘀通络;对患者手尖和脚尖可进行局部点刺放血,疏通经络。

⑦理疗:采用中医定向透药和中频脉冲电治疗。

3)针对日常生活活动能力下降的康复治疗:提高日常生活活动(ADL)能力训练,教给患者如何在现有的身体条件下完成各种ADL。患者不仅需要学习和掌握各种ADL的方法,还要学会如何发现阻碍完成某一作业活动的问题所在以及寻找解决问题的方法。ADL训练的效果会受到记忆障碍、定向障碍、执行障碍、思维障碍等的影响。结合患者目前状况,暂时不适合接受ADL训练,待认知功能改善后再开始进行。

(4)营养科:根据临床营养诊疗流程,首先对患者进行营养风险筛查、营养评估及监测,制订合理的营养干预及跟踪指导方案。

1)开展营养教育,与患者及其家属充分沟通患者饮食问题及改进措施,给予精神鼓励,取得积极配合。

2)营养治疗以肠内营养支持为主,首先在合理膳食基础上,结合患者饮食习惯改善烹调及食物搭配,膳食由流质、半流质软饭逐渐过渡至高蛋白饮食,配合食药两用物质,口服营养补充剂,辅助膳食补充(制)剂,膳食中适量增加含维生素C、钙、优质蛋白质及含铁丰富的食物,以改善皮肤症状,纠正低蛋白血症和贫血。运用B族维生素改善代谢和胃肠道功能,强化富含支链氨基酸的乳清蛋白和ω-3脂肪酸制剂,促进肌蛋白合成,辅助机体抗炎,进而改善患者食欲、营养治疗依从性及整体营养状况。

3)肠内营养摄入不足目标量60%的情况下,可配合部分肠外营养支持。

4)辅助腹部按摩及穴位按压以改善胃肠道功能。

5)监测胃肠道功能、营养状况及临床相关指标,视情况调整方案。

6)进行出院前饮食营养指导、出院后营养随访及居家营养指导。

(5)心理和睡眠医学科

1)给予止痒、止痛等对症治疗后,观察患者躯体不适变化与睡眠障碍相关联系。

2)音乐疗法。

3)配合失眠认知行为治疗(cognitive behavioral therapy for insomnia,CBTI)及冥想、催眠疗法作为初始治疗方案。

4)根据患者身体耐受情况,给予光照疗法、经颅重复磁刺激和生物反馈等物理疗法。

5)针刺,选穴如安眠、百会、四神聪、三阴交、中脘、关元、滑肉门等;艾灸,选穴如三阴交、中脘、关元等;耳穴压豆,选穴如心、内分泌、神门、肾、脾等;穴位贴敷,选穴如双侧涌泉穴。通过对身体特定穴位的刺激,达到养心安神、促进睡眠的效果。

5. 多学科协作治疗经过

(1)第一阶段治疗

1)药物治疗:患者卧床,KPS评分40分,脑水肿明显,予甘油果糖氯化钠注射液、甘露醇注射液脱水降颅压;针对皮肤症状,停用阿帕替尼,予抗组胺药物依巴斯汀片,维生素C片,予尿素乳膏外用润肤止痒,莫匹罗星外用抗炎,炉甘石外涂止痒,予甲泼尼龙琥珀酸钠、地塞米松注射液抗炎、抗水肿;肝功能异常,予甘草酸单铵半胱氨酸氯化钠保肝、降酶;白细胞低,予重组人粒细胞刺激因子注射液皮下注射升白细胞;患者恶心、呕吐,予盐酸甲氧氯普胺注射液穴位注射止呕。

2)中药治疗:百合固金汤加减6剂,后辨证调整为温胆汤加减36剂。方药如下:竹茹

18g,麸炒枳实 15g,生姜 6 片,清半夏 15g,陈皮 18g,茯苓 15g,生甘草 6g,大枣 3 枚,生黄芪90g,熟地黄 60g,当归(油炙)15g,皂角刺 30g,肉苁蓉 30g,浮萍 15g,荆芥 9g,防风 6g。水煎服,日 1 剂,分 2 次早、晚口服。

3)中成药:予康莱特静脉点滴益气养阴,消癥散结,鸦胆子油乳注射液散结抗癌;予华蟾素注射液右侧颌下淋巴结肿块局部用药,散结抗癌。

4)外治法:应用紫草油、炉甘石洗剂、紫归解毒膏。给予中药外用手足熏洗,方以五味消毒饮加减:金银花 30g,野菊花 30g,紫花地丁 30g,蒲公英 30g,天葵子 30g,当归(油炙)30g,麸炒白芍 30g。6 剂,水煎,外洗。之后调整为忍冬藤 50g,蒲公英 50g。水煎,外洗。中药硬膏开胃贴,健脾开胃。采用灸法(取穴双足三里、气海、关元)益气健脾。

5)饮食营养治疗:首先对患者进行营养筛查评估,通过膳食史调查,排除食物过敏可能,通过营养评估进行营养诊断、制订干预方案,确定阶段营养目标为能量 1 800kcal/d,蛋白质 78g/d,脂肪 56g。具体实施:每日 4 ~ 5 餐,膳食从经口流质、半流质 3 餐 + 口服营养补充(肿瘤全营养配方)2 餐,辅助山药、白扁豆、茯苓、黑枸杞等,同时注意饮食色香味调整及合理烹调,维生素 B_1 片(6 片 /d)、乳清蛋白粉(2 勺 /d,约 16g)均匀分配至三餐,无糖酸奶适量加餐,忌食辛辣刺激,食盐每日限制 4 ~ 5g。经过一系列调整,患者恶心、焦虑症状缓解,食欲依从性改善,进食量增加,基本实现本阶段预期目标量,出院前查血清白蛋白(32.6g/L)、体重(56kg),均较前有所改善,显示阶段营养治疗有效。进行出院饮食指导及后续随访。

6)睡眠和心理治疗:嘱患者每晚睡前听宫调式(主脾胃)如葫芦丝,角调式(主肝胆)如古箫、竹笛类音乐,羽调式(主肾)如模拟水声音乐等舒缓类音乐 30 分钟,以达到安神助眠、稳定心神的目的。

(2) 第二阶段治疗

1)药物治疗:经过第一阶段治疗,患者皮肤不良反应及手足综合征已缓解,能自行下床活动,KPS 评分 60 分。2021 年 9 月 9 日胸部 CT 示:右肺上叶切除术后改变;右肺下叶结节及左肺上叶结节直径分别约 0.8cm、2.5cm。考虑肺部转移瘤,结节较上次增大。9 月 10 日给予注射用卡瑞利珠单抗 0.2g 免疫治疗,2021 年 9 月 13 日予"吉西他滨 1.2g,第 1 天,1.0g,第 8 天 + 卡铂 400mg,静脉滴注,第 1 天"化疗 1 周期,患者颈部肿块肿痛,予新癀片消肿散结止痛,先后予曲马多缓释片、塞来昔布胶囊口服止痛。

2)中药治疗:温胆汤加减口服 20 余剂。方药如下:竹茹 18g,麸炒枳实 15g,生姜 6 片,清半夏 15g,陈皮 18g,茯苓 15g,生甘草 6g,大枣 3 枚,生黄芪 90g,熟地黄 60g,当归(油炙)15g,皂角刺 30g,肉苁蓉 30g,天花粉 15g,蜈蚣 1 条,制远志 30g,肉桂 3g,石菖蒲 15g,郁李仁 15g,天麻 10g,石决明 15g,钩藤 10g,黄芩 9g,炒栀子 6g。水煎服,日 1 剂,分 2 次服。

3)中医外治:患者关节疼痛,予中药外用溻渍。具体方药如下:伸筋草 30g,透骨草 30g,荆芥 30g,防风 30g,防己 15g,黑顺片 15g,千年健 30g,威灵仙 30g,桂枝 20g,秦艽 30g,羌活 20g,独活 20g,路路通 30g,生麻黄 10g,红花 30g,花椒 15g,麸炒苍术 20g,炙甘草 20g。共 3 剂,用法:水煎服,日 1 剂,1 剂煎 4 袋,分 2 次外用。

4)饮食营养治疗:经过前一阶段治疗,患者营养等各项指标好转,拟行化疗,化疗过程中出现恶心、口干、食欲差等消化道症状,摄食量下降(不足能量目标60%),营养相关指标如血红蛋白102.0g/L、血清白蛋白31.8g/L、体重56kg、小腿围28cm等低于正常或有下降趋势。为维持体重、避免营养指标进一步下降,在监测评估后对患者营养干预方案进行及时调整。首先对患者进行教育和鼓励,膳食每日5～6餐,增加容量小、营养密度高的食物,同时辅以健脾和胃、调理肠道、清热解毒的食物,如生姜、大枣、芡实、茯苓、山药、绿豆等改善症状,每餐添加乳清蛋白粉1勺(约8g),肿瘤型口服营养补充剂增加为每日3次,维生素B_1片2片随餐供应。化疗疗程结束,患者症状改善,血红蛋白95.0g/L、血清白蛋白29.7g/L、体重基本保持55.5kg左右。接受营养指导、带居家营养方案出院。

5)睡眠和心理治疗:继续每日给予舒缓类音乐30分钟;艾灸(三阴交、中脘、关元等),耳穴压豆(心、内分泌、神门、肾、脾等)。

(3)第三阶段治疗

1)药物治疗:患者上次化疗出院后,自行至郑州某医院行左颈部肿块粒子植入术,2021年10月4日患者全身乏力,10月7日发热,体温38.5℃,10月8日胸部CT示:右肺上叶切除术后改变;右肺下叶结节大小约1.1cm×0.8cm,左肺上叶结节直径约2.5cm。考虑肺部转移瘤,右肺下叶结节较上次增大,左肺上叶结节与上次相仿。患者卧床,KPS评分30分,患者新增双肺下叶轻度感染。予注射用亚胺培南西司他丁钠、注射用盐酸万古霉素静脉点滴抗感染,后痰培养提示真菌感染,予注射用伏立康唑抗真菌治疗,再次痰培养,结果提示嗜麦芽单胞菌优势生长,予米诺环素(敏感菌)口服抗细菌感染。予机械深度排痰及乙酰半胱氨酸、氨溴索等化痰;甘油果糖氯化钠、甘露醇注射液静脉点滴降颅压、改善脑水肿。患者高凝状态,予低分子肝素注射液抗凝,双下肢气压治疗预防下肢静脉血栓;低蛋白血症,静脉补充人血白蛋白,复方氨基酸(18AA-V-SF)营养支持,纠正电解质紊乱,输血改善贫血,甲地孕酮分散片改善食欲等。

2)中药治疗:先后给予小柴胡汤、半夏泻心汤加减口服,患者咳嗽、咳白痰,后调整为温胆汤合六味地黄汤加减,口服30余剂。方药如下:生山药15g,酒萸肉15g,熟地黄30g,泽泻10g,茯苓10g,牡丹皮10g,蜈蚣1条,肉桂3g,生黄芪90g,清半夏15g,陈皮10g,麸炒枳实10g,竹茹10g,生姜3片,大枣5枚。用法:水煎服,日1剂,分2次服。

3)饮食营养治疗:患者因间断发热再次入院,最高体温39℃,合并严重肺部感染,实验室检查血红蛋白73.0g/L、血清白蛋白22.7g/L、体重60kg。考虑患者重度低蛋白血症合并肺部感染,高热感染导致能量营养素过度消耗,食欲不佳、食量过少,重度低蛋白血症导致肠道黏膜水肿吸收不佳等问题,首先建议临床适量输入人血白蛋白,同时经口膳食给予流质或软饭等易消化食物,适量增加口服营养补充,少量多次,每日6～7餐,增加汤粥供应、适量补水,必要时增加部分肠外营养,感染控制、食欲改善后逐渐过渡至高蛋白普食+口服营养补充。出院前复查血清白蛋白31.7g/L、血红蛋白95.0g/L、体重58kg,带出院指导、居家营养方案出院;责任营养师继续营养随访计划。

4)睡眠和心理治疗:继续每日给予舒缓类音乐30分钟;耳穴压豆(心、内分泌、神门、肾、脾等)。

【随访】

第一阶段治疗后随访:2021年8月中旬,2021年8月13日脑磁共振平扫+增强检查示:右侧额颞顶叶、左侧顶叶多发转移瘤,较前部分病灶减小,左侧顶叶水肿加重;脑干、双侧基底节区多发腔隙性脑梗死;双侧白质脱髓鞘;双侧上颌窦、筛窦炎,双侧乳突炎。患者神志清,精神好转,四肢及躯干部多发红斑无明显红肿、疼痛、瘙痒,左侧腮腺部肿块较前稍有减小,纳食好转,全身乏力稍减轻,四肢水肿较前减轻,睡眠正常,二便调。可自行下床活动,KPS评分60分。

第二阶段治疗后随访:2021年9月下旬,患者神志清楚,精神一般,四肢及躯干部多发斑块状色素沉着,左侧颈部肿块疼痛不适减轻,肿块较前缩小,舌尖溃疡,咳嗽、咽干缓解,偶有口干,双膝及双手关节疼痛减轻,纳可,睡眠正常,二便调。可自行下床活动,KPS评分60分。

第三阶段治疗后随访:2021年11月下旬,本阶段治疗前患者KPS评分30分。患者精神差,卧床不起,肺部感染,发热,咳嗽咳痰,左侧腮腺部肿胀疼痛,口干,纳差。经治疗患者神志清楚,精神较前明显好转,无发热,咳嗽、咳痰较前明显改善,乏力明显好转,左侧腮腺部肿胀、疼痛减轻,纳食明显好转,二便正常。KPS评分50分。

【讨论】

1. 协作组专家点评

皮肤科:患者四肢及躯干部多发红斑、肿胀,伴脱屑、瘙痒、疼痛,影响走路及日常生活,通过内服及中医外治,有效缓解临床症状,提高了生活质量,帮助患者建立了治疗信心,为后续抗肿瘤治疗提供帮助。

肿瘤内科及介入科:患者肺癌术后、辅助化疗后出现脑转移,先后给予伽马刀、靶向联合免疫、冷冻消融及粒子植入治疗,其间患者出现严重皮肤不良反应,手足综合征等,影响患者生活质量,经过中药内服及外治疗法,患者症状明显好转。患者免疫力低下,粒子植入后,肺部感染,病情较重,中药联合抗感染等治疗后,病情由重转安,充分体现了中医药在晚期肿瘤患者康复中的重要作用。患者体质状况好转后,可考虑安罗替尼联合免疫治疗。患者伽马刀治疗已经1年余,建议患者行头颅射波刀治疗。患者肺部病灶可再次行穿刺活检,行病理及基因检测,明确目前病理及基因表达状态,以指导用药。

康复医学科:前期由于患者皮肤不良反应,无法配合康复训练,患者目前存在的主要问题:①认知功能障碍;②运动功能障碍;③日常生活活动能力下降。康复目标:①改善患者认知功能;②辅助下短距离步行;③提高日常生活能力。

心理和睡眠医学科:肿瘤患者多伴有焦虑等心理问题及睡眠障碍,注意动态观察患者心理变化,焦虑情况较重者,可酌情给予阿普唑仑片缓解焦虑并改善睡眠。药物治疗应遵循个体化原则,小剂量开始给药,按需服药,并定期评估,从而提高患者应对及适应能力,调动患者的主动性、积极性,使其乐观面对疾病。

营养科:营养治疗是肿瘤的一线疗法,与手术、放疗、化疗、靶向治疗、免疫治疗等肿瘤治疗方法并重,"饮食+营养教育、饮食+ONS、TEN(全肠内营养)、PEN+PPN、TPN(全肠外营养)"营养干预五阶梯模式应贯穿于肿瘤治疗的全过程。营养治疗不仅可改善营养状况、防治营养不良,且能直接或间接杀伤肿瘤,提升临床综合治疗效果,对提高患者生活质量、延长生存时间、节约医疗费用具有不可替代的作用。本病例在力求肿瘤合理膳食基础上,配合中医食疗、穴位按摩调理,特殊医用配方等肠内营养制剂、膳食补充剂,以及营养筛查评定、营养教育、监测等综合营养诊疗措施,较好地避免了患者体重过度丢失,改善了低蛋白血症及其他营养问题,为进一步实现患者带瘤生存及后续治疗打下良好基础。

中医康复护理:护理团队在皮肤护理、预防压疮、心理干预等方面,与医生很好地协作配合,对继续完善和提高康复护理水平是宝贵的经验积累。

2. 协作组组长点评

曾宝珠主任医师:本例患者为肿瘤晚期,病情重且复杂多变,治疗过程中出现了严重的皮肤不良反应,手足综合征 3 级,严重影响了患者的生活质量,患者痛苦指数高。通过多学科共同协作,较快治愈了患者的皮肤症状及手足综合征;患者肺部感染、脑水肿、低蛋白血症、电解质紊乱等,病情重且复杂,多学科团队为患者制订了个体化的肿瘤康复治疗方案,运用中药口服及中医外治法(中药熏洗、中药硬膏治疗、耳穴压豆等),营养指导支持,睡眠及心理治疗等多种手段,有效控制了病情,改善了患者营养状况、睡眠障碍和焦虑情绪,极大提高了患者的生活质量,帮助患者建立了继续生活和治疗的信心和希望。本病例是肿瘤康复基地多学科协作诊疗的典型案例,我们要深入总结,不断完善和提高,使我院肿瘤康复基地多学科协作诊疗做得更好,迈向新的台阶。

(孙志刚　曾宝珠)

参 考 文 献

[1] 高麟芮,肖泽芬. 食管癌放疗联合免疫治疗作用机制及临床研究进展[J]. 中华放射肿瘤学杂志,2022,31(5):462-467.

[2] 王程浩,韩泳涛. 2020 年中国临床肿瘤学会《食管癌诊疗指南》解读[J]. 肿瘤预防与治疗,2020,33(4):285-290.

[3] 李培永,申东峰,王宝山. 放射性粒子支架在中晚期食管癌治疗中的应用价值[J]. 中国药物与临床,2021,21(17):2962-2964.

[4] 郑玉玲,陈玉龙. 中医药治疗食管癌研究述评[J]. 中医肿瘤学杂志,2020,2(3):1-4.

[5] 谢守泳. 朱祥麟运用会厌逐瘀汤化裁治疗晚期食管癌经验[J]. 湖北中医杂志,2015,37(4):25.

[6] 闫亚维,汪婷,程美玲. 系统营养支持管理在食管癌同步放化疗病人中的应用[J]. 护理研究,2022,36(9):1660-1664.

[7] 王慧杰,田娜,张品. 吞咽功能训练对食管癌术后吞咽功能障碍患者吞咽功能及生活质量的影响[J]. 癌症进展,2021,19(6):634-637.

[8] 李鸿鹏,李铁军. 冷冻治疗的研究[J]. 医学综述,2019,25(2):317-321.

[9] 罗素霞,赖国祥,张力,等. 中国肺癌患者咳嗽管理现状及医护人员观念和实践调研[J]. 中华医学杂志,2021,101(21):1583-1591.

[10] 刘文瑞,冯贞贞,谢洋,等. 肺癌中医证候诊断规范研究现状及思考[J]. 中医学报,2022,37(2):447-452.

[11] 李志明, 胡凯文, 张可睿, 等. 二陈汤加减治疗肺部恶性肿瘤 [J]. 中医学报, 2021, 36(5): 937-940.

[12] 刘娟, 丁清清, 周白瑜, 等. 中国老年人肌少症诊疗专家共识(2021)[J]. 中华老年医学杂志, 2021, 40
（ 8): 943-952.

[13] 缪永明. 维生素 B_1: 老药品, 新故事 [J]. 肿瘤代谢与营养电子杂志, 2014, 1(1): 27.

[14] 柴可夫, 马纲. 中国食材考 [M]. 北京: 中国中医药出版社, 2013.

[15] 燕铁斌. 物理治疗学［M］. 2 版. 北京: 人民卫生出版社, 2016.

[16] 窦祖林. 作业治疗学［M］. 3 版. 北京: 人民卫生出版社, 2020.

第三章

肿瘤康复江苏省中医院基地临证实录

第一节　基地简介

本基地(研究型)成立于 2018 年 6 月,由江苏省中医院党委书记方祝元任基地主任,舒鹏任执行主任。在杨宇飞教授的大力支持和带领下,基地充分整合肿瘤内科、消化肿瘤外科、普外科、放疗科、介入科、针灸康复科、护理部、病理科、分子生物学实验室等一线科室的人才优势和技术优势,以胃癌全程康复管理为主要特色,创建了胃癌"围手术期配合快速康复外科的双阶序贯模式,术后化疗期的增效减毒模式,术后恢复期的抗复干预模式,晚期带瘤生存的减症延年模式",进行了深入的临床实践。

基地创建以来,建立胃癌康复大数据平台,获批江苏省卫生健康委员会肿瘤康复孵化中心,打造江苏省肿瘤康复联盟,成立江苏省老年学学会中西结合诊疗专业委员会,秉承中西医结合诊疗、多学科协同康复理念,带动全省 70 余家医院共同参与肿瘤康复实践。

第二节　临证实录

晚期胃癌恶病质案例

【基本情况】

患者郭某,男,55 岁,身高 165cm,体重 50kg,BMI 18.4kg/m², 美国东部肿瘤协作组(ECOG)活动状态评分 1 分。

【案例背景】

患者中年男性,晚期胃癌,消化道梗阻。

【患者需求】

改善目前身体状况,提高生活质量。

【发起者及需求】

本例多学科肿瘤康复发起者为肿瘤科。

需求:①患者胃癌晚期,合并消化道梗阻,目前已行姑息性空肠造口术,需明确后续肿瘤治疗方向。②请营养膳食科、普外科、影像科、病理科、放疗科共同制订多学科肿瘤康复方案。

【病史】

1. 诊治经过　2019年10月因"上腹部胀痛不适1月余"至某医院就诊,经胃镜及病理检查诊断为胃癌。CT检查考虑腹腔种植转移可能,肝转移灶可能。2019年11月5日全麻下行"腹腔结节活检术＋营养性空肠造口术",术后病理示,腹腔结节脂肪纤维结缔组织内见浸润性或转移性中分化腺癌,部分区域为黏液腺癌,免疫组化提示为胃来源。2019年11月18日入住我院,入院时患者流质饮食,进食量少,进食后嗳气无泛酸,腹部疼痛阵作,夜间加重。查体,中腹部可见长约15cm手术瘢痕,中下腹营养性空肠造瘘管在位。肝脾肋下未触及。Murphy征阴性。肾脏未触及。双下肢轻度水肿。

2. 主要问题　重度营养不良,恶病质状态。

3. 中医四诊　面色萎黄,神疲乏力,气短懒言,纳呆,大便每日2次,不成形;舌淡胖,苔薄白,脉沉迟。

4. 既往史　否认高血压、糖尿病等慢性病史;否认肝炎、结核等传染病史;否认慢性萎缩性胃炎、肠上皮化生等胃癌癌前病变史。

5. 个人史　患者出生、生长于江苏扬州,在职教师,既往少量饮酒,喜食腌制食品。

6. 婚育史　适龄婚育,配偶及子女均体健。

7. 家族史　否认家族肿瘤病史及家族遗传病史。

【相关检查】

2019年10月31日至南京某医院胸腹部CT检查示,两肺散在微小结节,右侧局部胸膜增厚,双侧胸腔积液;胃小弯侧胃壁增厚;腹腔内及腹膜后多发肿大淋巴结;腹腔内多发软组织结节影,考虑腹腔种植转移可能;肝右叶多发模糊低密度影,转移灶可能。

2019年11月5日手术切除标本病理检查结果示,腹腔结节脂肪纤维结缔组织内见浸润性或转移性中分化腺癌,部分区域为黏液腺癌,免疫组化提示为胃来源。

2019年11月9日基因检测结果示,人类表皮生长因子受体(HER):扩增;TMB:1.8muts/Mb;低频度微卫星不稳定(MSI-L):3.45%;PD-L1:CPS ＜ 1;肿瘤细胞含量:60%。

2019年11月17日CT检查结果示,胃壁弥漫性增厚;肝脏多发转移瘤;左锁骨上区、后纵隔、胃周、小网膜囊、大网膜、腹腔内、腹膜后、双侧髂血管旁及右侧腹股沟多发明显增大淋巴结。

【诊断】

1. 中医诊断　胃癌(脾胃虚弱证)。
2. 西医诊断　胃腺癌Ⅳ期(肝,腹膜,多发淋巴结);消化道梗阻;肿瘤恶病质。

【康复目标】

1. 近期目标　营养支持纠正肿瘤恶病质,积极创造抗肿瘤治疗条件。
2. 远期目标　①肿瘤综合治疗,以期获得较长的总生存期。②拔除空肠造瘘管,提高患者生活质量。

【多学科讨论】

1. 时间　2019年11月18日。
2. 参加讨论人员　肿瘤内科舒鹏主任中医师、普外科王刚副主任医师、放疗科鹿红主任医师、病理科章宜芬主任医师、影像科王中秋主任医师、营养膳食科武建海副主任医师。

3. 各学科观点

(1) 病理科:患者胃癌晚期,根据病理检查结果及分子状态提示可能从抗 HER-2 治疗中获益,而单用免疫治疗可能有效率低。

(2) 影像科:经仔细阅片,结合病理检查,影像学提示胃癌晚期多发转移,肿瘤负荷大,影像学诊断明确。

(3) 普外科:患者目前胃癌多发转移,无根治性手术指征,合并消化道梗阻,已予营养性空肠造口术,保障肠内营养通路。后续治疗目标为尽快控制病情进展,以期获得较长的生存期,拔除空肠造瘘管,提高患者生活质量。治疗手段上目前无手术指征,当以内科治疗为主。

(4) 放疗科:患者Ⅳ期胃癌,全身多发转移,胃腺癌放疗敏感度不高,胃作为空腔脏器,活动度大,放疗定位困难。且目前患者病灶广泛,肝脏、腹腔多发淋巴结转移,单用放疗不能控制病情,治疗上当以化疗为主。患者肿瘤恶病质,营养状况差,恐不能耐受同步放化疗,且无骨转移疼痛等肿瘤急症,目前不建议放射治疗。后续必要时可针对肝脏病灶、腹腔淋巴结行放疗。尤其患者基因检测结果提示单用免疫治疗可能有效率低,目前已有临床报道提示,联用放疗、化疗可显著提高该类患者免疫治疗应答率。

(5) 肿瘤科:患者胃腺癌Ⅳ期中分化,伴有全身多发转移,分子病理提示 HER-2 扩增,MSS 型。患者病情重,分期晚,肿瘤负荷大,消化道梗阻经姑息手术建立肠内营养通道,创造了积极的治疗条件,目前需行抗肿瘤联合营养支持治疗,尽快控制病情发展,因而不能以最佳支持治疗为主。经普外科、放疗科会诊,建议内科治疗。针对胃癌的药物治疗主要包括化疗药物、分子靶向治疗及免疫检查点抑制剂。患者分子状态提示 HER-2 阳性,目前 NCCN、CSCO 等指南推荐的治疗方案为参考 ToGA 研究制订的抗 HER-2 靶向治疗联合化疗方案,2019 年美国临床肿瘤学会(ASCO)报道的 KEYNOTE-811 研究提示,予以免疫 + 靶向 + 化疗方案,客观缓解率(ORR)可达 89%,有效率显著提高,且治疗应答率与 PD-L1 表达水平无关,建议参考该研究制订治疗方案。但患者肿瘤负荷大,合并消化道梗阻,营养消耗大,摄入不足,需要积极营养支持,创造治疗条件。过程中可以联合使用中医药、中医适宜技术等康复手段,减毒增效。

(6) 营养膳食科:患者消化道肿瘤晚期,消化道梗阻已行空肠造口术,近期体重明显下降,目前合并肿瘤恶病质,营养评分 9 分,PG-SGA 评估为 C 级,重度营养不良,肿瘤消耗及治疗均需加强营养支持,建议患者现阶段以肠外营养为主,逐步增加肠内营养,有利于维持患者营养及改善其生活质量。考虑到患者经空肠造瘘,肠内营养消化吸收过程未经过胃及小肠,影响铁和维生素等营养素吸收,需肠外营养额外补充。

4. 多学科康复方案

(1) 西医治疗:结合药物可及性及成本效益原则,治疗方案为免疫 + 靶向 + 化疗。具体用药:信迪利单抗 200mg,第 1 天 + 曲妥珠单抗 400mg,第 1 天 + 紫杉醇白蛋白结合型 200mg,第 2、9 天 + 替吉奥 50mg,每日 2 次,第 1～14 天;每 3 周一个疗程。

(2) 中医治疗:结合辨证,治以健脾养胃,解毒祛邪,方用陈夏六君子汤合旋覆代赭汤加减。潞党参 15g,云茯苓 15g,炒白术 10g,生山药 15g,生薏苡仁 30g,旋覆花 10g^(包),煅赭石 20g^(包)，广陈皮 6g，法半夏 10g，醋三棱 10g，醋莪术 10g，石见穿 15g，蛇舌草 15g，鸡内金 10g，炒稻芽 15g，炒麦芽 15g，焦山楂 12g，焦六曲 12g，炙甘草 5g。水煎服，日 1 剂，分 2 次温服。

（3）营养康复：胃癌患者营养不良发生率在 67%～90%，明显高于其他肿瘤，一旦出现营养不良，会影响患者预后。患者目前营养评分 9 分，PG-SGA 评估为 C 级，重度营养不良，BMI 为 18.4kg/m^2，体重 50kg，进食较前下降 30%。予以肠外营养 + 肠内营养，加强营养支持。

1）肠外营养：葡萄糖 + 脂肪乳 + 氨基酸 + 脂溶性水溶性维生素 + 氯化钾 + 多种微量元素。

2）肠内营养：TP 蛋白粉。

（4）心理康复：胃癌患者极易发生抑郁或焦虑，文献统计在 14.4%～33.6%；胃癌患者一旦出现抑郁或焦虑，会缩短生存时间。患者长期职业压力大，目前病情重，预后极差，表现为极度不安，对病情状况敏感，汉密尔顿焦虑量表评分 24 分。可予以健康教育、心理支持、音乐治疗、集体心理治疗。

（5）运动康复：相关文献显示，肿瘤患者可通过运动带来生存获益。目前患者 Rivermead 运动指数 10 分，参考相关指南，建议患者行八段锦锻炼，每周 3 次，每次 25 分钟。

【多学科协作治疗经过】

1. 症状康复

（1）西医治疗：治疗 2 个月后，患者消化道梗阻及腹痛症状消失，拔除空肠营养管，全面恢复经口饮食。RECIST1.1 疗效评价持续 PR（部分缓解），6 周期治疗后，调整治疗方案为"曲妥珠单抗 + 信迪利单抗"维持治疗。

（2）中医治疗：基本方不变，随症加减。

（3）中医适宜技术：治疗过程中，患者出现神经毒性、骨髓抑制等不良反应。在症状康复方面，分别予以调整。

1）患者出现手足麻木，考虑主要与紫杉醇神经毒性有关。西医无有效方法，予中药煎剂浸泡手足，温经通络，方药如下：艾叶 15g，红花 10g，虎杖 10g，伸筋草 15g，川牛膝 10g，怀牛膝 10g。水煎，浸泡手足。经两个月治疗，患者手足麻木症状基本消失。

2）患者出现Ⅱ度白细胞下降，考虑与骨髓抑制有关。予粒细胞集落刺激因子联合电子艾灸 + 耳穴压豆治疗。电子艾灸，选穴中脘、神阙、足三里；耳穴压豆，选穴神门、贲门、胃。经一个月治疗，患者后续化疗中未再发生Ⅱ度及以上骨髓抑制。

2. 营养康复　两个疗程后拔除空肠造瘘管，恢复经口饮食，营养评分为 2 分，PG-SGA 评估为 B 级，BMI 升至 22.04kg/m^2，体重 60kg，进食逐渐增加。

3. 心理康复　经历先后 8 个月的健康教育、心理支持、音乐治疗、集体心理治疗，患者心理状态逐步好转，汉密尔顿焦虑量表评分降至 5 分。

4. 运动康复　经历先后 8 个月的八段锦锻炼，患者 Rivermead 运动指数升至 15 分。

【随访】

患者治疗过程中严格按照 RECIST1.1 疗效评估要求，每两个周期进行影像学疗效评估。同时参照 WHO 化疗毒副作用分级标准复查血常规、血生化等安全性指标，并予症状评估（神经毒性、骨髓抑制)、营养康复、心理康复(汉密尔顿焦虑量表)、运动康复(Rivermead 运动指数),详见表下 -3-1。

表下 -3-1　患者随访情况统计表

	标准	2019 年 11 月 18 日	2020 年 2 月 27 日	2020 年 7 月 7 日	2020 年 11 月 26 日
疗效评价	RECIST1.1	—	SD(病情稳定)	PR	PR
神经毒性	WHO 化疗毒副作用分级标准	—	I	—	—
骨髓抑制	WHO 化疗毒副作用分级标准	—	Ⅱ	I	0
营养状况	NRS 营养风险筛查评估表	9	4	2	2
心理状态	汉密尔顿焦虑量表	24	9	5	5
运动状况	Rivermead 运动指数	10	13	15	15

【讨论】

1. 协作组专家点评

病理科:患者胃癌晚期,病理及基因检测结果明确,病理科在诊疗过程中主要起到了明确病理类型的作用,并根据基因检测结果,分析靶向治疗、免疫治疗疗效相关标志物,给予靶向治疗、免疫治疗意见。

影像科:患者颈胸腹 CT 提示:胃壁弥漫性增厚;肝脏多发转移瘤;多发明显增大淋巴结。结合病理,影像科主要起到了明确 TNM 分期,辅助制订治疗方案,及后续随访评估中完成实体瘤疗效评价的作用。

普外科:患者就诊时为胃癌多发转移,经外科评估,认为患者无根治性手术指征。但是患者合并消化道梗阻,外科予以营养性空肠造口术,保障了肠内营养通路,为后续治疗创造了有利条件。

放疗科:患者Ⅳ期胃癌,全身多发转移,胃腺癌放疗敏感度不高,经多学科讨论,建议以化疗为主。在后续治疗中,如出现全身病灶退缩明显,局部病灶退缩不理想时,可针对肝脏病灶、腹腔淋巴结进行放疗。此外,患者基因检测结果提示单用免疫治疗可能有效率低,目前已有临床报道提示,联合应用放疗、化疗可显著提高该类患者免疫治疗应答率。

肿瘤科:肿瘤内科作为治疗的主导者,参考 CSCO 指南,追踪学术前沿,结合 2019 年 ASCO 报道的 KEYNOTE-811 研究,制订治疗方案。过程中充分发挥科室特色,联合使用中医药,指导护理团队给予电子艾灸、耳穴埋豆等中医适宜技术,减毒增效。

营养膳食科:患者就诊时为消化道肿瘤晚期,消化道梗阻已行空肠造口术,近期体重下降明显,合并肿瘤恶病质,营养状况差,不能耐受积极抗肿瘤治疗。营养膳食科在诊疗过程中,密切关注患者病情变化及营养需求,动态评估营养状态,综合应用肠外营养、肠内营养进行营养干预,保障整个诊疗过程顺利进行。

2. 协作组组长点评

肿瘤科舒鹏主任中医师:胃癌是世界范围内导致肿瘤相关性死亡的主要原因之一,全球肿瘤死亡率排第三位。但随着胃癌的早期筛查、早期诊断的普及,以及医学治疗手段的快速进展,总体死亡率呈逐渐下降趋势。这意味着在我国将有越来越多的胃癌患者能够通过肿瘤治疗实现较长时间的生存。

胃癌康复是指在针对胃癌的特定治疗之外,应用多学科手段,帮助和改善胃癌患者的身体功能和心理状态,最大限度地使患者获得生理、心理和社会职业能力。其三个标志性阶段为:①主动治疗及康复;②康复后的生活,包括无病生存期或病情稳定的患者;③晚期癌症和生命终结。

对于我国癌症幸存人群在肿瘤康复的需求满足情况进行的调查研究结果显示:83%的患者有一项以上的肿瘤康复需求。主要需求维度:营养需求(72%),症状需求(65%),心理需求(54%)。

本例患者为胃癌晚期,就诊时病情重,预后差,康复需求则以症状需求为主,营养需求次之,兼有心理需求。因而在整个诊疗过程中,以症状管理为主导,营养和心理干预贯穿全程,通过定期的多学科讨论,制订和调整诊疗方案,在肿瘤内科医护团队的诊治护理下、在营养膳食科的保障下,患者病情持续缓解,生活质量明显提高,目前基本恢复正常生活,回归家庭和社会。

经过整个诊疗过程,我们认为:①在规范治疗的基础上,配合康复治疗,可使恶性肿瘤患者临床获益最大化;②针对肿瘤疾病本身及治疗并发症,中医康复显现出治疗优势;③多维度、多模式综合运用康复手段,是今后临床肿瘤康复模式的发展方向。

(舒　鹏)

参 考 文 献

[1] 刘芹,刘宝瑞. 2019 ESMO 转移性胃癌临床实践指南解读:泛亚洲人群适用 [J]. 肿瘤综合治疗电子杂志, 2019, 5(02): 97-101.

[2] ZHAO Q, CAO L, GUAN L, et al. Immunotherapy for gastric cancer: dilemmas and prospect. Brief Funct Genomics, 2019, 18(2): 107-112.

[3] WANG FH, SHEN L, LI J, et al. The Chinese Society of Clinical Oncology (CSCO): clinical guidelines for the diagnosis and treatment of gastric cancer. Cancer Commun(Lond), 2019, 39(1): 10.

[4] JANJIGIAN YY, KAWAZOE A, YANEZ P, et al. The KEYNOTE-811 trial of dual PD-1 and HER2 blockade in HER2-positive gastric cancer. Nature, 2021, 600(7890): 727-730.

[5] 张伟,朱维铭. 晚期胃癌规范化营养支持治疗 [J]. 中国实用外科杂志, 2017, 37(10): 1118-1123.

[6] BAUDRY AS, ANOTA A, MARIETTE C, et al. The role of trait emotional intelligence in quality of life, anxiety and depression symptoms after surgery for esophageal or gastric cancer: A French national database FREGAT. Psychooncology, 2019, 28(4): 799-806.

[7] IDORN M, THOR S P. Exercise and cancer: from "healthy" to "therapeutic"? Cancer Immunol Immunother, 2017, 66(5): 667-671.

[8] BRAY F, FERLAY J, SOERJOMATARAM I, et al. Global cancer statistics 2018: GLOBOCAN estimates of incidence and mortality worldwide for 36 cancers in 185 countries. CA Cancer J Clin, 2018, 68(6): 394-424.

[9] 刘华, 王雅坤, 彭智, 等. 2019 年胃癌治疗盘点: 且进步, 深思考, 再挑战 [J]. 肿瘤综合治疗电子杂志, 2020, 6(01): 48-52.

第四章

肿瘤康复河南省人民医院基地临证实录

第一节 基 地 简 介

肿瘤康复河南省人民医院基地于 2018 年 12 月成立,基地执行主任由医院肿瘤中心主任仓顺东教授担任。基地以"多学科协作"为特点,形成包括健康教育、肿瘤筛查、规范诊治、全程管理、康复培训的系统肿瘤诊疗模式。

基地以"专业、规范、高效、关爱"为理念,组建了肺癌、结直肠癌、乳腺癌康复等多学科协作诊疗团队;强调以"患者"为中心,多专业共同协作,将中医辨证施治、心理疏导治疗、营养膳食指导、运动康复训练与患者的抗肿瘤治疗有效结合,全程参与肿瘤的预防、治疗和康复阶段。通过多学科协作诊疗团队,为患者提供个体化的精准身心康复治疗。基地建设成效显著,参与编写了人民卫生出版社的《临床肿瘤康复》专著;进行患者教育阳光行动 100 余场,对肿瘤的认识、防治及康复理念的推广起到了积极作用。

第二节 临 证 实 录

广泛期小细胞肺癌伴慢性阻塞性肺疾病案例

【基本情况】

患者李某,男,77 岁,身高 177cm,体重 75kg,BMI 23.9kg/m^2,KPS 评分 70 分。

【案例背景】

患者为一名老年男性,罹患广泛期小细胞肺癌伴慢性阻塞性肺疾病。患者既往长期从事行政工作,性格内向,家庭关系和睦。2021 年 6 月 17 日出现咯血,就诊后经检查诊断为小细胞肺癌广泛期,并给予化疗。目前患者有咳嗽、咳痰,以咳白色泡沫黏痰为主;活动后有气急、喘息加重,口腔溃疡,进食量少,进食后恶心、呕吐,腹胀,便秘、睡眠差等症状,严重影响生活质量,消化道症状及睡眠障碍导致患者焦虑。为解决临床症状,提高生活质量,制订下一步抗肿瘤治疗方案,尽可能延长生存时间,遂寻求多学科肿瘤康复团队的帮助。

【患者需求】

尽量减轻现有症状,延长生存期,提高生活质量。

【发起者及需求】

本例多学科肿瘤康复发起者为肿瘤中心。

需求:通过多学科协作,以中西医结合的模式,为患者寻求整体的肿瘤康复治疗方案,缓解症状,降低肝功能损伤,进而更好地支持患者后续抗肿瘤治疗的完成,延长生存期,提高生活质量。

【病史】

1. 诊治经过　患者于 2021 年 6 月 17 日刷牙后突然出现咯血,呈鲜红色,量约 100ml,伴胸闷、气短、胸痛,无头晕头痛、恶心呕吐等不适。遂就诊于我院,行 CT 检查,结果示右肺中叶不规则软组织影,考虑恶性,左侧小脑半球、左额叶异常密度影,考虑转移瘤;肝内异常密度影考虑转移瘤;肺动脉癌栓形成等。2021 年 6 月 20 日行支气管镜检查,病理检查结果示小细胞癌。经呼吸科和介入科综合会诊后,排除患者大出血风险及化疗禁忌证,于 2021 年 6 月 21 日起给予"依托泊苷 0.1g,第 1～4 天 + 卡铂 300mg,第 1 天"方案联合化疗 2 周期,疗效评估为 SD。2021 年 7 月 30 日 CT 检查结果示右肺中叶小细胞肺癌;左侧小脑半球、左额叶异常密度影,考虑转移瘤,较前片明显缩小;肝内异常密度影,考虑转移,较前相仿;两肺多发结节影,较前相仿;双肺炎症,较前略减轻。化疗后患者胸痛、气急症状减轻,咯血症状消失;Ⅰ～Ⅱ度骨髓抑制,Ⅱ度消化道反应。予以粒细胞集落刺激因子保护骨髓等对症支持治疗。2021 年 7 月 31 日、2021 年 8 月 24 日继续给予"依托泊苷 0.1g,第 1～4 天 + 卡铂 300mg,第 1 天"方案联合化疗 2 周期;化疗后患者出现Ⅱ度骨髓抑制和Ⅱ度消化道反应,予以粒细胞集落刺激因子保护骨髓等对症支持治疗。2021 年 9 月 15 日患者因消化道反应加重,主要表现为恶心、呕吐,食欲减少明显、腹胀等,复查肝功能:谷丙转氨酶 641.9U/ml,谷草转氨酶 666U/ml。结合患者既往慢性乙型肝炎病史,强调抗乙肝病毒治疗,并给予保肝降酶的谷胱甘肽、复方甘草酸苷等药物。

2. 主要问题　咳嗽、气急,口腔溃疡,进食量少,进食后恶心、呕吐,腹胀、便秘,睡眠差等症状明显,焦虑症状出现。

3. 中医四诊　患者双手掌呈"肝掌",口干不苦,咳嗽、咳痰,以白色黏痰为主,活动后气急加重,便秘,小便黄。右脉滑,左脉细弱,舌淡胖,苔白腻。

4. 既往史　患者于 3 个月前诊断为"乙肝小三阳",现规律口服恩替卡韦 0.5g,每日 1 次,控制良好。慢性阻塞性肺疾病史 30 余年,无规范治疗;高血压病史 1 年余,最高血压 160/90mmHg,口服苯磺酸左氨氯地平片 2.5mg,每日 1 次,未规律监测血压;否认"糖尿病、冠心病"病史,否认"肺结核、伤寒"等传染性疾病史;否认食物、药物过敏史;否认外伤史,无输血史,预防接种史不详。

5. 个人史　吸烟史 59 年,每天 15 支,饮酒史 57 年,每次约 250ml,已戒烟酒 3 个月。否认冶游史。

6. 婚育史　17 岁结婚,育有 1 子 4 女,配偶及子女体健。

7. 家族史　父亲因肠梗阻去世,母亲自然去世,否认家族遗传病及其他肿瘤病史。

【相关检查】

2021 年 6 月 17 日 CT 检查:右肺中叶不规则软组织影,考虑恶性,侵犯邻近肺动脉;左侧小脑半球、左额叶异常密度影,考虑转移瘤;肝内异常密度影,考虑转移瘤;两肺多发结节影,建议动态观察;肺动脉主干增宽,右侧肺动脉纤细,其内癌栓形成;两侧上颌窦炎;肺气肿;两肺炎症;主动脉及冠状动脉多发钙化;双侧胸膜增厚;肝内多发囊肿;左肾囊肿;前列腺钙化;两侧支气管动脉走行迂曲。

2021 年 6 月 20 日支气管镜检查,病理:右肺上叶前段支气管黏膜,活检,见挤压蓝染细胞片状分布伴坏死,结合免疫组化结果,符合小细胞癌。免疫组化(靶细胞):CD56(−),CgA(−),SYN(少量 +),CK(AE1/AE3)(+),EMA(+),Ki-67 约 80%,P40(−),TTF-1(+),CK(+),NapsinA(−)。

2021 年 7 月 30 日 CT 检查:结合病史,右肺中叶小细胞肺癌,侵犯邻近肺动脉,较前片变化不大;左侧小脑半球、左额叶异常密度影,考虑转移瘤,较前片明显缩小;肝内异常密度影,考虑转移,较前相仿;两肺多发结节影,较前相仿,建议动态观察;双肺炎症,较前略减轻;肺气肿;双肺部分陈旧性病变;肺动脉主干增宽,右侧肺动脉纤细,主动脉、冠状动脉钙化;双侧胸膜增厚;肝内多发囊肿,肝内钙化灶;双肾囊肿,双肾小结石可能;胆囊颈异常强化影,息肉可能。

2021 年 9 月 15 日 CT 检查:"小细胞肺癌" 复查,右肺中叶病变较 2021 年 7 月 30 日片变化不大;双肺多发小结节影,较前大致相仿,建议动态观察;双肺肺气肿、肺大泡;双肺散在炎症,并陈旧性病变,较前片变化不大;主动脉及冠状动脉壁钙化;双侧胸膜局限性增厚;肝内小钙化;肝脏内多发囊肿;肝脏内异常稍低密度结节影,考虑转移;双肾囊肿,双肾小结石可能。

2021 年 6 月 17 日肿瘤标志物:CEA 26.33ng/ml;AFP 10.94ng/ml;CA125 42.97U/ml;CA199 20.03IU/ml;神经元特异性烯醇化酶 23.36ng/ml。

2021 年 7 月 30 日肿瘤标志物:CEA 31.72ng/ml;AFP 11.96ng/ml;CA125 44.75U/ml;CA199 17.66IU/ml;神经元特异性烯醇化酶 17.02ng/ml。

2021 年 9 月 15 日肿瘤标志物:CEA 40.42ng/ml;AFP 16.60ng/ml;CA125 35.28U/ml;CA199 56.55IU/ml;神经元特异性烯醇化酶 19.48ng/ml。

【诊断】

1. 中医诊断　内科癌病;肺脾气虚证。

2. 西医诊断　小细胞肺癌广泛期(脑、肝);肝功能损伤;慢性阻塞性肺疾病;慢性乙型肝炎;高血压。

【多学科讨论】

1. 时间　2021 年 9 月 28 日。

2. 参加讨论科室及人员　肿瘤中心仓顺东主任医师(肿瘤康复基地执行主任)、呼吸科、消化科、肿瘤中心(内科治疗组、放疗治疗组)、康复医学科、中医科、营养科、心理科、肿瘤综合介入科、病理科、影像科。

3. 各学科观点

(1)病理科:根据检查结果,目前病理诊断明确,小细胞肺癌,结合影像分期为广泛期;小细胞肺癌的恶性程度大,预后差,尤其是脑转移的患者预后更差;需要有效的抗肿瘤治疗手段。

（2）影像科：根据患者既往 CT 及病理，患者小细胞肺癌广泛期肝转移、脑转移诊断明确。本次入院胸腹部 CT 提示右肺中叶病变较 2021 年 7 月 30 日 CT 片变化不大，结合影像学，考虑患者目前病情稳定，未见明显肝转移加重表现，可继续随访观察。

（3）肿瘤中心内科治疗组：小细胞肺癌（SCLC）占所有肺癌的 15%～20%，大部分小细胞肺癌与吸烟有关，其余可能与环境或遗传有关。临床表现与非小细胞肺癌（NSCLC）相似，如咳嗽、咯血、胸痛、胸闷、气喘等，与 NSCLC 相比，SCLC 具有肿瘤倍增速度快、恶性程度高，较早发生广泛转移和易伴发异常内分泌综合征的特点。联合化疗加胸部放疗是该病的主要治疗手段，手术切除只在极少数局限期患者中实施。以"依托泊苷联合铂类"为基础的化疗仍是目前临床上的首选，该类肿瘤的预后极差，全身化疗能肯定地延长生存期，改善症状，但由于耐药问题，通常的缓解期不足 1 年，因此，综合治疗是达到根治的关键。该患者为小细胞肺癌广泛期，为晚期癌症，已出现多发脑转移及肝转移，治疗难度大，生存期短。2020 年 3 月 30 日，度伐利尤单抗＋依托泊苷＋卡铂或顺铂获 FDA 批准用于广泛期小细胞肺癌成人患者的一线治疗，但该患者有慢性阻塞性肺疾病史，肺功能差，不考虑联合免疫治疗的方案，结合患者病情、治疗等情况，在做全身治疗的基础上，如有脑转移的症状时，可加入局部治疗，改善症状及预后。

（4）肿瘤综合介入科：对于该例小细胞肺癌广泛期（肝转移、脑转移）的患者，发病初期有咯血史，目前一般情况尚可，经过全身治疗，症状消失，但此类患者需要严密随访。如咯血量增大，需要明确肺动脉是否参与，在具备介入治疗指征情况下，可行介入治疗。

（5）肿瘤中心内科放疗组：患者目前小细胞肺癌广泛期（肝转移、脑转移）诊断明确，全身化疗有效，患者无明显脑转移症状；同时伴有肝功能损伤，目前暂不建议放疗治疗的介入。

（6）呼吸科：该例为 77 岁的老年男性患者，既往有慢性阻塞性肺疾病史，肺功能差。患者在阻塞性肺疾病的基础上发生肺癌，伴有咳嗽、咳痰、咯血、胸闷、胸痛、气急等症状；此类患者应进一步行 6 分钟步行试验、连续监测肺功能等检查，注意防止肺部炎症加重，影响治疗；结合患者 C 反应蛋白等炎症指标，必要时行抗感染治疗。

（7）消化科：患者有慢性乙型肝炎病史，为"小三阳"；目前肝功能受损，谷丙转氨酶 641.9U/ml，谷草转氨酶 666U/ml；HBV-DNA 定量检测 > 5×10^2/L，同时，伴有消化道症状，主要表现为肝酶升高、恶心、呕吐、腹胀、便秘等。结合小细胞肺癌广泛期化疗的诊断，考虑：慢性乙型肝炎造成肝功能损伤，同时不排除药物性肝损伤。应积极治疗慢性乙型肝炎，控制病毒复制量，加强保肝降酶的治疗；如果肝功能受损得到控制，病毒复制量降低，肝酶指标下降，排除禁忌后，再行原发病的治疗。对于患者目前腹胀、便秘等情况，暂无特殊治疗，以对症处理为主，嘱患者注意监测 HBV-DNA 定量及肝功能指标，及时调整药物治疗。

（8）心理科：患者意识清楚，定向力好，应答切题，目前睡眠欠佳，存在轻度睡眠障碍，结合患者病史，考虑与情绪低落、腹胀、恶心呕吐症状等综合因素有关；结合患者心理评估情况，暂不予药物治疗，密切观察随访。如后续患者症状改善不明显，可适当予以安定类药物缓解焦虑，改善睡眠。

（9）营养科：患者为胸部肿瘤，小细胞肺癌广泛期；既往已行全身化疗，目前主要存在进食量少、恶心、呕吐、腹胀、便秘等症状，辅助检查提示肝酶升高，考虑诊断营养不良、低蛋白血症,考虑与摄入不足、肿瘤消耗、消化系统功能紊乱等因素有关,建议改善胃肠功能、调节肠道菌群对症治疗,适当调整饮食结构,同时加用肠内营养粉加强营养支持,必要时可联合肠外营养支持治疗,注意监测生化指标变化,以调整治疗方案。

(10)康复医学科:患者起病较急,目前无手术、靶向、免疫等抗肿瘤治疗机会,本次入院复查考虑病情稳定,目前存在肝功能损伤、消化道反应及肺功能较差、入睡困难、食欲减退等多种情况,针对患者肺功能较差情况,可进行肺功能康复训练,如主动循环呼吸,根据心肺耐量,制订针对性的运动处方,加强心肺功能的康复训练;为下一阶段的抗肿瘤治疗提供更好的功能状态。

(11)中医科:患者目前临床症状复杂,生活质量欠佳。考虑到广泛期小细胞肺癌预后差,生存期较短。因此,在抗肿瘤治疗的同时,建议以中医"阴阳平衡"的角度进行康复治疗,通过药物、心理、饮食、运动等多种措施,达到缓解症状、改善生活质量的目的。中医治法为益气健脾,化痰散结;辅以疏肝和胃对症治疗。

4. 多学科康复方案

(1)消化科:应用恩替卡韦治疗慢性乙型肝炎,并应用"谷胱甘肽""复方甘草酸苷"等药物保肝降酶,检测患者肝功能指标及 HPV-DNA 定量,及时调整药物。如血常规、肝功能等无明显异常,排除相关禁忌证,可再行"依托泊苷联合铂类"治疗,以控制小细胞肺癌的病情进展,预防肝功能再次受损及感染。

(2)肿瘤中心内科治疗组:抗乙肝病毒治疗后,密切关注患者肝功能及 HPV-DNA 定量等指标,如检验指标明显好转,患者症状改善后,根据病情变化,可继续予以"依托泊苷 + 卡铂"方案化疗,注意密切观察药物不良反应,随访血液及生化指标。

(3)呼吸科:监测患者心肺功能变化,观察咳嗽、咳痰等肺部症状改变,必要时行血气分析,及时了解血氧变化情况,警惕低氧血症、肺栓塞及相关肺炎等并发症的发生,必要时可行痰培养等检查,及时给予抗感染治疗。

(4)心理科:①嘱患者注意调整情绪,保持心情舒畅,每晚睡前可收听舒缓音乐 30 分钟,以达安神助眠、稳定心神的目的;② 1 周后如症状缓解不明显,可加用阿普唑仑 0.4mg,每晚1 次,改善睡眠情况;③注意动态观察患者心理变化,及时改善焦虑症状。

(5)营养科:①对患者进行饮食指导,结合饮食习惯,制订合理的饮食计划,指导患者少食多餐,注意高蛋白类食物的摄入,饮食以易消化的半流质为主,避免进食油腻、不易消化、辛辣刺激类食物;②建议口服肠内营养制剂补充肠内营养,同时予以微生态制剂调节肠道菌群;③可配合"中长链脂肪乳"肠外营养支持,必要时可予以"人血白蛋白"纠正低蛋白血症;④定期检测生化指标。

(6)康复医学科:制订针对性的运动处方,加强心肺功能锻炼;检测部分免疫相关指标变化,为抗肿瘤治疗提供更好的功能状态。

(7)中医科:①对于乏力、咳嗽、咳痰,活动后气急、胸闷等症状,可在药物治疗的同时,辅以太极拳、八段锦等传统功法;②针对患者饮食情况,建议其可适当多食用菊花、山药等药食同源的食物以疏肝和胃;③患者中医辨证为肺脾气虚,宜益气健脾、化痰散结,辅以疏肝和胃,处方如下:党参 15g,茯苓 15g,白术 15g,七叶一枝花 15g,当归 15g,百合 15g,陈皮 9g,

香附 20g,厚朴 20g,黄芪 15g,薏苡仁 30g,枳壳 15g,炒山楂 15g,六神曲 15g,炒麦芽 15g。5 剂,水煎服,日 1 剂。

5. 多学科协作治疗经过

(1) 第一阶段治疗

1)抗乙肝病毒及保肝降酶等对症治疗:与患者及其家属沟通后,先进行抗乙肝病毒及保肝降酶等对症治疗,及时复查肝功能指标,使谷丙转氨酶、谷草转氨酶下降至正常值 2.5 倍以内,HBV-DNA 定量检测 $< 5 \times 10^2/L$,以排除全身化疗的相关禁忌。给予对症增加胃肠道动力及调节肠道菌群等治疗措施,减轻消化道反应。

2)药物治疗:抗乙肝病毒及保肝降酶后,复查患者肝功能指标,排除禁忌,于 2021 年 10 月 6 日给予"依托泊苷 0.1g,第 1～4 天 + 卡铂 300mg,第 1 天"方案化疗 1 周期,化疗后患者再次出现Ⅱ度骨髓抑制和Ⅱ度消化道反应,予以粒细胞集落刺激因子保护骨髓等对症支持治疗后好转,肝酶指标持续好转,无明显异常;HBV-DNA 定量检测保持在 $< 5 \times 10^2/L$。

3)心肺功能康复训练:患者会诊当日即开始 6 分钟步行试验,根据心率、血压、代谢当量(MET)制订患者的运动处方;每日进行呼吸功能训练,包括以下几项:

①主动循环呼吸技术(ACBT):一个循环周期由呼吸控制、胸廓扩张运动和用力呼气三部分组成;指导患者用放松的方法以正常的潮气量进行呼吸,鼓励肩部及上胸部保持放松,下胸部及腹部主动收缩,以膈肌呼吸模式完成呼吸,该阶段持续时间应与患者对放松的需求相适应。胸廓扩张阶段强调吸气,指导患者深吸气到吸气储备量,屏息 1～2 秒,然后被动而轻松地呼气。用力呼气阶段为穿插呼吸控制及呵气。呵气是一种快速但不用最大努力的呼气,过程中声门应保持开放。利用呵气技巧进行排痰,代替咳嗽降低呼吸肌做功。

②呼吸模式训练:包括调整呼吸节奏(吸:呼 =1:2)、腹式呼吸训练、缩唇呼吸训练等。

③呼吸康复操:根据患者体力情况进行卧位、坐位及站立位的颈屈伸、扩胸、转身、旋腰、侧躯、蹲起、抬腿、开腿、踝泵等系列运动。每日 3 次,每次 2 组,每组 15 个。躯体功能训练主要指有氧运动:针对患者合并的基础疾病和遗留功能障碍问题制订有氧运动处方。包括踏步、慢走、太极拳等运动形式。以运动后第二天不出现疲劳的强度为宜,从低强度开始,循序渐进,每次 20～30 分钟,每周 3～5 次;餐后 1 小时后开始。治疗 1 周后患者心肺功能得到改善,气急、喘息症状好转,每日可步行 6 000～7 000 步。

4)中药治疗:患者在多学科肿瘤康复会诊后第二天开始口服中药,先后共服用中药 30 剂,患者精神及食欲较前进一步改善,咳嗽、口腔溃疡、进食后恶心、呕吐、腹胀、便秘等症状明显好转,食欲较前增加。

5)饮食营养治疗:患者每日能量需要约为 25～30kcal/(kg·d),蛋白 1～1.5g/(kg·d),予以口服短肽肠内营养制剂进行干预,双歧杆菌药物每次 1.5g,每日 3 次,调节肠道菌群。间断给予结构脂肪乳 250ml 肠外营养,嘱其适当补充优质蛋白,少食多餐,以易消化的半流质或软食为主。患者进食量较前增加,腹胀、便秘症状有所缓解。

6)心理康复干预:设计可产生愉悦效应及转移注意力的作业疗法,达到调整情绪、疏解压力的目的。通过心理治疗师和护理人员开展专业的心理咨询,调整睡眠障碍。

(2) 第二阶段治疗

1)药物治疗:患者复查肝肾功无明显异常,HBV-DNA 定量检测保持在 $< 5 \times 10^2$/L,再次于 2021 年 10 月 30 日给予"依托泊苷 0.1g,第 1～4 天 + 卡铂 300mg,第 1 天"方案化疗 1 周期,化疗后患者出现 Ⅱ 度骨髓抑制和 Ⅱ 度消化道反应,予以粒细胞集落刺激因子保护骨髓等对症支持治疗后好转。

2)心肺功能康复训练:继续予以患者个体化运动处方;每日进行呼吸功能训练,包括主动循环呼吸技术(ACBT)、呼吸模式训练和呼吸康复操。该训练每日 3 次,每次 2 组,每组 15 个。躯体功能训练的有氧运动,包括踏步、慢走、太极拳等运动形式。遵循循序渐进,每次 20～30 分钟,每周 3～5 次执行。治疗后患者心肺功能得到明显改善,气急、胸闷症状好转,每日可步行 7 000～8 000 步。

3)中药治疗:患者继续口服中药治疗,方剂以益气健脾,化痰散结为主,辅以疏肝和胃治疗,方剂如下:党参 15g,茯苓 15g,白术 9g,七叶一枝花 15g,当归 15g,百合 15g,陈皮 9g,香附 20g,厚朴 20g,生黄芪 15g,薏苡仁 30g,枳壳 15g,百部 12g,鸡内金 12g,炒谷麦芽 15g。水煎服,日 1 剂,分 2 次服。患者先后共服用中药 20 剂,乏力、咳嗽、咳痰及消化道症状较前进一步改善。

4)饮食营养治疗:患者饮食量增加,间断予以口服短肽肠内营养制剂进行干预,双歧杆菌药物每次 1.5g,每日 3 次,调节肠道菌群。嘱其适当补充优质蛋白,少食多餐,以易消化的半流质或软食为主。患者腹胀、便秘症状有所缓解。

5)心理康复干预:继续应用能够产生愉悦效应及转移注意力的作业疗法;继续开展心理咨询。

(3) 第三阶段治疗

1)药物治疗:患者经过 6 个周期的"依托泊苷 0.1g,第 1～4 天 + 卡铂 300mg,第 1 天"方案化疗,症状好转,无明显不良反应。结合病情,给予"依托泊苷 0.1g,第 1～4 天"维持治疗。患者出现骨髓抑制和消化道反应时,予以粒细胞集落刺激因子保护骨髓等对症支持治疗。

2)心肺功能康复训练:继续予以患者个体化运动处方,方案同前。治疗后患者心肺功能得到明显改善,气急、胸闷症状好转,每日步行维持在 7 000～8 000 步。

3)中药治疗:患者继续口服中药治疗,方药以益气健脾,化痰散结为主,辅以疏肝和胃治疗,方剂如下:党参 15g,茯苓 15g,白术 9g,七叶一枝花 15g,石见穿 30g,百合 15g,陈皮 9g,香附 20g,厚朴 20g,生黄芪 15g,薏苡仁 30g,枳壳 15g,百部 12g,鸡内金 12g,炒谷麦芽 15g。水煎服,日 1 剂。患者先后共服用中药 15 剂,咳嗽、咳痰、气急及恶心、腹胀等症状明显改善。

4)饮食营养治疗:继续间断予以口服短肽肠内营养制剂进行干预,必要时给予双歧杆菌药物(每次 1.5g)调节肠道菌群。继续补充优质蛋白,少食多餐,以易消化的半流质或软食为主。

5)心理康复干预:方案同前。

【随访】

第一阶段随访:2021 年 9～10 月,患者由于慢性乙型肝炎控制不佳以及药物性肝损伤的原因,造成肝酶升高,消化道反应加重;通过抗乙肝病毒及保肝降酶等对症治疗后,患者肝酶降低,乙肝病毒复制量下降,逐渐趋于正常;排除禁忌后,可以再次给予抗肿瘤治疗。通过个体化的心肺功能康复训练,患者气急、胸闷症状好转,每日可步行 6 000 ～ 7 000 步。患者服用中药制剂后,口腔溃疡、进食后呕吐等症状明显减轻,进食量较前略增加,体力较前增加,提示中药支持治疗有效,可继续目前治疗方案。注重患者饮食指导,间断予以口服短肽肠内营养制剂、调节肠道菌群,适当补充优质蛋白,少食多餐,以易消化的半流质或软食为主等措施,使患者腹胀、便秘症状有所缓解。通过心理康复干预,患者的睡眠障碍得到改善。

第二阶段随访:2021 年 10 ～ 11 月,患者肝肾功能无明显异常,HBV-DNA 定量检测保持在 < 5×10^2/L,再次给予抗肿瘤治疗;患者病情稳定,继续心肺功能康复训练和个体化的运动处方,经查,患者心肺功能明显改善,气急、胸闷症状好转。通过中药和饮食营养治疗,患者口腔溃疡、恶心、呕吐等症状消失,食欲较前增加,腹胀、便秘症状缓解。精神体力好转,每日能够保证 7 小时左右睡眠。

第三阶段随访:2021 年 11 ～ 12 月,患者经过 6 个周期的"依托泊苷 0.1g,第 1 ～ 4 天 + 卡铂 300mg,第 1 天"方案化疗,2021 年 11 月 20 日复查 CT,结果示,结合病史,右肺小细胞肺癌,较 2021 年 10 月 27 日 CT 片缩小;肝内异常密度影,考虑转移,较前相仿;结合病情,给予"依托泊苷 0.1g,第 1 ～ 4 天"维持治疗。其症状好转,无明显不良反应。前期的口腔溃疡、恶心、呕吐等症状消失,食欲增加,体力明显好转,睡眠较好。

第四阶段随访:2021 年 12 月,患者目前"依托泊苷 0.1g,第 1 ～ 4 天"维持治疗,KPS 评分 80 分,仍有轻微少量咳嗽、咳痰,活动量大时气急症状加重;未再出现恶心、呕吐,食欲较前好转,睡眠可,心理状态佳。患者目前辅助检查提示肿瘤控制稳定,双肺炎症。现患者坚持后续抗肿瘤治疗,努力提高生活质量。

【讨论】

1. 协作组专家点评

病理科:针对本例患者,结合我院支气管活检病理检查,诊断明确:小细胞癌,结合影像分期为广泛期。小细胞肺癌确诊时,肿瘤处于广泛期的患者约占 70%,其恶性程度大,往往很难治愈,预后差,尤其是脑转移的患者预后更差;化疗联合放疗是其主要的治疗手段。

影像科:根据患者既往 CT 及病理,患者小细胞肺癌广泛期肝转移、脑转移诊断明确,本次入院胸腹部 CT 提示病情稳定,经过全身化疗后肿瘤控制稳定,小细胞肺癌的恶性程度较高,对于晚期肿瘤患者,需密切关注影像学检查,评估疗效,及时调整方案。

肿瘤中心内科治疗组:药物治疗对于广泛期的小细胞肺癌患者非常重要。由于抗肿瘤治疗相关副反应对患者的生活质量造成了较大影响,因此,缓解相关症状、支持患者完成抗肿瘤治疗是内科治疗的重点之一。

肿瘤综合介入科:本例患者早期伴有咯血,经过全身治疗,症状消失,说明全身抗肿瘤治疗有效。此类患者在随访过程中,如出现咯血量增大且具备介入治疗指征及适应证,可行介入治疗。

肿瘤中心内科放疗组:患者目前化疗有效。如果出现脑转移症状或伴有骨转移疼痛时,可考虑放射治疗的介入,以缓解局部症状或疼痛。

呼吸科:本例为老年患者,长期吸烟,有慢性阻塞性肺疾病史,肺功能差。通过心肺功能康复训练和个体化的运动处方,每日进行有效的呼吸功能训练和躯体功能训练,患者心肺功能明显改善,气急、胸闷症状好转。注意抗肿瘤过程中避免使用肺毒性较大的药物。监测炎症指标变化,必要时给予抗感染治疗。

消化科:患者有慢性乙型肝炎病史,早期处于病毒复制期;同时,由于化疗药物的肝毒性,造成肝酶升高,恶心、呕吐、腹胀、便秘等消化道症状加重,影响抗肿瘤治疗的正常进行。通过控制病毒复制量,加强保肝降酶的治疗;排除禁忌后,再行原发肿瘤的治疗。针对消化道反应加强对症处理后,可以改善患者恶心、呕吐等情况。治疗过程中需要监测 HBV-DNA 定量变化及肝功能指标。

心理科:患者存在轻度睡眠障碍,结合病史,考虑与情绪低落、消化道反应症状加重等综合因素有关。通过控制基础疾病,加强对症处理,配合心理辅导达到缓解患者焦虑症状、改善睡眠的目的,为抗肿瘤治疗打下了良好基础。因此,合理安排心理辅导等非药物治疗有着积极的临床意义。

营养科:本例为老年肿瘤患者,肿瘤消耗,抗肿瘤治疗,慢性乙型肝炎引起的肝酶升高、消化道反应是患者营养缺乏、机体功能下降的主要原因。本例患者在中西医结合调理消化功能的基础上,配合饮食指导、营养支持、调节肠道菌群等治疗,有效改善了肝酶升高、低蛋白血症、营养不良等问题,为后续抗肿瘤治疗的顺利进行提供了有力保证。

康复医学科和中医科:患者通过有效的心肺功能康复训练、心理和营养干预、中医调理,改善了临床症状和功能状态,提高了生活质量。

2. 协作组组长点评

肿瘤中心仓顺东主任医师:本例患者年龄大,肿瘤分期晚,转移部位广泛,基础疾病复杂,临床症状多样,生活质量很差。通过多学科共同协作,我们为患者制订了个体化的肿瘤康复方案,整合运用了抗肿瘤的化学治疗、心肺功能康复训练、中药口服、心理辅导、饮食营养治疗等多种手段。在有效缓解患者临床症状的基础上,控制了病情继续发展,实现了生活质量和生存期的共同获益,是肿瘤康复治疗多学科团队协作的成功案例。

3. 名家点评

郑玉玲教授(河南中医药大学):中医治疗肺癌强调阴阳平衡,包括温化、调理气机等治法,要求辨病与辨证相结合、扶正与祛邪相统一,这与现代医学抗肿瘤以规范治疗为基础,再进行个体化治疗的模式相契合。中医学的整体观念在现代肿瘤康复治疗中体现出更高的价值,也为患者带来更多生机。

目前,随着肿瘤患者生存期的逐渐延长,肿瘤医师对肿瘤康复治疗重要性认识的提高,临床中越来越注重抗肿瘤治疗和提高生活质量之间的平衡,希望长期生存的肿瘤患者能够拥有躯体、精神、心理及适应社会和日常工作能力的综合健康。提高患者的生存质量是肿瘤康复治疗的主要目标和临床后期随访的重要标准。肿瘤康复多学科协作模式坚持以抗肿瘤治疗和生存质量最佳的双获益为主旨,通过各种方法相互结合,强调以"患者"为中心,制订抗肿瘤决策的同时,将个体化康复治疗融入整个过程,值得推广。

(仓顺东　白　冰)

第五章

肿瘤康复福建省肿瘤医院基地临证实录

第一节　基　地　简　介

本基地于 2019 年 7 月成立,以"科学、关怀、公益"为核心理念,成立了食管癌康复临床、教学、科研多学科专家团队,参与主编了人民卫生出版社《食管癌临床康复》等学术专著,举办了食管癌康复学术会议 10 多次,从理论及临床实践规范食管癌康复管理。同时,开展国家自然基金重点支持项目等课题研究,以提高食管癌患者的生存率和生活质量。举办了"肿瘤康复阳光行"等 20 多场大型公益系列活动,并制作科普系列视频,普及食管癌防治及康复理念,受益群众近 1 000 万人次。基地执行主任陈俊强教授以第一完成人获福建省科学技术进步奖一等奖,以第二完成人获上海市科学技术进步奖一等奖等荣誉。

第二节　临　证　实　录

局部晚期食管癌全程康复管理案例

(一) 局部晚期食管癌根治性放化疗康复

【基本情况】

患者张某,男,62 岁,身高 163cm,体重 50kg,BMI 18.8kg/m²,NRS2002 评分 3 分,KPS 评分 80 分。

【案例背景】

患者为中年男性,平素喜饮烫茶,每天早起第一件事就是泡饮工夫茶。平常进食较快、喜食粗硬食物。因出现吞咽困难到医院就诊,经检查诊断为食管癌。为进一步治疗,寻求多学科肿瘤康复团队的帮助。

【患者需求】

1. 减轻对于治疗不良反应及疗效的过分担忧。

2. 获得营养康复指导,改善营养状况。

3. 完善相关检查,明确食管癌分期情况,获得个体化的食管癌治疗方案,延长生存期,获得较高的生活质量。

4. 减少治疗不良反应。

5. 获得全程康复护理及运动康复指导。

【发起者及需求】

本例多学科肿瘤康复发起者为放疗科。

需求为:

1. 针对患者的不良心理因素制订心理疏导方案。

2. 针对营养不良制订营养康复治疗及指导方案。

3. 选择个体化的治疗方案。

4. 针对治疗期间可能出现的各种不良反应等制订个体化康复计划。

5. 制订治疗过程中的功能康复锻炼及运动康复计划。

6. 制订全程康复护理计划。

【病史】

1. 诊治经过　患者于 2016 年 10 月 15 日因进行性吞咽困难行胃镜检查:距门齿 27 ～ 35cm 食管见菜花样肿物伴溃疡,触之易出血,管腔狭窄,活检病理报告:食管(27 ～ 35cm) 低分化鳞癌。于 2016 年 10 月 17 日以"进行性吞咽困难 2 个月"为主诉入住我院胸部放疗科。

2. 主要问题　患者首诊食管癌,对于治疗的不良反应以及治疗的疗效存在担忧与焦虑。目前主要进食半流质,且吞咽困难日渐加重,存在营养风险。需要明确分期,制订个体化的治疗方案以获得最佳疗效。

3. 既往史　既往体健。

4. 个人史　抽烟 30 年,每日约 30 支,戒烟 10 余年,否认饮酒史。

5. 婚育史　已婚已育,爱人及子女身体健康。

6. 家族史　否认家族性肿瘤病史及其他家族遗传性疾病史。

【相关检查】

1. 查体　意识清楚,双颈、双锁骨上、双腋窝未触及肿大淋巴结。胸廓无畸形,气管居中;双肺呼吸运动平稳,触觉语颤正常对称,叩诊清音,听诊未闻及干湿啰音及胸膜摩擦音,双肺呼吸音清晰。

2. 辅助检查

2016 年 10 月 15 日胃镜检查:距门齿 27 ～ 35cm 食管见菜花样肿物伴溃疡,触之易出血,管腔狭窄,活检病理报告:食管(27 ～ 35cm)低分化鳞癌。

2016 年 10 月 19 日食管增强 CT 扫描:胸中段食管壁见不规则明显增厚形成软组织肿块,最厚处约 2.7cm,长约 7.6cm,增强后肿块强化明显,边缘毛糙,边界不清,向前紧贴心包膜,侵犯左主支气管后壁,局部可见一条带状透亮影与左主支气管相连,肿块与降主动脉间境界模糊;隆突下及食管旁见肿大淋巴结,大者最大截面约 1.1cm×1.6cm。考虑胸中段食管癌侵犯左主支气管并纵隔淋巴结肿大,需警惕食管气管瘘可能。

2016 年 10 月 21 日食管 X 线片:胸中段食管管腔狭窄,长为 8cm,局部管壁僵硬,边缘及黏膜不规则破坏,食管溃疡较深,对比剂通过缓慢,其上方管腔扩张明显,考虑食管胸中段癌。

2016 年 10 月 21 日血常规、生化、肿瘤标志物、心电图、肺功能均大致正常。腹部彩超检查结果示,肝、门脉、胆、胰、脾、双肾、膀胱未见明显占位;腹主动脉、下腔静脉及双侧髂血管周围未见明显肿大淋巴结。

【诊断】

食管胸中段低分化鳞癌侵犯左主支气管并纵隔淋巴结转移 $cT_{4a}N_2M_0$, Ⅳa 期(UICC/AJCC 分期)。

【康复目标】

1. 缓解患者心理负担。

2. 改善全身营养状况,尽量保持体重。

3. 减轻治疗过程中的毒副反应。

4. 抗肿瘤转移和复发,帮助患者达到根治目的。

【多学科讨论】

1. 时间　2016 年 10 月 25 日

2. 参与讨论的科室及人员　影像科、病理科、外科、胸部放疗科、胸部肿瘤内科、营养科、中医科,心理及护理专家。

3. 各学科观点

(1) 影像科:从食管 CT 及 X 线片看,食管肿瘤较大,食管癌侵犯左主支气管明显,食管溃疡较深,有食管气管瘘可能。

(2) 病理科:结合病史、食管 CT 及 X 线片,食管鳞癌可以确诊。

(3) 胸外科:患者食管癌病变位于胸中段,病变已侵犯左主支气管,且有食管气管瘘风险,食管癌病变晚期,手术无法完全切除,难度及风险大,不建议行手术治疗。

(4) 胸部放疗科及胸部肿瘤内科:根据 NCCN 及 CSCO 食管癌治疗规范,不能手术的局部晚期食管癌标准治疗方案是同步放化疗。患者食管肿瘤较大,侵犯左主支气管,有食管气管瘘可能,为避免因肿瘤退缩过快导致食管气管瘘,故建议先予 2 周期"紫杉醇 + 铂类"方案诱导化疗后再行根治性放疗,不做同步放化疗。

(5) 营养科:食管癌患者营养不良,会导致正常组织修复能力较差,不易及时修复肿瘤脱落后的组织缺损,极易发生食管瘘。该患者食管肿瘤较大,侵犯左主支气管,有食管气管瘘可能,建议给予高蛋白、高维生素、高热量易消化肠内营养,并联合静脉加强营养。参考 ESPEN 及 CSCO 相关指南,患者总能量推荐摄入量为 25 ~ 30kcal/(kg·d),蛋白质摄入量应高于 1g/(kg·d),如可能可摄入 1.5g/(kg·d),维生素及矿物质按正常人的每日推荐摄入量供给。同时要改变容易造成食管损伤的饮食习惯,避免进食滚烫、粗糙过硬、过辣过酸、烈性酒等食品。

(6) 心理专家:患者担心食管癌预后及治疗过程中可能出现的不良反应,精神紧张,心理压力大,睡眠不好,需进行专业心理疏导。

(7) 护理专家:患者存在营养不良风险及不良心理因素,应予以营养护理及心理护理。放化疗期间应予以静脉置管护理、照射野皮肤护理,同时预先准备好放化疗期间常见并发症的护理方案。治疗期间密切观察患者病情变化。

(8) 中医科:建议在放化疗期间配合中药治疗,扶正祛邪,减少不良反应,提高疗效。

【多学科康复方案】

1. 心理康复　通过 SDS、SAS 量表对患者进行心理评估,针对患者心理状况进行疏导,积极与患者进行沟通交流,采用认知行为干预、芳香治疗及音乐治疗等多种形式,缓解患者焦虑及痛苦症状。充分利用家庭社会支持系统,鼓励患者与家人、朋友交流和沟通,学会宣泄、倾诉的方式减轻焦虑、抑郁等情绪。

2. 营养康复　推荐每日能量为 25 ~ 30kcal/(kg·d)。必要时予肠内营养联合静脉营养支持。

3. 治疗方案　"紫杉醇 + 奈达铂"诱导化疗 2 周期后行根治性放疗,食管癌病变及纵隔转移淋巴结计划受照剂量为 63Gy/30F,双锁骨上淋巴结及中上纵隔引流区计划受照剂量为 54Gy/30F,并予"紫杉醇 + 奈达铂"辅助化疗 2 周期。其间配合西洋参水扶正祛邪。

4. 出院后康复管理建议

(1) 嘱患者出院后如有吞咽困难、呼吸困难、胸痛、发热等不适及时就诊。门诊定期复查血常规、肝肾功能、电解质,3 个月后来院复查。出院后第 1 ~ 2 年,每 3 个月复查一次;出院后的第 3 ~ 5 年,每 6 个月复查一次;出院后 5 年以后,每年复查一次。

(2) 居家饮食要从平衡膳食、改善口味、增强食欲、补充营养这几个原则入手,选择清淡、易消化的食物,同时改善食物口味,增强患者的食欲和食量,鼓励患者多食用高蛋白、高维生素、有营养的食物,增强体质,提升免疫力。1 个月内只宜进软食,餐前吞生茶油以润滑食管,减少摩擦。

(3) 居家坚持饮西洋参水以扶正祛邪。

(4) 适当运动锻炼,如慢走、练习八段锦等。

【多学科协作治疗经过】

1. 化疗经过　为避免肿瘤退缩过快导致食管气管瘘,拟先予 2 周期诱导化疗后再行根治性放疗。传统的食管癌化疗方案是 5-Fu 加顺铂,考虑到 5-Fu 对食管黏膜损伤较大,易发生食管瘘,该患者本身就有食管气管瘘可能;顺铂最主要的不良反应就是胃肠道反应,易引起恶心呕吐及肾功能损伤。根据 CSCO 食管癌治疗相关指南并结合患者自身状况,我们选用高效低毒的化疗方案——紫杉醇加奈达铂。该方案常见的不良反应包括过敏反应、骨髓抑制、胃肠道反应及脱发等。根据患者实际情况制订个体化康复管理策略。

(1) 心理康复:入院对患者进行心理评估,心理状况良好。但患者自述既渴望化疗的疗效,又害怕化疗的副作用,因食管癌不可预测的未来内心惶惶不可终日。对此,我们深入浅出地向患者解释规范化的化疗方案、食管癌疾病的相关知识、化疗的必要性、所实施的化疗方案在治疗过程中可能产生的常见毒副反应和应对措施。对于患者担忧化疗所致不可逆性脱发,我们告知患者停药后 2 ~ 3 个月即可长出新的头发。同时嘱患者多听舒缓的音乐、自我催眠减轻自身的心理压力。除此之外,我们还邀请抗癌明星向患者介绍其抗癌成功的经历。

(2) 营养康复:入院予营养评估,NRS2002 评分 3 分,有营养风险,予饮食健康教育:嘱患者高蛋白、高维生素、高热量易消化、半流质饮食;定时定量进食,慢咽,少量多餐;食物温度不超过 65℃,避免坚硬及粗纤维食物及大口吞咽,减少对食管的损伤。针对化疗期间可能出现的食欲下降,嘱患者偏咸饮食以促进食欲。由于肿瘤高代谢、高消耗的特性,加之患者吞咽困难使得普通进食不足以提供化疗期间所需能量,可辅以肠内营养支持,必要时予静脉营养支持,化疗期间西洋参片泡开水喝(常温),扶正祛邪,嘱患者餐前吞咽一小勺生茶油润滑食管,减少食物摩擦以促进食管黏膜愈合。同时,嘱患者多饮水以促进化疗毒物排出。

(3) 护理康复:为了减少患者反复穿刺浅表静脉的痛苦,维持四肢正常活动的灵活性,避免浅表静脉滴注外漏,特别是化疗药浅表滴注外漏对局部皮肤软组织的损伤及外周静脉的损害,提高患者生活质量,给予患者右颈内静脉穿刺置管术。置管期间,护理人员需严格遵循无菌技术,对右颈内静脉置管定期维护,避免导管相关性血流感染及血液外流凝固导致置管堵塞,同时密切观察患者病情变化,做好护理各项工作。定期复查食管造影及 CT,观察食管病变情况。

(4) 化疗前预处理:针对该方案可能出现的不良反应,我们采取了以下预防措施:紫杉醇和奈达铂都有过敏反应可能,提前配备过敏反应药物及医疗设备。为预防过敏反应的发生,化疗前予异丙嗪及地塞米松药物脱敏预处理,先配制小剂量紫杉醇和奈达铂给药,并予床边心电监护,密切观察生命体征。骨髓抑制是常见副反应,为及时发现和处理,于化疗前及化疗后第五天分别查血常规。针对可能出现的胃肠道反应,化疗前一天嘱患者口服磷酸铝凝胶保护胃黏膜,化疗期间予帕洛诺司琼预防呕吐,严重时给予甲氧氯普胺 + 地塞米松静脉滴注减轻胃肠道反应。

(5) 化疗过程:于 2016 年 10 月 26 ~ 27 日,11 月 18 ~ 19 日分别予"紫杉醇 + 奈达铂"诱导化疗 2 周期,过程大致顺利,化疗期间出现白细胞减少症(CTCAE 2 级)、便秘(CTCAE 1 级)、转氨酶升高(CTCAE 1 级)、恶心(CTCAE 2 级)、呃逆(CTCAE 2 级),经人粒细胞刺激因子升白、甘露醇和乳果糖通便、多硒磷脂酰胆碱保肝、托烷司琼治疗恶心、巴氯芬处理呃逆后,症状明显好转。

(6) 疗效:诱导化疗 2 周期后,复查食管 CT 示:胸中段食管肿物及肿大淋巴结较前缩小;复查食管造影:胸中段食管管腔狭窄较前好转,食管黏膜有所修复。疗效评价:PR。

2. 放疗过程 诱导 2 周期复查疗效示好转,遂按原计划进行根治性放疗,为提高放疗疗效,减少并发症,决定采用精准放疗(三维适形调强放疗)技术,可以提高靶区受照剂量,减少周围正常组织受照剂量。食管癌病变及纵隔转移淋巴结计划受照剂量为 63Gy/30F,双锁骨上淋巴结及中上纵隔引流区计划受照剂量为 54Gy/30F。放疗期间可能出现的不良反应包括:①放射性食管炎:主要表现为当剂量在达 10 ~ 20Gy 时因食管黏膜水肿出现吞咽困难加重,胸骨后烧灼感,能进食半流质饮食或流质饮食;当剂量达 30 ~ 40Gy 后食管黏膜充血进一步加重,表现为咽下痛或胸骨后烧灼感,轻者导致患者摄入不足,重者导致患者营养不良、电解质紊乱,甚至中断治疗,放疗造成的食管损伤可以持续到治疗结束后 2 ~ 4 周。②放射性气管炎及肺炎:一般在放疗 3 ~ 4 周后会出现刺激性干咳、痰少或痰不易咳出、胸骨后不适及胸闷、气喘等。还有骨髓抑制等。

依据患者实际情况,制订个体化康复管理策略,具体如下:

(1) 心理康复:患者对放疗知之甚少,顾虑重重。对此,主管医师详细介绍什么是放疗、放疗的必要性和所实施的精准放疗方案,以及可能出现的毒副反应和应对措施。把患者拉进交流群,便于交流放疗心得及成功经验,及时解答患者疑问,减轻心理负担。

(2)营养康复:在诱导化疗期间的营养康复管理下,患者营养状况较前明显好转。为避免放疗期间出现营养不良,鼓励患者多进食优质蛋白、高维生素、高热量半流质饮食,放疗前口服酸奶,以减轻对食管黏膜的损伤;监测体重及能量摄入,如果热量摄入不足(< 1 500kcal/d),则辅以肠内营养支持,必要时予静脉营养支持。继续嘱患者餐前、餐后及睡前吞咽生茶油以润滑食管,减少食物摩擦,促进食管黏膜愈合。

(3)护理康复:继续给予患者深静脉置管,方便静脉滴注,并定期维护,避免导管相关性血流感染及血液外流凝固导致置管堵塞;保持口腔清洁,每次饭后和睡前用含漱液漱口,减少食管黏膜感染机会。同时密切观察患者病情变化,做好护理各项工作。

(4)放疗前准备:针对放疗期间常出现的不良反应,我们采取如下应对措施:为防治放射性食管炎,备消炎灵合剂(0.9% 氯化钠注射液 250ml+2% 利多卡因 20ml+ 庆大霉素 64 万 U+ 地塞米松 20mg 的混合液)或甘露醇合剂(20% 甘露醇 250ml+2% 利多卡因 20ml+ 庆大霉素 64 万 U+ 地塞米松 20mg 的混合液),每次 10ml,先含在口内,躺下后慢慢下咽,去枕平卧 10 分钟以上,每日 3 ~ 5 次,同时饭后含服磷酸铝凝胶等黏膜保护剂。餐前、睡前吞咽一小勺生茶油润滑食管,减小摩擦,促进食管黏膜愈合。为防治放射性气管炎及肺炎,备超声雾化吸入,雾化液由布地奈德混悬液 1mg+ 沐舒坦 60mg+ 生理盐水至 20ml 或庆大霉素 16 万 U+ 沐舒坦 60mg+ 地塞米松 5mg+ 生理盐水至 20ml 配制而成,每日 2 次,每次 10 ~ 20 分钟,能抑制放射治疗所致炎症,预防合并的细菌感染,减轻局部水肿,稀释痰液,促进脱落的坏死组织随痰液咳出。干咳明显者给予异丙嗪糖浆或氨酚双氢可待因对症止咳,剧烈干咳、胸闷气短者给予磷酸可待因口服。对于气管炎严重者给予抗生素、肾上腺皮质激素及支气管扩张剂静脉给药治疗。

(5)放疗期间可能出现骨髓抑制,每周复查血常规,以及时发现和处理。定期复查食管造影、CT,观察食管病变。

(6)放疗过程:2016 年 11 月 28 日至 2017 年 1 月 10 日行根治性放疗,过程大致顺利,其间出现白细胞减少症(CTCAE 1 级)、放射性食管炎(CTCAE 1 级),予相关处理后好转。

(7)疗效评价:食管 CT 检查结果示,胸中段食管肿物、隆突下及食管旁见肿大淋巴结较前继续缩小;食管造影检查结果示,胸中段食管管腔狭窄继续较前好转。总体疗效评价:PR。

3. 辅助化疗过程　患者放疗顺利,按计划分别于 2016 年 12 月 26 ~ 27 日,2017 年 2 月 24 ~ 25 日再行辅助化疗紫杉醇加奈达铂方案两个周期,同前一样针对化疗常见副反应行化疗前预处理,化疗过程大致顺利,化疗期间出现白细胞减少症(CTCAE 2 级)、便秘(CTCAE 1 级)、转氨酶升高(CTCAE 1 级)、恶心(CTCAE 2 级)、呃逆(CTCAE 2 级),经对症处理后症状好转。

治疗结束复查食管 CT 示:胸中段食管壁见不规则明显增厚较前略退缩,现最厚处约 0.8cm,长约 7.0cm,增强后肿块强化明显,边缘毛糙,边界不清,向前紧贴心包膜,紧贴左主支气管后壁。隆突下及食管旁见肿大淋巴结较前缩小,大者直径约 0.6cm。食管造影:胸中段食管管腔狭窄较前改善,现局部管壁略僵硬,扩缩略受限,边缘及黏膜欠规整与前大致相仿,对比剂通过尚顺利,其上方管腔未见扩张。疗效评价:PR。

（二）局部晚期食管癌根治性放化疗后食管炎性溃疡康复

【案例背景】

患者出院后不遵医嘱,迅速恢复其日常饮食习惯,仍喜烫食、大口进食粗糙质硬食物,未再按医嘱服用生茶油润滑食管。于2017年5月9日因"吞咽困难、胸部剧痛1个月余"再次就诊我院。

【患者需求】

1. 减轻对复发转移的恐惧及躯体症状导致的焦虑。

2. 获得营养康复指导,改善营养状况。

3. 治疗食管溃疡,减轻吞咽、胸痛症状。

4. 获得全程康复护理及运动康复指导。

【发起者及需求】

本例多学科肿瘤康复发起者为放疗科。

需求为:

1. 针对患者恐惧、焦虑的心理问题,制订心理疏导方案。

2. 进行营养评估,制订合理的营养方案,保障禁食时的营养供给,尽量保持体重。

3. 治疗食管溃疡,减轻吞咽困难、胸痛等躯体症状。

4. 制订合理的住院及居家护理康复方案,改善患者预后。

5. 制订合适的运动康复方案,提高患者免疫力,改善生活质量。

【相关检查】

2017年5月12日,X线钡剂上消化道造影检查示:食管胸中段癌放化疗后,管腔狭窄较前略明显,病变段食管腔外钡影,食管深溃疡性质待查。

2017年5月12日,食管CT:胸中段食管壁见不规则增厚较前明显,现最厚处约1.0cm,长约9.0cm,增强后肿块强化明显,边缘毛糙,边界不清,向前紧贴心包膜,紧贴左主支气管后壁;隆突下及食管旁见肿大淋巴结较前略增大,与食管境界不清,较大者最大横截面积约0.8cm^2,紧贴左主支。考虑胸中段食管癌治疗后,管壁较前增厚,纵隔淋巴结部分较前略增大,建议密切随访。

2017年5月15日,食管镜检查:食管距门齿31～34cm处黏膜僵硬,食管黏膜见一深凹陷,质脆,触之易出血,表面覆盖污秽物,考虑食管深溃疡,病理检查报告:炎性肉芽组织。

【诊断】

1. 食管胸中段低分化鳞癌侵犯左主支气管并纵隔淋巴结转移 $cT_{4a}N_2M_0$,Ⅳa期（UICC/AJCC分期）放化疗后。

2. 食管炎性溃疡。

【康复目标】

1. 治疗食管溃疡,缓解症状,避免病情恶化。

2. 改善全身营养状况,保持体重。

3. 缓解患者心理负担。

4. 全程护理指导。

【多学科讨论】

1. 时间　2017 年 5 月 15 日。

2. 参与讨论的科室及人员　胸外科、胸部放疗科、胸部肿瘤内科、营养科、心理及护理专家。

3. 各学科观点

(1) 外科：患者为食管癌根治性放化疗后出现食管炎性溃疡，建议保守治疗，没有手术适应证。

(2) 胸部放疗科及胸部肿瘤内科：患者因居家饮食结构不当致食管深溃疡，非癌症复发，为预防进展为食管穿孔，建议患者禁食，同时行插鼻饲管或胃造口术改道营养。同时予抗感染、静脉高营养、保护食管黏膜等对症支持处理，促进溃疡愈合。目前没有放化疗指征。

(3) 营养科：患者因食管深溃疡、吞咽困难、胸部剧痛致进食减少，体重已降低，为防止食管溃疡进展为食管穿孔，必须禁食，故目前存在巨大营养风险，建议及时进行营养状况评估并行胃造瘘术，予高蛋白、高维生素、高热量易消化流质肠内营养，并联合静脉加强营养。

(4) 心理专家：患者将吞咽困难、胸痛视为癌症复发转移的信号，再加上躯体症状带来的不适，感到恐惧和焦虑，需及时进行心理疏导。

(5) 护理专家：患者有食管深溃疡，需保持口腔清洁。因为禁食，必须静脉高营养，为减少患者反复多次直接穿刺浅表静脉的痛苦，维持四肢正常活动，应给予深静脉置管。严密监测病情变化，定时监测生命体征。

【多学科协作治疗经过】

入院对患者进行心理评估，心理状况欠佳。医护人员耐心地向患者解释病情，告知食管溃疡与食管癌的区别，以及食管溃疡发生的原因，并介绍了治疗方案，减轻患者心理压力。

入院予营养状况评估，NRS2002 评分 3 分，PG-SGA 评分为 6 分，有营养风险，中度营养不良，且患者食管深溃疡形成，建议患者禁食并行插鼻饲管或胃造瘘术改道营养，但因患者对插鼻饲管和胃造瘘术有顾虑，坚决拒绝，故予静脉高营养支持。为避免高渗营养液对外周血管的损害，通过右颈内静脉置管予卡文及脂溶性维生素营养支持，同时予左奥硝唑及氟氯西林钠抗感染治疗，奥美拉唑制酸保护消化道黏膜。将患者转到有电视机的房间，通过观看电视和欣赏音乐分散注意力，患者情绪明显好转，积极配合治疗。保持口腔清洁，勤刷牙，用含漱液于每次饭后和睡前漱口，减少食管黏膜感染机会。经过半个月的消炎、静脉高营养等治疗，患者病情明显好转。2017 年 5 月 22 日复查食管造影：胸中段食管管腔狭窄较前减轻，黏膜较前修复，食管龛影消退，对比剂通过尚顺利，其上方管腔未见扩张。食管 CT：胸中段食管壁见不规则明显增厚较前退缩。治疗流程及全程管理情况见图下 -5-1 ～图下 -5-5。

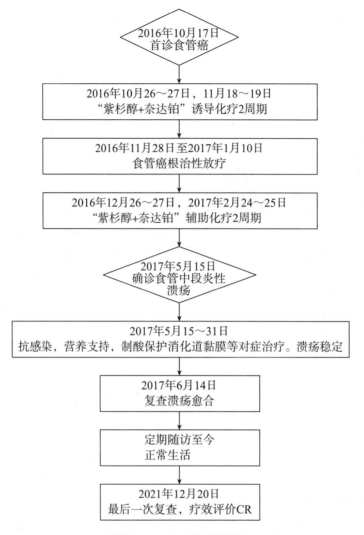

图下 -5-1 患者治疗流程图

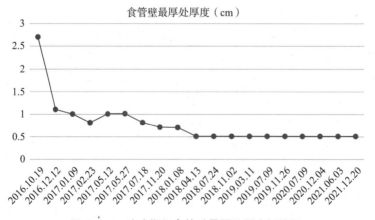

图下 -5-2 治疗期间食管壁最厚处厚度折线图

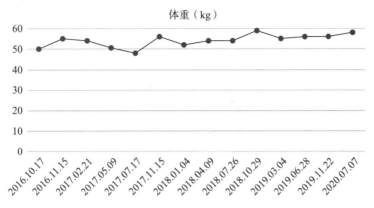

图下 -5-3　治疗期间体重折线图

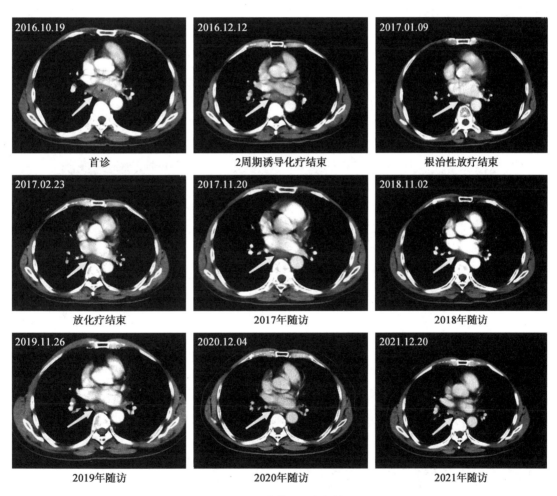

图下 -5-4　食管 CT 全程管理

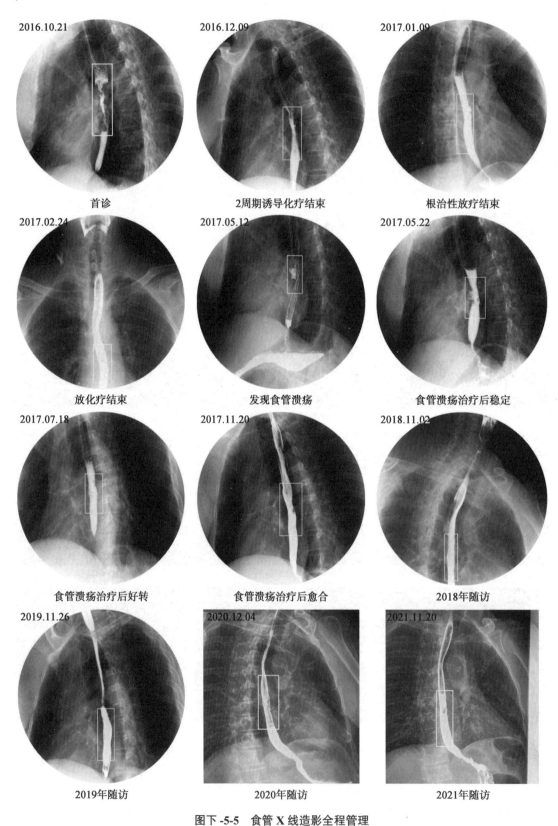

图下 -5-5　食管 X 线造影全程管理

【随访】

嘱患者定期随访,2017年至2019年每3个月复查一次,2020年及以后每半年复查一次,最后一次复查时间为2021年12月20日,目前患者进普食正常,无诉不适,精神良好,常登山、练太极拳,并参与社会各项活动,正常生活。复查肿瘤指标及生化指标均正常,食管CT示:胸中段食管壁环形增厚较前大致相仿,最厚处0.5cm,考虑胸中段食管癌治疗后改变。食管X线示:胸段食管管腔黏膜尚光整,未见异常狭窄,对比剂通过尚顺利。疗效评价为完全缓解(CR)。

【讨论】

协作组组长陈俊强教授点评:对于局部晚期食管癌患者而言,根治性放化疗往往是其治疗的主要手段。治疗过程中,不仅要关注患者的躯体症状,还要重视其心理创伤和营养风险。对于本例患者,协作组专家以食管癌治疗为核心,同时进行心理评估和营养状况评估,在护理专家的协助下,最终制订出患者的个体化全程康复方案。目前患者恢复较好,积极参与社会各项活动,正常生活。

放射性食管炎对于几乎所有接受放疗的食管癌患者均难以避免,当放化疗同期进行时,症状更为明显,此时食管黏膜受损明显,溃疡穿孔的危险性大大增加。本例患者便是因为放化疗后不遵医嘱,进食粗、硬食物导致刚刚愈合的食管黏膜再次损伤,最终发生食管溃疡,险些造成食管穿孔。最根本的康复管理便是纠正患者的不良饮食习惯,避免患者日后再次陷入此般困境。而此时患者不仅处于穿孔的危险中,进食困难导致的体重下降、免疫力降低还使患者放化疗疗效不稳,使其暴露于复发转移的风险中。不仅如此,躯体的不适和误以为复发转移的恐惧更是使患者的心理防线岌岌可危。此时协作组专家及时对其进行心理疏导和营养支持,并迅速采取有效手段治疗食管溃疡,极大地减轻了患者身体和心理不适,使患者重拾战胜疾病的信心。

食管溃疡若是任其发展极易导致食管穿孔,食管穿孔被认为是食管癌患者最严重的并发症之一,绝大多数患者在穿孔后3个月至半年内死亡。当食管癌患者出现吞咽困难加重、胸痛、呕血、发热等症状时,均应警惕食管溃疡穿孔或食管瘘。此时患者处于极度危险状态,恐惧、焦虑随之而来,同时,吞咽困难、胸痛造成的进食困难往往带来机体免疫力下降,肿瘤复发,影响患者生存期。

如此复杂的问题,在临床中往往难以通过单一学科就能解决。从这个案例中我们看到,多学科协作对于此类患者的巨大益处。放疗科以预防性干预、对症支持治疗为主导,统筹营养师、心理师、外科专家、中医科专家为患者制订出最适合的康复方案,充分发挥了多学科康复门诊的特色与优势,使患者能够快速从穿孔危险中康复,节省了医疗资源。

(陈俊强　付　强　林　宇　许志扬　许元基
齐　榕　刘　沁　张怡萍　王朝嘉　游梦星)

参 考 文 献

[1] WATANABE M, OTAKE R, KOZUKI R, et al. Recent progress in multidisciplinary treatment for patients with esophageal cancer [J]. Surg Today, 2020, 50(1): 12-20.

[2] AJANI JA, D'AMICO TA, BENTREM DJ, et al. Esophageal and Esophagogastric Junction Cancers, Version 2. 2019, NCCN Clinical Practice Guidelines in Oncology. J Natl Compr Canc Netw, 2019, 17(7): 855-883.

[3] JORDAN T, MASTNAK DM, PALAMAR N, et, al. Nutritional Therapy for Patients with Esophageal Cancer[J]. Nutr Cancer, 2018, 70(1): 23-29.

[4] WU AJ, BOSCH WR, CHANG DT, et al. Expert Consensus Contouring Guidelines for Intensity Modulated Radiation Therapy in Esophageal and Gastroesophageal Junction Cancer[J]. Int J Radiat Oncol Biol Phys, 2015, 92(4): 911-920.

[5] 中国抗癌协会肿瘤营养专业委员会, 中华医学会肠外肠内营养学分会, 中国医师协会放射肿瘤治疗医师分会营养与支持治疗学组. 食管癌患者营养治疗指南 [J]. 中国肿瘤临床, 2020, 47(1): 1-6.

[6] ZHU C, WANG S, YOU Y, et, al. Risk Factors for Esophageal Fistula in Esophageal Cancer Patients Treated with Radiotherapy: A Systematic Review and Meta-Analysis[J]. Oncol Res Treat, 2020, 43(1-2): 34-41.

[7] 崔久嵬, 李薇, 陈俊强, 等. 2020 年度肿瘤营养学科研究进展和未来发展方向 [J]. 肿瘤代谢与营养电子杂志, 2021, 8(6): 595-599.

[8] PFIRRMANN D, HALLER N, HUBER Y, et al. Applicability of a Web-Based, Individualized Exercise Intervention in Patients With Liver Disease, Cystic Fibrosis, Esophageal Cancer, and Psychiatric Disorders: Process Evaluation of 4 Ongoing Clinical Trials[J]. JMIR Res Protoc, 2018, 7(5): e106.

[9] 张义, 刘怀民. 食管癌中医药治疗近况 [J]. 中医药临床杂志, 2020, 32(1): 195-198.

肿瘤康复张家港市第一人民医院基地临证实录

第一节 基 地 简 介

本基地于 2019 年 8 月成立,基地负责人为医院原党委书记、院长王树生教授,肿瘤科主任左云教授为基地执行主任。

基地成立以来,通过整合资源,组建了头颈部、胸部、腹部肿瘤康复 MDT 团队,成立了运动康复、心理康复、适宜技术、膳食康复等肿瘤康复团队,打造了集中医药治疗、化疗、放疗、免疫治疗、介入治疗、消融治疗、手术治疗、靶向治疗、癌痛规范化治疗、肿瘤营养干预等为一体的肿瘤诊疗康复中心。通过多种形式科普宣传,使患者及其家属树立正确的肿瘤康复观念,主动参与到肿瘤康复管理中。通过互联网医院,推进肿瘤康复医共体建设一体化进程,构建起了"小病在基层、大病到基地"的肿瘤康复新模式。

第二节 临 证 实 录

食管癌术后复发纵隔淋巴结转移、咳嗽、疼痛、纳差案例

【基本情况】

患者邵某,男,55 岁,身高 175cm,体重 72kg,BMI 23.5kg/m²,KPS 评分 70 分。

【案例背景】

患者长期从事办公室工作,因患食管癌精神压力非常大,自我感受到生存危机,出现对死亡的恐惧和生命缩短的紧迫感,因此情绪低落,同时因咳嗽、疼痛等症状大大影响其生活质量,出现食欲下降、睡眠欠佳、体重减轻。患者本人的求生欲望非常强烈,对治疗有迫切需求,愿望也非常明确,希望能减少痛苦,延长生存时间。

【患者需求】

希望通过治疗,尽量缓解咳嗽、疼痛、纳差等症状,尽可能延长生存期,提高生活质量。

【发起者及需求】

本例多学科肿瘤康复发起者为肿瘤科。

需求:通过多学科协作,为患者寻求最佳的肿瘤康复及治疗方案,改善临床症状,减轻心理压力,消除不良心理反应,辅助抗肿瘤治疗的正常进行,从多维度对患者进行康复管理。

【病史】

1. **诊治经过** 患者 2019 年 4 月 10 日因上腹部不适求医,经检查诊断为食管癌,左肺下叶转移不除外。2019 年 4～5 月行新辅助化疗两周期,用药为:奥沙利铂 170mg,第 1 天 +多西他赛 150mg,第 1 天,每 21 天为一个周期。化疗后白细胞 I 度降低,肝肾功能无明显异常。2019 年 6 月 12 日行"经右胸腹(腹腔镜)左颈三切口食管癌切除术",术中探查食管肿块位于奇静脉弓水平至隆突下方,外侵明显,与主动脉关系密切。右侧喉返神经旁淋巴结肿大明显,最大直径约 1.5cm。术后病理示食管隆起型鳞状细胞癌。术后患者诉手术切口部位隐痛,睡眠时较明显,自服"塞来昔布胶囊"止痛治疗后好转。术后于 2019 年 7 月 16 日起行局部放疗,放疗区域为胸中段胸主动脉旁及弓下淋巴引流区及肿瘤所在区域,局部采用 IMRT 技术,DT 60Gy/30F/41 天,放疗过程顺利。放疗期间于 2019 年 8 月 8 日复查 PET-CT 示,与外院 PET-CT(2019 年 4 月 19 日)相比,原病变食管周围及胸廓入口气管右旁淋巴结缩小;右侧胸膜局部增厚伴糖代谢增高(SUV 最大值 16.28),考虑放疗后炎症可能,建议随访除外转移;右肺门及纵隔见糖代谢增高淋巴结(SUV 最大值 5.75),建议随访,除外转移;右肺上叶局限性包裹性气液胸;左肺下叶小结节,未见糖代谢异常增高,建议随访,除外转移;右侧胸壁皮下软组织影伴糖代谢增高(SUV 最大值 3.41),考虑为炎症,建议随访。右侧胸腔少量积液。放疗后患者自服中药治疗(具体不详),建议定期门诊随访复查。2020 年 2 月患者无明显诱因下出现咳嗽少痰,伴胸闷不适。2020 年 2 月 28 日复查胸部 CT 检查示,纵隔隆突下恶性肿瘤伴坏死可能大、部分累及左主支气管。患者为减少痛苦,尽量延长生存期,遂至我院寻求多学科肿瘤康复团队的帮助。

2. **主要问题** 患者为食管癌术后 10 个月,放疗后 8 个月,咳嗽 1 个月余,术后切口部位长期隐痛,入院时疼痛 NRS 评分 2 分,目前病情进展,出现情绪低落,咳嗽少痰,胸闷不适,食欲下降,睡眠欠佳,近 3 个月体重下降 5kg。

3. **中医四诊** 患者咳嗽阵作,少痰,胁痛口苦,情志抑郁,纳眠欠佳,二便如常,舌红苔黄,脉弦数。

4. **既往史** 既往有高血压病史,曾口服"缬沙坦"控制血压,术后监测血压正常,现不服药。

5. **个人史** 既往有吸烟史 10 余年,每日吸烟 20 支,已戒烟;有饮酒史 10 余年,每日饮白酒 350～400ml。

6. **婚育史** 适龄婚育,子女体健。

7. **家族史** 否认肿瘤家族史。

【相关检查】

2019 年 6 月,术后病理:(食管)隆起型鳞状细胞癌,分化 II 级,浸润食管壁纤维外膜层。未见明显脉管内癌栓。肿瘤细胞胞浆空泡变,胞核固缩,细胞边界不清,少量坏死;肿瘤周围纤维组织增生,炎细胞浸润及组织细胞反应,符合治疗后改变。残余肿瘤细胞占原瘤床 90%。两切缘未见癌累及。检出食管旁淋巴结 6 枚,均未见癌转移(0/6)。检出胃周淋巴结 13 枚,均未见癌转移(0/13)。送检隆突下淋巴结 6 枚,均未见癌转移(0/6)。送检膈上淋巴结 1 枚,未见癌转移(0/1)。送检上纵隔淋巴结 1 枚,未见癌转移(0/1)。送检上段食管旁淋巴结

1枚,未见癌转移(0/1)。送检左肺门淋巴结2枚,均未见癌转移(0/2)。送检右喉返淋巴结1枚,未见癌转移(0/1)。(部分胃)慢性非萎缩性胃炎。免疫组化:D2-40(−),Her-2(−),Ki-67(80%+),P40(+),P53{DO7}(90%+),P63(+),PD-1(肿瘤−,间质2%+),PD-L1{28-8}(肿瘤−,间质−)。特殊染色:弹力(−)。

2020年2月,胸腹部CT:结合病史,食管癌术后改变,胸腔胃,纵隔隆突下恶性肿瘤伴坏死可能大、部分累及左主支气管,心包少量积液;两侧肺门淋巴结肿大;右上肺、左下肺小结节;两肺少许慢性炎性灶或陈旧灶,左下肺少许感染可能;CT肺血管造影未见明显异常。肝血流异常灌注可能;右肾小囊肿。

2020年3月,肿瘤标志物检查:AFP 2.39ng/ml,CEA 1.73ng/ml,CA19-9 5.93U/ml,CA72-4 1.43U/ml,CA125 11.19U/ml,SCC 1.40ng/ml。

【诊断】

1. 中医诊断　内科癌病;痰瘀内结证。

2. 西医诊断　食管恶性肿瘤,Ⅳ期。

【康复目标】

1. 近期目标　对患者进行心理干预,减轻心理压力,增强战胜疾病的信心。控制肿瘤疾病进展,减轻患者咳嗽、少痰、失眠、疼痛等症状。

2. 远期目标　改善患者营养状况,尽量延长生存期,提高生活质量;减少患者在疾病进展期甚至肿瘤终末期的痛苦。

【多学科讨论】

1. 时间　2020年3月6日。

2. 参加讨论人员　普外科王树生主任医师、肿瘤科左云主任医师、病理科丰宇芳主任医师、影像科张同华副主任医师、呼吸科钱文霞主任医师、疼痛科高艳平主任医师、睡眠中心刘剑勇主任医师、营养科顾晓瑜主管营养师、放疗科许震副主任医师、中医科陈建飞主任中医师、肿瘤科包永华副主任护师。

3. 各学科观点

(1) 病理科:患者术后病理检查结果提示,食管隆起型鳞状细胞癌,分化Ⅱ级,浸润食管壁纤维外膜层,考虑侵犯范围较深,无脉管内癌栓,无区域淋巴结转移,但残余肿瘤细胞占原瘤床90%,考虑肿瘤恶性程度高,新辅助化疗效果欠佳。

(2) 影像科:根据患者PET-CT及近期胸部增强CT检查结果,目前纵隔内病灶、区域淋巴结转移较为明确;左肺下叶小结节暂难以判断是否为肿瘤转移,右上肺结节为我院CT新发现,需密切随访,警惕肿瘤转移。目前病灶包绕、侵犯左主支气管,可见左主支气管稍有狭窄,结合患者近期有咳嗽症状,考虑肿瘤已侵犯左主支气管。

(3) 呼吸科:根据患者近期PET-CT及增强CT检查结果,目前纵隔病灶明确。术中探查食管肿块位于奇静脉弓水平至隆突下方,外侵明显,与主动脉关系密切,考虑术中可能难以完整切除病灶。CT显示左主支气管稍有狭窄,考虑肿瘤已侵犯至气管黏膜层。患者近期有咳嗽症状,考虑可能与病灶压迫或侵犯支气管有关,可予止咳对症处理。

(4) 疼痛科:肿瘤晚期患者多见癌痛,抗肿瘤治疗的同时配合止痛治疗可明显改善患者生活质量。该患者目前轻度疼痛,可口服一阶梯非甾体类止痛药物,如"塞来昔布胶囊"等,病情有变化时再根据 NRS 评分随时调整止痛药物种类及剂量。

(5)睡眠中心:该患者目前睡眠欠佳,存在睡眠障碍。睡眠障碍分为器质性和非器质性两类,需与患者进一步沟通,了解既往睡眠情况,评估心理、情绪等有无异常,如有异常可能需要心理干预,解除恐惧、焦虑等负面情绪,同时配合睡眠指导,必要时可短时加用非苯二氮䓬类药物,如酒石酸唑吡坦片(思诺思)10mg,每晚 1 次。

(6)营养科:肿瘤患者营养消耗大,鼓励患者进食半流质或软食,可每日 3 ~ 4 次加餐,考虑标准型肠内营养粉加强营养支持。同时需进一步了解患者身高、体重、近期体重变化趋势等,并完成膳食调查,注意监控体重变化情况。

(7)放疗科:该患者半年前曾行放疗,病灶局部已完成 IMRT DT 60Gy,如继续放疗,照射剂量难以保证,恐危及脊髓等器官,考虑放疗风险较大。确有放疗必要时务必控制放疗剂量。

(8)中医科:本病相当于中医学之"噎膈"范畴,患者术后久病耗气伤血,导致气血亏虚,病位在食管,属胃所主。但因病情进展,导致肝郁化火犯胃所致肝胃不和,肝气郁滞则胁肋胀痛;肝火犯胃,胃失和降,故食纳欠佳;肝火循经上炎,故口苦;舌红苔黄,脉象弦数,乃肝郁而化火之征。证属肝郁化火,横逆犯胃。治宜清泻肝火,辅以补益气血。

(9)肿瘤科:患者为晚期肿瘤,病情复发,治疗困难,风险巨大,治疗期间随时可能出现穿孔、大出血等情况,危及生命。需加强与患者沟通交流,关注患者心理状态、饮食、疼痛、睡眠等情况。因患者肿瘤侵犯左主支气管,紧贴大血管,随时可能发生咯血、大出血,巡视病房时应注意观察有无相应症状,监测生命体征。目前治疗方案考虑化疗联合免疫治疗,必要时适量放疗,具体方案仍需与患者家属沟通决定。患者半年前曾行病灶局部放疗,再次放疗可能出现放射性肺炎、脊髓放射性损伤等,风险较大,加用免疫治疗又会出现免疫性肺炎的风险。相关医疗风险必须反复与患者家属充分沟通,取得理解后方可进行。

(10)普外科:患者病情复杂,治疗困难,预后不良,目前治疗目标应以控制病情、延长生存期、提高生活质量为主。患者症状可能进一步加重,出现进食梗阻、肿块压迫、侵犯气管及大血管等需多学科综合协调处置,同时关注疼痛、睡眠管理等方面。

【多学科康复方案】

1. 肿瘤科　通过免疫治疗联合化疗控制肿瘤进展,其中免疫治疗用帕博利珠单抗 200mg,化疗为 5-Fu 3.6,持续静脉滴注,120 小时 + 伊立替康 250mg,第 2 天。

2. 呼吸科　通过抗肿瘤治疗,缓解病灶压迫或侵犯支气管导致的咳嗽症状,目前可予"复方鲜竹沥"化痰止咳治疗,如患者出现咯血,可予卡络磺钠 80mg,每日 1 次,静滴,止血治疗。

3. 疼痛科　①注意休息,避免可能使疼痛加重的因素;②注意调整情绪,保持心情舒畅;③注意保暖,避免受凉;④继续予"塞来昔布胶囊"止痛治疗,如疼痛控制不佳,可考虑予奥施康定(盐酸羟考酮缓释片);⑤做好疼痛宣教,关注疼痛引起的心理问题。

4. 睡眠中心　患者目前睡眠障碍,可通过音乐疗法及"心、神门、皮质下、交感"等耳穴埋籽,改善睡眠状况。

5. 营养科　做好饮食指导,为患者制订科学的饮食计划,指导患者少吃多餐,建议适当吃一些富含高蛋白、高维生素的流质或半流质饮食,以弥补其体能消耗,嘱患者不要进食寒凉、不洁及不新鲜食物。患者目前需每日 3 ~ 4 次加餐,可考虑予"安素"加强营养支持,必要时予"人血白蛋白、中长链脂肪乳"等肠外营养治疗,定期对患者进行营养评估,减少营养风险。

6. 中医科 患者肝胃不和,可予左金丸合补中益气汤加减调理,拟方如下:制吴茱萸 5g,黄连 3g,生黄芪 15g,白术 10g,陈皮 5g,炙甘草 5g,威灵仙 15g,王不留行 10g,夏枯草 10g,大血藤 20g,浮小麦 30g,姜半夏 10g,石斛 10g,煅瓦楞子^(先煎)30g,梅花 10g,广藿香^(后下)10g,炒青皮 6g,炒白扁豆 20g,红枣 20g,酒当归 10g,茯苓 10g,野葡萄藤 15g,焙壁虎 5g,菝葜 15g,藤梨根 15g。15 剂,水煎服,日 1 剂,早、晚各 1 次。

7. 护理 肿瘤患者动脉栓塞风险高,须密切关注。为防止血栓栓塞的发生,治疗期间应鼓励患者多下床活动,定时对下肢进行局部按摩,并密切监测患者血压及血栓栓塞相关情况。一旦发生动脉栓塞事件,要立即停药。患者抗肿瘤治疗后可能出现骨髓抑制、恶心呕吐、心烦失眠等症状,可予"足三里、三阴交"穴位电灸,每日 1 次,缓解骨髓抑制,"胃、交感、心、神门"等耳穴埋籽,每日 1 次,减轻恶心呕吐、心烦失眠症状。

【多学科协作治疗经过】

第一次阶段评价:2020 年 4 月,帕博利珠单抗免疫治疗联合全身化疗两周期后。患者自觉胸闷气喘,偶有咳嗽,少痰,疼痛加重,NRS 评分 4 分,复查 CT(2020 年 4 月 16 日)提示左侧大量胸腔积液(图下 -6-1)。患者于 2020 年 4 月 16 日起更换口服盐酸羟考酮缓释片止痛治疗。患者再次出现心理焦虑,食纳尚可,夜寐欠安,体重较前减轻。

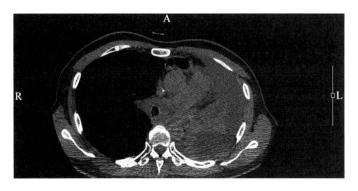

图下 -6-1 患者 CT 提示左侧大量胸腔积液

患者第 1 ~ 2 周期(2020 年 3 月 9 日至 2020 年 4 月 16 日)抗肿瘤治疗方案为"帕博利珠单抗 200mg,第 1 天 +5-Fu 3.6,持续静脉滴注 120 小时,第 2 ~ 6 天 + 伊立替康 250mg,第 2 天",治疗后复查 CT(2020 年 4 月 16 日)提示左侧大量胸腔积液,较前明显增多,评估病情 PD。目前需行左侧胸腔穿刺闭式引流,同时行胸腔积液肿瘤指标检测 + 脱落细胞检查,明确胸腔积液性质。患者再次出现心理焦虑伴夜寐欠安,与患者因疾病再次进展导致的心理压力有关,一方面需对患者进行心理干预,令其重新对后续治疗充满信心,另一方面可继续通过耳穴埋籽及音乐疗法改善睡眠。患者口服中药煎剂 15 剂后,自觉症状好转,要求停服中药,遵从患者意愿,停止服药。患者经过两周期抗肿瘤治疗后体重较前下降,与患者疾病进展及心理压力有关,在做好抗肿瘤治疗及心理疏导的同时,继续予营养干预及饮食指导。饮食方面,每日能量定在 1 400 ～ 1 800kcal,食物种类多样化,进食软、易消化食物,少食多餐,尽可能做到加餐,逐渐增加摄入量,嘱患者避免进食寒凉、不洁及不新鲜食物。

第二阶段评价:2020 年 6 月,卡瑞利珠单抗联合全身化疗、抗血管生成治疗三周期后。患者无明显胸闷气喘,无咳嗽咳痰,目前情绪舒展,心情愉悦,对后续治疗充满信心,食纳可,夜寐安。患者疼痛较前明显缓解,NRS 评分由 4 分降为 1 分,2020 年 5 月 31 日起已停服止痛药。此阶段患者体重最轻为 68kg(2020 年 5 月 9 日),目前体重 70kg(2020 年 6 月 4 日)。2020 年 6 月 2 日复查 CT 见病灶处明显缩小(图下 -6-2、图下 -6-3),评估病情 PR。

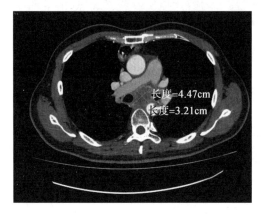
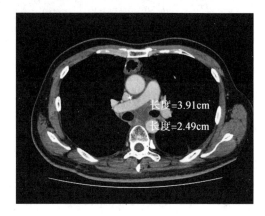

图下 -6-2　患者 2020 年 2 月 28 日 CT　　　　图下 -6-3　患者 2020 年 6 月 2 日 CT

患者 2020 年 4 月 17 日行左侧胸腔穿刺闭式引流,同时行胸腔积液肿瘤指标检测 + 脱落细胞检查。胸腔积液脱落细胞未检测到异型细胞,但胸腔积液肿瘤指标(2020 年 4 月 17 日)提示:CA125 1 396.00U/ml。因此在第 3 ～ 5 周期(2020 年 4 月 18 日至 2020 年 6 月 2 日)抗肿瘤治疗中采取胸腔灌注,联合免疫治疗、全身化疗、抗血管生成治疗,具体用药:"胸腔灌注 ×2 次,每次顺铂(DDP)30mg+5-Fu 0.75;卡瑞利珠单抗 200mg,第 1 天 + 白蛋白紫杉醇 200mg,第 2 天;阿帕替尼 250mg,每日 1 次,口服"。第 3 周期治疗后复查胸腔积液肿瘤指标(2020 年 5 月 9 日)提示:CA125 723.30U/ml,较前明显降低。第 5 周期治疗前复查B 超(2020 年 5 月 28 日)提示:胸腔积液较前明显减少(左侧胸腔扫及约 20mm×34mm×35mm 的无回声区),无须再行胸腔穿刺置管引流,故第 5 周期未行胸腔穿刺及灌注。通过 3 ～ 5 周期的治疗,经过综合评估,认为患者的临床症状表现是好转的,抗肿瘤治疗后疼痛减轻,目前无疼痛发作,营养状况在好转,心理状态也不错,二便正常,睡眠也好。继续耳穴埋籽改善睡眠,音乐舒缓治疗调节情绪,"三阴交、足三里"穴位电灸减轻抗肿瘤治疗的反应。

第三阶段评价:2020 年 7 月,卡瑞利珠单抗联合全身化疗、抗血管生成治疗五周期后。患者无明显胸闷气喘,无咳嗽咳痰,目前情绪舒展,心情愉悦,对后续治疗充满信心,食纳可,夜寐安。患者目前未出现疼痛,NRS 评分 0 分,体重已增长至 74kg(2020 年 7 月 4 日),较最轻时增长 6kg。复查 CT(2020 年 7 月 4 日)见病灶较前相仿(图下 -6-4),评估病情 SD。

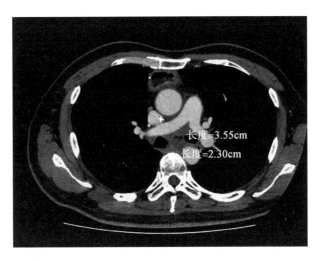

图下 -6-4　患者 2020 年 7 月 4 日 CT

患者第二阶段肿瘤康复治疗取得较好效果,评估病情 PR,疼痛、营养、睡眠等均较前明显改善。因此,本阶段抗肿瘤治疗仍采用"卡瑞利珠单抗 200mg,第 1 天 + 白蛋白紫杉醇 200mg,第 2 天;阿帕替尼 250mg,每日 1 次,口服"。疼痛方面,患者目前未再诉疼痛,取得了满意的疼痛康复效果。营养方面,患者体重较前进一步上升,体力状况可,此阶段除常规的营养补充外,还建议患者动静结合,散步、慢跑结合八段锦,最好是每日有运动,每次 20 分钟,每日 2 ～ 3 次,以自己不感觉太过劳累为原则,在阳光下运动更好。心理方面,患者目前无明显心理负担,对未来充满信心,夜间睡眠质量也得以保证。

第四阶段评价:患者卡瑞利珠单抗联合全身化疗、抗血管生成维持治疗中。目前无明显咳嗽咳痰,未出现疼痛,情绪舒展,心情愉悦,食纳可,夜寐安,目前体重 76kg(2020 年 11 月 5 日),较最轻时增长 8kg。患者体重变化情况见图下 -6-5。定期病情评估,目前 CT 评估病情 SD(图下 -6-6)。

患者经过第三阶段治疗后,评估病情 SD,症状均较前好转。因此,此阶段的抗肿瘤治疗,改为"卡瑞利珠单抗 200mg 半月 1 次,白蛋白紫杉醇 1 个月 1 次,联合阿帕替尼抗血管生成"维持治疗。因前期多学科康复治疗取得较好效果,目前患者仍坚持耳穴埋籽、音乐舒缓治疗、穴位电灸等,并积极进行定期营养评估。

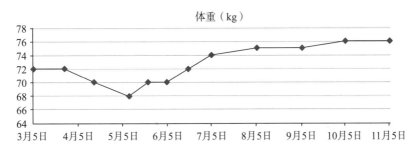

图下 -6-5　患者体重变化情况

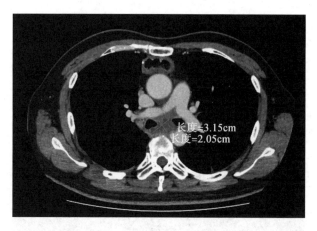

图下 -6-6　患者 2020 年 10 月 28 日 CT

【讨论】

1. 协作组专家点评

病理科丰宇芳主任医师:此患者为食管癌术后复发的晚期患者,因术后残余肿瘤细胞占原瘤床 90%,考虑肿瘤恶性程度高,新辅助化疗效果欠佳。通过对病理报告及基因检测的解读,我们发现该患者 PD-1 间质 2%+,因此可以寻求使用免疫治疗,在患者对后续治疗失去信心时再次点燃了希望。

影像科张同华副主任医师:该患者 2020 年 2 月 CT 提示病灶包绕、侵犯左主支气管,可见左主支气管稍有狭窄,考虑肿瘤已侵犯左主支气管。这为我们在后续康复治疗中敲响警钟,做好穿孔预案,警惕食管、气管大出血情况的发生,目前通过积极有效的抗肿瘤治疗,尽管患者病情较前好转,但我们对于穿孔、出血等仍需做好预案,保障后续的肿瘤康复治疗正常进行。

呼吸科钱文霞主任医师:患者入院时咳嗽症状明显,影响正常休息,考虑可能与病灶压迫或侵犯支气管有关。因此,在解决肿瘤病灶问题的同时,我们采取积极的止咳对症治疗,既减轻了呼吸系统症状,又缓解了患者的心理负担。通过治疗,目前患者无明显胸闷气喘,无咳嗽咳痰,生活质量有所提高。

疼痛科高艳平主任医师:该患者入院时胸部疼痛是导致其情绪低落的重要因素。治疗期间因病情变化,我们使用了阿片类药物控制疼痛,效果满意,随着肿瘤康复的进行,患者疼痛症状逐步缓解。患者在肿瘤康复过程中,没有因疼痛而影响抗肿瘤治疗的正常进行,目前已停止使用止痛药,达到了满意的疼痛治疗效果,同时使患者克服了对疾病的恐惧。

睡眠中心刘剑勇主任医师:该患者初始睡眠欠佳,每晚睡眠时间 2 小时左右,我们在使用思诺思改善睡眠问题的同时,加入了音乐疗法、耳穴埋籽等治疗方式,更重要的是通过评估患者心理、情绪等异常情况,及时进行心理干预,解除患者恐惧、焦虑等负面情绪,有效改善了患者睡眠情况。目前患者每晚睡眠时间 6 小时左右,为患者进行肿瘤康复治疗奠定了良好基础。

营养科顾晓瑜主管营养师:有效的抗肿瘤治疗总会伴随肿瘤相关症状好转,带来营养状态改善。良好的营养状态是保证抗肿瘤治疗顺利进行的前提条件,两者在治疗体重丢失荷瘤患者中相辅相成。该患者治疗前3个月体重下降5kg,治疗期间通过积极的营养评估、营养干预、饮食指导等,制止了体重进行性下降,目前体重较入院前增加4kg,达到了理想的营养康复效果。

放疗科许震副主任医师:目前患者免疫联合化疗疗效可,放疗暂不参与,后期如因疾病再次进展,可考虑放疗,但需控制放疗剂量,同时做好患者放疗期间心理康复及饮食指导。

中医科陈建飞主任中医师:该患者采用中药治疗,效果明显,虽然一疗程后患者因自身原因未继服中药,但在治疗前期,中药汤剂对于患者伴随症状(如纳差、夜寐欠安、胁痛口苦等)的改善取得了较好效果,说明中西医结合治疗的优势。

肿瘤科包永华副主任护师:患者治疗期间,我们对患者进行了心理护理、饮食指导、免疫治疗及化疗常见不良反应的康复护理(如恶心呕吐、腹泻、口腔黏膜炎、骨髓抑制、脱发、肝肾毒性等)、血管通路的护理及疼痛康复护理,目的是改善患者功能状况,提高生存质量,延长生存期。目前患者虽然病情好转,康复护理仍需坚持。

肿瘤科左云主任医师:该患者为食管癌术后复发,晚期肿瘤,治疗困难,风险大。我们首先对患者进行心理疏导,使其鼓起战胜疾病的勇气,重燃面对生活的希望。在第一、二周期治疗后患者病情出现反复时,医护人员更是注意观察患者情绪变化,对患者的心理状态进行科学评估,积极与患者进行交流沟通,耐心倾听患者诉求,及时发现患者的痛苦与焦虑情绪,尽量满足其合理需求,减轻心理压力,消除不良心理反应,增强其战胜疾病的信心。在抗肿瘤康复过程的同时,我们通过多学科协作模式,加入了中药汤剂、耳穴埋籽、穴位电灸、功能锻炼、营养康复、心理康复、疼痛康复等多种手段,从多维度对患者进行康复管理,有效减轻了肿瘤本身及肿瘤治疗带来的症状。目前患者病情得到控制,症状较前好转,取得了较好的肿瘤康复效果。

2. 协作组组长点评

普外科王树生主任医师:患者在肿瘤康复过程中,通过多学科参与,使得心理康复、癌痛康复、躯体功能康复、营养康复等能够同时进行,疗效显著。本案是多学科协作模式下成功的肿瘤康复案例,值得推广。

(左 云 徐 凇 王树生 朱 坚)

第七章

肿瘤康复陕西省肿瘤医院基地临证实录

第一节 基 地 简 介

陕西省肿瘤医院创建于 1978 年,是集医、教、研、防和康复于一体的三级甲等肿瘤专科医院。2019 年 10 月 12 日,基地正式授牌成立,张一力院长任基地主任,姚俊涛党委副书记任基地执行主任,依托肿瘤康复中心、患者服务中心、护理部、中西医结合科及相关肿瘤临床科室,开展肿瘤康复多学科合作,通过肿瘤术后快速康复、肿瘤患者心理支持、肿瘤相关症状管理、中医适宜技术推广应用等项目,以患者需求为中心,积极实践并推广肿瘤全程康复理念,不断提升医疗服务品质。近年来参编人民卫生出版社《临床肿瘤康复》《食管癌临床康复》《肺癌临床康复治疗》等专著。

第二节 临 证 实 录

肝内胆管细胞癌介入术后乏力、厌食案例

【基本情况】
患者李某,女性,39 岁,身高 162cm,体重 64kg,BMI 24.4kg/m^2,KPS 70 分。

【案例背景】
此患者为晚期胆管细胞癌,患者于 2016 年 12 月体检时发现肝右叶巨大占位(约 11.6cm×8.4cm),病理示胆管细胞癌。入我科时,已行 2 周期“经导管肝动脉化疗栓塞术”和“冷循环微波消融治疗”。患者自觉介入治疗耐受差,要求中药治疗,患者较年轻,父母均因恶性肿瘤死亡,本人对病情及预后了解清晰,因独女 3 年后高考,故求生欲很强,寻求中西医综合治疗方案,以期提高生活质量。患者和家属对中医药较为信任,顺应性好,能够积极配合治疗。

【患者需求】
希望通过治疗延长生存期;保持生活自理状态;尽量居家,陪伴独女,要求改善疲乏、厌食症状,尽量减少或避免包括疼痛在内的症状;希望有较好的体力及生存质量。

【病史】
主要问题 2016 年 12 月患者体检时发现肝右叶巨大占位,后行肝穿活检,病理报告为

胆管细胞癌。2016年12月及2017年2月行2周期"经导管肝动脉化疗栓塞术"和"冷循环微波消融治疗",术后肝内病灶较前缩小,但患者出现疲乏、食欲不振等症状。

中医四诊　患者乏力,食欲差,活动后上腹部不适,多汗,面色晦暗少华,舌淡红,苔白腻,脉沉细。

既往史　既往体健,2002年行剖宫产手术。

个人史　无烟酒史。

婚育史　适龄结婚,育有1女。

家族史　父亲有直肠癌及糖尿病病史,母亲有骨髓瘤病史,父母均去世。

【相关检查】

2016年12月6日上腹增强CT提示:肝右叶及右前叶上段可见大小约11.6cm×8.4cm类圆形不均匀低密度影,有包膜,病灶内可见大片液性密度影及分隔,胆总管无扩张,胰腺、脾脏未见异常强化。腹膜后未见肿大淋巴结。

2016年12月12日外院病理报告示:肝脏查见异型细胞巢,免疫组化显示:CK19(+),CK7(+),Villin(+),CDX-2(−),Glypican-3(−),HEP(−),Ki-67阳性细胞数局部约50%,免疫组化结果提示为胆管上皮表型。2016年12月17日经我院病理部会诊确诊为低分化腺癌,结合外院免疫组化结果符合胆管细胞癌。

【诊断】

1. 中医诊断　肝癌(肝郁脾虚,痰湿内停)。

2. 西医诊断　原发性肝癌(肝内胆管细胞癌 $cT_{2a}N_0M_1$ Ⅳ期),右心膈角旁淋巴结转移。

【康复目标】

带瘤生存。要求以中医治疗及居家治疗为主。

【多学科讨论】

1. 时间　2017年4月18日。

2. 参加讨论科室　中西医结合科、营养科、康复科。

3. 各学科观点

(1) 中西医结合科:患者已行两周期介入治疗,肝功能为Child A,影像评价肝内肿块范围较前缩小,患者不能耐受介入治疗,要求带瘤生存,改善食纳差、乏力症状的需求强烈。《金匮要略》:"见肝之病,知肝传脾,当先实脾",临床上所见病位在肝的患者,在疾病早期,往往表现为腹胀、腹痛、纳呆、便溏、乏力、精神倦怠等脾虚症状,随后出现胁下胀痛或刺痛、口苦、黄疸等肝病自身症状。本患者中医辨证为肝郁脾虚,痰湿内停,治疗近期目标:中药改善食欲、促进机体代谢,改善乏力症状。

(2) 营养科:肝癌介入手术之后,由于肝功能下降以及药物副反应,患者需要调整饮食结构,以清淡、低盐、低脂为主。主食尽量选择汤类、稀软的面条等易消化食物,减轻肠道负担,有利于患者体能恢复。可以选择含有维生素C以及微量元素的新鲜蔬菜和水果,包括菠菜、韭菜、木耳、萝卜、苹果、香蕉、橘子、猕猴桃等,有助于提高肝癌介入手术之后的机体免疫能力和抗病能力,减少药物副作用。患者已出现食欲下降等消化道症状,不应急于补充营养而进食过多高脂肪食物,如油炸食品、肥肉、香肠等。

(3)康复科:肝癌治疗后,适当的体育锻炼有助于提高患者的机体免疫力。患者应尽量保证充足的睡眠,配合运动,如散步、打太极拳等,初期锻炼不超过30分钟,可每日多次活动。以后根据康复情况逐渐增加活动量和强度,适当参加社会活动,保持心情愉快。

【康复方案】

中医治法为益气固表,理气和胃燥湿。正虚为本,给予玉屏风散合二陈汤加川续断、杜仲、淫羊藿补肾固表;煅龙牡敛汗,敛正气而不碍祛湿;用二陈汤健脾化湿,而不用人参、地黄等补气阴药,以防补而滞邪。处方:陈皮10g,姜半夏10g,茯苓15g,炒白术30g,生黄芪20g,当归10g,女贞子12g,川续断10g,杜仲10g,淫羊藿10g,白芷10g,防风10g,黄柏10g,煅龙牡各15g^(先煎),甘草3g。每日1剂,水煎服,日2次,早晚温服。

饮食以清淡、易消化为主,每日总热量为35～40Kcal(kg·d)。配合药膳莲子薏仁赤小豆粥,选用西洋参片代茶饮。患者以居家静养为主,早晚散步,每次20分钟。

【多学科诊疗经过】

第一次复诊:2017年5月20日。

患者复查CT示:肝癌治疗后改变,同2017年4月5日对照,病灶较前缩小(最大范围约7.5cm×7.5cm)。现患者乏力减轻,饮食量增加,体重增加(65kg),仍有上腹部不适感。舌淡红,苔白。脉细,右大于左。生活能力提高,日常活动有所增加。

中西医结合科:疗效评价SD,患者食纳明显好转,乏力症状减轻,多汗症状消失,体力增加。营养状态中等。中药依从性好,未出现不适反应。近期目标达到。

中药维持治疗:患者症状明显好转,正气渐盛,考虑癥瘕之为病,多虚多瘀,气机不畅,治则仍着眼于扶正补虚,选用八珍汤加味,益气养血,辅助桃仁、红花、怀牛膝、桑枝、荔枝核活血通络,川芎、桔梗、郁李仁行气解郁消癥。继续服药。每日一剂,每2月复查。处方:生黄芪15g,当归10g,川芎10g,女贞子12g,肉苁蓉10g,桃仁10g,红花10g,怀牛膝10g,桑枝10g,荔枝核10g,桔梗6g,郁李仁10g,焦山楂10g,火麻仁10g,甘草3g。每日1剂,水煎服,日2次,早晚温服。

第二次复诊:2017年7月5日。

患者精神可,乏力轻,偶感右上腹部疼痛不适,无恶心呕吐,无反酸,夜休好,二便调,胸腹部CT(2017年7月3日):①肝癌治疗后改变,肝右叶肿块较前(2017年5月15日)缩小(6.1cm×6.4cm),病灶未被栓塞剂完全覆盖,肝多发转移瘤,肝内胆管轻度扩张,腹膜后可疑小淋巴结。胆囊未显示。②右肺炎症同2017年4月5日相比,范围缩小,左腋窝及纵隔多发小淋巴结同前。近期体重基本稳定。舌暗红,苔薄白。患者体能、体力较前恢复,微创介入科建议行"肝动脉灌注化疗载药微球栓塞术"。于2017年7月6日行第3程介入治疗,共注入奥沙利铂100mg,载药微球(300～500μm)加载吡柔比星50mg栓塞。

中西医结合科:评估认为患者的不适症状较前缓解,食纳差、疲乏的情况较前明显好转,二便调,夜休佳。中医辅助治疗改善患者的生理和心理状态,使得患者正气旺盛可耐攻邪,在心理及体能上可以再次接受介入治疗。介入治疗后易出现腹胀、纳呆、疲乏等症状,给予养正消积胶囊预防治疗。该胶囊健脾益肾,化瘀解毒,用于肝内动脉介入灌注加栓塞化疗后辅助治疗,有助于提高介入化疗疗效,减轻对白细胞、肝功能、血红蛋白的毒性作用,改善治疗后脘腹胀满、纳呆食少、神疲乏力、疼痛症状,提高患者生存质量。

饮食上嘱患者少食多餐,进食易消化食物,避免含油脂多的食物。可食用含有薏米仁、赤小豆、山药等食材的药膳,补脾利湿。

第三次复诊:2017 年 10 月 19 日。

患者精神可,纳可,自感右上腹不适,右胁疼痛,NRS 评分 3 ～ 4,无恶心呕吐,无反酸,偶有睡眠差,二便调。舌淡苔白,脉沉细。CT:肝癌治疗后改变,同 2017 年 7 月 3 日对照,病灶较前增大(7.0cm × 5.6cm),病灶内栓塞剂部分脱落。本次入院复查影像提示肝病灶较前稍增大(< 20%),未见新发病灶,疗效评价:SD。

中西医结合科:患者出现右胁肋区疼痛,食纳正常,轻度乏力,瘤体缓慢增大,舌脉无明显瘀滞征象,考虑久病入络,非单纯气血瘀滞,在疏肝解郁、行气止痛基础上,加用延胡索、荔枝核、橘核、醋鳖甲、豨莶草、路路通等搜络止痛,软坚散结。处方:葛根 12g,生地 10g,炒苍术 12g,延胡索 10g,川楝子 10g,荔枝核 10g,陈皮 10g,橘核 10g,合欢皮 10g,醋郁金 10g,醋鳖甲 15g^(先煎),甘草 6g,豨莶草 10g,路路通 10g。每日 1 剂,水煎服,日 2 次,早晚温服。

康复科:患者营养中等,体重无明显变化,饮食无减少,嘱患者加强营养,适当运动。可选择慢跑、八段锦等,建议每次 40 分钟,每周 2 ～ 3 次,以患者可耐受为宜。

第四次复诊:2018 年 8 月 24 日。

2017 年 12 月复查 CT 提示肝内新发病灶,疗效评价 PD。于 2017 年 12 月 15 日行第 4 程肝动脉灌注治疗,2018 年 3 月 19 日肝内病灶微波消融。2018 年 5 月 29 日 CT 提示:肝原发病灶周围转移,部分病灶增大。行微波消融 +^{125}I 粒子植入。2018 年 8 月 24 日 CT 提示:肝内新发病灶不能排除,腹水。患者拒绝免疫治疗及酪氨酸激酶抑制剂(TKI)治疗。

病情分析:影像评价提示病灶缓慢进展,出现少量腹水。结合肝功能生化指标,考虑癌性腹水。腹水是肝癌患者常见并发症。虽为少量腹水,但若控制不佳,患者生活质量将明显下降,预后不佳。

中医辨证:影像虽提示病灶增大,出现少量腹水,但患者目前营养精神状态佳,体能体力正常,偶感右后背不适,无腹胀,近 1 年患者坚持每日步行 1 万～ 2 万步,间断游泳,每次 1 小时,心态平和。经中药治疗 1 个月后胁痛消,其间未服止痛药物。中药治疗应着重益气血、补脾肾,扶正为主,以补为通。方选生脉饮益气养阴,三甲复脉汤(甲苓饮)滋阴软坚,利水渗湿。龟板、鳖甲养阴清热,平肝息风,软坚散结。茯苓、桂枝利水渗湿。阿胶助龟板滋阴补血,鸡内金健脾消食化积。

处方一:太子参 30g,麦冬 10g,五味子 10g,桔梗 6g,怀牛膝 12g,龟板 15g,炙鳖甲 15g,焦山楂 10g,茯苓 15g,炒白术 15g,桂枝 10g,炒鸡内金 10g,甘草 6g。每日 1 剂,水煎服,日 2 次,早晚温服。

处方二:复方阿胶浆 10ml 口服,每日 2 次。

第五次复诊:2018 年 10 月 17 日。

CT:肝癌伴肝内转移瘤病灶稳定;盆腔积液较前减少。

中医辨证:患者 2017 年 10 月起病灶进展,经局部治疗仍呈现缓慢进展趋势。考虑局部介入治疗加重气血耗伤,中药治疗从益气健脾、扶正固本入手。上方使用生脉饮益气养阴,佐以通阳利水、软坚散结药物,患者经治精神转佳,腹水减少。目前治疗仍以顾护正气为原则,避免苦寒药物伤正,方选肾气丸,佐以醋郁金、白术、炒鸡内金,以通为补。加强顾护正气。处方:川续断12g,桑寄生12g,伸筋草10g,肉苁蓉10g,女贞子12g,墨旱莲12g,透骨草10g,佛手10g,醋郁金10g,炒白术15g,炒鸡内金10g,甘草6g。每日1剂,水煎服,日2次,早晚温服。

后续评估:CT(2019年11月12日)示,原肝脏可疑小结节显示不清,盆腔积液较前减少。疗效评价:病情稳定。患者继续保持每日步行1万~2万步,间断游泳,饮食及营养状态佳,其间中药随症加减,以补脾肾为主,佐以疏肝行气,软坚散结。

第六次复诊:2019年12月31日。

复查CT提示:肝癌伴肝内转移瘤病灶稳定,盆腔积液增多。患者食量未减,舌淡苔白,脉沉。患者仍拒绝免疫或TKI治疗。

中医辨证:患者病程历经3年余,目前腹水增多,肝癌腹水多与肝脾两脏相关,日久可及肾,若出现食欲差,苔腻,多采用芳香化湿、健脾运湿法。本例患者食欲食纳可,舌淡苔白,脾虚湿滞之象不著,采用甲苓汤利水渗湿,辅以软坚散结法,有助于控制腹水增长。临证治疗,对于腹水原因,应辨证分析,不应一概选择渗、利、苦寒之品,以防伤正。处方:醋鳖甲20g,醋龟板20g,茯苓15g,猪苓15g,泽泻12g,桂枝10g,炒白术15g,焦山楂10g,炒鸡内金15g,川楝子10g,醋延胡索10g,甘草6g。每日1剂,水煎服,日2次,早晚温服。

第七次复诊:2020年4月10日。

患者服上方后,近2个月未出现腹胀、纳差等不适。20天前患者出现腹胀、少尿、右上腹部不适,无疼痛、纳差、发热,2020年3月9日CT示:①肝癌伴肝内转移瘤治疗后改变,同2019年12月25日CT片对照,部分病灶较前增大;②盆腔积液较前增多。患者及家属要求中药保守治疗,予以上方化裁,继续口服中药以缓解症状。

第八次复诊:2020年8月4日。

2020年8月4日MRI诊断意见:肝癌介入治疗后,肝右叶、尾状叶巨大肿块,较前(2020年6月24日)异常强化区域增大;下腔静脉内似可见充盈缺损,下腔静脉癌栓待排,腹膜、大网膜、肠系膜结构紊乱,升结肠及横结肠增粗、水肿,考虑静脉回流受阻所致继发性改变,短期复查;肝左叶代偿性肥大,门脉高压,脾大,大量腹水。

多学科会诊意见:

放射科:对照既往影像,患者肝脏病灶自2019年6月起,逐渐缓慢增大。目前无明显远处转移征象,属于局部复发,结合腹部MRI,考虑出现下腔静脉癌栓,肝静脉阻塞综合征,腹水显著增多与肝血管回流受阻有关。

微创介入科:患者低蛋白血症,腹水,肝功能差,局部治疗对肝功能也有影响,只可尝试,应充分评估风险。

肿瘤内科:患者肝癌经局部治疗联合中药治疗,维持较高生活质量3年余,目前体能下降,静脉化疗患者耐受差,建议引流腹水并腹腔注药,可联合抗血管生成治疗。

营养科:患者肝功能失代偿,合成白蛋白的功能减退,饮食应适当增加蛋白质摄入。选择含有必需氨基酸的蛋白质,例如蛋类、奶、肉等。但是蛋白质的摄入也不是越多越好,每日蛋白质的摄入量应控制在 1 ~ 1.5g/kg 体重为宜,若有肝性脑病或前驱症状的患者,要限制蛋白质摄入。血糖的浓度稍高(控制在空腹 10mmol/L 左右)有利于肝糖原合成,在某种程度上,能够促进肝细胞功能的恢复。每日进主食(面或米)400g 左右,可以提供足够热量。辅助进食富含维生素的新鲜蔬菜和水果,每天摄入的种类尽可能多样,必要时可选择口服一些复合维生素片剂。患者大量腹水,低蛋白血症,需限制水的摄入量,一般每天控制在 1 000ml 以内。

协作组组长:综合考虑病情,患者肝内胆管细胞癌晚期,腹水形成,腹水系肝癌常见并发症,也是不良预后因素。本例患者自 2018 年 8 月出现腹水,经中药辨证施治,近 2 年来腹水控制满意。今复查见大量腹水,少尿,白蛋白低,双下肢水肿,局部介入治疗或全身化疗风险较大,目前给予缓解症状、加强营养支持姑息治疗为主。

【随访】

患者进行营养支持姑息治疗,每月随访。2020 年 11 月 4 日患者死亡。

对患者家属进行随访,患者家属表示对多学科康复、中医辅助治疗满意。认为对于晚期不可治愈肿瘤,单纯抗肿瘤治疗难以缓解患者的一些症状,使得患者对治疗的信心不足,患者本人有强烈的改善主观不适症状的需求。通过从整体上进行全面干预,综合西医、中医药、运动、饮食及心理多学科康复指导,对患者坚持治疗、获得较长时间的生存并满足其心理需求起到了重要作用,具有积极的意义和价值。

【讨论】

1. 协作组组长点评

姚俊涛主任医师:肝内胆管癌约占肝脏原发恶性肿瘤的 10% ~ 15%,近年来发病率呈上升趋势。在我国,每 10 万名居民中就有 6 例以上胆管癌患者,由于肝内胆管癌相较其他肝脏肿瘤,有更强的侵袭性,更易早期发生复发和转移,临床预后极差。早期患者无明显临床症状,多数患者发现时已失去手术时机。75% 患者在 1 年内死亡,在过去的十几年中,1 年生存率虽然有所提高,但五年生存率没有显著变化。与肝外胆管癌不同,肝内胆管癌患者较少出现梗阻性黄疸。肿瘤进展时患者可表现为右季肋区或背部疼痛、不明原因低热、体重减轻等,患者易表现出食纳食欲差,腹胀,乏力等主观不适症状。然而,临床中除疼痛外其他症状却未受到足够重视。相当比例患者因腹胀、乏力、纳差症状控制不佳而继发营养不良、恶病质等,进而失去抗肿瘤治疗时机。恶性肿瘤患者常因疾病本身及抗肿瘤治疗出现诸多不适,部分患者对于控制症状的需求甚至高于肿瘤控制需求。通过中药治疗改善症状,提高生活质量,配合全身与局部结合治疗,本例患者达到 48 个月长期生存。事实上,越来越多的临床研究和实践证实有效的症状管理可以延长患者生存期。本例患者,中医药在症状管理中发挥了主导作用,主要体现为厌食及腹水的管理。

症状管理 1:厌食。

临床中几乎所有肝内胆管癌患者都会伴有食欲不振,苔厚,初始即表现为脾虚,后期易出现气血不足,脾肾两虚。因此,治疗过程中应始终关注患者饮食情况,食纳差者着重补脾运湿。康复期侧重"健脾补肾"。结合"癥瘕之为病,多虚多瘀",用药注意行气活血,对于虚实夹杂之症,以通为补,以补为通,以达补虚培元,软坚散结消癥,改善疲乏、食欲不振、疼痛等症状,辅助局部治疗,延长生存之目的。

症状管理2:腹胀、腹水。

腹胀、腹水是肝癌患者常见症状,也是不良预后和难治性症状。本例患者于2018年8月即出现少量腹水,结合患者症状体征,未给予苦寒利水之法,而是选择生脉饮益气养阴,联合甲苓汤软坚散结、健脾利水,佐桂枝通阳利水。后期随症加减,以补肾汤联合甲苓汤,通过扶正补虚结合软坚散结治则,有效控制腹水19月余。至2020年3月患者出现下腔静脉癌栓,肝静脉阻塞综合征,腹水增多,病情不可逆,遂予营养支持治疗。

中西医结合科承担了制订治疗方案、介入治疗后的康复、患者症状管理、心理疏导及中药治疗。患者在治疗期间,有2年多保持每日步行1万~2万步,间断游泳每次1小时,饮食及营养状态佳,达到了提高生活质量、延长生存,并陪伴爱女完成高中学业、顺利考入大学,尽可能居家治疗的康复目标。结合本例患者,我们体会到,对于一些难治性肿瘤,有效的中西医结合康复干预至关重要。

2. 名家点评

杨宇飞主任医师(中国中医科学院西苑医院):中医抗肿瘤治疗全程重视"扶正祛邪",认为肿瘤的本质是正虚邪实。但究竟是以补为主,还是以通为主,《医宗必读·积聚》提出:"初者,病邪初起,正气尚强,邪气尚浅,则任受攻;中者,受病渐久,邪气较深,正气较弱,任受且攻且补;末者,病魔经久,邪气侵凌,正气消残,则任受补。"欲通先补,以通为补,补以扶正固本为主,通以祛湿化瘀为主,补通结合,标本兼顾,促使受损脏腑功能恢复,气血阴阳渐趋平衡,心脉通畅。凡能使气血平和调达之法均可称为通法。调气以和血,调血以和气,通也;下逆者使之上行,中结者使之旁达,亦通也;虚者助之使通,寒者温之使通,皆通法也。

在肿瘤治疗中,祛邪也涵盖了现代治疗手段。本例系年轻患者,初病时体能体力尚可,肿瘤负荷较重,病机属于正盛邪亦实,行介入消融治疗,以祛邪为主。瘤灶缓慢进展,同样是局部治疗时机。多程介入治疗后气血耗伤,肝脾失调,康复期则以益气补血、恢复脏腑功能为主。另外,中医认为肿瘤是痰浊、瘀血病理产物结聚。因此,尚须结合软坚散结,化瘀通络。本例患者通过介入治疗控制局部肿瘤生长,通过中药扶正阻止肿瘤播散与转移。同时,重视对患者及其家属的情绪疏导。通过局部与全身、扶正与祛邪分阶段分层次综合治疗,辨病、辨证、辨症相结合,达到了提高生活质量、带瘤生存的目标,也是中医个体化精准治疗的体现。

(姚俊涛　刘　瑜　刘文江　蒋　喆)

参 考 文 献

[1] 王葵,沈锋.肝内胆管癌的诊治进展[J].肝胆外科杂志,2019,27(1):1-6.

[2] 高正杰,王凤山.原发性肝内胆管癌的诊治现状[J].世界华人消化杂志,2015,23(31):4939-4945.

[3] 黄元哲,杨新伟,杨家和.肝内胆管细胞癌的治疗进展[J].肝胆外科杂志,2014,22(1):73-76.

第八章

肿瘤康复徐州市第一人民医院基地临证实录

第一节 基 地 简 介

本基地于 2019 年 12 月 28 日获批成立,基地主任为杜钟祥书记,执行主任为肿瘤中心主任吴小进教授。徐州市第一人民医院肿瘤中心是徐州市临床重点专科,医院为国家住院医师规范化培训基地,获得国家临床药物试验机构肿瘤专业资格认证,获评"江苏省癌痛规范化治疗病房创建合格单位",也是徐州医学会核医学专业委员会主任委员单位。日常开展肿瘤康复门诊、肿瘤康复多学科协作诊疗,定期进行肿瘤康复科普宣讲。

第二节 临 证 实 录

局部晚期直肠癌转化治疗后再发结肠癌案例

【基本情况】
患者任某,男,50 岁,身高 168cm,体重 85kg,BMI 30.1kg/m²,KPS 评分 90 分。

【案例背景】
患者平素性格开朗外向,做事认真,家庭责任感强,与家人关系融洽。常年从事矿务工作,环境艰苦。患者正值壮年,处于事业上升期,本来事业有成,家庭美满,忽然遭遇罹患癌症的打击,内心极为痛苦,难以接受患病事实,担心病情拖累家人,有轻生念头,一心想放弃治疗,经医生和家人多次劝导后积极配合,逐渐增添战胜疾病的勇气,虽仍然对疾病的治疗和康复很是忧虑和恐惧,但态度积极,顺应性较好。

【患者需求】
希望通过治疗,尽可能延长生存期,提高生活质量。

【发起者及需求】
本例多学科肿瘤康复发起者为肿瘤中心。

需求:通过多学科协作,充分评估患者一般情况,对疾病的诊断、分期、侵犯范围及预后做出全面评估,根据当下的诊疗规范,为患者制订最适合的整体治疗策略,以期最大限度地延长患者生存期,提高生活质量,使患者更好地回归生活、回归社会。

【病史】

1. 诊治经过　患者因"肛内肿物脱出伴黏液脓血便 4 个月"于 2020 年 3 月 24 日入院。患者诉自 2019 年 12 月起无明显诱因出现大便日行 5～10 次,量不多,伴黏液脓血,便时伴肛内肿物脱出,呈环状,便后脱出物需手法辅助还纳,有肛门疼痛不适,偶有腹胀腹痛,其间患者自行服用消炎药(具体不详)及痔康片,外用马应龙痔疮膏,疗效欠佳。后至我院完善检查,胸部 CT(2020 年 3 月 25 日,本院):左肺下叶微小结节;上腹 + 中腹 + 盆腔 CT(2020 年 3 月 25 日,本院):肝囊肿,右肾囊肿可能,结肠扩张、积液,横结肠气液平,不全性梗阻待排直肠及周围病变,感染? 占位? 左侧精囊可疑稍低密度灶。膀胱前列腺残余尿超声(2020 年 3 月 26 日,本院):膀胱内囊性结构(输尿管囊肿可能),前列腺体积增大伴结石,残余尿量约 15ml;精囊腺经直肠超声(2020 年 3 月 26 日,本院):左侧精囊腺局部回声欠均。粪便常规:隐血阳性。肿瘤标志物测定:CYFRA21-1 4.53ng/ml,CEA 9.07ng/ml。肛门镜(2020 年 3 月 25 日,本院)检查示齿线附近黏膜充血隆起,以 1、5、7、11 点为重,3 点至 5 点距肛缘 5cm 左右可见一半环状肿物;胃镜无痛(2020 年 3 月 25 日,本院):慢性浅表性胃炎(胃窦为主),十二指肠球部炎症。肠镜无痛(2020 年 3 月 25 日,本院):直肠癌,结肠息肉。肠镜病理示:腺癌。予抗炎、止血、营养能量等补液支持,肛泰栓、肛泰软膏等外用治疗。盆腔 CT,增强 + CT 成像(2020 年 3 月 27 日):直肠占位伴周围淋巴结肿大,请结合临床相关检查,左侧精囊区稍增大,密度欠均匀,肿瘤侵犯? 前列腺钙化,建议随访复查。心脏彩超(2020 年 3 月 27 日):主动脉瓣反流(轻度),二尖瓣反流(轻度),三尖瓣反流(轻度),左室舒张功能减退;盆腔,增强 + 功能成像(2020 年 3 月 27 日):符合直肠肿瘤伴周围肿大淋巴结 MR 表现,请结合肠镜检查,前列腺信号不均,请结合临床;盆腔,平扫 + 功能成像(2020 年 3 月 27 日):符合直肠肿瘤伴周围肿大淋巴结 MR 表现,前列腺信号不均,请结合临床。综合评估病情:CT 及 MR 提示癌肿侵犯精囊腺,MR 提示肠系膜区肿大淋巴结,肠镜结果提示直肠癌肿距肛缘 6～17cm。考虑患者为初始不可切除中低位直肠癌,希望通过综合治疗,转化达到可以手术根治性切除肿瘤,获得肿瘤根治的同时,高质量生活,长期生存。

2. 主要问题　患者属于初始不可切除的局部进展期直肠癌,为了贯彻肿瘤治疗的全程管理理念,申请多学科综合诊疗。

3. 中医四诊　患者精神稍紧张,现便血,大便质黏,每日 4～7 次,食欲可,睡眠一般,体重较 4 个月前下降 2.5kg,舌质暗红,苔白稍黄厚,脉沉弦。

4. 既往史　否认"原发性高血压、糖尿病、冠心病"病史,否认"肺结核、伤寒"等传染性疾病史;否认食物、药物过敏史;否认外伤史,无输血史,预防接种史不详。

5. 个人史　无吸烟史,既往有 20 年饮酒史,每天约 100g,已戒酒 1 年。否认冶游史。

6. 婚育史　患者 22 岁结婚,育有 1 子,配偶及子女体健。

7. 家族史　否认家族遗传性疾病及其他肿瘤病史。

【诊断】

1. 中医诊断　癌病(便血);痰瘀互结证。

2. 西医诊断　直肠癌($cT_{4b}N_xM_0$,Ⅲc 期);慢性浅表性胃炎;十二指肠球炎;肝囊肿;右肾囊肿;前列腺结石。

【康复目标】

1. 近期目标　通过多学科协作,给予适宜的治疗方案,达到可以完全切除肿瘤的目的。

2. 远期目标　根治术后接受后续系统抗肿瘤治疗,定期随访,及早发现复发转移,及时干预,全程管理,长期生存,令患者回归正常的社会工作和生活。

【多学科讨论】

1. 时间　2020 年 3 月 30 日。

2. 参加讨论科室及人员　肿瘤中心放疗科吴小进主任,胃肠外科、肿瘤内科、影像科、病理科、中医科、心理科。

3. 各学科观点

(1) 病理科:结合患者活检病理镜下结果:直肠癌,结肠息肉,诊断腺癌明确。腺癌占结直肠癌约 95%,镜下可见中分化为主,部分可见低分化,个别见黏液腺癌表现。腺癌易多灶性多源性生长,与息肉关系密切,黏液腺癌易浸润性生长,恶性程度较高。

(2) 影像科:盆腔增强 CT 可见直肠壁增厚,边缘模糊,局部可见软组织肿块影,周围脂肪间隙见斑片状模糊影,系膜淋巴结肿大,增强见轻度强化,左侧精囊区稍增大,密度欠均匀。前列腺见钙化影,直肠占位伴周围淋巴结肿大,左侧精囊区密度不均匀,肿瘤侵犯可能。盆腔 MR 示直肠距离肛门缘约 5cm 处见管壁呈不均匀半环形增厚,信号不均,长度约 9.5cm,增强呈不均匀明显强化,周围脂肪间隙信号增高,可见肿大淋巴结影。符合直肠占位伴周围淋巴结肿大,前列腺信号不均。上中腹部 CT 检查提示肝肾囊肿。胸部 CT 见左肺下叶微小结节,暂不考虑转移,建议随访观察。

(3) 胃肠外科:患者目前一般情况尚可,结合病史、体征及相关检查,直肠腺癌诊断明确,根治性切除是治愈结肠肿瘤的唯一方式,该患者有手术指征,盆腔 CT 及 MR 提示肿瘤与左侧精囊区无明显间隙,前列腺信号不均,不排除肿瘤侵犯,目前根治性切除有困难,建议先予新辅助放化疗转化治疗,择期给予直肠癌根治术及后续的系统治疗。

(4) 肿瘤中心放疗科:患者直肠癌诊断明确,同步放化疗 + 间隔期化疗(再次评估)+ 直肠癌根治术 + 辅助化疗是 CSCO 指南中对此患者的 I A 类推荐,术前放疗加全身化疗可以增加降期机会,通过治疗过程的评价可能为患者带来生存获益。建议同步放化疗,并定期评估手术机会,择期手术根治性切除。

(5) 肿瘤内科:根据 NCCN 诊疗指南推荐,Ⅲ期直肠癌患者建议术前接受新辅助放化疗治疗,再给予根治性切除术及术后辅助化疗,具体化疗方案可考虑以奥沙利铂或伊立替康为主的联合方案,该患者分期较晚,预后相对不佳。

(6) 中医科:中医诊断为癌病,辨证分型为痰瘀互结证。患者自发病至今,仍对病因有疑惑、不能接受患病事实,且对接下来可能复发而有所担忧。家属对其尽心照顾,鼓励和安慰,但患者仍很忧虑烦躁。询问患者平素脾气性格,自诉很急躁,负责工程项目,工作压力大。饮食偏荤及辛辣刺激。对其进行病因分析:饮食不当,情志失调,导致气滞、痰阻、血瘀,逐渐发作有形病变。如果病机不能去除,后续变生他病的可能性仍很大。患者情绪平稳,对后续的治疗和护理都有益处。建议在放化疗期间给予扶正固本药物以减轻毒副反应,为治疗顺利进行打下坚实基础。术后加强护理、营养支持。可以采用中药口服、针灸等治疗以扶正,调理脏腑功能。对患者加强中医健康教育,养成良好的饮食起居习惯,调畅情志,更好地配合治疗,及早回归家庭与社会。患者的不良情绪对家属与医护人员会有间接的负面影响,通过对患者病情的整体分析,积极治疗,发挥每一个环节的积极作用,理解支持患者,带动患者主动配合治疗及康复。医、患、家属共建和谐互助氛围。

(7)心理科:患者目前意识清楚,能主动描述患病经过,对答切题。患者性格敏感,不善于抒发情绪,精神压力较大。对现阶段病情转移和将来病情复发的不确定性存在焦虑担忧,有愧疚感,常常自责,情绪低落。综合目前情况,患者存在躯体疾病伴发情绪障碍。建议心理治疗,采取认知疗法改善负面情绪,强化其生活和治疗中的积极因素。住院期间要密切关注患者的情绪变化和睡眠状况,如发现明显的情绪低落,烦躁不安,夜眠差,需及时与心理科联系,必要时给予药物治疗。

【多学科协作治疗经过】

第一阶段:术前同步放化疗。与患者及其家属沟通后,同意同步放化疗,2020年4月3日起行新辅助同步放化疗,具体方案为:肿瘤靶区(GTV)共计61.6Gy/28F(其中一阶段33Gy/15F,二阶段28.6Gy/13F),肿瘤临床靶区(CTV),即髂外、髂内、骶前、闭孔、直肠病灶周围及系膜区50.4Gy/28F,同时卡培他滨1.0g,每日2次,口服。同步放化疗于2020年5月12日结束。

2020年6月复查,CT检查结果示(2020年6月11日):左肺下叶微小结节,冠状动脉硬化;肝脏囊肿;右肾囊肿可能,双侧肾盂肾盏及右侧输尿管上段内密度增高影,考虑造影剂残留;直肠癌表现,并直肠周围脂肪浸润、淋巴结转移,前列腺及左侧精囊受累不除外。盆腔MR增强检查结果示(2020年6月11日):直肠癌放疗后,请结合既往资料。

对比治疗前,患者评效PR,因考虑到患者肛门疼痛、便血症状重,分别于2020年6月12日及2020年7月3日开始行奥沙利铂200mg,第1天,卡培他滨1.5g,每日2次,口服,第1~14天方案化疗。同时给予中成药扶正、改善食欲,同步放化疗期间消化道反应Ⅰ度,骨髓抑制Ⅰ度,过程顺利。

第二阶段:直肠癌根治性切除手术治疗。经评估,术前新辅助放化疗方案有效。于2020年8月2日全麻下行"腹腔镜下直肠癌根治术(Hartmann)",术后病理示:距远侧切缘0.8cm,直肠溃疡型黏液腺癌,侵犯全层至浆膜外脂肪组织内;上、下切缘及环周切缘均未见癌。肠系膜及外膜淋巴结未见转移(0/14)。CK7(-),CK20(+),CEA(+),CDX2(+),E-cadherin(+),PMS2(+),MSH2(+),MLH1(+),MSH6(+),Ki-67(50%+)。术后第8天出现盆腔感染及残端瘘,积极抗感染、冲洗引流、充分休息后,病情好转。

第三阶段:直肠癌根治性切除术后辅助化疗。术后病理基因检测(2020年10月16日)结果示,KRAS突变型,MSI检测为微卫星稳定性。于2020年9月24日开始行奥沙利铂+亚叶酸钙+5-Fu方案化疗1周期,2020年10月21日、2020年11月18日、2020年12月15日、2021年1月26日、2021年2月20日、2021年3月15日行奥沙利铂200mg,第1天,卡培他滨1.5g,每日2次,第1~14天方案化疗7周期,末次化疗时间为2021年3月29日。其间消化道反应Ⅰ度,骨髓抑制Ⅱ度,过程较顺利。化疗期肛门口疼痛,间断有分泌物排出,予云南白药、康复新液局部灌肠、消炎、中成药调节免疫等对症治疗,肛门口疼痛及分泌物排出情况好转。

【随访】

2021 年 4 月 23 日复查增强 MR 示:直肠癌术后改变,膀胱壁增厚。

2021 年 4 月 24 日 CT 检查结果示:左侧基底节区腔隙灶;甲状腺左侧叶密度欠均,左侧上颌窦炎;肝囊肿,胆囊壁稍厚,右肾囊肿可能大;直肠癌术后改变;膀胱壁增厚,腔内积气;骶前软组织增厚;未见复发转移征象。

2021 年 4 月 26 日复查,患者有尿失禁,请泌尿外科会诊,行膀胱镜检查,结果示膀胱炎,给予抗炎治疗后症状缓解。

2021 年 6 月患者出现胸痛,起初未重视,后反复发作,至徐州某医院就诊,经心电图及心肌酶谱检查提示急性心肌梗死,于 2021 年 6 月 15 日行“冠状动脉药物涂层支架植入术 + 单根导管冠状动脉造影术”,治疗后病情好转。

2021 年 6 月 23 日复查 CT,结果示:左侧基底节区腔隙灶;甲状腺左侧叶密度欠均,左侧上颌窦炎表现;考虑两肺少许慢性炎症、陈旧灶,冠状动脉硬化;直肠癌术后左下腹造口术后改变,骶前软组织增厚,与 2021 年 4 月 24 日 CT 片相仿;肝囊肿、右肾囊肿征,胆囊底壁增厚,膀胱壁增厚、腔内积气,前列腺钙化灶,双侧腹股沟疝可能。未见复发转移征象。

2021 年 8 月 31 日行氟代脱氧葡萄糖(^{18}F-FDG)肿瘤全身探查,结果示:直肠癌术后,左下腹壁造瘘改变,左侧部分结肠 FDG 代谢增高,建议随访;骶前软组织增厚,局部 FDG 代谢轻度增高,良性病变可能,请随访复查;膀胱壁增厚、膀胱内积气;肝囊肿、右肾囊肿;颈、胸及所见骨骼未见异常 FDG 代谢增高灶。

2021 年 9 月 1 日(术后 13 个月)复查肠镜,结果示:距造口 10cm 见一隆起病灶,顶部形成深溃疡,肠腔狭窄,镜身通过困难,无法取活检行病理检查。

2021 年 9 月 2 日增强 CT 检查示:直肠癌术后、左下腹造瘘术后改变;骶前软组织增厚,与 2021 年 4 月 24 日片相仿;肝囊肿、两肾囊肿表现;胆囊底壁增厚;膀胱壁增厚、腔内积气,较前片变化不著;双侧腹股沟疝可能,较前片右侧增大,伴少量积液表现;前列腺钙化灶。局部肠镜可见病变,不能完全排除新发肿瘤,建议密切随访。

2021 年 11 月 18 日复查,患者精神紧张,偶有尿失禁,大便质黏,每日 6 ~ 8 次,大便带血,食欲可,睡眠一般,体重较一年前下降 10kg。肠镜检查结果示:横结肠见一山田Ⅳ型息肉,大小约 2cm×0.8cm,表面光滑;降结肠距造口 13 ~ 16cm 见一隆起性病变,约占管腔 1/2,黏膜充血、水肿、糜烂,表面覆脓苔,活检 2 块,质地脆,易出血。肠镜活检病理结果示(降结肠):腺癌。不排除肿瘤黏膜下浸润性生长。

2021 年 11 月 23 日组织多学科会诊。

病理科:腺癌,目前病理诊断明确,待术后病理结果检查,明确肿瘤与原直肠肿瘤之间的关系,排除局部种植复发、腹膜黏液瘤外侵可能。

放射科:本次入院复查全腹 CT,结果显示直肠癌术后,术区结构紊乱,可见短条状致密影,吻合口壁稍增厚,肠腔盲端扩张,内见气液平形成,骶骨前软组织增厚,边缘不清晰。盆腔局部脂肪组织密度增高,可见条索影。左侧腹壁可见造口。膀胱充盈欠佳,壁稍增厚,其内见气体密度影。对比历次影像学资料,术区变化不大,可继续随访观察。结合肠镜检查,回顾腹部 CT 检查结果,盆腔术区无明显强化病灶及阳性淋巴结,腹腔无明显种植转移征象,降结肠肠管周围光滑,暂无明显外侵征象,肠壁较前局部略增厚,内部密度较低,不排除黏液腺癌可能。

肿瘤内科:针对患者目前病情变化,结合既往病史,建议先行手术,根据术后病理检查结果决定下一步诊治方案。患者既往行奥沙利铂及氟尿嘧啶综合辅助化疗方案,术后可予伊立替康方案治疗,必要时行靶向治疗(西妥昔单抗等)。

放疗科:患者系直肠癌术后再发降结肠腺癌,诊断明确。患者既往行直肠癌手术治疗,术后辅以放化疗治疗,再次手术后对放疗敏感度差,不建议放疗治疗。

营养科:患者为消化道肿瘤,既往已行手术治疗,目前主要存在进食量少、体重持续下降等症状,辅助检查提示血红蛋白96g/L,白蛋白37.5g/L,考虑诊断胃肠道功能降低、营养不良、低蛋白血症、贫血,与摄入不足、肿瘤消耗、肠道功能紊乱等因素有关,建议改善胃肠功能、调节肠道菌群对症治疗,适当调整饮食结构,同时加用肠内营养制剂加强营养支持,必要时联合肠外营养支持治疗,注意监测生化指标。

胃肠外科护理组:患者病程长,既往行手术、放化疗等多程抗肿瘤治疗,本次入院复查考虑病情进展。目前患者存在体重下降、便血、食欲减退等多种情况,焦虑症状明显,需密切关注患者心理状态变化,与患者家属做好沟通,积极预防不良事件发生。针对患者造口情况,需加强造口周围皮肤护理,预防皮肤感染,辅助腹部呼吸等运动,增加腹部肌肉力量。

胃肠外科:根治性切除是治愈结肠肿瘤的唯一方式,患者直肠癌术后再发降结肠诊断明确,有手术治疗指征,复查血常规、电解质情况,如无明显异常,排除相关治疗禁忌证,可于近期行手术治疗,注意积极预防术后出血及感染。

心理科:患者患病后精神压力一直很大,尤其是手术左下腹造瘘,给患者带来较强的病耻感,与外人接触时回避多。经过心理治疗后状况有所缓解,但今年随诊发现转移癌,使其又陷入悲观痛苦中。谈及近两年患病治疗过程中给家人工作和生活带来的麻烦,深感自责。未引出明显的幻觉妄想,自知力存在。诊断:躯体疾病伴发情绪障碍。建议心理治疗,通过支持治疗和合理情绪疗法,借助现有良好的家庭关系,及时发现并接纳患者的不良情绪,采取认知疗法改善患者对疾病产生的羞耻感和对家人的愧疚感,不断强化其生活和治疗中的积极因素。

康复科:患者目前术后家庭康复完成得较好,但是社区康复目标未实现,对回归社会活动有抵触。现精神较紧张,可予音乐疗法,同时配合吐纳呼吸功法,调息安神。

2021年11月24日全麻下行"左半结肠切除+结肠造口术",术中探查肝、胆、脾、小肠、腹主动脉旁、盆腔术区等未见明显异常,肿瘤位于结肠脾曲近横结肠部,质韧,活动度欠佳,肿瘤与胃结肠韧带和后腹膜粘连,左侧横结肠系膜可探及数枚肿大淋巴结。手术过程顺利,术后患者出现发热症状,予以抗感染等对症处理后好转。术后恢复好,饮食、睡眠均可,体重无明显下降。

2021年11月29日术后病理示:"左半结肠"距一切端1.5cm溃疡型黏液腺癌,溃疡型肿块,面积3.5cm×2.5cm×0.7cm,侵犯全层至外膜脂肪组织内;上、下切缘及放射状切缘均未见癌,肠系膜淋巴结未见癌转移(0/15枚)。横结肠:息肉样物一枚,直径0.3cm,"横结肠":锯齿状病变。CK7(−),CK20(+),CEA(+),CDX2(+),Villin(+),MSH2(+),MSH6(+),

MLH1(+),PMS2(+),E-cadherin(+),Ki-67(90%+),免疫组化结果支持原诊断,并示具有微卫星稳定性。

2021年12月21日胸部+全腹部CT示:两肺少许慢性灶,左肺下叶微小结节、部分钙化,冠状动脉硬化。结肠癌及直肠癌术后,胃胰之间团片状低密度影;骶前软组织增厚,膀胱壁增厚,腔内积气,较2021年11月26日变化不明显,前列腺钙化,两侧腹股沟疝可能。肝囊肿、右肾囊肿可能,胆囊底壁增厚,左侧肾上腺增粗。

2021年12月22日头颅MR示:多发腔隙性脑梗死表现,脑白质变性,鼻旁窦炎。

2021年12月26日上腹部增强CT示:左半结肠切除+结肠造口术后改变,胃胰尾周围渗出性改变,包裹性积液可能,较2021年12月21日有吸收。肝左叶、右肾囊肿可能,左侧肾上腺增粗。

2021年12月26日给予"伊立替康250mg,第1天+亚叶酸钙250mg+5-Fu 600mg+5-Fu 3.5g,持续静脉滴注46小时"方案化疗一周期,化疗顺利,无明显消化道反应,骨髓抑制0级。

2021年12月1日以来,患者恢复好,饮食、睡眠均可,体重无明显下降。嘱患者居家按运动处方进行腹式呼吸及摩腹治疗,坚持音乐疗法,每天至少聆听半小时轻音乐或大提琴演奏,同时配合吐纳呼吸功法,调息安神,缓解精神紧张。嘱家属记录患者的情绪变化和睡眠状况,如发现明显的情绪低落,烦躁不安,夜眠差,及时心理干预。

【讨论】

1. 协作组专家点评

胃肠外科:该患者2020年3月初诊时是直肠癌,属于初始不可切除的中低位局部进展期,其标准治疗模式为"术前新辅助放化疗+全直肠系膜根治性手术切除+术后辅助化疗";围手术期放化疗的疗程为6个月。患者治疗结束后8个月再次确诊降结肠癌,经影像、病理等检查评估为cT$_3$N$_0$M$_0$,Ⅱ期,属于初始可切除的局部进展期结肠癌,标准治疗模式为"完整结肠系膜根治性手术切除+术后辅助系统性化疗"。在患者无手术禁忌情况下给予积极手术切除,后续予辅助化疗以期治愈患者,长期生存。

消化科:我国约有83%的结直肠癌患者在诊断时已属晚期,丧失手术机会。结直肠癌的预后很大程度上取决于疾病获得诊断时的分期和肿瘤负荷。如果在早期获得诊断并进行根治性切除,是完全有希望治愈的。一般人群在50～75岁起接受结直肠癌筛查。本例患者确诊直肠癌后再次确诊结肠癌。病理分期已属Ⅱ～Ⅲ期,给予错配修复蛋白(MMR)状态检测及RAS和BRAF基因突变检测。治疗后随访复诊中最有价值的检查就是结肠镜,可以及时发现病变,此例患者肿瘤呈溃疡型,早期主要表现为黏膜下浸润性生长,较为隐匿,确诊有困难,可结合超声肠镜及盆腔CT/MRI等综合评估。患者属于高度复发风险,后续应接受规范的系统性辅助化疗,以提高治愈率。

肿瘤内科:患者确诊直肠癌,经新辅助放化疗+手术+术后辅助化疗,化疗方案为XELOX,8个月后再次出现结肠癌,可根治性切除,建议术后续行辅助化疗,考虑既往直肠癌术后一线接受奥沙利铂及氟尿嘧啶联合化疗,此次术后可依据术后病理结果,予以伊立替康为主的方案化疗。依据病史,考虑患者为高度复发风险,必要时可依据分子病理结果选择联合分子靶向(依据 RAS 状态选择西妥昔单抗或贝伐珠单抗注射液治疗)。

放疗科:患者再次出现结肠癌,按照诊疗指南,建议手术 + 辅助化疗。不建议放射治疗。

影像科:影像学检查特别是磁共振平扫 + 增强检查,对结直肠癌的诊断、术前 TNM 分期、术后有无复发转移的评判有着重要作用。术前评估直肠系膜筋膜、肛周复合体的累及与否,壁外血管的侵犯情况,对于选择手术方式有着重要的指导作用,DWI 功能检查序列能够敏感地发现周围及远处淋巴结转移情况。结合本例患者,初次发病,盆腔影像学检查提示病灶侵犯浆膜层,周围有肿大淋巴结,提示分期较晚,已不适合立即手术;第二次发病,盆腔影像学检查提示病灶比较局限,肠壁浆膜面没有累及,周围脂肪组织清晰,无肿大淋巴结,适合手术治疗。影像学检查为临床制订适宜的治疗方案提供可靠依据。

病理科:直肠癌有多种病理类型,最常见的是腺癌,其他还包括黏液腺癌(MA)、印戒细胞癌、鳞癌、腺鳞癌、髓样癌、未分化癌等。大量研究证实 MA 比腺癌的预后差,对放射、化学治疗敏感性更差,容易出现腹膜转移和远处转移,同时更容易出现微卫星不稳定和 K-ras 突变。此患者病理结果虽然显示肿瘤具有微卫星稳定性,但基因检测显示为 K-ras 突变型。已有研究报道黏液腺癌与基因有关,不同基因的患者可能产生不同黏液比例,这也是导致疗效差异的原因之一。另外,根据黏液腺癌中肿瘤细胞生长方式和细胞形态,又可分为分化型、漂浮型和印戒细胞型。观察患者所有病理切片,发现灶性区域存在漂浮型和印戒细胞型,而这两型 MA 更具有侵袭性生物学行为。再次调阅患者最初的病理报告,有一个细节可能容易忽视——"横结肠":锯齿状病变,而结肠直肠癌的发生是由内在遗传因素和外在环境因素相互作用,涉及多基因、多阶段的复杂过程,其中一条公认的发病途径就是锯齿状腺瘤 / CIMP 途径。患者横结肠的锯齿状病变提示,此患者可能具有更短的总体生存和无疾病生存期,这可能也是患者 8 个月再次出现结肠癌的原因。

总之,MA 虽是结直肠癌的一种组织学亚型,但其组织学形态更具有高度异质性,不同形态学特征的 MA 具有不同的临床病理学特征和生物学行为,具体组织学分类和分子分型目前文献尚未统一,故还需积累更多病例进行深入研究。只有多学科交叉协作、具有丰富经验的团队密切沟通,才可以针对每个结直肠癌患者寻找到最佳治疗方式。

中医科:对于肿瘤患者,加强中医健康教育,养成良好的饮食起居习惯,调畅情志,通过对患者病情的整体分析,采用中药口服、针灸等治疗以扶正,调理脏腑功能。

康复科:患者为直肠造瘘,腹部肌肉力量薄弱,腹压较低,可嘱患者进行腹式呼吸及摩腹治疗,个性化制订运动处方,后期康复阶段给予 DMS(深层肌肉刺激仪)治疗。另外,予音乐疗法配合吐纳呼吸功法调息安神,舒缓焦虑情绪。

心理科:临床医生和护理人员不仅要密切关注患者自身疾病的相关治疗情况,还要关注患者术后的身心健康,积极引导,避免患者产生不良心理疾病。

2. 协作组组长点评

吴小进主任医师:本例患者基础病多,病程长,肿瘤分期晚,肠道多灶肿瘤,复发风险高,直肠造瘘,有严重的焦虑、抑郁、恐惧等情绪,心理负担重,影响回归社会。针对患者情况,特申请了两次肿瘤康复多学科会诊,第一次多学科协作,使不能切除的直肠癌,经过新辅助放化疗后可以手术切除,获得根治机会,并通过肿瘤内科的积极辅助化疗,中医、营养等康复指导,肠镜严密随诊早期发现结肠肿瘤,及时进行第二次多学科协作,争取到了再次手术根治的机会,获得治愈可能。并通过肿瘤内科后续规范的辅助化疗,中医、康复、营养、心理等支持,疏导负面情绪,为延长生存期、提高生活质量打下基础。这是非常成功的多学科肿瘤康复病例。但尚有需要改进之处:对于隐匿性肠癌,在肠镜检查中尽量给予超声肠镜及辅助盆腔影像学检查来提高早期诊断,为早期诊治创造机会;患者第一次治疗后情绪低落,回归社区障碍,后续出现心脏疾患及再次肿瘤形成,除了常规消化科、胃肠外科、肿瘤科的多学科协作外,全程康复中心理、康复、中医、营养等理念需要向患者加大力度宣传,以期提高生活质量,尽早回归正常的家庭和社会。

3. 名家点评

路要武主任医师:2021 年全球每年新发结直肠癌 140 万例,仅次于乳腺癌和肺癌,因结直肠癌死亡人数约 69 万例,位列恶性肿瘤相关死因的第 4 位;早发现、早治疗、规范治疗仍是提高结直肠癌患者生存率的主要途径。我国最新的结肠癌诊疗规范中,就特别强调了MDT 的作用,即在循证医学的基础上,联合外科、放疗、化疗、影像学、病理学等多科室专家,共同商讨规范化、个体化治疗方案的协作模式。包括根据特异性分子标志物或基因检测结果,及患者一般情况、临床分期等资料,有序给予手术、放疗、化疗、分子靶向和免疫等治疗。

例如非转移性结肠癌,目前以完整结肠系膜切除术联合辅助放化疗,是其Ⅲ期患者的标准治疗方案。辅助化疗则推荐选用奥沙利铂、氟尿嘧啶等,并于围手术期 6 个月内完成。对于存在肿瘤高危因素的患者,如病理表现为低分化、脉管神经侵犯、送检淋巴结< 12 枚、术前伴有肠梗阻等Ⅱ期结肠癌患者,亦推荐术后进行标准辅助化疗,从而降低复发风险。

在我们的肿瘤康复多学科协作中,外科、放疗科、肿瘤内科、消化科、病理科、影像科参与制订治疗肿瘤的综合方案,中西医结合、营养、心理、康复、护理等专家进行全程康复指导,使患者最大限度受益。此模式值得践行和推广。

(吴小进　贺广珍　何继龙　邵　帅　王　伟)

第九章

肿瘤康复重庆大学附属肿瘤医院基地临证实录

第一节　基　地　简　介

本基地成立于 2020 年 9 月,基地主任为医院党委书记吴永忠教授,执行主任为中医肿瘤治疗中心主任王维教授。基地积极构建"一网一链"肿瘤防治体系,形成涵盖肿瘤登记、科普宣传、早期筛查、规范诊疗、康复管理的完整肿瘤诊疗服务链。

基地以中医"六位一体"肿瘤康复整合模式为特色,强调以人为中心,将中医辨证施药、中医针灸理疗、中医辨证施膳、中医辨证施乐、中医心理疏导、中医运动指导六种传统疗法有机结合,全程介入肿瘤的预防、治疗和康复阶段,最大限度帮助肿瘤患者身心康复。

第二节　临　证　实　录

胰腺神经内分泌癌术后肝转移化疗期副反应案例

【基本情况】

患者周某,男,55 岁,身高 174cm,体重 51kg,BMI 16.8kg/m²,KPS 评分 70 分。

【案例背景】

本例是一名中年男性胰腺神经内分泌癌伴肝转移的患者。患者既往长期从事文职工作,性格内向,家庭关系和睦。长期病痛折磨得他瘦骨嶙峋,尤其是反复化疗引发了许多并发症,使其痛苦不堪,寝食难安,严重影响生活质量。长期生病,四处求医,家中经济也被拖累得捉襟见肘,难以为继。患者不愿和人交流,看病时也表现得非常消极沉闷,多次表示不想治疗,但家人仍然坚定地支持他继续治疗。

【患者需求】

希望通过综合治疗,尽量减轻临床症状,延长生存期,提高生活质量。

【发起者及需求】

本例多学科肿瘤康复发起者为肝胆胰肿瘤中心。

需求:通过多学科协作,为患者寻求整体的肿瘤康复治疗方案,减轻手足综合征、皮疹、疼痛等药物不良反应,改善呕吐、腹泻、睡眠障碍等临床症状,缓解心理压力,更好地支持患者后续抗肿瘤治疗的完成,有效控制病情进展,在生存期和生活质量两者之间取得最大获益。

【病史】

1. 诊治经过　患者于 2017 年 9 月 1 日无明显诱因出现清晨胡言乱语,休息后可缓解,未予重视。2017 年 9 月 16 日,患者反复出现四肢软弱、无力、出汗、心慌,一般每天都会有 2 次发作,经常在发作时只要进食就能使症状缓解。2017 年 9 月 21 日,患者再次出现胡言乱语、反应迟钝、四肢抽搐、颜面抽动、面色苍白、无意识障碍、角弓反张、口吐白沫、牙关紧闭、大小便失禁等症状,持续约 2 小时,就诊于重庆某中医院,当时查血糖示 2.06mmol/L,予口服糖水后症状逐渐缓解。增强 CT 示:考虑胰腺占位性病变(恶性可能)伴肝脏转移、腹膜后淋巴结肿大。患者为进一步明确诊断,就诊于我院肝胆胰肿瘤中心。2017 年 10 月 1 日行 PET-CT 示:胰腺体部占位,最大横截面约 1.2cm×3.1cm,糖代谢增高,SUV3.9,考虑恶性肿瘤可能性大,胰岛细胞瘤?肝内多发类圆形低密度灶,较大且糖代谢较高者位于右后下段,大小约 3cm×3.2cm,糖代谢异常增高,SUV5.5,考虑转移;腹膜后淋巴结显示,糖代谢增高,SUV3.9,考虑转移。完善相关检查后于 2017 年 10 月 30 日行超声引导下行肝穿刺活检术,穿刺活检:坏死组织旁见神经内分泌癌浸润,请结合临床病史及相关检查除外转移。免疫组化结果:Arginase-1(−),Hepatocyte(−),Glypican-3(−),CK(++),CK8/18(++),CK19(++),CA19-9(+),P63(−),Ki-67(2%+),Syn(++),CgA(++),CD56(++)。诊断为胰腺神经内分泌癌 $pT_1N_1M_1$。排除相关治疗禁忌后,于 2017 年 11 月 3 日行动脉栓塞化疗术(TACE),术后予以保肝等对症支持治疗,出院休养。

2017 年 11 月 20 日,患者就诊于四川省某医院,行全腹部增强 CT 示:考虑胰腺癌伴腹主动脉旁淋巴结转移可能;考虑肝内转移可能,不除外合并介入治疗后改变。排除手术禁忌后,于 2017 年 11 月 22 日行“胰体尾切除+脾切除术+肝活检术”,术中见:腹腔无粘连,肝脏可见多发灰白色结节,取部分结节行术中冰冻,病理报告提示:低分化腺癌。胰腺体部可触及质硬肿物,直径约 3cm×4cm,浸润胰腺被膜及胃左动脉,第 7、8 组淋巴结肿大,余脏器未见明显异常。术后病理提示,病变部位:胰体尾、脾脏、大网膜及淋巴结;样本类型:手术切除;病理诊断:胰体尾肿瘤;免疫组化示肿瘤呈:PCK(+)、CD56(+)、CgA(+)、Syn(+)、CK7(−)、CK19(弱+)、DPC-4(+)、P53(部分+)、Rb(+)、ATRX(+)、Hepa(−)、GPC-3(−)、胰岛素(−)、胰高血糖素(−)、胃泌素(−)、生长抑素(−)、Ki-67(15%+);核分裂指数:5 个 /10HPF。结合组织学形态和免疫表型,支持为神经内分泌肿瘤(NET,G2)。胰腺断端未见肿瘤累及。脾脏慢性脾淤血改变,未见肿瘤累及。大网膜纤维脂肪组织,未见肿瘤累及。淋巴结送检“7 组淋巴结”见肿瘤转移(1/1),并可见脉管内癌栓;“8 组淋巴结”未见肿瘤转移(0/2)。患者于 2017 年 12 月 25 日开始“苹果酸舒尼替尼胶囊 25mg,每日 1 次,口服”靶向治疗,定期于门诊复查提示肿瘤较前缩小,服药过程中,患者出现手足综合征,予以“尿素软膏”对症处理后略缓解。

2018 年 12 月 22 日复查上腹部 MRI 提示:肝脏实质弥漫大小不等异常信号结节,较大者位于肝左叶,大小约 2.1cm×2.1cm,平扫呈长 T_1 稍长 T_2 信号,增强扫描动脉期、门脉期及延迟期轻度不均匀强化,肝实质期未见造影剂摄取,边界欠清。肝内血管显影良好。肝脏病灶较前增大,考虑病情进展,于 2018 年 12 月 25 日开始应用注射用醋酸奥曲肽微球 20mg,每 4 周 1 次,肌内注射治疗;2019 年 12 月 26 日开始改为注射用醋酸奥曲肽微球 30mg,每 4 周一次,肌内注射治疗,其间定期复查病情稳定。用药过程中,患者手足综合征症状较前加重,疼痛明显,影响走路及日常生活,NRS 评分 3 分,伴随会阴部皮肤瘙痒破溃,反复口腔溃疡,进食量少,进食后呕吐,腹泻,体重下降,睡眠差。予以止痛、护胃、改善睡眠等对症治疗后症状稍缓解。

2020 年 9 月 14 日,患者因反复出现低血糖症状返院复查,2020 年 9 月 16 日上腹部增强 MRI 提示:肝脏实质弥漫大小不等异常信号结节,较大者位于肝左叶,大小约 4.4cm×3.6cm,平扫呈长 T_1 稍长 T_2 信号,增强扫描动脉期、门脉期及延迟期轻度不均匀强化,边界欠清。考虑肝内转移瘤部分较前增大。考虑病情进展,为制订下一步治疗方案,提高患者生活质量,遂寻求多学科肿瘤康复团队的帮助。

2. 主要问题　患者诊断胰腺神经内分泌癌 3 年,既往行手术、TACE、舒尼替尼、奥曲肽等多种治疗,本次入院患者反复发作低血糖,辅助检查提示肝内转移瘤部分较前增大。患者双手掌、双足跟及足背部皮肤干裂、出血,疼痛症状明显,影响走路及日常生活,会阴部皮肤瘙痒破溃,有液体渗出,口干不苦,反复口腔溃疡,舌体疼痛,食欲差,进食后呕吐,睡眠差,入睡困难,焦虑症状明显。

3. 中医四诊　大便次数增多,便质稀溏,小便黄。左脉弦细,右脉缓弱,舌质红,有裂纹,无苔。

4. 既往史　患者于 20 年前诊断"乙肝小三阳",既往抗病毒治疗方案不详。10 年前诊断高血压,最高至 160/90mmHg,口服"替米沙坦"降压治疗,血压控制可。否认"糖尿病、冠心病"病史,否认"肺结核、伤寒"等传染性疾病史;否认食物、药物过敏史;否认外伤史。2017 年 11 月 22 日在四川省某医院行"胰体尾切除+脾切除术+肝活检术",术后恢复可。

5. 个人史　无吸烟史,既往有 20 年饮酒史,每天约 100g,已戒酒 3 年。

6. 婚育史　22 岁结婚,育有 1 子,配偶及子女体健。

7. 家族史　母亲因"淋巴瘤"去世,父亲健在,否认家族遗传性疾病及其他肿瘤病史。

【相关检查】

2020 年 9 月 16 日上腹部增强 MRI(重庆大学附属肿瘤医院)示:腹腔肠管积气、积液明显,局部影响观察。胰腺体尾部缺如,胰头未见异常信号影。肝脏实质弥漫大小不等异常信号结节,较大者位于肝左叶,大小约 4.4cm×3.6cm,平扫呈长 T_1 稍长 T_2 信号,增强扫描动脉期、门脉期及延迟期轻度不均匀强化,边界欠清。肝内血管显影良好。胆囊不大,壁不厚,腔内未见异常,肝内外胆管无扩张。脾脏未见显示。双侧肾上腺增粗,以左侧明显。扫描层面,双肾见散在囊性无强化结节,较大者直径约 1.2cm,边界清晰。左肾周间隙少量条片影。腹腔及腹膜后未见肿大淋巴结,腹腔无积液。印象:同 2020 年 1 月 16 日片对比,胰腺体尾部切除术后,胰头未见异常,请随访。肝内多发转移瘤,数目较前变化不大,部分较前增大。脾脏未见显示,请结合临床。双肾囊肿,较前变化不大。双侧肾上腺增粗,较前变化不大,随诊。腹腔肠管积气、积液明显,请结合临床。

2020 年 9 月 17 日肿瘤标志物(重庆大学附属肿瘤医院)示:CA724 8.21U/ml,CA199 19.93IU/ml,神经元特异性烯醇化酶 8.64ng/ml。

【诊断】

1. 中医诊断　内科癌病;肝肾阴虚,痰瘀内结证。

2. 西医诊断　胰腺神经内分泌癌,$pT_1N_1M_1$,肝转移。

【康复目标】

1. 近期目标　通过多学科协作,减轻不适症状,提高生活质量,帮助患者建立治疗信心;制订下一步抗肿瘤治疗方案,控制病情继续发展。

2. 远期目标　通过解决进食、手足综合征、疼痛等问题,消除患者不良心理反应,帮助其建立积极心态;改善营养状况,逆转体重持续下降趋势,支持患者完成后续抗肿瘤治疗过程。在提高患者生活质量的同时,尽量控制病情进展,延长生存期。

【多学科讨论】

1. 时间　2020 年 9 月 17 日。

2. 参加讨论科室及人员　中医肿瘤治疗中心王维主任医师,中医康复护理、肝胆胰肿瘤中心、肿瘤内科、肿瘤放射治疗中心、血管与介入科、内分泌肾病科、心理科、营养科、病理科、影像科相关专家。

3. 各学科观点

(1) 病理科:根据患者病理检查结果,目前病理诊断明确。胰腺神经内分泌肿瘤是最常见的神经内分泌肿瘤,也是排名第二位的胰腺恶性肿瘤,但其预后好于胰腺癌,可以长期带瘤生存。

(2) 影像科:根据患者既往 PET-CT 及病理诊断,患者胰腺肿瘤伴肝转移诊断明确。患者既往行"胰体尾切除术",本次入院复查上腹部 MRI,与前片相比,肝内转移瘤较前增大,考虑病情进展。患者双侧肾上腺增粗,以左侧明显,对比历次影像学资料,变化不大,可继续随访观察。

(3) 肝胆胰肿瘤中心:根治性切除是治愈胰腺神经内分泌肿瘤的唯一方式,根治性手术患者 20 年存活率＞ 50%。患者胰腺神经内分泌肿瘤伴肝转移诊断明确,已无根治性手术治疗指征,既往患者已行减瘤手术,可使患者生存获益,由于神经内分泌肿瘤的惰性特点,其中位生存期可达 5 年。患者目前考虑肝内多发转移瘤,较大者位于肝左叶,无外科手术治疗指征,可考虑介入与内科联合治疗。

(4) 血管与介入科:患者胰腺神经内分泌肿瘤伴肝转移诊断明确,目前一般情况可,肝功能 Child A 级,肾功能及心肺功能良好,影像学检查提示肝内多发活性转移灶,有明确肝动脉参与供血,有再次介入治疗指征及适应证,建议复查电解质情况,如无明显异常,可沟通再次行介入治疗控制肝内转移瘤。

(5) 肿瘤内科:对于不能行根治术的胰腺神经内分泌肿瘤患者,药物治疗具有非常重要的地位,舒尼替尼和依维莫司是目前被推荐用于胰腺神经内分泌肿瘤的两种小分子靶向药物,针对 Ki-67 < 10% 且生长抑素受体表达阳性的患者,长效生长抑素类似物具有较好的治疗作用。全身化疗主要用于肿瘤负荷大且生长速度快的低级别胰腺神经内分泌肿瘤,针对本例患者,结合其既往病史,暂不建议全身化疗治疗。

(6) 肿瘤放射治疗中心:患者目前胰腺神经内分泌肿瘤伴肝转移诊断明确,既往行减瘤手术,目前肝内为多发转移瘤,考虑神经内分泌瘤对放疗敏感度差,暂不建议放疗治疗。

(7) 内分泌肾病科:患者起病时症状表现为无明显诱因反复出现清晨时胡言乱语、肢体无力、心慌、汗出等,病程中反复出现低血糖现象,口服葡萄糖后症状可消失,结合胰腺神经内分泌肿瘤诊断,符合 Whipple 三联征。治疗上,以积极治疗原发病为主,针对患者反复发生低血糖情况,暂无特殊治疗,以对症处理为主,嘱患者注意监测血糖,警惕低血糖发生,做好护理工作。

(8)心理科:患者意识清楚,定向力好,应答切题,目前入睡困难,存在睡眠障碍,结合患者病史,考虑与情绪低落、疼痛等综合因素有关,结合患者心理评估情况,可暂不予药物治疗,建议止痛等对症治疗后观察随访。如后续患者症状改善不明显,可适当予以苯二氮䓬类药物缓解焦虑症状,改善睡眠。

(9)营养科:患者为消化道肿瘤,既往已行手术治疗,目前主要存在进食量少、进食后呕吐、腹泻、体重持续下降等问题,辅助检查提示血红蛋白 80g/L,白蛋白 28.7g/L,考虑诊断营养不良、低蛋白血症、贫血,应与摄入不足、肿瘤消耗、肠道功能紊乱等因素有关,建议改善胃肠功能、调节肠道菌群对症治疗,适当调整饮食结构,同时加用肠内营养粉加强营养支持,必要时可联合肠外营养支持治疗,注意监测生化指标。

(10)中医康复护理:患者目前焦虑症状明显,需密切关注心理状态变化,与患者家属做好沟通,积极预防不良事件发生。针对患者皮肤情况,需加强皮肤护理,预防皮肤感染,可运用我科特色的二黄润肤膏缓解手足综合征症状。

(11)中医肿瘤治疗中心:患者目前临床症状复杂,生活质量不高,考虑到胰腺神经内分泌肿瘤生存期相对较长,因此,在抗肿瘤治疗的同时,建议以中医"六位一体"整合模式进行康复治疗,通过药物、心理、饮食、音乐、针灸等多种干预措施,缓解临床症状,改善生活质量。心理、音乐治疗方面可参照心理科会诊意见;针对患者睡眠问题,可采取耳穴压豆以改善睡眠情况;饮食治疗方面可采取营养科会诊意见;因患者目前手足部疼痛症状明显,暂不宜进行运动疗法;中医治疗方面,通过四诊合参,辨证为肝肾阴虚,痰瘀内结证,治宜滋阴疏肝和胃,凉血化痰逐瘀。

4. 多学科康复方案

(1)肝胆胰肿瘤中心及血管与介入科:复查电解质情况,如无明显异常,排除相关治疗禁忌证,行载药微球栓塞(DEB-TACE)治疗以控制肝内转移瘤进展,同时行"奥沙利铂"化疗灌注及栓塞治疗,注意积极预防术后出血及感染。

(2)肿瘤内科:介入治疗后密切关注患者肝肾功能等指标,如无明显异常,根据病情变化,继续予"注射用醋酸奥曲肽微球"治疗或改用"依维莫司"靶向治疗,密切观察药物不良反应,注意随访生化指标。

(3)内分泌肾病科:嘱患者监测三餐前及睡前血糖,必要时安置血糖监测泵及时了解血糖动态变化情况,警惕低血糖及相关并发症发生,嘱患者家属做好陪护工作。

(4)心理科:①予口服"洛芬待因缓释片,每次 2 片,每 12 小时 1 次"止痛,注意观察疼痛变化情况,及时调整止痛药;②音乐疗法,每晚睡前收听正宫调式音乐 30 分钟;③1 周后如症状缓解不明显,可加用"阿普唑仑,0.4mg,每晚 1 次",改善睡眠情况;④注意动态观察患者心理状态,必要时加用"氯硝西泮,1mg,每晚 1 次",改善焦虑症状及睡眠情况。

(5)营养科:①对患者进行饮食指导,建议少食多餐,注意糖类、高蛋白类食物的摄入,饮食以易消化的半流质为主,避免进食油腻、不易消化、辛辣刺激类食物;②建议口服肠内营养制剂补充肠内营养,同时予以微生态制剂调节肠道菌群;③可配合"复合氨基酸、中长链脂肪乳"肠外营养支持,必要时予"人血白蛋白"纠正低蛋白血症;④定期检测生化指标。

(6) 中医肿瘤治疗中心:①针对手足综合征,嘱早、晚进行皮肤清洁后,予外用二黄润肤膏涂擦皮损处预防感染,促进皮肤修复。②针对患者睡眠情况,可予耳穴治疗。③针对患者饮食情况,建议其可适当多食用百合、山药、莲子、灵芝等药食同源食物,以滋阴养胃和中。④患者中医辨证为肝肾阴虚,痰瘀内结证,可予一贯煎合犀角地黄汤加味,处方如下:生地黄 30g,北沙参 15g,麦冬 15g,枸杞子 15g,当归 15g,川楝子 6g,党参 15g,五味子 6g,牡丹皮 10g,陈皮 10g,水牛角 15g,盐知母 10g,赤芍 10g,白鲜皮 15g,刺蒺藜 10g,地肤子 10g,生黄芪 30g,鸡内金 15g,炒麦芽 15g,黄精 10g。水煎服,一日 1 剂,分 2 次服。

5. 多学科协作治疗经过

(1) 第一阶段治疗

1)介入治疗:与患者及其家属沟通后,同意介入治疗,复查电解质恢复正常,排除介入治疗相关禁忌证,于 2020 年 9 月 18 日行 DEB-TACE 术,术中予"奥沙利铂 100mg"化疗灌注治疗,治疗过程顺利,术后患者出现发热症状,予抗感染等对症处理后好转。

2)药物治疗:介入治疗后,患者复查肝肾功能未见明显异常,先后于 2020 年 9 月 29 日、10 月 30 日肌内注射"注射用醋酸奥曲肽微球 30mg",治疗后手足综合征症状略有反复。

3)中医外治:患者会诊当日即开始,嘱患者清洁皮损后使用二黄润肤膏擦涂患处,药物涂抹均匀后轻轻按摩 5 分钟以促进药物吸收,治疗后休息 1 ~ 2 小时,早、晚各 1 次。1 周后患者手足综合征症状明显缓解,恢复正常行走及日常生活。

4)中药治疗:患者术后第二天开始口服中药汤剂,累计服用 46 剂,口腔溃疡、进食后呕吐等症状消失,食欲较前增加。

5)针灸治疗:患者暂拒绝针刺,遂采取耳穴治疗,取单侧"神门、皮质下、心、脑、肝、脾、胰胆、内分泌"耳穴压豆,嘱每次按压 5 分钟,每日可间断按压 3 ~ 5 次,每周更换对侧耳穴。经治疗后睡眠较前明显改善。

6)饮食营养治疗:患者每日能量需要约为 25 ~ 30kcal/(kg·d),蛋白质 1 ~ 1.5g/(kg·d),予口服低脂短肽肠内营养制剂进行干预,微生态制剂(每日 1 ~ 3 支)调节肠道菌群。患者暂拒肠外营养,嘱其适当补充优质蛋白,少食多餐,以易消化的半流质或软食为主。患者进食量较前略增加,腹泻症状缓解,体重较前增加 1kg。

7)音乐心理治疗:嘱患者注意调整情绪,保持心情舒畅,每晚睡前收听《春江花月夜》《小白杨》等正宫调式音乐 30 分钟,可配合冥想及中医吐纳功法调息安神。

(2) 第二阶段治疗

1)药物治疗:患者复查肝肾功能未见明显异常,先后于 2020 年 11 月 26 日、2021 年 1 月 6 日肌内注射"注射用醋酸奥曲肽微球 40mg"2 次,治疗后手足综合征症状较前加重。

2)中药治疗:患者目前口腔溃疡、进食后呕吐等症状消失,方剂改用一贯煎合资生汤加减变化。方剂如下:生地黄 30g,北沙参 15g,麦冬 15g,枸杞子 15g,当归 10g,川楝子 6g,生黄芪 30g,党参 15g,山药 30g,玄参 10g,白术 10g,鸡内金 15g,牛蒡子 6g,水牛角 15g,牡丹皮 10g,赤芍 10g,水煎服,日 1 剂,分 2 次服。患者先后共服用中药 30 剂,精神及食欲较前进一步改善。

3)中医外治:患者在"奥曲肽"增加剂量后手足综合征症状反复,在外用二黄润肤膏基础上,加用中药浸浴。处方如下:黄柏 10g,葛根 30g,白矾 30g,白鲜皮 15g,苦参 10g,地肤子 15g,蒺藜 15g,7 剂,水煎,外用,1 日 1 次,每次浸浴 15 分钟左右。患者手足综合征缓解,会阴部皮肤瘙痒破溃较前好转。

4)饮食营养治疗:患者复查肝功能提示白蛋白较前升高,提示营养治疗有效,继续予以口服低脂短肽肠内营养制剂,配合微生态制剂调节肠道菌群。嘱其低脂饮食,适当补充优质蛋白。

5)音乐心理治疗:患者睡眠状态较前好转,焦虑症状缓解,可继续每晚睡前聆听《春江花月夜》《小白杨》等正宫调式音乐,同时配合中医吐纳功法调息安神。经治疗后,患者睡眠及焦虑情况明显好转。

(3) 第三阶段治疗

1)药物治疗:患者经介入及"注射用醋酸奥曲肽微球"4 周期治疗后,复查提示病情稳定,因患者治疗后出现手足综合征加重,拒绝继续治疗,于 2020 年 2 月 24 日开始服用"依维莫司片 10mg,每天 1 次"靶向治疗,目前未诉明显不良反应。

2)中药治疗:患者目前精神食欲较前明显好转,仍诉舌体疼痛不适,方剂改用一贯煎合益胃汤加减变化。方剂如下:生地黄 30g,北沙参 15g,麦冬 15g,枸杞子 10g,当归 10g,玉竹 10g,石斛 10g,生黄芪 30g,党参 15g,山药 30g,白术 10g,鸡内金 15g,淡竹叶 3g,水煎服,1 日 1 剂。1 周后舌体疼痛症状较前略缓解。

3)中医外治:患者仍有轻微手足综合征症状,继续予以外用二黄润肤膏对症治疗;会阴部皮肤瘙痒明显好转,仍诉轻微不适,继续予以中药浸浴,中药方剂及用法如前。

4)饮食营养治疗:患者近期复查肝功能提示白蛋白较前略下降,考虑与"奥曲肽"增加剂量有关,继续予以口服低脂短肽肠内营养制剂配合微生态制剂调节肠道菌群,同时予以静脉输注"人血白蛋白"纠正低蛋白血症。

5)音乐心理治疗:患者睡眠及精神状态良好,可继续睡前聆听《春江花月夜》《小白杨》等正宫调式音乐,同时配合中医吐纳功法调息安神。

【随访】

第一阶段随访:2020 年 10 月,患者介入治疗后出现发热症状,最高体温 38.7℃,予以抗感染、补液等对症治疗后体温恢复正常,复查血常规、肝肾功能未见明显异常。患者应用二黄润肤膏治疗 1 周后,手足综合征症状明显缓解,疼痛明显缓解,NRS 评分 1 分,基本恢复正常行走及日常生活。但 2020 年 9 月 29 日肌内注射"注射用醋酸奥曲肽微球"后,手足综合征症状略反复,嘱其继续应用二黄润肤膏治疗。患者服用中药 16 剂后,口腔溃疡、进食后呕吐等症状消失,进食量较前略增加,体力较前增加,提示中药及营养支持治疗有效,可继续目前治疗方案。患者目前腹泻症状缓解,体重较前增加 1kg,可继续肠内营养、调节肠道菌群对症治疗。患者目前睡眠较前略好转,焦虑症状缓解,可继续耳穴及音乐治疗。

第二阶段随访:2020 年 11 月,患者 1 疗程介入治疗及 2 疗程"奥曲肽"治疗后,于 11 月

8 日复查上腹部增强 MRI 见：肝脏弥漫大小不等异常信号结节及肿块，较大者位于肝左叶，大小约 4.4cm×3.6cm，边界欠清，平扫呈长 T_1 稍长 T_2 信号，增强扫描动脉期、门脉期及延迟期轻度不均匀强化，肝胆期呈低信号。肝内血管显影良好。提示肝内多发转移瘤，较前相似，评价疗效为稳定。目前诉手足综合征较前明显好转，但在"奥曲肽"治疗后有所反复，疼痛程度明显减轻，会阴部仍有瘙痒不适，口腔溃疡未再发作，仍诉舌体疼痛不适，精神食欲较前明显好转，未再出现进食后呕吐症状，腹泻较前减轻，体重较会诊时增加约 2kg，精神体力好转，睡眠较前好转，每天能保证 6 小时左右睡眠。

第三阶段随访：2021 年 2 月，患者先后于 2020 年 11 月 26 日、2021 年 1 月 6 日肌内注射"注射用醋酸奥曲肽微球 40mg" 2 次，2021 年 2 月 4 日复查上腹部增强 MRI，提示肝内多发转移瘤，较前相似，评估病情为稳定。增加"奥曲肽"剂量后，患者手足综合征症状较前加重，近期发作低血糖次数较前增加，双下肢凹陷性水肿，辅助检查提示白蛋白 28g/L，精神饮食尚可，体重较会诊时增加 3kg。

第四阶段随访：2021 年 3 月，患者目前服用"依维莫司"靶向治疗中，KPS 评分 90 分，仍有轻微手足综合征症状，会阴部瘙痒、渗出症状较前好转，未再出现呕吐，食欲较前好转，体重较会诊时增加 7kg，舌体疼痛较前好转，睡眠可，心理状态佳。辅助检查提示白蛋白 33g/L，血红蛋白 96g/L。患者目前辅助检查提示肿瘤控制稳定，生活质量较前明显提高，对后续抗肿瘤治疗及生活充满信心和希望。

【讨论】

1. 协作组专家点评

病理科：针对本例患者，结合其穿刺活检病理和术后病理，病理诊断明确。胰腺神经内分泌肿瘤的发病率约为 (0.3～0.5)/10 万，占所有消化道系统神经内分泌肿瘤的 50%，属于罕见肿瘤。小分子靶向治疗也是主要的治疗方式。患者免疫组化提示 Ki-67(2%+)，结合其生长抑素受体表达情况，提示长效生长抑素类似物可能具有较好的治疗作用，给患者带来更多的治疗机会。

影像科：患者胰腺神经内分泌肿瘤伴肝转移诊断明确，既往行"胰体尾切除术"，本次入院复查上腹部 MRI 提示胰腺体尾部切除术后，胰头未见异常，肝内多发转移瘤较前增大，经多学科协作诊治后，肿瘤控制稳定。虽然神经内分泌肿瘤惰性较高，但对晚期肿瘤患者，需密切随访影像学检查，关注肿瘤负荷。

肝胆胰肿瘤中心：针对胰腺深静脉内分泌肿瘤，根治性切除是治愈的唯一方式，但 20%～64% 的患者在确诊时伴随远处转移，失去根治机会。但减瘤治疗对患者仍有获益，其中位生存期可达 5 年。本例患者胰腺癌术后未见明显异常，肝内多发转移瘤较前增大，其治疗重心一方面是控制肝内转移瘤的继续进展，保护肝脏脏器功能，另一方面是改善临床症状，提高患者生活质量。

血管与介入科：针对胰腺神经内分泌肿瘤肝转移患者，肝动脉栓塞、肝动脉化疗栓塞和射频治疗是控制肝内转移瘤的主要手段，安全性相对较高，治疗创伤小。本例患者后续需密切观察肝转移瘤情况，必要时可再次行介入治疗控制肿瘤进展，放射栓塞术也是可以尝试的治疗手段。

肿瘤内科:药物治疗对于不能行根治术的胰腺神经内分泌肿瘤患者非常重要。靶向治疗、生物治疗是较为常见的治疗方式,免疫治疗也在不断尝试。对于肿瘤负荷大且生长速度快的低级别胰腺神经内分泌肿瘤,也可以尝试全身化疗,但抗肿瘤治疗相关副反应对患者的生活质量造成了较大影响。因此,缓解患者相关临床症状,支持患者完成抗肿瘤治疗是内科治疗的任务之一。

肿瘤放射治疗中心:胰腺神经内分泌肿瘤目前仍以手术和药物治疗为主,针对患者肝内转移病灶,暂不建议放射治疗,后续密切随访病情变化,如肝内转移瘤病情控制不理想,可尝试放射栓塞或肽受体放射性核素治疗。

内分泌肾病科:患者病程中反复出现低血糖,结合胰腺神经内分泌肿瘤诊断,考虑为Whipple三联征,治疗上暂无特殊处理,以积极治疗原发病为主。通过对患者进行血糖管理宣教,督促其规律监测血糖,积极预防低血糖发生,及时对症处理,以减少低血糖相关性损伤,对于提高患者生活质量、改善预后有一定帮助。

心理科:患者存在睡眠障碍,结合病史及心理评估结果,考虑与情绪低落、疼痛等综合因素有关,治疗上予止痛消除病因,并配合心理疏导和音乐治疗安神助眠,帮助患者树立信心,为后续治疗打下良好基础。肿瘤相关性睡眠障碍,多数伴随心理异常,许多患者对于药物有一定的抵触心理。因此,合理安排心理疏导和音乐治疗等非药物疗法有积极的临床意义。

营养科:营养支持治疗目前已上升为肿瘤一线疗法。患者为消化道肿瘤,肿瘤消耗和抗肿瘤治疗引起的消化道反应是患者营养缺乏、体重下降的主要原因。本例患者在中医调理消化功能的基础上,配合饮食指导、营养支持、调节肠道菌群等治疗,有效改善了贫血、低蛋白血症、营养不良等问题,体重较会诊时增加了7kg,为下一步抗肿瘤的顺利进行打下良好基础。

护理:患者病程长,既往行手术、靶向、介入等多程抗肿瘤治疗,本次入院,存在手足综合征、疼痛、睡眠障碍、心理障碍、消化功能异常等多种临床症状。在患者住院过程中,护理团队给予患者皮肤护理、心理干预、疼痛康复护理等多方面护理工作,有效改善患者临床症状和功能状态,建立了肿瘤康复医护配合的样板,对于提高患者生活质量、延长生存期起到重要作用。

2. 协作组组长点评

王维主任医师:本例患者病程长,肿瘤分期晚,临床症状繁复,参加肿瘤康复多学科会诊时,患者痛苦指数高,生活质量极差。因此,其总体康复治疗目标是通过多学科协作,减轻不适症状,改善营养状况,缓解心理压力,提高生活质量,建立治疗信心,支持患者完成后续抗肿瘤治疗过程。通过多学科共同参与,医护团队协同合作,整合运用中药口服、中药外治、针灸治疗、五行音乐治疗、饮食营养治疗、心理治疗、介入治疗、靶向治疗等多种手段,有效缓解临床症状,控制病情进一步发展,实现生活质量和生存期的共同获益,是中西医结合肿瘤康复多学科协作模式的成功案例。

3. 名家点评

国医大师金世元教授:目前,WHO把肿瘤定义为慢性可控制的疾病,肿瘤患者的生存期正在逐渐延长,人们越来越注重躯体、精神及社会适应能力的综合健康。患者生存质量是衡量肿瘤治疗效果的新指标,因此,以延长生存期、提高生活质量为目的的肿瘤康复正在成为临床的迫切需求。如何结合患者的临床症状、心理及家庭因素、环境因素等,制订个体化的肿瘤康复方案,是肿瘤康复治疗的重点和难点。

中西医结合肿瘤康复多学科会诊模式,坚持中西医结合治疗的主导作用,其他各种治疗方法相互补充,以患者个体化的中医辨证论治贯穿康复治疗的全过程,形成完整的治疗康复链,为今后的肿瘤康复治疗模式开辟了新道路,也为肿瘤患者的康复治疗提供了科学可靠的指导,值得学习和推广。

（王　维　刘绍永）

第十章

肿瘤康复甘肃省肿瘤医院基地临证实录

第一节 基地简介

本基地成立于2021年7月18日。院长郝明教授任基地主任,副院长王军教授任基地执行主任。基地办公室设在综合康复中心。综合康复中心多年来一直探索肿瘤康复之路。2005年成立"抗癌俱乐部",为癌症患者开展健康教育、心理支持、有氧运动、居家护理指导、营养支持等公益服务。2009年开展的乳腺癌临床心理与科研工作,填补了我省空白。近年来形成了"多学科合作下的甲状腺癌、乳腺癌、妇科肿瘤、泌尿系统肿瘤的慢病管理路径",构建了"中西医结合肺癌综合防治体系"。出版多部专著及科普读物。

第二节 临证实录

非小细胞肺癌术后进展伴肝转移、焦虑失眠案例

【基本情况】

患者王某,男,56岁,身高170cm,体重85kg,BMI 29.4kg/m²,KPS评分90分。

【案例背景】

患者长期从事铁路一线工作,性格开朗,家庭关系和睦。患者于2015年7月单位体检时胸片检查提示右肺团块状阴影,后经胸部CT、经皮肺穿刺涂片等检查诊断为右肺非小细胞肺癌,倾向腺癌,$cT_3N_1M_0$ IIIa期。于2015年8月12日在全麻下行右肺上叶切除+纵隔淋巴结清扫术,术后分期:$pT_3N_0M_0$ IIb期,EGFR检测示未见基因突变。术后患者一般情况尚可,长期口服中药抗肿瘤治疗,定期复查一般情况稳定。患者于2018年10月21日因咳嗽咳痰来我院门诊就诊,胸部CT检查提示纵隔淋巴结肿大,考虑转移,遂给予化疗、放疗,疗效评价稳定,继续中药调理。患者于2021年3月9日就诊我院门诊,复查胸部CT发现纵隔内多发淋巴结肿大,考虑转移。上腹部超声示右肝实性占位伴液化,在CT引导下行经皮肝穿刺活检术,术后病理肿物穿刺示(肝)符合右肺腺癌(伴神经内分泌分化)肝转移。患者既往5年前行外科手术治疗,后纵隔淋巴结转移行调强放疗控制,现复查再次出现肝区转移,偶有上腹隐痛不适。考虑到病情再次进展,肝转移,IV期,预后差,既往已行放化疗综合治疗,针对病情进展肝转移,能否再次从外科手术获益,患者因睡眠障碍导致焦虑失眠。为

解决临床症状,提高生活质量,制订下一步抗肿瘤治疗方案,尽可能延长生存时间,患者寻求多学科肿瘤康复团队的帮助。

【患者需求】

控制疾病,获得较好的生存期和生活质量。

【发起者及需求】

本例多学科肿瘤康复发起者为中西医结合消化肿瘤内科。

需求:以延长患者生存期及提高生活质量为目标,突出中西医结合优势,通过多学科共同协作,发挥外科、介入科、放疗科、综合康复中心、营养科等学科优势,为患者制订肿瘤复发后最佳治疗方案及整体康复方案,控制肝脏转移,增强患者体能,减轻焦虑抑郁情绪,维持健康体重,保障与支持患者后续抗肿瘤治疗的顺利完成,最大限度控制病情进展。

【病史】

1. 诊治经过 患者于2015年7月单位例行体检时,胸片检查提示右肺团块状阴影,建议患者进行胸部CT检查,于2015年7月15日就诊于当地某医院,行胸部CT检查提示最大截面约7.0cm×5.0cm大小,纵隔淋巴结肿大,考虑肺恶性肿瘤。患者为行进一步治疗,于2015年7月28日来我院就诊,入院后完善相关检查,血常规、生化、出凝血、病毒学未见明显异常,呼吸肿瘤标志物检查NSE 29.87ng/ml,行CT引导下经皮肺穿刺涂片查到癌细胞,倾向非小细胞肺癌,组织学回报:右肺非小细胞肺癌,倾向腺癌,癌组织伴大片凝固性坏死。免疫组化结果:肿瘤细胞TTF-1(+),NapasinA(−),P63(−),P40(−),CD56(−),Syn(−),CgA(−);请胸外科会诊后,无明确手术禁忌证,于2015年8月12日在全麻下行"右肺上叶切除+纵隔淋巴结清扫术",手术顺利,术后予抗炎、对症支持治疗。术后病理回报:右肺上叶切除标本:肿物大小7.15cm×2.5cm灰红色组织,浸润性腺癌,腺泡生长为主型,伴神经内分泌分化,癌组织浸润间质及周围正常肺组织,并伴大片凝固性坏死;支气管残端(−),脏层胸膜(−);另送:2R淋巴结未见癌转移0/5,4R淋巴结未见癌转移0/2,第11组淋巴结未见癌转移0/1,合计0/8;另送胸壁组织:未见癌组织累及;免疫组化结果:肿瘤细胞TTF-1(+),NapasinA(+),P63(−),P40(−),CD56(−),CK8/18(+),CgA(−),Syn(部分+);EGFR检测示:未见基因突变。术后病理分期$pT_3N_0M_0$ Ⅱb期,术后恢复尚可,于2015年9月17日至12月3日给予DP方案进行术后4周期辅助化疗,具体用药:TXT 120mg,静脉滴注,第1天;DDP 40mg,静脉滴注,第1~3天;同时给予对症支持治疗,化疗后出现2级恶心、呕吐不良反应,对症给予止吐治疗后好转。治疗后出现2级白细胞低下,对症给予升白支持治疗后恢复。此后长期口服中药抗肿瘤治疗,定期复查,一般情况稳定。

2018年10月21日患者因咳嗽咳痰就诊于我院门诊,复查胸部CT提示纵隔内见相互融合软组织肿物影及结节灶,边界不清,密度不匀,各期不均匀强化。影像诊断为右肺癌术后、化疗后改变,纵隔内淋巴结转移,双侧肺气肿、肺大泡,右肺下叶钙化灶,胆结石。考虑转移,对比分析既往影像学治疗,考虑病情进展。2018年11月14日给予2周期培美曲塞联合顺铂方案化疗,具体用药:培美曲塞1g,静脉滴注,第1天;顺铂30mg,静脉滴注,第1~3天,同时给予对症支持治疗。2周期化疗后复查胸部CT,疗效评价PR,2019年2月25日至4月4日行影像学可见纵隔淋巴结转移灶调强放疗,GTV完成DT66Gy/30F,CTV完成

DT54Gy/30F。治疗 2 个月后复查胸部 CT,纵隔淋巴结转移病灶缩小,右肺上叶纤维条索影伴炎性改变,结合放疗病史,考虑放射性肺损伤后陈旧性改变,疗效评价稳定,继续中药调理。

2021 年 3 月 9 日,患者就诊我院门诊复查胸部 CT 示:①右肺癌术后,右肺中下叶炎症,右肺实变;②纵隔内多发淋巴结肿大,部分淋巴结钙化;③两肺肺气肿、肺大泡;④右肺下叶钙化灶;⑤肝脏内团块状占位,大小 4cm×3.5cm,考虑转移,胆囊多发结石。上腹部超声示:右肝实性占位伴液化,胆囊多发结石。肿瘤标志物:NSE 21.34ng/ml,结果提示肝继发恶性肿瘤。在 CT 引导下行经皮肝穿刺活检术,细胞学检查查到癌细胞;肝穿刺病理示:右肺腺癌术后,肝脏肿物穿刺活检组织,免疫组化结果:肿瘤细胞 CK7(+),CK8/18(+),TTF-1(+),CD56(+),Syn(+),CgA(弱 +),P40(−),P63(−),Ki-67(80%+),Heppar-1(−),Arginase-1(−),结合 HE 切片、免疫组化结果及临床病史,(肝)符合右肺腺癌(伴神经内分泌分化)肝转移。行全身骨扫描检查未见明显异常。呼吸肿瘤标志物检查 CEA 1.34ng/ml,AFP 3.95ng/ml,CA199 14.95U/ml。为排外其他脏器转移,行 PET/CT 检查提示左肺上叶及右肺下叶前基底段见多发肺气囊,右肺下叶后基底段见结节状钙化影。纵隔窗显示纵隔 5、6 区及左支气管肺门淋巴结肿大,伴异常放射性浓聚,SUVmax6.1(支气管肺门淋巴结),右肺门及纵隔区见多发淋巴结钙化影。肝脏 S4/8 见类圆形混杂密度影,大小约 50mm×42mm,伴异常放射性浓聚,SUVmax15.9,病灶旁见一直径约 15mm 类圆形密度减低影,未见异常放射性浓聚。胆囊内见多发结节状高密度影,结合病史,右肺上叶病损术后;吻合残端软组织增厚,代谢增高,多考虑炎性改变,不除外少许有活性肿瘤组织存在,密切随诊;纵隔 5、6 区及左支气管肺门淋巴结肿大,代谢增高;肝脏 S4/8 高代谢病变,考虑肝内转移,病灶旁低密度灶:囊肿或穿刺后改变;患者肺癌术后放疗后 5 年,复查中发现肝转移,未见其他部位高代谢。考虑病情进展,为制订下一步治疗方案,遂寻求多学科协作肿瘤康复团队的帮助。

2. 主要问题　患者诊断肺腺癌行手术治疗后 5 年,既往行手术、术后辅助化疗、中药调理,术后 3 年再进展出现纵隔淋巴结转移,行 2 周期化疗及根治性放疗后继续中药调理等多种治疗,术后 5 年余复查发现肝转移,行 CT 引导下肝脏肿物穿刺活检提示肝转移癌,免疫组化提示肺部同源,伴神经内分泌分化。患者考虑到病情再次进展,肝转移,Ⅳ期,预后差,有效治疗办法少,焦虑心理明显,出现睡眠障碍。

3. 中医四诊　咳嗽少痰,神疲乏力,汗出气短,口干,手足心热,时有心悸,纳呆脘胀,便干。舌质红苔薄,脉细数无力。

4. 既往史　既往体健。否认结核、肝炎等传染病史,否认糖尿病、高血压、心血管病史,自诉磺胺药物过敏,否认其他药物、食物过敏史。2015 年 8 月 12 日在甘肃省肿瘤医院行"右肺上叶切除 + 纵隔淋巴结清扫术",术后恢复可,无输血,否认其他外伤、手术及输血史,预防接种史不详。

5. 个人史　术前吸烟史 30 年,每天 20 支,术后戒烟 5 年余,既往有 30 年社交性饮酒史,术后已戒酒 5 年余。

6. 婚育史　患者 27 岁结婚,育有 1 女,配偶及子女体健。

7. 家族史　患者父母均健在,否认家族遗传性疾病及其他肿瘤病史。

【诊断】

1. 中医诊断　肺癌病;气阴两虚证。

2. 西医诊断　肺腺癌术后,肝继发恶性肿瘤,rT$_3$N$_2$M$_1$(肝),Ⅳ期。

【康复目标】

1. 近期目标　通过我院多学科会诊模式,评估肝转移病灶外科干预的可行性,能否通过手术达到临床获益,确定后续治疗策略,实现肿瘤控制;中医中药辨证施治,为患者术后按期接受辅助化疗提供保障;对疾病本身以及肺癌治疗引发的心理障碍、睡眠障碍、疲劳、疼痛、营养不良等进行综合评估与干预;评估肺功能和体能,实施功能与运动康复方案;评估营养状况,制订实施后续营养改善计划。

2. 远期目标　依照多学科诊疗及康复方案,完成后续抗肿瘤治疗;增强肺功能与体能,缓解疲乏,改善焦虑、抑郁状态与睡眠障碍;减少脂类物质摄入、均衡营养,尽可能提高患者远期生存和临床获益。

【多学科讨论】

1. 时间　2021年3月24日。

2. 参加讨论科室及人员　中西医结合科、肿瘤内科、腹外三科、放疗科、介入科、病理科、影像科、综合康复中心、营养科。

3. 各学科观点

(1) 病理科:结合相关检查,目前病理诊断明确,肺腺癌肝转移,伴神经内分泌分化,与原发肿瘤同源,排除异时性双原发肿瘤。

(2) 影像科:参考患者本次PET/CT及病理诊断,与2019年5月胸部CT检查对比,大小无明显变化,可继续随访观察。

(3) 腹外科:患者肺癌术后综合治疗5年后复查发现肝转移,穿刺病理提示肺腺癌伴神经内分泌分化,但病变局限,患者体能状况较好,无合并其他疾病,术前PET-CT检查提示肝转移,未见其他部位转移,行肝转移病灶切除可实现减瘤,提高患者生存获益。患者同时患有胆囊结石,可术中一并切除胆囊。

(4) 介入科:患者肺癌术后肝转移诊断明确,目前一般情况尚可,肝功能Child A级,肾功能及心肺功能良好,SUV示肝脏S4/8见类圆形混杂密度影,大小约5.0cm×4.2cm,符合灌注栓塞治疗和消融治疗适应证。外科手术切除也是可选择的治疗手段,请结合患者及其家属意愿等多方因素综合考虑,选择合适的治疗手段。

(5) 肿瘤内科:患者肺腺癌术后驱动基因阴性,术后根据病理分期行4周期紫杉联合铂类辅助化疗,术后3年复查出现纵隔淋巴结转移,2周期化疗后评效PR,行根治性放疗后,于术后5年再次出现肝脏转移,根据PET-CT检查,患者病变局限在肝S4/8段,Ⅳ期肺腺癌,虽属于晚期肺癌,考虑到肿瘤异质性,可再次行基因检测,明确有无基因突变,选择靶向药物,如驱动基因阴性,根据现有研究可行PD-1抑制剂联合化疗进一步提高客观缓解率(ORR)及患者总生存时间(OS),同时患者肝转移,目前根据IMpower150研究,也可行PD-L1抑制剂联合抗血管生成药物贝伐珠单抗注射液及化疗进一步提高生存期,但多药联合需考虑治疗后毒副反应及身体耐受情况。

(6) 放疗科:患者目前肺腺癌肝转移诊断明确,既往我科行纵隔淋巴结转移区域调强放疗,现病灶局限在 S4/8,穿刺活检提示腺癌伴神经内分泌分化,如患者不考虑外科手术治疗,可行姑息性肝转移病灶放疗。

(7) 中西医结合科:患者是一个非小细胞肺癌肝转移,经过手术和化疗,目前症状为乏力、失眠、焦虑、疼痛,中医治疗原则为扶正固本。

(8) 综合康复中心

1)心理评估与诊断:①精神检查:患者意识清楚,定向力完整,自制力良好,未出现幻觉妄想等精神病性症状。情绪低落,疲乏,睡眠障碍,食欲不佳。②心理测评与诊断:广泛性焦虑障碍问卷(GAD-7)6 分,9 条目患者健康问卷(PHQ-9)10 分。根据《精神障碍诊断与统计手册(第五版)》(DSM-5)精神障碍标准,患者为轻度焦虑障碍,中度抑郁障碍。多导睡眠图监测、失眠严重程度指数(ISI)显示中度失眠。简明疲乏量表(BFI)显示中度疲乏。

2)康复锻炼:①患者肺恶性肿瘤术后,右肺炎症,两肺肺气肿,术后 KPS 评分 80 分,身体活动功能良好,可进行肺功能康复锻炼,进一步发挥残存呼吸功能,维持改善通气能力、胸廓可动性,措施包括呼吸训练、咳嗽训练、运动训练,为后续治疗储备一定体能。②患者若下一步进行腹部手术治疗,术后可能造成人工气腹,可刺激膈肌引起疼痛,应及早进行术后康复锻炼,措施包括臀桥运动、踝泵运动、上举运动等。

(9) 营养科:NRS2002 营养筛查 2 分,PG-SGA 评分 3 分,血清白蛋白 55g/L。膳食调查结果显示,热量摄入约为 2 400kcal/d;碳水化合物摄入 1 700kcal/d,以面食为主;蛋白热量摄入约为 420kcal/d,以猪肉为主;脂肪摄入约为 280kcal/d,以动物脂肪和菜籽油为主。患者为肺恶性肿瘤,经手术和化疗后,发生肝转移,伴发胆结石。目前食欲良好,无进食障碍,进食后无恶心、呕吐、腹泻症状,无体重持续下降,营养风险筛查:无营养不良风险;营养评估结果显示:营养状态良好。询问饮食史:患者长期以面食为主,碳水化合物摄入过多,蛋白质和脂肪摄入来源单一,水果蔬菜摄入较少。结合患者饮食习惯,给予饮食教育,建议饮食模式调整为以高蛋白、低碳水、高维生素为主,总热量控制在 2 000kcal/d 左右,适当运动,维持健康体重。

4. 多学科康复方案

(1) 腹外科:完善血管超声,评估术前肺功能情况,如无明显异常,排除相关手术禁忌证,行腹腔镜下肝转移病灶切除并胆囊结石切除,预防术后出血及感染。

(2) 肿瘤内科:肝转移病灶切除后,根据病理科标本情况进一步行全身化疗控制病情。根据术后病理类型,明确是以肺腺癌占主导还是以神经内分泌肿瘤占主导,行术后辅助化疗,密切观察药物不良反应,注意随访生化指标。

(3) 中西医结合科:患者辨证为气阴两虚,治疗上要突出扶正固本,疏肝养血,方药则用兰州方、归脾汤合酸枣仁汤。

(4) 综合康复中心

1)心理治疗:①疲乏:节能指导;有氧运动;认知行为治疗。②睡眠障碍:劳拉西泮 0.5mg 睡前口服;睡眠卫生教育;认知行为治疗。③疼痛:三阶梯止痛、正念放松。④焦虑、抑郁:米氮平 15mg,睡前服用;认知行为治疗 + 意义中心治疗 + 生物反馈治疗。

2）康复治疗：①呼吸训练：吹气球训练，每天早、晚各吹 5 次；腹式呼吸，每日 2 次，每次 10 ～ 15min；缩唇呼吸，吸气与呼气之比为 1：2 或 1：3；呼吸肌训练，循序渐进，每次 5min。②咳嗽训练。③运动训练：增强腹肌肌力练习，患者仰卧位，双下肢屈膝，可使两膝尽量接近胸部，然后慢慢上抬双下肢，还原，反复进行；上肢练习，做高过头的上肢套圈练习，还可做手持重物，开始 0.5kg，以后渐增至 2 ～ 3kg，活动 1 ～ 2 分钟，每日 2 次。每次练习后以出现轻微呼吸短促为度。每天在目标心率下锻炼 30min；从每日 10min 逐渐增加至 30min，可根据患者体能一次完成或分 3 ～ 5 次完成，间歇时间不计时。

（5）营养科：患者经口饮食正常，无任何胃肠道不适症状。BMI 29.41kg/m^2，属于肥胖，给予患者饮食教育，建议在康复医师综合评估下，每日步行 10 000 步。

5. 多学科协作治疗经过

（1）术后治疗：与患者及其家属沟通后，同意腹腔镜下外科手术治疗，排除手术治疗相关禁忌证，于 2021 年 3 月 26 日行"腹腔镜下肝病损切除术并胆囊切除术"。术中出血约 300ml，术后恢复尚可，对症处理后好转出院。

（2）药物治疗：肝转移切除术后 1 个月，患者恢复尚可，术后病理提示肝转移性神经内分泌癌，符合肺来源；以神经内分泌癌为主要病理类型，于 2021 年 5 月 13 日开始行依托泊苷联合卡铂方案辅助治疗。

（3）中医外治：艾灸足三里、中脘、神阙，以扶正祛邪。

（4）中药治疗：兰州方（甘肃省肿瘤医院裴正学教授经验方）、归脾汤合酸枣仁汤。处方如下：北沙参 15g，太子参 15g，人参须 15g，潞党参 15g，生地黄 12g，山萸肉 30g，山药 10g，麦冬 15g，五味子 3g，桂枝 10g，白芍 10g，甘草 6g，生姜 6g，大枣 4 枚，浮小麦 30g，白术 10g，茯苓 10g，当归 10g，黄芪 15g，远志 10g，龙眼肉 10g，木香 6g，合欢皮 15g，首乌藤 20g，川芎 6g，知母 20g。水煎服，两日 1 剂。

（5）综合康复治疗：①心理治疗：针对疲乏、睡眠障碍、疼痛及肺癌肝转移产生的焦虑抑郁，给予每周 1 次、连续 6 周的认知行为治疗，参加抗癌俱乐部的团体意义中心治疗，以及生物反馈治疗、精神科药物综合治疗后，患者建构了合理认知，焦虑减轻，躯体症状缓解。②康复治疗：采用呼吸训练、咳嗽训练、运动训练，每天 3 次，连续锻炼 2 周，肺功能明显好转。

（6）营养治疗：经过治疗患者体重减轻 2kg，由于患者长期饮食习惯，在治疗期间并没有严格按照既定食谱进行。经与患者沟通，再次修订食谱，对食谱中面食摄入量稍作调整，碳水化合物摄入量调整为 1 000kcal/d，约占摄入总量的 50%；蛋白摄入量调整为 600kcal/d，约占摄入总量的 30%，脂肪摄入量调整为 300kcal/d，约占摄入总量的 15%，其余 5% 热量由水果蔬菜进行补充。总热量控制在 2 000kcal/d 左右，每日步行 10 000 步。

【随访】

2021 年 5 月，复查胸腹部增强 CT，提示右肺癌术后、肝继发转移术后，右肺炎症并实变，右肺下叶钙化灶，较 2021 年 3 月 9 日胸部 CT 未见明显变化，纵隔内多发淋巴结，可见部分钙化，胆囊术后缺如，肝脏部分缺如。综合随访结果提示肿瘤控制稳定，生活质量较前明显提高，患者对后续抗肿瘤治疗及生活充满信心和希望。根据病理给予依托泊苷联合卡铂行术后辅助化疗。

【讨论】

1. 协作组专家点评

病理科:针对本例患者,结合其穿刺活检病理和术后病理,病理诊断明确。虽然该患者首诊以肺腺癌为主,但再次肝转移病理转归为神经内分泌分化为主。针对转移瘤需结合治疗经过,重视肿瘤时空异质性和转移病灶与原发肿瘤病理类型的不一致性,注意对转移灶再活检以明确组织学检查,精准治疗。

影像科:患者肺腺癌术后伴肝转移诊断明确,既往行"右肺上叶切除术 + 纵隔淋巴结清扫术";本次入院复查肝转移,PET-CT 提示肝转移灶 SUV 明显增高,行外科手术切除,目前病情稳定。今后工作中,对一部分肿瘤 5 年后随访需根据病理情况做到再细化,尽早发现病灶,争取早期干预,提高生存期。

腹外科:针对孤立性转移病灶,在经过详细术前评估和患者知情同意后,行腔镜下切除治疗可带来生存获益。因肝转移化疗药物渗透性差,血供丰富,更容易向远处其他脏器转移,故减瘤治疗对患者仍有获益。本例患者肝内转移瘤局限,经过腔镜下肝转移灶切除,一方面防止肝转移瘤的继续进展,保护肝脏脏器功能,另一方面改善临床症状,提高患者生活质量。

介入科:针对肝转移患者,肝动脉化疗栓塞和射频治疗是控制肝内转移瘤的主要手段,安全性相对较高,创伤小。本例患者后续需密切观察,定期行肝脏增强 CT 或 MR,如再次发现转移灶,结合转移情况,可行灌注栓塞或射频消融治疗。

肿瘤内科:药物治疗对于Ⅳ期非小细胞肺癌患者非常重要。靶向治疗、免疫治疗、抗血管生成治疗是较为常见的治疗方式。对于该患者,经过外科腔镜切除后,根据病理类型选择依托泊苷联合卡铂方案可以减少复发,杀死微小残留灶,同时两药联合,患者耐受较好。因目前神经内分泌癌占主导,结合已有临床研究,暂不考虑联合抗血管治疗及免疫治疗,后续可针对神经内分泌癌治疗进一步提高生存率。

放疗科:针对Ⅳ期肝转移患者,目前仍以药物治疗为主,患者肝内转移病灶,暂不建议放射治疗,后续密切随访病情变化。

综合康复中心:肺癌肝转移预后较差,患者心理痛苦及心理需求高于其他恶性肿瘤。该患者病程长,存在疼痛、失眠、疲乏以及焦虑、抑郁等心理问题。遵循《中国肿瘤心理临床实践指南 2020》制订综合心理康复方案,一是从小剂量开始,应用抗焦虑、抗抑郁、镇静催眠类药物治疗。二是针对患者和家属,临床医护人员给予支持性、教育性干预;心理治疗师应用认知行为治疗、意义中心治疗、叙事疗法、尊严疗法等改变患者自动化负性思维,助其寻找生命意义。三是应用睡眠卫生教育、节能指导、有氧运动等配合心理治疗,改善相应症状。肺康复方案中最具循证医学证据的就是运动疗法,它能够使患者的骨骼肌得到拉伸,肌力增强,肺功能水平提高,增加运动能力。该患者经过康复锻炼后取得了明显效果,肺功能有所提升,运动能力有所改善,建议将康复锻炼贯彻在患者接下来的治疗当中。

营养科:结合患者饮食习惯,给予饮食指导,在总热量控制在 2 000kcal/d 的基础上,制订高蛋白、低碳水、高维生素食谱,结合每日锻炼,体重逐渐减轻,在治疗过程中未出现严重骨髓抑制等营养不良并发症。

2. 协作组组长、副组长点评

王军主任医师:在肿瘤晚期患者的临床治疗中,我们不能眼中仅有"病"而失去对"人"的关注。基于此,对于这类患者,首先要分析哪些是影响日常生活的最基本问题,如疼痛、肿瘤导致的呼吸不畅、胸腔积液、进食和营养代谢、睡眠障碍、精神心理障碍等。其次,患者的手术、化疗和针对肿瘤本身的经验性治疗一定要谨慎,不能因治疗而额外增加患者痛苦与经济负担。第三,要给予患者生的希望。也正是基于这一理念,此案例以延长生存期、提高生活质量为目标,多学科共同商讨制订了姑息性治疗方案。通过多学科会诊,多方面评估,发挥外科微创治疗及中医药治疗的优势,配合营养和心理调节、功能康复以及辅助性治疗手段,达到既定目标。这是一个多学科联合治疗晚期恶性肿瘤的典范。

杨磊主任医师:本案例有以下三个特点。一是患者病理组织学类型较为复杂,EGFR 基因阴性,为具有神经内分泌分化特点的浸润性肺腺癌,反映出肿瘤的异质性;每一阶段治疗均需依据病理类型、临床病理分期、分子分型(驱动基因状况)等综合分析,采用针对性化疗方案、中药治疗等,获得良好效果。二是患者术后第 3 年出现纵隔淋巴结转移,进行化疗序贯放疗,病情缓解;5 年后又出现肝转移灶,且并存胆囊多发结石。我们组织了包括中西医结合、肿瘤康复、营养等较大规模的多学科讨论,制订了科学、合理的康复方案,符合《肺癌多学科团队诊疗中国专家共识》。虽然患者肺癌术后 5 年出现肝脏转移,但此应属于"寡转移",这也是近年来学术探讨的热点,尚无标准定义,基本共识是,肿瘤距首次根治性术后 1 年以上,转移病灶总数目一般不超过 5 ~ 6 个,转移器官不超过 3 个。治疗原则是采用包括手术切除或放射治疗等局部治疗手段,同时配合合理的全身药物治疗方案,可以获得较好疗效。此患者经过多学科讨论,采用手术切除肝脏转移灶,同时摘除胆囊。术后经相关学科评估,给予膳食营养指导、康复锻炼、训练指导、心理干预,经肿瘤综合康复、干预措施取得明显疗效,获得了患者充分认可。三是患者自 5 年前首次手术,术后 4 周期辅助化疗;术后第 3 年因纵隔淋巴结转移实施化放疗得到缓解;术后 5 年因肝脏转移而经多学科讨论,实施再次手术、化疗,以及中西医结合、肿瘤康复等综合治疗,系统管理。5 年内不同阶段经历了多种化疗方案、多疗程化疗及放射治疗,均同时应用了中医药扶正、补血、抗肿瘤等辨证施治,明显减轻了化放疗所致的骨髓抑制,提高了生活质量。这说明多学科诊疗模式在晚期肺癌综合治疗中的重要作用,值得推广。

3. 名家点评

夏小军主任医师(中华中医药学会肿瘤专业委员会副主任委员、甘肃省名中医):肺腺癌是近十年来肿瘤靶向治疗新药研发和治疗策略更新最快的肿瘤,随着有效药物研发、治疗策略日益丰富,患者的生存期正在逐渐延长。抗肿瘤理念不断更新,除了肿瘤生存期,更好的生存质量也是各临床研究的观察指标。在临床实践过程中,如何结合患者的临床症状、治疗意愿、经济能力、有效治疗措施等多种因素,制订个体化肿瘤康复治疗模式,是现代肿瘤康复的难点和追求目标。

中西医结合肿瘤康复多学科会诊模式,始终坚持中西医结合治疗的主导作用,综合现代医学有效抗肿瘤手段,配合营养、心理干预等各种治疗方法,并将其有机结合,优势互补,坚持规范化诊疗下个体化的中医辨证施治,根据患者不同病期及病机,一患一策,动态调整,多维度、多模式贯穿于康复治疗的全过程,形成完整的治疗康复体系。同时,也希望在现代医学日益发展的今天,除了治疗肿瘤本身之外,还应关注到患者心理、营养、治疗副反应等普遍存在和容易被忽视的问题,通过多学科肿瘤康复模式的推广和普及,让更多患者获益。

(张学良　迟　婷　冯永笑　雷旭东)

参 考 文 献

[1] 中国医师协会肿瘤医师分会,中国医疗保健国际交流促进会肿瘤内科分会. Ⅳ期原发性肺癌中国治疗指南(2021年版)[J]. 中华肿瘤杂志,2021,43(1):39-59.

[2] 张亦璐,焦丽静,许玲. 中医药联合化疗治疗肺癌临床治疗模式进展[J]. 中华中医药杂志,2021,36(4):2222-2224.

[3] 曹加顺,陈东红,杨帆,等. 伴局限性肝转移的非小细胞肺癌手术治疗进展[J]. 中华胸心血管外科杂志,2017,33(02):119-122.

[4] 王森,魏元东,赵智毅,等. 非小细胞肺癌肝转移的危险因素分析及不同疗法的比较[J]. 中华疾病控制杂志,2016,20(9):936-939.

[5] 唐丽丽. 癌症症状的精神科管理[M]. 北京:人民卫生出版社,2018.

[6] 乔艳洁,邱小明. 肺癌患者的肺康复治疗[J]. 中国肺癌杂志,2011,9(14):744-748.

[7] 倪隽. 肺癌患者肺康复的临床实践证据[J]. 中国康复医学杂志,2018,33(6):626-629.

[8] 中国抗癌协会,中国抗癌协会肿瘤营养与支持治疗专业委员会,中国抗癌协会肿瘤康复与姑息治疗专业委员会,等. 肺癌营养指南[J]. 肿瘤代谢与营养电子杂志,2016,3(1):34-36.

[9] 罗艺侨,朱江. 肺癌患者化疗期间联合营养支持治疗的研究进展[J]. 中国肺癌杂志,2014(12):865-869.

[10] 刘玉华,王佳,杨燕,等. 胃肠外营养支持在癌症晚期患者中的应用[J]. 中国食物与营养,2018,24(7):77-79.

第十一章

肿瘤康复常州市第一人民医院基地临证实录

第一节 基 地 简 介

本基地于 2021 年 10 月 23 日获批成立,基地负责人是华飞院长,基地副主任为刘志伟副院长,基地执行主任是肿瘤中心主任吴昌平教授。常州市第一人民医院肿瘤内科是江苏省"十二五"医学重点学科、江苏省"十三五"医学创新团队、首批江苏省抗肿瘤药物临床试验基地,也是江苏省肿瘤免疫治疗工程技术研究中心。基地日常开展肿瘤康复门诊、肿瘤康复多学科协作诊疗。

第二节 临 证 实 录

肺癌术后乏力、纳差、失眠案例

【基本情况】

患者陈某,男,72 岁,身高 165cm,体重 58kg,BMI 21.3kg/m²,KPS 评分 70 分。

【案例背景】

患者老年男性,已退休,家庭经济状况优越,现在家休养,平时注意保养及锻炼身体。确诊肺腺癌 5 年余,既往曾口服盐酸厄洛替尼片(特罗凯)治疗,由于疾病进展现改口服甲磺酸奥希替尼片(泰瑞沙),并间断使用贝伐珠单抗注射液(安维汀)靶向治疗,现病情稳定。患者饮食一般,乏力症状明显,失眠多梦,夜间盗汗。

【患者需求】

改善乏力症状,促进食欲,提高睡眠质量,延长生存时间。

【发起者及需求】

本例多学科肿瘤康复发起者为肿瘤科。

需求:通过多学科协作,解决患者乏力、纳差、失眠等问题,提高患者生活质量。

【病史】

1. 诊治经过 患者 2015 年 8 月确诊为肺腺癌,基因检测提示 EGFR 突变阳性(具体不详),9 月起口服盐酸厄洛替尼片靶向治疗,其间定期复查,至 2018 年 CT 提示疾病进展,测 T790M 突变阳性,开始口服甲磺酸奥希替尼片靶向治疗,定期复查 CT。2020 年 6 月因食欲不佳暂停服用甲磺酸奥希替尼片近1个月,症状缓解后再次开始服用,2020年7月8日门诊复查CT示肺癌病灶较前增大。考虑停药导致,继续口服甲磺酸奥希替尼片,2020年10月12日复查CT提示病灶较前稳定,出现阻塞性肺炎。近期患者出现乏力,间断咳嗽,咳白粘痰,纳差,吞咽不利,胸背部疼痛,NRS评分3分。患者神志清,精神萎靡,乏力,食欲欠佳,大、小便正常,夜寐不安,夜间时有盗汗。

2. 主要问题　乏力,动则加重,常感纳食欠香,进食后饱胀感明显,消瘦,同时伴有胸背部疼痛。

3. 中医四诊　精神萎靡,肤色晦暗,乏力,动则加重,纳差,失眠,盗汗。舌质暗苔白厚,脉沉。

4. 既往史　否认高血压、糖尿病、传染病史。

5. 个人史　饮酒40余年,每次50～100g白酒;吸烟40余年,每日5～10支,现烟酒均戒。

6. 婚育史　适龄结婚,育有1子1女。

7. 家族史　家中无遗传病史,无肿瘤相关病史。

【相关检查】

2020年10月12日CT:右肺中叶小结节,较前相仿。右肺上叶阻塞性肺炎,右肺下叶纤维灶。主动脉硬化。纵隔内多发小淋巴结。附见:甲状腺左叶占位伴钙化,请结合超声检查。肝多发囊肿可能。

【诊断】

1. 中医诊断　肺癌;气阴两虚证。

2. 西医诊断　肺腺癌,$T_4N_2M_0$,Ⅳ期。

【康复目标】

1. 近期目标　通过多学科协作,解决患者乏力、纳差、消瘦、失眠等症状,提高生活质量。

2. 远期目标　延长生存期。

【多学科讨论】

1. 时间　2020年11月1日。

2. 参加讨论人员　肿瘤内科吴骏主任医师、胡文蔚副主任医师、袁野中医师,康复医学科唐暎副主任医师,营养科陈璐副主任医师,针灸科张会芳副主任医师。

3. 各学科观点

(1) 肿瘤内科:患者为非小细胞肺癌,在我国,NSCLC发病率高,患者化学药物治疗失败后缺乏有效的治疗方法。表皮生长因子受体(EGFR)是一种跨膜的酪氨酸激酶受体,常在多种上皮细胞肿瘤中表达,EGFR的信号转导通路与肿瘤细胞增殖、凋亡、转移等多种恶性生物学表型存在关系。近些年,针对EGFR分子靶点所研发的酪氨酸激酶抑制剂已在临床推广。特罗凯(Tarceva,OSI774)是一种口服高效的表皮生长因子受体酪氨酸激酶选择性抑制剂,在Ⅲ期临床试验BR21中显示出生存优势。FLAURA的三期临床试验中,甲磺酸奥希替尼片治疗组中位无进展生存期达到18.9个月,超过特罗凯。患者目前甲磺酸奥希替尼片服用中,建议继续维持治疗。

（2）肿瘤微创：患者老年男性，肺功能较差，目前存在阻塞性肺炎，生活质量差。可以考虑病情平稳后在 CT 或 B 超引导直视下，利用特殊穿刺针将放射性缓释粒子植入肿瘤内部，从而控制局部肿瘤进展。

（3）中医科：肺癌属于中医学"肺积""咳嗽""胸痛"等范畴。患者正气虚损，阴阳失调，邪毒乘虚入肺，邪滞于肺，导致肺脏功能失调，瘀毒胶结，日久形成肺部积块。同时患者肺气不足，素体薄弱，病后体虚，阴液亏损出现盗汗。治宜补气健脾，滋阴养血。

（4）针灸科：患者存在一定心理负担，影响疾病康复及生活质量。可予针灸疏肝解郁，养心安神治疗。另外，患者肩部疼痛伴活动受限，属中医"痹证"范畴，宜疏通经络止痛。

（5）营养科：患者主诉胃口减退，伴有全身乏力，近期体重无明显下降，结合患者饮食习惯，存在饮食不均衡、摄入不足情况。根据患者营养评估结果，计算带量食谱，建议每日摄入蛋白质 80.4g，脂肪 42.4g，碳水化合物 261g，总热量 1 675kcal，同时均衡饮食，食物多样化，保证新鲜蔬菜及水果摄入，主食做到粗细搭配，保证优质蛋白质的摄入，增加白肉（如鱼虾）摄入，少吃红肉、加工肉，并减少摄入含糖饮料、过咸食物（如腌制品）及刺激性食物，可食用山楂糕、黄芪山药羹等改善食欲，必要时可加用肠内营养制剂，补充营养。

（6）康复医师：建议患者完善甲状腺功能检查，如甲状腺功能异常，建议内分泌科随诊治疗，如甲状腺功能正常，建议周一至周五上午来康复医学科门诊就诊。在保证营养的基础上，适当加强体能训练。

【多学科康复方案】

1. 呼吸训练

（1）缩唇呼吸法：患者闭嘴经鼻吸气，缩口唇做吹口哨样缓慢呼气 4～6 秒，呼气时缩唇大小程度由患者自行选择调整，以能轻轻吹动面前 30cm 的白纸为适度。

（2）缩唇 - 腹式呼吸法：取卧位、半卧位或立位，将两手分别放在上腹部和前胸部，嘱患者采取较慢、较深的呼吸经鼻吸气，升高腹部达最大隆起，缩唇缓慢呼气并用手适当加压帮助收腹。呼吸期间，保持胸廓部最小活动幅度或不动。

（3）腹式呼吸：也称膈式呼吸，主要是靠腹肌和膈肌收缩而进行的一种呼吸，关键在于协调膈肌和腹肌在呼吸运动中的活动。要领是放松全身肌肉，吸气时腹肌舒张放松，使下腹部隆起，同时膈肌收缩，位置下移；呼气时腹肌收缩，腹部凹下，膈肌松弛回复原位。腹式呼吸锻炼初始，每日 2 次，每次 10～15min，熟练掌握后，可逐渐增加次数和每次时间，并可在卧位、坐位、站位及行走时，随时随地进行，最终形成一种自觉的习惯呼吸方式。

2. 针灸治疗

取穴：百会、四神聪、合谷、太冲、神门、内关、足三里。

操作：电针加普通针刺，平补平泻法，每次留针 30 分钟，每周 5 次，10 次 1 疗程。

【多学科协作治疗经过】

1. 食疗　黄芪山药羹。黄芪 30g，山药 30g，小米 20g，煮粥服用。

2. 中药处方　太子参 20g，石斛 15g，玄参 15g，浙贝母 15g，桃仁(炒)15g，炙黄芪 15g，杏仁 9g，桔梗 9g，柏子仁 6g，糯稻根 30g，浮小麦 30g，酸枣仁 15g，炒麦芽 20g，炒谷芽 20g，鸡内金 20g，炙甘草 10g。水煎服，日 1 剂，分 2 次早、晚饭后服用。

【随访】

2020年12月对患者进行随访,患者表示乏力、纳差症状较前明显好转,上两层楼无明显胸闷气短,体重增加约2kg,复查肿瘤情况稳定。患者较为满意,近期康复目标已基本达成。

【讨论】

1. 协作组专家点评

胡文蔚副主任医师:患者肿瘤阻塞导致痰液引流不畅引起阻塞性肺炎,经抗感染治疗,肺炎症状好转。同时给予食疗、汤药养阴生津、补气益肺,改善乏力、纳差症状;通过针灸局部刺激,缓解肩背部疼痛;予呼吸训练改善肺功能,最大限度缓解患者不适。

2. 协作组组长点评

吴骏主任医师:肺癌的发病率近年来不断增加,中西医结合治疗可以取长补短,充分发挥各种疗法在疾病各阶段中的作用。在提高机体免疫力的前提下,最大限度抑制或消灭肿瘤细胞,改善症状,提高生存质量,延长生存期。对于肺癌,除了要加强预防、早期准确诊断、针对性治疗和姑息治疗外,康复治疗也是极其重要的。该患者因为肺功能较差,出现乏力、动则气短症状,同时长期疾病消耗,导致纳差、失眠、盗汗。对于肿瘤及相关症状的控制,针灸、中医、营养及康复专家从不同角度入手,缓解局部肿瘤情况,使患者获益最大化。

(吴　骏)